国家卫生和计划生育委员会"十三五"规划教材
全国高等中医药院校研究生教材
供中医药、中西医结合等专业用

中医骨伤科学临床研究

第2版

U0208219

主　编　王拥军　冷向阳

副主编　王　平　侯德才　曾意荣　童培建　柏立群

主　审　施　杞　王和鸣

编　委（按姓氏笔画为序）

王　平（天津中医药大学）　　　周临东（南京中医药大学）

王　琦（云南中医学院）　　　　柏立群（北京中医药大学）

王拥军（上海中医药大学）　　　侯德才（辽宁中医药大学）

李　楠（福建中医药大学）　　　徐展望（山东中医药大学）

李振华（长春中医药大学）　　　梁倩倩（上海中医药大学）

邹本贵（山西中医学院）　　　　童培建（浙江中医药大学）

冷向阳（长春中医药大学）　　　曾意荣（广州中医药大学）

宋　敏（甘肃中医药大学）　　　熊　勇（湖北中医药大学）

周红海（广西中医药大学）　　　樊效鸿（成都中医药大学）

秘　书　梁倩倩（兼）　李振华（兼）

人民卫生出版社

图书在版编目(CIP)数据

中医骨伤科学临床研究/王拥军,冷向阳主编.—2版.
—北京:人民卫生出版社,2016
ISBN 978-7-117-23057-5

Ⅰ.①中⋯ Ⅱ.①王⋯②冷⋯ Ⅲ.①中医伤科学-
研究生-教材 Ⅳ.①R274

中国版本图书馆 CIP 数据核字(2016)第 212944 号

人卫智网	www.ipmph.com	医学教育、学术、考试、健康,
		购书智慧智能综合服务平台
人卫官网	www.pmph.com	人卫官方资讯发布平台

中医骨伤科学临床研究
第 2 版

主　　编:王拥军　　冷向阳
出版发行:人民卫生出版社(中继线 010-59780011)
地　　址:北京市朝阳区潘家园南里 19 号
邮　　编:100021
E - mail:pmph @ pmph.com
购书热线:010-59787592　010-59787584　010-65264830
印　　刷:三河市博文印刷有限公司
经　　销:新华书店
开　　本:787×1092　1/16　　印张:24
字　　数:584 千字
版　　次:2009 年 2 月第 1 版　　2016 年 12 月第 2 版
　　　　　2016 年 12 月第 2 版第 1 次印刷(总第 2 次印刷)
标准书号:ISBN 978-7-117-23057-5/R·23058
定　　价:66.00 元

打击盗版举报电话:010-59787491　E-mail:WQ @ pmph.com
(凡属印装质量问题请与本社市场营销中心联系退换)

出版说明

为了更好地贯彻落实《国家中长期教育改革和发展规划纲要(2010—2020 年)》和《医药卫生中长期人才发展规划(2011—2020 年)》,进一步适应新时期中医药研究生教育和教学的需要,推动中医药研究生教育事业的发展,经人民卫生出版社研究决定,在总结汲取首版教材成功经验的基础上,开展全国高等中医药院校研究生规划教材(第二轮)的编写工作。

全套教材围绕教育部的培养目标,国家卫生和计划生育委员会、国家中医药管理局的行业要求与用人需求,整体设计,科学规划,合理优化构建教材编写体系,加快教材内容改革,注重各学科之间的衔接,形成科学的教材课程体系。本套教材将以加强中医药类研究生临床能力(临床思维、临床技能)和科研能力(科研思维、科研方法)的培养、突出传承,坚持创新,着眼学生进一步获取知识、挖掘知识、提出问题、分析问题、解决问题能力的培养,正确引导研究生形成严谨的科研思维方式和严肃认真的求学态度为宗旨,同时强调实用性(临床实践、临床科研中用得上)和思想性(启发学生批判性思维、创新性思维),从内容、结构、形式等各个环节精益求精,力求使整套教材成为中医药研究生教育的精品教材。

本轮教材共规划、确定了基础、经典、临床、中药学、中西医结合 5 大系列 55 种。教材主编、副主编和编委的遴选按照公开、公平、公正的原则,在全国 40 余所高等院校 1200 余位专家和学者申报的基础上,1000 余位申报者经全国高等中医药院校研究生教育国家卫生和计划生育委员会"十三五"规划教材建设指导委员会批准,聘任为主编、主审、副主编和编委。

本套教材主要特色是:

1. 坚持创新,彰显特色 教材编写思路、框架设计、内容取舍等与本科教材有明显区别,具有前瞻性、启发性。强调知识的交叉性与综合性,教材框架设计注意引进创新的理念和教改成果,彰显特色,提高研究生学习的主动性。

2. 重难热疑,四点突出 教材编写紧跟时代发展,反映最新学术、临床进展,围绕本学科的重点、难点、热点、疑点,构建教材核心内容,引导研究生深入开展关于"四点"的理论探讨和实践研究。

3. 培养能力,授人以渔 研究生的培养要体现思维方式的训练,教材编写力求有利于培养研究生获取新知识的能力、分析问题和解决问题的能力,更注重培养研究生的思维方法。注重理论联系实际,加强案例分析、现代研究进展,使研究生学以致用。

4. 注重传承,不离根本 本套研究生教材是培养中医药类研究生的重要工具,使浸含在中医中的传统文化得到大力弘扬,在讲述现代医学知识的同时,中医的辨证论治特色也在教材中得以充分反映。学生通过本套教材的学习,将进一步坚定信念,成为我国伟大的中医药事业的接班人。

5. 认真规划，详略得当　编写团队在开展工作之前，进行了认真的顶层设计，确定教材编写内容，严格界定本科与研究生的知识差异，教材编写既不沿袭本科教材的框架，也不是本科教材内容的扩充。编写团队认真总结、详细讨论了现阶段研究生必备的学科知识，并使其在教材中得以凸显。

6. 纸质数字，相得益彰　本轮教材的编写同时鼓励各学科配备相应的数字教材，此为中医出版界引领风气之先的重要举措，图文并茂、人机互动，提高研究生学以致用的效率和学习的积极性。利用网络等开放课程及时补充或更新知识，保持研究生教材内容的先进性、弥补教材易滞后的局限性。

7. 面向实际，拓宽效用　本套教材在编写过程中应充分考虑硕士层次知识结构及实际需要，并适当兼顾初级博士层次研究生教学需要，在学术过渡、引导等方面予以考量。本套教材还与住院医师规范化培训要求相对接，在规培教学方面起到实际的引领作用。同时，本套教材亦可作为专科医生、在职医疗人员重要的参考用书，促进其学术精进。

本轮教材的修订编写，教育部、国家卫生和计划生育委员会、国家中医药管理局有关领导和相关专家给予了大力支持和指导，得到了全国 40 余所院校和医院、科研机构领导、专家和教师的积极支持和参与，在此，对有关单位和个人致以衷心的感谢！希望各院校在教学使用中以及在探索课程体系、课程标准和教材建设与改革的进程中，及时提出宝贵意见或建议，以便不断修订和完善，为下一轮教材修订工作奠定坚实的基础。

人民卫生出版社有限公司

2016 年 6 月

全国高等中医药院校研究生教育
国家卫生和计划生育委员会
"十三五"规划教材建设指导委员会名单

主任委员

张伯礼

副主任委员（以姓氏笔画为序）

王永炎　王省良　匡海学　胡　刚　徐安龙
徐建光　曹洪欣　梁繁荣

委员（以姓氏笔画为序）

王　华　王　晖　王　键　王　滨　孔祥骊
石　岩　吕治平　乔延江　刘宏岩　刘振民
安冬青　李永民　李玛琳　李灿东　李金田
李德新　杨　柱　杨关林　余曙光　谷晓红
宋柏林　张俊龙　陈立典　陈明人　范永昇
周永学　周桂桐　郑玉玲　胡鸿毅　高树中
唐　农　曹文富　彭　成　廖端芳

秘书

李　丽　周桂桐（兼）

国家卫生和计划生育委员会"十三五"规划教材
全国高等中医药院校研究生规划教材目录

一、基础系列

1	自然辩证法概论（第2版）	主编	崔瑞兰
2	医学统计学	主编	王泓午
3	科研思路与方法（第2版）	主编	季　光　赵宗江
4	医学文献检索	主编	高巧林　章新友
5	循证中医药临床研究方法（第2版）	主编	刘建平
6	中医基础理论专论（第2版）	主编	郭霞珍　王　键
7	方剂学专论	主编	李　冀　谢　鸣
8	中药学专论	主编	钟赣生　杨柏灿
9	中医诊断学专论	主编	黄惠勇　李灿东
10	神经解剖学	主编	孙红梅　申国明
11	中医文献学	主编	严季澜　陈仁寿
12	中医药发展史专论	主编	程　伟　朱建平
13	医学英语	主编	姚　欣　桑　珍

二、经典系列

14	内经理论与实践（第2版）	主编	王　平　贺　娟
15	伤寒论理论与实践（第2版）	主编	李赛美　李宇航
16	金匮要略理论与实践（第2版）	主编	姜德友　贾春华
17	温病学理论与实践（第2版）	主编	谷晓红　杨　宇
18	难经理论与实践	主编	翟双庆

三、临床系列

19	中医内科学临床研究	主编	薛博瑜　吴　伟
20	中医外科学临床研究（第2版）	主编	陈红风
21	中医妇科学临床研究（第2版）	主编	罗颂平　刘雁峰
22	中医儿科学临床研究（第2版）	主编	马　融
23	中医骨伤科学临床研究（第2版）	主编	王拥军　冷向阳

24　中医优势治疗技术学　　　　　　　　主编　张俊龙
25　中医脑病学临床研究　　　　　　　　主编　高　颖
26　中医风湿病学临床研究　　　　　　　主编　刘　维
27　中医肺病学临床研究　　　　　　　　主编　吕晓东
28　中医急诊学临床研究（第2版）　　　　主编　刘清泉
29　针灸学临床研究（第2版）　　　　　　主编　梁繁荣　许能贵
30　推拿学临床研究　　　　　　　　　　主编　王之虹
31　针灸医学导论　　　　　　　　　　　主编　徐　斌　王富春
32　经络诊断理论与实践　　　　　　　　主编　余曙光　陈跃来
33　针灸医案学　　　　　　　　　　　　主编　李　瑞
34　中国推拿流派概论　　　　　　　　　主编　房　敏
35　针灸流派概论（第2版）　　　　　　　主编　高希言
36　中医养生保健研究（第2版）　　　　　主编　蒋力生　马烈光

四、中药学系列

37　中药化学专论（第2版）　　　　　　　主编　匡海学
38　中药药理学专论（第2版）　　　　　　主编　孙建宁　彭　成
39　中药鉴定学专论（第2版）　　　　　　主编　康廷国　王峥涛
40　中药药剂学专论（第2版）　　　　　　主编　杨　明　傅超美
41　中药炮制学专论（第2版）　　　　　　主编　蔡宝昌　龚千锋
42　中药分析学专论　　　　　　　　　　主编　乔延江　张　彤
43　中药药房管理与药学服务　　　　　　主编　杜守颖　谢　明
44　制药工程学专论　　　　　　　　　　主编　王　沛
45　分子生药学专论　　　　　　　　　　主编　贾景明　刘春生

五、中西医结合系列

46　中西医结合内科学临床研究　　　　　主编　杨关林　冼绍祥
47　中西医结合外科学临床研究　　　　　主编　何清湖　刘　胜
48　中西医结合妇产科学临床研究　　　　主编　连　方　谈　勇
49　中西医结合儿科学临床研究　　　　　主编　虞坚尔　常　克
50　中西医结合急救医学临床研究　　　　主编　方邦江　张晓云
51　中西医结合临床研究方法学　　　　　主编　刘　萍　谢雁鸣
52　中西医结合神经病学临床研究　　　　主编　杨文明
53　中西医结合骨伤科学临床研究　　　　主编　徐　林　刘献祥
54　中西医结合肿瘤临床研究　　　　　　主编　许　玲　徐　巍
55　中西医结合重症医学临床研究　　　　主编　张敏州

前　言

为了更好地贯彻落实《国家中长期教育改革和发展规划纲要(2010—2020年)》和《医药卫生中长期人才发展规划(2011—2020年)》，进一步适应新时期中医药研究生教育和教学的需要，推动中医药研究生教育事业的发展，经人民卫生出版社研究决定，在总结汲取首版教材成功经验的基础上，开展全国高等中医药院校研究生规划教材(第二轮)的编写工作，《中医骨伤科学临床研究》(第2版)也纳入到本次编写计划之中。

本教材具有以下特点：一是定位于中医骨伤科专业研究生，培养研究生的临床实践能力(临床技能、临床规范、临床思维)和临床科研能力(科研方法、科研思维、科研素质)，培养他们懂得如何发现中医骨伤科学临床领域里的关键科学问题，如何正确设计和开展中医骨伤科学临床研究；二是突出传承，体现特色，从中医骨伤科学临床研究的历史沿革，到各个病种临床发展的轨迹进行考虑，强化骨伤科临床传承的思维模式；三是坚持创新，介绍国内外相关领域研究的最新进展，以及未来的发展方向，着眼提升研究生获取知识、挖掘知识、提出问题、分析问题和解决问题的能力。

本教材分别由王拥军、梁倩倩、李楠(第一章)，柏立群、邹本贵、熊勇(第二章)，童培建、宋敏、周临东(第三章)，王平、王琦(第四章)，冷向阳、李振华(第五章)，侯德才、周红海(第六章)，曾意荣、樊效鸿、徐展望(第七章)负责相应章节的编写。

感谢本教材主审上海中医药大学施杞教授、福建中医药大学王和鸣教授对本书撰写的悉心指导！感谢相关院校中医骨伤学科同事们的大力支持！

尽管我们做出了很大的努力，但由于认识偏差、科技发展迅速，本教材难免还会存在缺陷或不足；由于在课程设置体系上存在差异，本套教材是否能够适合全国各高等中医药院校的教学应用，也需要实践的检验。因此，我们希望广大师生和读者积极反馈、不吝指教，以便再版时补充修正。

编　者

2016年6月

目　录

第一章 中医骨伤科学临床研究方法与设计

在长达千年的临床医疗实践过程中，无论是患者还是医疗实践者，都是以患者治疗前后的症状对比，作为治疗效果评估和治疗方案调整的依据。中医的临床实践一直以个案形式为主，个案累积逐渐成为中医学理论体系形成的基石之一。尽管在《本草图经》中有关于对照试验的记载，可惜该方法的萌芽如昙花一现，淹没在浩如烟海的个案文献中。

在个体化治疗过程中，个案疗效评价的积极意义在于方便进行治疗前后的对比，修正治疗方案，使治疗措施更切合个体。但这种方法的局限性在于：①治疗结果未必完全因治疗因素而产生；②即便完全是因治疗因素而引起，其反映的只是一种现象，还远未上升到规律的层面，毕竟一人有效，未必其他患者也有效；③医生本人的主观因素及其医疗技能在很大程度上影响评判的结果。受这些因素的影响，这类临床评价证据的可信度级别就显得较低。因此，对于这一类评价证据的使用要持谨慎的态度。

毋庸讳言，这类证据中包含了疗效的真实内核，彰显了疗效的方法。因此，规范个体诊疗程序，包括专业名词术语的使用、症状与体征的采集和分析、诊断依据、中药材选择、药材炮制、质量管理、服药方法、患者的跟踪随访，以及诊疗数据的记录、收集、整理与保存等等，规范程序配合真实、完整的素材记录，才是中医临床医疗过程中疗效评估的基础。

第一节 中医骨伤科学临床研究概述

一、中医骨伤科学临床研究的定义

中医骨伤科学临床研究是以中医骨伤科相关疾病的诊断、治疗、预后、病因和预防为主要研究内容，以患者为主要研究对象，以医疗服务机构为主要研究基地，由多学科人员共同参与组织实施的科学研究活动。

中医骨伤科学以辨证论治和整体观作为指导实践的理论核心。在不同的历史背景下，结合不同的问题完善和创新，使中医学的内容不断丰富与发展，这也是每个中医学者义不容辞的责任。在科学技术迅速发展的今天，临床研究使中医学跳出单纯积累经验的模式，走向与现代医学发展相适应的轨道。

中医学始终以中国古代哲学气一元论和阴阳五行学说为科学观和方法论，其医学模式为自然哲学模式，思维方式为形象思维，研究方法为观察法（直接领悟，取类比象）。在研

1

过程中注重自然科学的横向研究,较少研究人体的实体结构,而对生命过程特别是生命活动的调控研究较多。主要采用"模式综合"的方法,以自然生化模式的主要过程类比人体生命过程,以自然之变比喻人体之病,并通过辨证思维,司外揣内,建立效法自然的抽象生理、病理模式,通过对病因作用于机体当时反应的证型辨析,确立了以过程调控为主要倾向的治则和治法,形成了一种不打开"黑箱"来调控人体的医学体系。其特点为"天人合一"的自然观、身心统一的整体观和辨证论治的治疗观。西医学是以古希腊哲学和西方近代哲学的机械唯物论和形而上学为其科学观和方法论,到了近代,更多地依赖现代科技手段而发展起来的实验医学。其医学模式为生物医学模式,思维方式为逻辑思维,研究方法为实验分析方法。其特点为以实验分析方法为主,研究人体的结构和功能以及疾病的发生、诊断、预防和治疗。但中医学和西医学的共同特点是提高临床疗效,阐明生命活动本质,为人民健康服务。

当代科学发展的一个重要特点和趋势是向综合化、整体化的方向发展。中医骨伤科学要在理论体系、思维方法和临床实践中批判地继承中、西医学的长处,注重整体与局部、微观与宏观、理论与实践相统一,完整、准确地揭示骨伤疾病产生和变化发展的规律。

医学研究分为基础研究和临床研究两大类。临床研究是以疾病或人的健康相关问题为研究主体,以医院为主要研究场所,探索疾病的诊断、治疗、康复及预防措施,防止疾病发生或促使疾病向健康转化,提高人类生存质量的科学实践活动。其目的是提高诊断水平和对疾病的防治效果,改善预后和对疾病病因进行客观研究。临床研究的对象是患者或可能成为患者的人群,其中以已患有某种疾病的人群为主。在研究中将纳入研究的患者看作是患者总体的代表。受医学伦理的限制,有时需要选择动物作为研究对象开展临床基础研究,但从动物研究中所得到的结果不一定能在人体上体现出来,需要在人体上验证后,才能应用于临床诊疗实践。

临床研究的过程是严格按照科学的方法,通过试验、观察和理论分析,发现、创造或发展知识内容和技术方法的过程。临床研究的内容主要是临床工作中普遍存在的或亟待解决的问题,包括:①对病因的探索、病因与疾病发生发展关系的分析、病理演变过程的观察;②对已有或新的诊断技术、手段、方法的真实性、可靠性及实用性的研究与评价;③挖掘、发现临床有效的防治措施,并对其防治效果进行综合评价;④对疾病的自然进程、转归、预后及其影响因素的研究;⑤为提高临床诊疗服务质量、培养优秀临床服务人员的临床医学教育研究与评价。

根据临床研究内容与目的不同,可将临床研究分为4种类型:①临床基础研究:是以认识疾病现象,提示疾病实质,探求健康与病变相互转化的机制为主要内容,不直接考虑临床应用的研究活动。②临床应用基础研究:是指探求疾病病因、发病机制、病理变化和病程转归,为建立有效的临床诊断、治疗、康复、预防方法提供理论依据的研究。这类研究有广阔的应用前景,以获取新原理、新技术、新方法为主要研究目的。③临床应用研究:主要是为了解决临床诊治与预防疾病中存在的各种实际问题而开展的研究,研究内容包括防病治病的新方法、新技术、新药品、新医疗器械等。④临床开发研究:主要是对现有临床诊治、预防疾病的技术进行实质性改进提高,进而推广应用的研究。

临床研究不同于其他科学研究,具有以下几个方面的特点:①研究的对象主要是人体的健康与疾病,研究场所主要是医院,研究主体为医务人员,具有明显的特殊性。由于人类的健康与疾病既有生物因素的影响，又受到心理、社会因素的影响，所以临床研究受到的干扰因素繁多且不容易控制与预料，而且经常难以找到合适的、客观的评价指标。同时，常会遇到有关人类权利和科研道德等方面的伦理问题。当临床研究与伦理产生冲突时，在研究中首先应尊重人的健康和生命、权利与尊严，以遵循伦理原则、确保以不对人体构成伤害为研究的前提。②临床研究已不仅仅限于对医院内医疗服务中出现的问题与现象进行研究，其范畴已扩展到医院外的人群保健甚至医疗政策、卫生资料的分配等领域。因此，临床研究不能完全独立于其他研究之外，要求临床研究者在熟悉掌握本专业固有的临床观察法、实验法等研究方法的同时，还应借鉴、引入相关学科的科研方法，以满足临床研究的需要。③由于人的生命是极其宝贵的，因此，临床研究要与动物实验密切联系。许多实验不允许或不能直接在人体上进行研究，只能先在动物身上开展模拟实验。如新合成的药物不能首先在人体上试用观察，只能先经动物实验，证明其有效并无明显毒副作用后，才能在严密临床观察下，用于患者身上进一步验证。

二、中医骨伤科学临床研究的发展历程

中医骨伤科学的出现存在着历史的合理性、必然性、必要性和科学性，是历代中医药学者的临床经验总结，也是与疾病斗争的智慧结晶。中医药学对各种疾病的发生、发展规律和治疗经验的总结，成为中医骨伤科学的基础，以这些理论为依托，骨伤科医生采用复位、固定、功能锻炼、内科调养等方式对骨伤患者进行综合治疗，从而达到筋骨强健的目的。

中医骨伤科学临床研究的发展已有近 3000 年历史，个案累积后逐步形成了特殊的理论体系，大多以患者治疗前后的症状对比，作为治疗效果评估和治疗方案调整的依据。直到 20 世纪循证医学的出现，中医骨伤科学临床研究顺应时代潮流，开始寻求和探索更高等级的临床评价方法。

（一）周、秦、汉、隋

早在公元前 11 世纪的周代，古代中医已经开始骨伤科临床研究。当时的医生已能把外伤分为伤、创、折、断 4 个病名概念，并采用内外结合的方法治疗创伤骨折，采用化腐生肌的药物处理感染伤口，还可对一些病灶进行清除手术。春秋战国时期，出现了《黄帝内经》，比较全面地阐述了人体解剖、生理、病理、诊断、治疗等基本理论。《灵枢》详细记载了软组织、骨关节、全身血源性化脓性感染的病因、病理、临床表现、辨证治疗规律。《灵枢·痈疽》描述痈疽病机、病理："寒气化为热，热胜则腐肉，肉腐则为脓，脓不泻则烂筋，筋烂则伤骨，骨伤则髓消，不当骨空，不得泄泻，血枯空虚，则筋骨肌肉不相荣。"这些前人经验的高度总结，成为后世中医治疗化脓性感染和骨髓炎的理论依据。

东汉时期，华佗研究麻沸汤麻醉，为病人进行死骨剔除术、颅脑手术，对骨科作出了巨大贡献。

三国两晋南北朝期间，长期战乱，创伤骨折多见，骨伤科有了很大的发展，如对开放创伤感染的认识，创造骨折脱位的复位固定法和切开复位法，形成骨痈疽、骨肿瘤的诊疗技术，都对后世医学的发展产生了很大影响。葛洪是当时的著名医家，开拓了中医学对危重创伤诊断、治疗的新篇章。他建立了科学的颅脑损伤、血管损伤诊断治疗和对危重创伤早期处理的方法。

隋代在骨伤科病因和证候研究方面都取得了很大的进展。巢元方等集体编著《诸病源

候论》，论述金疮的证候有 23 种，腕折证候 4 种；详细论述开放性创口和开放性骨折感染的病因症状，明确提出对开放性骨折应早期施行清创手术治疗，介绍了完整的异物清除、血管结扎、骨折固定、分层缝合的清创术，是目前可以见到的最早的完整应用清创术的记载。

（二）唐、宋、元、明、清

孙思邈所著《备急千金要方》详细地记述了下颌关节脱位的治疗方法："一人以手指牵其颐以渐推之，则复入矣，推当疾出指，恐误啮伤人指也。"并建议整复后采用蜡疗和热敷，以助关节功能的恢复。此法是世界上最早发明的治疗下颌关节脱位的方法，至今还普遍在临床使用。

蔺道人所著《仙授理伤续断秘方》是我国第一部伤科专著。主要介绍了骨折的治疗原则——麻醉、正确复位、夹板固定、功能锻炼、药物治疗等。提出复位前应先用手摸伤处，识别骨折移位情况，采用"拔伸""撩正"等手法使骨折复位，之后以杉树皮夹板固定。首次把髋关节脱位分为前脱位和后脱位两种类型。并发展了开放创伤的治疗，提出采用煮沸消毒的水冲洗污染的伤部和骨片，用刀切开，将断骨复位，外敷风流散，用清洁的"绢片包之"，"不可见风着水"等。把"形不动则精不流"的治疗观点结合到骨折固定疗法上；把辨证论治和气血学说有机地结合到骨折损伤的病理和治疗上，并提出了以手法整复为主的复位、固定、活动（功能练习）骨折三期治疗原则，体现了筋骨并重、动静结合等整体观念。

宋代宋慈所著《洗冤录》是我国第一部法医学专著，记述了骨骼系统的解剖结构和检查外伤的方法。

元代，中医学吸取了阿拉伯医学的长处，骨科在此期间也得到了发展。这一时期骨科将麻醉用在骨折脱位整复上。危亦林在《世医得效方》中介绍了治疗骨折脱位时的麻醉方法和注意事项："颠扑损伤，骨肉疼痛，整顿不得，先用麻药服，待其不识痛处，方可下手"，"已倒便住药切不可过多"。创造了悬吊复位法治疗脊柱骨折，开拓了中国骨科学脊柱骨折治疗史。危亦林麻醉法的创新，切开复位术的运用，手法复位的经验和对邻近关节部位损伤的认识，为中医骨科学和世界骨科学作出了伟大贡献。

明代，薛己《正体类要》载："肢体损于外，则气血伤于内，营卫有所不贯，脏腑由之不和，岂可纯任手法，而不求之脉理，审其虚实，以施补泻哉。"认为治疗骨科疾病，应当既重视局部手法整复，又重视局部与整体及辨证用药。他还强调指出在筋断筋连的情况下如下端已有腐坏，则应迅速剪去，以免向上蔓延危及生命，体现了早期截骨术的治疗理念。

王肯堂《疡医证治准绳》谈到肩部骨折若向前成角畸形，则用手巾悬吊腕部时，置于胸前，若向后成角则应置于胸后。这与现代治疗内收与外展型肱骨外科颈骨折的思路是一致的。本书首次介绍了桡骨远端伸直型骨折移位特点及用揣捏拽伸法复位和超关节小夹板固定疗法，并把髌骨损伤分为骨折和脱位两类，介绍了包膝外固定疗法。对不稳定性脊柱粉碎性骨折，采用较安全的非过伸复位法。当时流传于民间的《金疮秘传禁方》描述了用骨擦音作为检查骨折的方法，并主张治疗开放性骨折时，把穿出皮肤已被污染的骨折处切去，以防污染。

清代《医宗金鉴·正骨心法要旨》总结前人经验，对人体各部位的骨度、手法、夹缚器具及内外治法和药物详细记述，是一部既有理论又重实践、文图并茂的整骨书籍。提出了整骨"八法"，并指出了正确运用手法的重要性。须先"知其相体，识其部位"，方能"机触于外，巧生于内，手随心转，法从手出"。同时还发展了通木、腰柱、推挺等矫形器具来治疗骨伤。

在古代中医骨伤科学临床研究的丰富理论和实践经验宝库中,不少是世界上发明创造最早的,代表了当时世界先进水平。但到了鸦片战争后,中国沦为半殖民地,西方医学传入,中医药整体学科受到了排斥,包括骨伤科学,其发展受到很大阻力,特别是新中国成立前,伤科几乎濒于被消灭的边缘。

(三) 中华人民共和国成立后

新中国成立后,由于贯彻了党的中医政策,中医队伍不断壮大,使中医骨伤科医疗实践研究和理论水平均得到了提高。各地骨伤科名老中医如北京刘寿山、杜子明,上海石筱山、石幼山、魏指薪、王子平,天津苏绍山,黑龙江陈占魁,山东梁铁民,河南郭春园,福建林如高等都出版了中医骨伤科专著。

20世纪60年代,方先之编著了《中西医结合治疗骨折》一书,奠定了中西医结合治疗骨折的临床基础,成为我国中医骨伤科学发展史上又一丰碑。

20世纪70年代,中医骨伤科又得到了较大的普及和提高,已经从治疗新鲜骨折,发展到治疗陈旧性骨折;从治疗四肢骨折,发展到治疗躯干骨折;从治疗闭合性骨折,发展到治疗开放性骨折。我国中医骨伤科学的发展受到了世界医学界的关注,先后有十多个国家派人员参加新骨折疗法学习班。《中西医结合治疗骨折》一书,已被翻译成法文、日文,在国外广泛流传。

20世纪80年代和90年代是祖国改革开放时期,中医骨伤科学临床研究进一步发展,在临床研究方面,借鉴西医学诊断手段,走科学化、规范化和标准化的道路,充分发挥中西医结合的优势,开展了一些中医药对骨伤科疾病影响的随机、对照、双盲临床试验及系统评价研究,提高了临床研究的质量和临床治疗水平,扩大了治疗范围,出现了一大批创新性的治疗骨科疾病的中药新药。

进入21世纪,中医骨伤科学临床研究进入了前所未有的发展机遇期,中医骨伤科学成为国家重点学科,中医药防治骨退行性病变成为国家中医临床研究基地建设的核心病种,"肾主骨""肾藏精"临床与基础研究项目成为国家"973"计划项目、国家自然科学基金重点项目等国家级项目。

2001年9月,世界卫生组织(WHO)提出了发展传统医药学的七大战略:①制定传统医学国家政策;②提高公众对传统医学的了解和认识;③评估传统医学潜在的经济价值;④建立适当的传统医学标准;⑤鼓励和加强传统医学循证研究;⑥尊重传统医学的文化整体;⑦判定保护卫生资源的政策。2003年9月在北京召开的世界中医药学会联合会报道已有140多个国家和地区开展中医药服务。近几年与中国政府签订的双边政府卫生合作协议中,中医药内容的合作项目有40多个,中医药在国际上的发展也进入了新的阶段。

对今天的中医骨伤科学临床研究人员来说,了解和满足公众需求与开展临床研究同等重要,临床研究指导原则历经几个世纪的沉淀已经日趋完善。随着科学向前发展,伦理、法律和社会问题将使中医骨伤科学临床研究者面临特殊的挑战。

三、中医骨伤科学临床研究的关键科学问题

基于越来越多的人使用补充/替代医学(CAM)治疗,美国国立卫生研究院(NIH)的互补医学中心(NCCAM)制定了研究CAM的原则:健康关怀应致力于综合方法和遵循证据两个方面,无论西方医学或互补医学,均应按同样的研究原则和标准接受检测。通过严格的科学

方法,探索和研究 CAM 的疗效,包括选择、设计和指导。面临这样的挑战,中医骨伤科学临床研究能否做到这一点?如何做到与西医同样的研究原则和标准进行评价?关键是中医骨伤科临床试验研究是否符合循证医学的要求。

《柳叶刀》曾提出:发展传统医学的首要任务是展示其治疗效果的科学证据。证据的质量分为 5 级:

Ⅰ级(最高级):随机对照临床试验的系统综述。

Ⅱ级:样本量足够大的随机对照试验研究。

Ⅲ级:有对照的试验性研究,如非随机分组的对照研究。

Ⅳ级:非试验性研究,即观察性研究。

Ⅴ级(最低级):仅仅基于临床经验的个人意见。

中医骨伤科高质量证据的临床试验还不多,大部分是观察性和经验性文章。具体分析中医骨伤科学临床研究的方法还存在诸多问题,首先是否做到了真正的随机,是否按照原随机分组分析;其次是疗效的判定标准不统一,有些是自己制订的,缺乏参考标准及出处;另外是病例数少,缺乏质控措施,因此得出的结论可信度不高,难以在同一平台上与国外同行交流。

临床研究的种类有很多,其中随机对照试验使用频率较高,其结果也相对更有说服力,故以临床随机对照试验举例说明。

(一) 随机对照试验的发展现状

第一篇发表的随机对照试验文章(randomized controlled trial,RCT)是 1948 年测试链霉素对肺结核的治疗作用。自此以后,RCT 逐步被医学界所接受,并被公认为临床干预措施疗效评估的金标准。

RCT 是按随机分配方法将试验对象分为试验组与对照组,使非试验因素在组间尽可能保持均衡,对试验组施加某些治疗措施,但不给予对照组,两者在一致条件下,前瞻地观察、评价两组转归、结局的差异和效果的临床试验。

RCT 的核心价值在于确保临床试验中除受试因素外的其他因素一致的情况下,较受试因素与对照因素的差异,也正由于除受试因素之外的其他因素的相同性,由此推断差异的结果是由于干预因素的产生。简而言之,RCT 可以在研究数目达到一定量的前提下,排除已知和未知的混杂因素对试验结果的影响。要评价一种干预措施的效果,目前公认的方案仍是针对这一干预措施进行 RCT 分析。因此,要进行中医骨伤科学临床研究,选择 RCT 应是必然的。中医研究领域的第一个 RCT 发表于 1983 年,这在中医临床研究之路上是具有里程碑性的一步。

(二) 随机对照试验问题分析

虽然 RCT 开始逐步被接纳作为一种中医临床试验的评估方法,但是评估质量不尽如人意。针对中医骨伤科 RCT 的质量评估,其中最为突出的问题包括:

1. 研究设计不完善　在参与者的选择中所设立的排除标准在临床中收取病人有一定难度,缺少随机分配产生方法及随机分配隐藏方法,长时间服用中药会让部分患者因味道、煎煮麻烦各种原因而退出试验引起的"脱落"现象,缺少恰当的盲法,很难估计实验前的样本量的计算等。

2. 对照组的选择不合理　对照组的概念不清晰,阳性药物的选择缺少足够证据证明其阳性效果,安慰剂不能结合相应研究的病种特征,以及选择真正没有生物活性又不违背中医药性理论的安慰剂。

3. 用于临床试验用的药物缺少质量控制　由于研究的目标在于让所有受试者可以得到同质的受试药物,而现实的 RCT 中极少有试验进行药材的质量控制,这样不同质的干预因素其结果亦难以令人信服。

4. 报告质量有待提高　在研究结果的报告方面,存在报告格式不规范、重要信息遗漏、结果的表述不严谨、结果的适用范围阐述不完善等诸多问题。因此,多数评价报告的读者并不能从研究报告中取得足够的有关临床试验过程与结果的信息。

（三）提高 RCT 质量必须注意的原则

1. 加强 RCT 基础知识的培训　研究者在开始设计 RCT 之前,应真正理解 RCT 的每一个环节的设计和重要性,并清楚每一步的注意事项和可能发生的意外情况。RCT 的每一个环节,前后互相影响,任何一个环节的缺失或者不足,都会影响 RCT 的总体质量。

2. 重视 RCT 的设计和基于预试验的方案调整　RCT 的设计对于研究的总体质量至关重要。在设计过程中,应充分考虑到 RCT 的每一个环节,使方案尽可能完美,但是完美的方案往往未必实际。因此,在初步方案设计完成之后,应该进行预试验,并通过预试验了解在实验设计中看似完美、实际上不足的环节,使得实验方案得以调整而更切合实际。

3. 重视对照组的设立和安慰剂或阳性药物的选择　在 RCT 中,干预因素的效果是基于与对照组干预措施疗效的比较而得出的。因此,对照组的选择,直接影响对干预措施疗效的判断。

4. 重视试验用药物的质量控制　从原药材、药材的加工炮制到制剂工艺的质量控制及产品的质量控制等环节,加强药物的质量保证,同时注意药材中重金属、农药残留、微生物等含量的控制,确保每一位受试者可以得到同质的试验药物。

5. 提高 RCT 报告质量　由于在绝大多数情况下,RCT 的最终报告是读者知晓 RCT 设计、实施及结果的唯一途径。为了提高中医药 RCT 的报告质量,报告试验的强化标准(Consolidated Standards of Reporting Trials,CONSORT)中医药扩展版正在制定过程中,相信这一指南对于促进中医药 RCT 的报告质量有一定的帮助。

（四）提高 RCT 质量应注意的关键点

为了更好地提高中医 RCT 的质量,保证 RCT 结果的认受性,必须注意以下几个关键问题:

1. 术语规范化　症状、证候、体征、诊断名称等名词术语并不统一的问题由来已久,同一症状可以表述为多种类型,文学色彩浓厚,这些问题影响临床研究的质量。

2. 证候的诊断标准　1990 年国家中医药管理局曾颁布过 460 项证候的诊断标准。证候的诊断标准问题并不影响使用 RCT 评估中药对疾病的治疗效果,但是对于"病证结合"的疗效评估,还有待于深入研究。

3. 结局判定指标的选择　现阶段的结局评估指标,有的是以疾病指标为重点,有的是以证候指标为重点,有的是两者结合,因此如何选择评估指标一直是争议的焦点之一。问题的核心仍需要回到临床试验的目的以及疾病与证候的关系上来。如果临床试验的目的是为了评估药物对疾病的疗效,应以疾病指标作为标准,证候指标可以作为参考;如果为了治疗某病之某证,则两者都应考虑。此外,也不应该将病证指标完全对立。证候的核心指标,也不可能背离疾病指标,在同病基础上的不同证,通常是在核心指标(共通指标)的基础上,加入疾病的边缘指标或者与该疾病不相关的整体指标,而这些指标恰恰是证候的鉴别诊断指标。因此,从这个概念上理解,在中医药的疗效判定中,应该考虑到将两者结合进行综合评价的重要性。

(五) RCT 作为中医临床疗效评估的争议

RCT 作为中医临床疗效评估的工具,一直存在争议:RCT 用于以西医疾病为基础的干预措施的疗效评价。而中医药是以证候为中心的,证候在治疗过程中是不断变化的,临床治疗强调辨证论治指导下的个体化治疗,治疗措施与方药应随证候的变化而变化。证候不断改变的特征以及干预措施随证变化的特征,与 RCT 所强调的干预措施在治疗过程中的相对稳定及治疗对象的同质性要求不吻合,因此 RCT 并不适合于中医,至少 RCT 必须进行"改良"。

在强调个体化治疗中方证对应的同时,不应否认群体中同质个体的普遍性。有学者提出,中医本身存在统一诊断与统一治疗的做法,没有理由认为随机对照试验不能用于中医的发展。实际上,同一证候类型的普遍性及同一干预措施应用的广泛性,为中医药实施 RCT 提供了基础。证候是变化的,正如疾病也是变化的一样,应该充分理解证候在 RCT 过程中的变化及内涵。同一疾病的证的类型有其自身的规律,这一方面,需要有足够的针对疾病证候类型的临床流行病学研究基础,分析掌握疾病的证候类型以及演变特征,在此基础上,再进行针对病证的临床研究,这样才能够有的放矢。

现阶段极度缺乏针对证候、特别是疾病的证候分型的临床流行病学研究基础,教科书上所列的疾病的证候类型,通常是根据专家的个体经验所得,没有足够的群体调查依据,所选择的证候研究对象也缺乏代表性。因此,有必要开展大规模以疾病为基础的证候流行病学调查研究,同时针对疾病证候的稳定性进行研究,把握临床第一手数据,为临床科研提供可信的证据基础。显然,过分强调证候的变化莫测,否认同一证候的普遍性特征,可能只会让中医药学成为一门玄学,违背中医药理论的科学精神。

第二节　中医骨伤科学临床研究对象的选择

一、研究对象的特点

骨伤科临床研究是以人(包括患者和健康人群)为研究对象,通过相应的研究因素作用于研究对象,使研究对象的效应指标发生变化来阐明疾病的病因、诊断、预防、治疗及其预后等方面的临床问题,从而认识疾病的本质。

(一) 研究对象是骨伤科临床研究三要素的核心

临床研究的基本要素是研究对象、研究因素和效应指标,其中研究对象是研究因素和效应指标的承载体。研究因素通过作用于研究对象来体现临床意义,如在伏案工作与颈椎病的病因研究中,伏案工作是研究因素,通过作用于健康人群后,使该人群的颈椎病发病率增高,从而说明伏案工作是颈椎病的危险因素。效应指标通过研究对象表现出来的该指标的平均数来展示,如上述例子中颈椎病发病率和治疗颈椎病的有效率是效应指标,是通过具体的研究对象(健康人群、颈椎病患者)颈椎病发生和颈椎病治疗有效的平均水平来展示的。

所以,研究对象是中医骨伤科学结合临床研究三要素的核心,它的设计最为关键。

(二) 研究对象个体差异大,实验条件不易控制

中医骨伤科结合临床研究是以人(尤其是患者)为研究对象。人是复杂的生命体,不仅有生物学特征,还有社会学特征。个体之间存在的个体差异大,不能如动物实验一样进行造模,使疾病的严重程度差异很小;也不能进行很多实验条件的控制,使其他影响因素降到最低。以人为研究对象,不能如动物实验一样快速地收集到很多研究对象,而需要进行招募,需要较长的研究时间,或者需要通过组织多中心的临床研究来加快研究病例的纳入。

(三) 研究对象涉及伦理学问题

开展临床研究,就意味着或多或少会面临研究的风险,必须在保证研究对象的生命与健康危害最低的情况下进行研究。临床研究中的伦理风险可以表现在潜在的不良反应问题,接受到相对较差的医疗措施而延迟了疾病痊愈的时间,患者隐私保护,知情权、选择权等。所以,需要首先从伦理学的角度考虑选择研究对象。

二、研究对象选择的基本原则

为保证研究结论的可靠性,选择研究对象时需要遵循一些基本原则,以利于临床研究科学性的实现。对于中医骨伤科学临床研究来说,对照原则、均衡原则和重复原则,是所有研究设计类型都应遵循的实现科学性的基本原则。

(一) 对照原则

1. 对照原则能帮助区分非研究因素,突出研究因素　　研究对象除了承载着待研究的因素以外,还有许多其他的非研究因素存在,干扰着研究因素的作用评价。比如疾病从治疗开始到疾病的转归,除了治疗的特定作用以外,还有治疗的非特异安慰作用,疾病的自然转归,疾病向均数回归作用和不同的性别、年龄、体质等其他影响因素的作用,这些作用共同为疗效的取得作出了贡献。那么要进行疗效评价,回答治疗的特定作用是否取得了疗效以及取得了多大的疗效时,就会受到这些非研究因素的干扰,而无法量化评价。再比如从研究对象伴有可疑的危险因素或病因到疾病的发生过程中,除了有待研究的可疑危险因素或病因作用于研究对象以外,还有很多已知或未知的其他影响因素作用于研究对象。那么要进行病因、证因及危险因素研究时,要说明待研究的可疑危险因素或病因、证因的作用时,就会受到其他非研究因素的干扰,从而影响最终结论的得出。同理,预后研究、诊断方法研究均有此类似的非研究因素的干扰作用。为了解决这一问题,通过引入对照原则,给研究对象设置对照组,使对照组中同时也伴有其他非研究因素,这样就可以将非研究因素作为所有组间整体共有的背景因素进行平衡,比较组间效应差异的部分即可解释为研究因素的作用,从而突出了研究因素的效应。

2. 对照原则的具体体现　　研究对象选择时需遵循的对照原则在不同的研究设计中有不同的具体体现。在前瞻性病因研究中,研究对象中既要包括有待研究危险因素或病因的人群,也要求包括无相关危险因素或病因的人群;在回顾性病因研究中,研究对象中既要包括发生待研究疾病的人群,也要求包括未发生待研究疾病的人群;在防治性干预措施研究中,既要包括采用待研究防治干预措施的人群,也要包括未采用待研究防治干预措施的人群;在诊断性研究中既要包括确诊病人,也要包括疑似病人和非病人;在影响预后的因素研究中,既要包括有待研究预后因素的人群,也要求包括无相关预后因素的人群。在研究对象之间设置对照,通过对照组间的比较来突出解释具体研究因素的临床专业意义。

3. 对照的形成方法　对照的形成主要有3种方法:人为安排、根据某种特征划分和设置外部对照。

(1) 人为安排:人为安排是指通过配对、配伍以及随机化分组的方法进行分组。在研究防治性干预措施的有效性和安全性时,最佳的研究设计是随机对照试验(RCT),采用随机化的方法人为进行分组,分成若干组,然后对不同的组施加不同的干预措施,不同干预措施的组间形成对照。人为安排形成对照的方法主要在试验性研究设计时采用,它的好处在于能将非研究因素均衡地分配到各个组间,组间的可比性较好,但是适用范围较窄,很多研究不能采用随机分组的方法。

(2) 根据某种特征划分:对照的形成采用自然的方式,研究者只是以旁观者的身份观察研究对象的特征,然后以有无该特征作为分组依据进行分组,形成对照。在病因及危险因素研究时,可根据有无待研究的危险因素这一特征形成对照,也可根据是否发生待研究的疾病这一特征形成对照;在诊断性研究中,可根据是否确诊为某疾病形成对照;在预后研究中,可根据是否具备待研究的预后因素形成对照。根据某种特征划分形成的对照,其他非研究因素在不同组间的分布也容易不均衡,存在偏倚,有时候可以与人为安排的配对、配伍措施相结合,借助事前的针对某重要因素进行匹配或事后的统计学校正方法来弥补。

(3) 设置外部对照:当然不是所有研究的研究对象都可以设置对照组,在一些不分组的描述性研究中(如横断面研究、病例系列研究等),临床研究设计本身不需要在研究对象中设置对照,但为了使研究结果更具有说服力,可采用外部人群的数据进行对照比较。如单组试验目标值法就是在不设对照的单组病例研究的基础上,获得单组研究的效应值,然后以该效应值与行业内该疾病的公认效应值(目标值)进行比较,说明其与目标值之间的优劣关系。

(二) 均衡原则

研究对象选择的均衡原则,是要求研究对象在开始研究时的基线是均衡可比的。所谓基线是指研究对象在接受处理措施之前的基本情况,包括各组的人口学资料和临床特征指标。基线资料包括病人一般资料、病史询问、体格检查和实验室检查数据。按照研究性质与病种的不同要求,所测定的基线资料数据不仅限于具体数值,也可是按不同因素分类后的等级:如病情的轻、中、重,或按经济收入分成的经济等级,或是否暴露于非研究因素的危险因素等级等。

1. 均衡原则解决研究对象基线的可比性　虽然对照原则可以使研究对象的非研究因素分布在不同的研究组间,从而突出研究因素的效应,但是如果形成对照的组间非研究因素不可比,则仍然无法平衡和消除非研究因素的影响。只有建立在组间非研究因素均衡可比的前提下,才能将非研究因素作为共性的背景因素进行平衡,消除非研究因素的干扰。所以,必须采取措施使不同组间研究对象的非研究因素分布是均衡可比的,即除需要研究的因素以外,研究对象的其他方面应均衡、可比,具有同质性。在研究对象均衡可比的基础上,通过分析效应指标的差异来回答研究因素的作用。均衡原则是在对照原则基础上对研究对象的进一步要求,是统计学差异性检验的基本要求。

2. 均衡原则的实现方法　均衡原则是尽量使研究对象有较好的组间可比性,需要在研究开始、研究实施和研究结束时采取相应的措施对研究对象进行规范,从而实现研究对象的组间可比性。

（1）严格研究对象的诊断标准、纳入标准和排除标准：设置研究对象的诊断、纳入和排除三大标准，是从研究对象特征入手规定具体需要满足的要求，目的是使研究对象的特征相对统一，变异范围尽可能地小，从而使研究对象在未分组前存在的非研究因素差异尽可能地小。通过严格控制研究对象的三大标准，使研究对象之间的差异尽可能小，有利于控制各类混杂因素。在严格研究对象三大标准的控制时，同时要与临床研究的实际情况相结合，灵活掌握。如果某研究病种的病例较少，研究对象的三大标准就不能控制太严，否则容易造成能纳入研究的病例过少，不能在有限的时间内收集到足够的病例数。反之，如果某研究病种是常见病，病例来源充裕，则研究对象的三大标准可做严格要求，使研究对象内部的同质性较好。

（2）制定统一的检测标准：统一的检测标准能对研究对象的均衡性有正确的判断，与其他措施结合，帮助均衡性的实现。在设计时，应考虑到这些因素，将需要重复测定基线数值的间隔，尽可能缩短，以期反映研究对象的真实情况。测定基线数据后与处理措施执行之间，相隔时间不宜过久。

（3）采用随机分组的方法：随机分组是随机对照试验的基本要求，随机分组是解决组间已知的和未知的非研究因素均衡性的金标准式方法，通过随机分组使各种非研究因素均匀地分布于各个组间，增强组间均衡可比性。随机分组的常用方法有：简单随机、区组随机、分层随机、动态最小化随机等。简单随机又称完全随机，是不考虑其他因素情况的最基本的一种随机方法。通过随机数字表、计算机软件生成等方法产生随机数，然后根据随机数的奇偶、秩次等，决定分组组别或试验顺序。

（4）采用配对、配伍等设计方法：随机化分组有明显的优越性，但也不是万能的，在小样本情况下，随机分组仍有组间不均衡的可能性。如果已经知道某种非研究因素是影响研究结果的重要因素，可事先将该因素作为配对（两组）或配伍（多组）设计的依据，将该因素平均分配到各组间，从而保证该因素在各组间的绝对均衡可比。比如在回顾性的病例对照研究中，如果组间的影响因素较多，为了固定某些已知的影响因素，可采用重要因素匹配的设计方法进行设计。

（5）分层：分层是先按对结果有影响的重要因素分层，将一些条件近似的人群归入一层，再分别在各层中进行分组接受不同的处理，这样层内的组间均衡性就很好。比如按年龄分层，分为老年、中年、青年、儿童4层，每层内再进行组间比较，可防止年龄因素的影响；按疾病严重程度分层，分为轻、中、重3层，每层内再进行组间比较，可防止疾病严重程度的影响。分层方法可与随机化方法结合，形成分层随机化，也可以与自然的特征分组结合。

（6）采用协变量分析方法校正组间均衡性：如果在研究设计阶段和实施阶段严格采用了保证组间均衡的措施，仍有组间不均衡的情况发生，这时可通过多因素统计学模型进行事后校正。对于计量资料可采用协方差分析，分类资料可采用 CMH 卡方检验、多因素 logistic 回归分析和倾向性评分等来校正均衡性。研究对象的均衡性保证尽量在研究设计阶段进行充分考虑，具体落实到实施过程中，统计分析阶段用统计学模型处理病人的均衡性问题是万不得已的事后弥补措施。

（三）重复原则

重复原则是指研究结果不是偶然所得，具有可重复性。要做到研究结果的可重复性，必须要求有足够的样本量、研究对象有代表性、研究对象对效应指标的敏感性和反应的稳定性等几个方面。

1. 足够的样本量　中医骨伤科学临床研究是建立在群体的规律上进行的研究,为了排除个体现象偶然因素造成的影响,控制研究结果的随机误差,研究结论的得出需要有足够的样本数量支持。样本量估算是回答足够样本量是多少的最好方法。

2. 研究对象的代表性　为了能使中医骨伤科学临床研究的结果在临床实际中能够重现,所选取的研究对象要能代表所研究的临床实际情况。在病因学研究中,选取的研究对象要有足够的发病率,不能只包括典型病例,而排除轻症或非典型病例。在干预性研究中,要重点考虑研究对象因疾病的严重程度、就医条件、对疾病的认识水平而出现的就医水平差异的现象,在以医院患者为研究对象时,考虑采用多中心研究的方法,兼顾不同地域、不同等级的医院患者,提高研究对象的代表性。在诊断性研究中,要重点考虑临床实际诊断环境情况,研究对象应包括确诊病人(包括不同的期和亚型)、疑似病人、与该疾病无关的其他患者(相对于该疾病的非病人),以能确认诊断试验的区分能力。

三、纳入研究对象时考虑的三大标准

为了保证研究对象的均衡性,在研究开始前,需对哪些研究对象可以纳入作出规定,以尽量使研究对象之间具有较好的同质性。在病人入选阶段一般通过诊断标准、纳入标准和排除标准等三大标准对研究对象的范围作出规定。

(一) 诊断标准

是指能够正确诊断一个疾病或中医证候的现行公认标准,既是研究对象纳入的基本前提,又是保证研究质量与真实性的基础。在中医骨伤科结合临床研究中遵循中西医诊断并行的原则,诊断标准可分为西医诊断标准、中医病名诊断标准和中医证候诊断标准等3种。

(二) 纳入标准

诊断明确的病例不一定都符合研究,应制定纳入标准。纳入标准是指研究者在诊断标准的基础上,进一步缩小研究对象的范围,根据研究目的和实际情况制定符合特定临床研究对象的标准。

(三) 排除标准

除制定纳入标准之外,还需要制定统一的排除标准。排除标准是指不应该被纳入研究的研究对象条件。

四、数据分析时考虑的两大标准

在临床研究的临床观察部分完成后,进行统计分析前,需要对一些因各种原因没有全部完成研究的研究对象,建立一定的标准来判断是否纳入或者以何种形式纳入最后的统计分析。在统计分析前用于判断研究对象所处统计分析数据集的标准包括剔除标准和脱落标准两个方面。

(一) 剔除标准

所谓剔除标准,是指不符合纳入标准而被误纳入,符合排除标准而未被排除,或者虽然符合纳入标准,但纳入后未曾接受任何干预的病例,这部分人群因为不符合研究对象的基本要求,而不应纳入最后的分析,应予以剔除。

1. 剔除标准的一般内容　在不同的研究中,剔除标准的差别不大,一般包括:①研究对

象不符合纳入标准,而被误纳入;②研究对象符合排除标准而未被排除;③纳入后未接受任何干预措施,未测量任何基线指标者。

2. 剔除病例的处置　剔除病例不应纳入统计分析,仅需报告各组剔除病例的数量和组间比例的差别。剔除病例的判断要比较谨慎,剔除病例过多反映了研究质量不理想。

(二) 脱落标准

所谓脱落标准,是指符合纳入标准,且不符合排除标准,但纳入后接受的干预措施或采集的观察指标不完整,造成没有严格遵循研究方案的要求。所有填写了知情同意书并筛选合格进入随机化试验的受试者,无论何时何原因退出,只要没有完成方案所规定的观察周期的受试者,均为脱落病例,它包括受试者自行退出和医生认定受试者退出的病例。

1. 脱落标准　一般内容在不同的研究中,脱落标准常用不同的定义,一般包括以下内容:①受试者依从性差,没有严格按照方案所规定的干预措施接受干预,如未按规定的药量和时间进行服药,未按规定的时间要求进行随访及接受效应指标的检测等。②因发生严重不良事件、并发症和特殊生理变化不宜继续接受研究的病例。③盲法研究中被破盲的个别病例。因特殊情况需要破盲,该个案在破盲后将不再继续延续研究过程。④受试者自行退出的病例。受试者因各种原因不愿继续参加研究,而退出研究。

2. 脱落病例的处置　脱落病例属于研究对象的一部分,应纳入数据统计分析范围。脱落病例应纳入全分析集(FAS),不完整数据应通过结转的方法进行补全来进行统计分析。脱落标准应严格掌握,不能轻易将本应属于脱落病例的研究对象,作为剔除病例处理。脱落病例过多一方面反映了研究过程中对病人依从性的质量管理控制不理想,另一方面也可能是干预措施的效果不佳使退出病人增多。

五、中医骨伤科学临床研究样本量的确定

(一) 样本、样本量与样本量估算

中医骨伤科学临床研究是通过对一定数量的研究对象进行观察,从统计学意义和临床意义两个方面对效应指标进行评价,当研究结果既满足统计学意义,又具有临床意义时,研究结果才具有临床价值。有足够的样本量是选择研究对象重复原则的要求。

1. 样本与样本量

(1) 样本及样本量的概念:对于回答普适性临床问题的中医骨伤科学临床研究,不可能把所有与回答问题有关的人群都纳入研究,而只能取一部分研究对象进行研究,通过该部分研究对象的情况推导出总的普适性问题的答案。要回答某因素是否是发生某病或某证的危险因素,不可能把所有已经发生和未发生该疾病的所有人都拿来研究,而只能选取其中的一部分人群。普适性临床问题中的目标对象,被称为总体,是根据研究目的所确定的同质观察单位的全体。总体中被选取的那一部分研究对象被称为样本,它的数量被称为样本量。医学研究就是通过对样本信息的研究分析,估算出总体的特征。

(2) 样本的获取方法:在中医骨伤科学临床研究中,根据研究目的的不同,研究对象样本的获取方法主要有两种:概率抽样和整体纳入。

1) 概率抽样:对于发病率、患病率、证型分布比例等调查性临床研究来说,样本量获取的方法主要采用概率抽样的方法,从总体人群中按照一定的规则随机抽取一定数量的样本作为研究对象。常用的概率抽样方法有单纯随机抽样、系统抽样、整群抽样和分层抽样等。

2）整体纳入：在干预类临床研究中，研究对象的选取往往是在某一特定的时间范围内（研究周期），某些特定的场所（研究中心）所有符合诊断标准、纳入标准和排除标准要求、愿意参加研究的所有研究对象全部纳入。

（3）样本量大小的利弊权衡：研究对象需要达到一定的数量，以利于获得具有统计学意义的结果，但并不是说研究对象的数量越多越好。样本量越大，意味着研究的周期越长，研究的投入越大，研究对象经受的伦理风险也会越大。所以，样本量既不能太大，也不能太小，需要进行利弊权衡，计算一个合适的大小。合适的样本量大小可以通过样本量估算的方法来确定。

2. 样本量估算

（1）样本量估算的意义：样本量估算是指在保证研究结论具有一定准确性、可靠性的前提下，确定某项研究中所需的研究对象的最少数量。样本量估算是一个复杂的问题，需结合专业要求和统计学要求而确定。一般来说，样本量越大，研究重复的次数越多，则越能反映机遇所致变异影响的真实情况，结论的代表性越好。但因人力、物力、经费、时间等条件所限，不可能每次研究都采用很大的样本量进行研究，只要有足够的能代表总体的样本量即可。适当的样本量可在一定程度上减少随机误差，使临床研究易于得到可靠的研究结果，有利于研究结论的推广应用，也有利于患者及早获益。

（2）样本量估算的方法：样本量大小的估算有研究者自身的临床经验和样本量估算公式计算两种方法，由临床经验估算样本量过于粗略，有过小或过大估计的风险，在条件许可的情况下应优先考虑公式计算的估算方法。

1）样本量估算一般步骤：首先应明确研究所采用的研究设计类型和效应指标形式，根据研究设计类型和效应指标选择合适的样本量估算公式，按照公式的要求收集相关的样本量估算参数，代入公式进行计算，再结合研究实施过程中研究对象脱失的大致比例做一定比例的样本量扩大，得出研究需要的最小样本量大小。样本量估算应该在研究计划设计阶段完成，以便于从一开始就对各种研究要素进行整体统筹安排。

2）样本量估算的常用工具：不同研究设计的样本量估算均有专用公式，可以通过手工计算，可以通过 EXCEL 软件中的函数计算，可以通过专业统计软件（如 SAS 软件）进行编程计算，也有一些专用的样本量计算软件帮助计算。其中功能最全、用户最多的是 PASS 软件。PASS（Power Analysis and Sample Size）是用于检验效能分析和样本量估计的统计软件包。它能对数十种统计学检验条件下的检验效能和样本含量进行估计，主要包括区间估计、组间均数比较、组间率的比较、相关分析与回归分析和病例随访资料分析等情形。该软件界面友好，功能齐全，操作简便。用户只要确定医学研究设计方案，并提供相关信息，就可通过简单的菜单操作，估计出检验效能和样本含量。

（二）研究对象样本量确定的依据

确定研究对象样本量大小的方法是样本量估算，样本量估算通过具体的参数，结合相应的计算公式来确定。总体上来看，研究对象样本量确定的依据主要来自于四个方面：检验水准、检验效能、研究的允许误差和效应指标的平均水平及变异程度。

1. 检验水准 α　检验水准 α，即 I 型误差的概率 α 的大小。I 型误差概率 α 与假设检验的 P 大小一致，通常的假设检验中，以 $P<0.05$ 为差异有统计学意义，所以 I 型误差的概率 α（即检验水准）通常取 0.05，双侧检验时取正态分布分位数 $Z_\alpha=1.96$，单侧检验时取正态

分布分位数 $Z_\alpha = 1.645$。Ⅰ型误差的概率 α 及其正态分布分位数 Z_α 在样本量估算公式中以常数形式出现，是通用的理论性参数，不需要专门进行个性化的查找与收集。Ⅰ型误差概率 α 的值越小，所需的样本量越大。由于样本量估算中的 α 与统计学意义的假设检验 P 一脉相承，所以所有研究设计的样本量估算，都需要用到检验水准 α。

2. 检验效能 $(1-\beta)$　检验效能，即把握度 $(1-\beta)$，是指预期的估计与实际的研究结果一致有多大的把握。其中 β 为Ⅱ型误差的概率。Ⅱ型误差概率 β 一般取 0.1 或 0.2，即检验效能 $1-\beta = 0.9$ 或 0.8。β 的大小取值与研究设计有关，采用随机对照试验设计时，因研究设计本身偏倚较小、混杂因素较少，所以可以适当降低检验效能到 0.8，而观察性研究误差较大，则最好设置一个较高的检验效能 0.9。当 $\beta = 0.1$ 时，正态分布分位数 $Z_\beta = 1.282$；当 $\beta = 0.2$ 时，正态分布分位数 $Z_\beta = 0.842$。Ⅱ型误差的概率 β 及其正态分布分位数 Z_β 在样本量估算公式中也以常数形式出现，是通用的理论性参数，不需要专门去查找收集。Ⅱ型误差概率 β 的值越小或检验效能 $(1-\beta)$ 越大，所需要的样本量越大。在调查性研究样本量估算时，因不涉及统计学假设检验，故不需要用到检验效能指标。

3. 容许误差 δ　容许误差 δ，主要来自临床研究的临床意义考虑，是指在效应指标在多大的差距范围内具有临床意义。在调查研究时，容许误差 δ 是指由调查得到的结果与真实值之间误差在多大范围以内是能被临床所接受的。如调查患者的血压值时，认为血压值误差 5mmHg 以内是能被临床所接受的，那么就可以将容许误差 δ 定为 5mmHg；在干预性研究非劣性检验时，δ 是指临床认可的非劣效的界值；在干预性研究优效性检验时，δ 是指临床认可的具有临床意义的两组疗效差距。从数据类型来看，这个容许误差 δ 可以是样本均数与总体均数之差、两样本均数之差、两样本率之差或样本率与总体率之差等。容许误差 δ 的具体大小需要根据临床专业意义来确定，即规定比较各组间差异有统计学意义时希望的最小差值是多少，一般由临床研究人员确定。容许误差 δ 的值越小，所需要的样本量越大。

4. 效应指标的平均水平与变异程度　样本量估算时以研究的效应指标作为主要依据，当一项研究中有多个效应指标时，以主要效应指标为准。

（1）效应指标的平均水平与变异程度的表示：效应指标的平均水平和变异程度与个性化的研究特征密切相关。不同研究的主要效应指标的数据类型有不一样，在常见的组间比较的研究中，如效应指标是计量资料的，用均值差来表示临床意义，则效应指标用平均数 $(\bar{x})$ 和标准差 (s) 表示；效应指标是分类资料的，用率差来表示临床意义，则效应指标以样本率 (p) 来表示；在病因及危险因素研究中，用相对危险度 RR 或优势比 OR 来表示临床意义，则效应指标表示为 RR、OR 或者两组的率差（RD）；在诊断性研究中，用灵敏度和特异度来表示临床意义，则效应指标表示为灵敏度和特异度。不同的研究设计类型，效应指标的变异程度表示又有所差别。如不设对照组的横断面研究，以计量资料作为效应指标进行样本量估算时，主要依据是待研究的均数水平、标准差和专业允许的均值差范围；以计数资料作为效应指标进行样本量估算，主要依据待研究的率和专业允许的率差。设对照组的研究（如随机对照试验、队列研究、病例对照研究等），样本量估算时，以计量资料作为效应指标的主要依据是待研究的两组均数水平、标准差和组间均数差，以计数资料作为效应指标的主要依据是待研究组的两组率和组间率差。

（2）效应指标的平均水平和变异程度的获取：效应指标的平均水平和变异程度与个性化的具体研究项目有关，每一项研究均有自身的特定效应指标的水平和变异程度，可以通过查阅参考文献、研究者的自身临床经验和临床预试验等方法来获取。

1）参考文献：这是获取研究对象，尤其是对照组效应指标水平和变异程度最常用的方法。在干预性研究设计中，选取的对照组往往是临床公认的治疗某病的方法，围绕这些方法有相关的文献发表，就会有相应的效应指标的报告。在查阅参考文献时，首先应选择研究对象三大标准最接近的文献，在此其中优先选择进行 meta 分析的文献，因为 meta 分析已经将多篇文献的效应值进行了合并分析，效应合并值的可靠性更高。如果没有 meta 分析的文献，可自行采用 meta 分析的方法进行效应值的合并计算，将取得的合并值作为效应指标的预估值。如果因文献数量少而不适合做 meta 分析，则可选取其中文献质量较好、研究对象三大标准最接近的文献中的结果作为对照组效应指标的预估值。

2）临床经验：对于无法取得文献报告值的对照组以及待研究组的效应值，可通过总结已有的临床经验来获得效应指标的预估值。由临床经验推算效应值的大小是临床医生最擅长的方法，因凭借的是主观感觉，容易出现估算误差大，信息不可靠等弊端，造成过高或过低的样本量估算值，从而影响研究的实际效果。为避免主观因素造成的影响，采用临床经验进行样本量估算样本数据的时候，通过回顾性调查既往已经采用待研究方法治疗的病人的相关信息，进行主要效应指标的计算，从而取得效应指标的预估值。

3）临床预试验：对于无法取得文献报告值，也缺少临床经验数据的新方法，可通过开展临床预试验的方式来取得效应指标的预估值。临床预试验，是指在正式临床研究开始前，为了有效获得研究的相关参数，同时探索临床研究操作的可行性，为正式研究进行各项环境测试等而开展的提前研究。临床预试验也是研究的一部分，其研究对象的选择标准与正式研究一致。

（三）样本量大小的影响因素

样本量估算公式中的 4 个方面的参数对样本量的大小起决定性作用，除此以外，中医骨伤科学临床研究的样本量还受到其他一些因素的影响，这些因素包括研究设计的严谨性、组间例数设置的比例关系、潜在的脱失量等。

1. 研究设计的严谨性　研究设计严谨性的判断依据于研究所遵循的科学性原则的多少，科学性原则遵循得越好，研究的设计越严谨，研究中的偏倚和混杂因素越少，所以可以利用较小的样本量即可得出有统计学意义的结果。

（1）研究设计严谨可以降低把握度：严谨性好的研究设计，如随机对照试验，因组间均衡性好，属于高证据等级的设计，研究误差小，所以在样本估算时可以设置较低的把握度（$1-\beta$）要求，所以需要的样本量要比队列研究和病例对照研究设计的少一些。

（2）研究对象同质性好，效应指标的变异小：严谨性好的研究设计，由于对研究对象的入选标准有了比较好的把握，所以研究对象的同质性好，效应指标数据的变异度较小，相应的标准差或者率的波动就会较小，计算出的样本量就会小。比如动物实验因为对研究对象的同质性控制好，所以样本量可以比临床研究少很多。

（3）复杂设计可以成倍降低样本量：如果采用多因素的研究设计，在有限的样本量范围内同时研究多个因素的作用，则不需要每个因素都来做一个研究，将会成倍地减少样本量。比如析因设计可以同时研究两个或多个因素的单独作用和交互作用；交叉设计通过洗脱期的设置，使同一个研究对象接受两个或多个阶段的干预，成倍地减少样本量，等等。

2. 组间比例关系　一般来讲，组间比例为 1∶1 时的统计学效能最好，所需的总样本量最少。所以无特殊情况和特殊要求的时候,一般都是按照1∶1进行对照设置的。当有特殊的研究目的或特定研究对象获取有困难时,则通常不按1∶1进行设置。

（1）特殊的研究目的:当有需要对某一个组别进行重点研究时,可对特定的组别要求更多的样本量。例如,在新药临床试验中,既要关注新药的有效性,更要关注药物的安全性。为了能更好地发现新药罕见的不良反应,则要求接受新药干预的患者尽可能多,但对照组没有这个要求,所以可以设计成试验组比对照组多的情况,如比例关系为2∶1、3∶1等。虽然在总样本例数相等的情况下,统计学效能要低一些,但满足了不良反应研究样本量大的要求。

（2）研究对象数量少:当某种疾病的研究对象稀缺时,可以通过增加对照人群的数量,增加总样本量,从而达到样本量满足统计学要求。例如,在研究罕见疾病的病因时,由于能收集到的病例数特别少,只能通过扩大并不稀缺的对照组的例数来增加总的样本量,以达到统计学要求,所以回顾性的病例对照研究一般设计成对照组多于病例组的情况,病例组和对照组的比例可以是1∶2、1∶3、1∶4、1∶5等。

3. 潜在的脱失量　潜在的脱失量会影响研究对象的实际完成数,所以需要事先对样本量做一些预留。在回顾性调查研究中,不可避免地会出现无应答的情况,造成有效病例的减少;在队列研究、随机对照试验等前瞻性的研究中不可避免地会出现误纳入、病人失访、中途退出等脱失情况。这些潜在的研究对象脱失情况,会使研究结束时实际完成的研究对象数少于样本量估算数。为了弥补因潜在的脱失量而造成的样本量不足风险,可以在样本量估算时预估一个脱失比例,做一下样本量的扩大。脱失比例的大小根据研究的实际情况确定,诊断试验因要求待测诊断方法与金标准尽量同步,脱失可能性较低;短周期的研究病例脱失的风险小;长周期的队列研究则脱失的风险较大。脱失率的预估一般不超过20%,因为实际的研究过程要求脱落率不能超过20%,否则研究的质量得不到保障。假如预估的脱失率为20%,则最终样本量=估算样本量÷（1-20%）。

（四）　样本量合理性的判断

不管是研究方案,还是研究结果,样本含量是否足够经常是被拷问的问题。样本量合理性的判断可以通过研究的统计学意义和临床意义,结合研究设计本身的特征综合判断。

1. 已发表研究的样本量合理性判断　对于已发表的研究结果,如果统计学检验结果为$P<0.05$,则表示已经得出有统计学意义的结果,样本量是足够的;如果统计学检验结果为$P>0.05$,则要结合临床的专业意义来进一步判断。

2. 待评估研究方案的样本量合理性判断

（1）样本量大小合理性判断:对于待评估的研究方案,须根据主要效应指标的特征综合判断,一般来讲效应指标是计量资料的样本量要求要小于分类资料（如有效率）;根据研究设计类型,病例对照研究、队列研究设计的方案样本量要求要大于随机对照试验的方案。一般要求待评估的研究方案要有具体的样本量估算依据表述,评价者判断样本量是否足够的重点应是关注选定的样本量估算参数是否合理。

（2）样本量估算的合理表述:研究方案中样本量估算规范表述的要求:指明所选用的样本量估算公式,明确α、β及其正态分布分位数的取值,明确允许的误差取值和总体的变异情况（包括均数、标准差、率等）的取值,组间的分配比例等。明确公式计算结果,在考虑到失访等脱失情况及样本量扩大的比例后,最终确定的总样本量和各组的例数分配。

（五）主要研究设计的样本量计算方法

样本量估算实际上是统计学检验的反向过程，是回答能作出差异有统计学意义时候的研究对象例数，所以选择什么样的公式，跟统计学检验的模型有关，常见的情况有：不分组的抽样调查研究，随机对照试验组间均数的比较和组间率的比较，生存资料的组间比较，诊断试验，病例对照研究和队列研究等，兼顾了病因（证因）、诊断、预防、治疗和预后等研究设计的主要情况。

1. 不分组的抽样调查研究　如果临床研究的目的是回答某种现象的平均状况，而不需要进行组间比较时，则采用抽样调查的方法收集研究对象，研究的效应指标包括计量资料和计数资料两种情况，以下以单纯随机抽样的样本量估算公式进行计算。

（1）样本量估算公式：当效应指标是计量资料时，目标对象是无限总体时的计算公式为：$n = \left(\dfrac{Z_\alpha \sigma}{\delta}\right)^2$；当效应指标是分类资料，目标对象是无限总体时的计算公式为：$n = \dfrac{Z_\alpha^2 \pi (1-\pi)}{\delta^2}$；不管是计量资料，还是分类资料，当目标对象是有限总体时，须在无限总体基础上进行校正，校正公式为：$n_c = \dfrac{n}{1 + n/N}$。

公式中 Z_α 为检验水准 α 的正态分布分位数，通常取 $Z_\alpha = 1.96$，σ 为计量资料的标准差，表示变异程度，π 为总体率的大小，δ 为专业层面允许误差的大小，N 为有限总体的大小。

（2）其他抽样方式时的样本量估算：单纯随机抽样和系统抽样的计算公式一致，分层随机抽样与整群抽样则需要在此基础上做一些调整。

分层随机抽样样本含量计算步骤：①求分层随机抽样总体参数估计值：参数估计值为对各层的参数估计值进行加权平均（权重为各层在总体中所占的比例）；②根据单纯随机抽样的样本含量计算式估计样本含量；③根据各层的大小按比例分配各层样本量。

整群抽样的样本含量估计方法：先使用单纯随机抽样的方法估计出 n，然后乘以设计效率 k 即可（如果整群抽样的方差是单纯随机抽样的 k 倍，就确定设计效率为 k）。至于抽取的群的数目以及每群的平均大小，还涉及群间的变异与费用大小。

2. 随机对照试验组间均数的比较　如果效应指标为计量资料，为了比较两组效应指标的差异，可采用两组间均数比较的样本量估算公式进行计算。在同样的要求和条件下，完全随机设计所需样本含量最大，故一般按照完全随机设计估计样本含量。

样本量估算公式：按照 1:1 进行组间例数分配，两组间均数差异比较的样本量估算公式为：$n = \left[\dfrac{(Z_\alpha + Z_\beta) \times \sigma}{\delta}\right]^2$。公式中的 Z_α 为检验水准 α 的正态分布分位数，通常双侧检验时取 $Z_\alpha = 1.96$，单侧检验时取 $Z_\alpha = 1.645$；Z_β 为 Ⅱ 类误差 β 的正态分布分位数，当 $\beta = 0.1$ 时，$Z_\beta = 1.282$，当 $\beta = 0.2$ 时，$Z_\beta = 0.842$；σ 为计量资料的标准差，表示变异程度；δ 为预期的两组均数差值的大小。

3. 随机对照试验组间率的比较　如果效应指标为计数资料，为了比较两组效应指标的差异，可采用组间率比较的样本量估算公式进行样本量估算。

样本量估算公式：按照 1:1 进行组间例数分配，两组间率差异比较的样本量估算公式为：$n = \dfrac{(z_\alpha + z_\beta)^2 \times p \times (1-p)}{(p_1 - p_2)^2}$。公式中的 Z_α 为检验水准 α 的正态分布分位数，通常双侧检验时

取 $Z_\alpha = 1.96$,单侧检验时取 $Z_\alpha = 1.645$;Z_β 为 II 类误差 β 的正态分布分位数,当 $\beta = 0.1$ 时,$Z_\beta = 1.282$,当 $\beta = 0.2$ 时,$Z_\beta = 0.842$;p_1 和 p_2 分别为两组的率;p 为 p_1 和 p_2 的平均值的大小。

4. 生存分析的样本量估算　临床随访试验或队列研究中,结局资料一般为二分类资料,疗效指标包含有结局和时间两个方面的信息。同时,因失访等原因导致部分结局时间数据不完整。这类随访资料的分析采用生存分析方法,其样本量估算采用的方法为生存分析特定的样本量估算方法。样本量估算公式:

基于生存分析的样本量估算公式为 $n = 2\lambda / \ln^2 (M_k / M_l) / p$,其中 M_k 和 M_l 分别为两组的生存时间,p 为随访期最终终点事件发生率,λ 为 α 和 β 的一个复合常数指标,当 $\alpha = 0.05$,$\beta = 0.10$ 时,$\lambda = 10.51$。

5. 队列研究　样本量估算公式:在暴露组与对照组样本等量的情况下,可以用下面的公式计算各组所需的样本量:$n = \dfrac{\left(z_\alpha \sqrt{2\,\overline{pq}} + z_\beta \sqrt{p_0 q_0 + p_1 q_1} \right)^2}{(p_1 - p_0)^2}$,其中 $p_1 = p_0 RR / [1 + p_0 (RR - 1)]$,式中 p_1 与 p_0 分别代表暴露组与对照组的预期发病率,$\overline{p}$ 为两个发病率的平均值,$q = 1 - p$,RR 为相对危险度。

Z_α 和 Z_β 为标准正态分布的分位数,常见的取值方法是 $\alpha = 0.05$,单侧 $Z_\alpha = 1.645$,双侧 $Z_\alpha = 1.96$;$\beta = 0.10$,$Z_\beta = 1.282$。n 为一组的样本量,考虑可能存在失访等脱落情况,一般可以对样本量进行 10%~20% 的扩大。

6. 病例对照研究

(1) 非匹配设计病例对照研究

设病例数:对照数 $= 1:c$,则可以用下面的公式计算组病例组所需的样本量:$n = (1 + 1/c) \dfrac{(z_\alpha + z_\beta)^2 \,\overline{pq}}{(p_1 - p_0)^2}$,其中 $P_1 = \dfrac{OR \times P_0}{(1 - P_0 + OR \times P_0)}$,式中 p_1 与 p_0 分别代表病例组与对照组的预期暴露率,$\overline{p}$ 为两个暴露率的平均值,$q = 1 - p$。

Z_α 和 Z_β 为标准正态分布的分位数,常见的取值方法是 $\alpha = 0.05$,单侧 $Z_\alpha = 1.645$,双侧 $Z_\alpha = 1.96$;$\beta = 0.10$,$Z_\beta = 1.282$。n 为病例组的样本量,考虑存在调查无应答的可能,一般进行样本量的 10%~20% 扩大。对照数 $= c \times n$。

(2) 匹配设计的病例对照研究

按照 $1:r$ 匹配设计:根据病例组与对照组的某些特征(如性别、年龄等)进行匹配,病例组与对照组的比例为 $1:r$。

可以用下面的公式计算病例组所需的样本量:

$$n = \left[z_\alpha \sqrt{1 + 1/r\, \overline{p}(1 - \overline{p})} + z_\beta \sqrt{p_1 (1 - p_1)/r + p_0 (1 - p_0)} \right]^2 / (p_1 - p_0)^2,\ \text{其中}\ P_1 =$$
$\dfrac{OR \times P_0}{(1 - P_0 + OR \times P_0)}$,式中 p_1 与 p_0 分别代表病例组与对照组的预期暴露率,$\overline{p} = (1 + rp_0)/(1 + r)$。

Z_α 和 Z_β 为标准正态分布的分位数,常见的取值方法是 $\alpha = 0.05$,单侧 $Z_\alpha = 1.645$,双侧 $Z_\alpha = 1.96$;$\beta = 0.10$,$Z_\beta = 1.282$。n 为病例组的样本量,考虑存在失访的可能,一般进行样本量的 10%~20% 扩大。对照数 $= r \times n$。

7. 诊断试验　诊断试验的效应指标为灵敏度和特异度,在样本量估算时根据专业意义,以其中一个相对更为重要的指标作为样本量估算的依据。样本量估计公式:

单个诊断试验样本含量的估算公式为：$n = \dfrac{Z_{\alpha/2}^2 P(1-P)}{\delta^2}$。公式中 n 为所需例数，$Z_{\alpha/2}$ 为检验水准 α 所对应的双侧正态分布的分位数，P 为灵敏度或特异度的预期值，δ 为 P 的允许误差大小。

六、中医骨伤科学临床研究被试因素的选择

被试因素简称因素或处理，是临床研究的基本要素之一，是由外界施加于研究对象的、在研究中需要观察并阐明其处理效应的因素，由研究目的所决定。如研究某种药物对颈椎病的效果，此药即为被试因素。正确而恰当地确定被试因素是研究者在科学研究中须注意的关键问题之一。在选择被试因素时，研究者易犯的错误是抓不住研究中的主要被试因素，选择过多或过少的被试因素。选择过多，使分组及研究对象的例数增多，实验误差难以控制；选择过少，则因处理因素过少，使研究工作缺乏深度与广度。

被试因素的确定主要取决于研究目的，研究者在进行科学研究时需注意以下几点：

（1）抓住主要处理因素：主要处理因素通常是在本人或他人提出的某些"假说"的基础上，根据研究目的的需要与实施的可能性而确定，所以要选择最能反映"假说"的被试因素。

（2）注意被试因素之间的交互作用：既要有各因素单独施加于受试对象的临床研究，也要有各因素配合施加于研究对象的研究，以提高研究的深度和广度。

（3）注意被试因素的强度：即被试因素的大小、强弱、轻重、多少等，根据生物剂量反应关系，一般选择几个不同的处理强度，以观察其反应。如药物选择低、中、高剂量。

（4）注意区别被试因素与非被试因素：在临床研究中，对于一些生理生化反应、疗效、病情和疾病的预后等，除确定的被试因素外，同时还有若干其他因素也会影响这些效应或结果，这些其他因素就是非被试因素，或称混杂因素。一般来说，被试因素是研究中要阐明的主要因素，非被试因素是研究中不需要阐明的因素，但非被试因素可产生混杂效应，对研究结果也会产生一定的影响。因此，在确定被试因素时，还必须明确哪些非被试因素，应尽量减少，不能减少的非被试因素应使试验组与对照组保持均衡一致。因此，研究方案设计时应设法控制这些非处理因素，消除其干扰作用，减少实验误差。

（5）被试因素的标准化：科研设计中，对被试因素的标准化应给予规定和说明。被试因素的标准化，即如何保证被试因素在研究过程中始终如一，保持不变，按同一标准进行。研究中施加于研究对象的被试因素的强度、频率、持续时间及施加方法等，均应通过查阅文献和前期研究基础等确定其最佳条件，并使之在整个研究过程中相对固定，以消除其对研究结果产生影响的可能性。

（一）中医骨伤科学临床研究被试因素选择的原则

1. 目的一致性原则　被试因素的确定是由试验目的决定的。选择被试因素时必须与研究目的保持一致。研究者在研究开展之前，应首先熟悉所研究领域的相关信息和本人前期研究中的发现，通过大量阅读高水平文献，根据研究项目的目的，确定主要处理因素，控制非处理因素对被试因素效应的影响，保持目的一致性，对揭示重要医学现象具有重要意义，凡重大科学发现都是因为抓准了研究中的主要处理因素。

2. 科学性原则　中医骨伤科临床研究必然涉及中医的临床问题和西医的临床问题，两

者的结合在理论上是否有依据、临床上是否有基础,不是机械的组合,应是有机的融合,其成果应该是公认的。

（二）中医骨伤科学临床研究被试因素选择的种类

被试因素包括物理因素(如电、磁、光、声、力、温度、射线、针灸等)、化学因素(如药物、激素、毒物、营养物等各种有机和无机的化学物质)、生物因素(如细菌、病毒、真菌、寄生虫、异体蛋白及生物制品等)以及研究对象本身的某些特征(如年龄、性别、民族、遗传特性、血型和心理因素等)。具体到中医骨伤科学临床研究,包括预防方法、治疗方法、调护方法、诊断方法等。

1. 预防方法　中医药对预防疾病的发生发展具有优势,如中西医结合预防髋、膝关节置换术后下肢深静脉血栓形成,采用中西医结合预防治疗(低分子肝素钠+复元活血汤加减)能有效降低髋、膝关节置换术后下肢深静脉血栓形成,而低分子肝素钠+复元活血汤这一治疗方案即为被试因素。

2. 治疗方法　治疗方法是直接干预研究对象的,在中医骨伤科学临床研究中,各种中西医治疗方法视为被试因素。如研究养阴益气活血方治疗缺血性中风所致筋骨病气阴两虚证、瘀血阻络证的临床疗效,方药养阴益气活血方就是被试因素。

3. 调护方法　调护能促进疾病的恢复,减少并发症的发生。调护包括饮食调护、情志调护、心理调护、运动调护、穴位按压调护、保健按摩调护、中药熏洗调护等。如中医骨伤科调护措施对肱骨干骨折术后患者的骨折愈合、功能恢复有促进作用,并能减少并发症的发生。

4. 诊断方法　临床诊断的目的在于确定疾病的性质,把握疾病发生、发展及其演变规律,为临床治疗提供依据。中医证候客观化、标准化及证候本质的研究是实现中医药科学化、现代化的必由之路,中医证候标准化、客观化在中医、中西医结合临床疗效评定上发挥的作用不容忽视。辨病辨证相结合,加深了对疾病的认识。中医骨伤科的辨病和辨证的诊断模式体现了中西医结合的特色,把西医侧重病因和病理形态的诊断与中医侧重全身生理病理的整体疾病反应的诊断结合起来,对病情有了更全面的认识,增强了诊断的深度和广度。

（三）中医骨伤科学临床研究被试因素数目与水平的选择

根据施加于研究对象的被试因素的多少,可将临床研究分为单因素研究(如观察单一中医药疗效)与复因素研究(同一临床研究中施加一个以上被试因素)。一次临床研究中的被试因素通常不宜过多,否则须增加分组及研究对象的数目,实验条件难以控制且可能加大实验误差;但处理因素也不能过少,影响研究的广度、深度和效率,使研究结论受到限制。处理因素数量与不同处理水平之间有多种组合方式,包括单因素单水平、单因素多水平、多因素单水平和多因素多水平。研究人员根据自身研究目的设计合理的研究方案。一般而言,对于复杂事物,往往需多种处理因素并在多个水平上进行综合分析。

1. 单因素单水平　科研中最常见的试验类型,其试验条件较易控制,相对简单易行,误差控制相对容易,但所能说明的问题少,结果信息量小,可根据研究目的增加处理水平,有效扩大结果的信息量。

2. 单因素多水平　科研中较常见的,为单因素多群组试验。某些药物及因素,其不同剂量和强度对受试对象生物学行为的影响各异。如比较药物在不同剂量时的作用差异,不同强度针刺某穴位对胃脘痛治疗的效果观察等。因此,单因素多水平能有效扩大研究的信息量。

3. 多因素单水平　科研中较常见,多个处理因素,每一个因素仅有一个水平,故属多因素多水平设计。通常用于比较不同药物、不同刺激强度、不同复方中不同单味中药、同一单味中药不同有效成分的疗效等研究,或比较不同因素在某一疾病中的作用等。

4. 多因素多水平　科研设计中逐渐增多。由于事物之间联系的复杂性,常须考虑多因素联合作用,且许多疾病也是多因素导致。故应采用多因素多水平实验设计才能阐明哪些是主要因素,哪些是次要因素,它们之间的相互关系是协同作用还是拮抗作用等。如探索联合用药方案,研究疗效确切的复方中药中哪味药是主药、哪味药是辅药、不同剂量如何、相互有何作用等等。但是,由于处理因素与处理水平数目上升,必然明显增加实验分组及研究对象,可能导致实验误差难以控制。因此往往需要建立合适的研究模型,提高实验效率。因此,研究者须根据研究目的进行合理设计。

为更客观、全面地分析问题,临床研究中通常需考虑多种因素对实验结果的影响,以提供丰富的信息。许多情况下,研究所涉及的众多指标间存在复杂的相互联系,在设计被试因素时,需顾及被试因素间的交互作用。如为研究中成药联合西药治疗脑梗死急性期的疗效,予以相同的基础治疗,再设立单独接受中成药或西药作为对照,证实联合治疗组的效果优于其中任一单独治疗的疗效。在多因素研究中,每种因素单独作用都可能对研究结果生产一定的影响,但若数个因素联合作用时,不能将所获结果视为各种因素单独作用效果的简单叠加,而应考虑各因素是否存在复杂的交互作用。

(四) 中医骨伤科学临床研究被试因素的施加

1. 被试因素的标准化　施加于研究对象的被试因素须在整个研究过程中保持不变,全部实验条件须一致,故在研究开始前,须对被试因素制定统一标准,保证被试因素在整个研究过程中恒定,如被试因素的施加方法、强度、频率和持续时间等,均须通过查阅文献或在前期研究基础上找出各自的合理条件,确定相对固定的条件和方法,通过标准化被试因素,保证每个研究都按照统一标准进行,减少因标准不一致造成的失败或误差。如被试因素是药品,则应规定药品的名称、性质、成分、批号、出厂日期、保存方法等。若被试因素是针灸,须规定所用针具的型号、针刺使用的手法、留针时间、行针次数和时间、穴位、每日行针 1 次或隔日行针 1 次、针几次为 1 个疗程等。临床标本的采集与处理缺乏标准化的概念,导致实验数据混乱,难以判断是标本采集和处理不规范对研究结果的影响还是被试因素所致的研究效应。

2. 被试因素的施加途径　如果被试因素为药物,其施加途径与剂量是重要环节。口服经胃肠道吸收需在肝内转化;皮下、肌内、静脉注入后,需经肺生物转化;动脉给药多作用于被灌流器官。这为一般药理常识,关键在于明确所选的药物固有的特性。应选择作用快、效果好的途径与适合的剂量。

3. 被试因素的施加程度　被试因素的施加程度影响着研究结果,如针刺强度不同,在机体上反映出来的指标结果也不同。又如药物,应规定施加药物的剂量、疗程等。

七、中医骨伤科学临床研究效应指标的选择

除研究对象和被试因素外,临床科研的基本要素还包括效应指标。效应指标是被试因

素作用于研究对象所致的实验效应,是临床研究的核心内容。效应指标通过具体检测指标而表达,检测指标可被仪器检测或研究者感知的特征或现象,可通过定性或定量方式体现被试因素作用前后研究对象的某些生理、病理或理化指标的变化,故正确选择检测指标对评价效果反应至关重要。合理的指标选择可体现临床研究设计的科学性和研究结果的准确性、特异性和客观性。

临床疗效是中医骨伤科的生命,建立严谨、科学的临床疗效评价方法,是中医骨伤科学临床研究发展的关键和核心内容。分析目前中医骨伤科临床疗效评价的现状,逐步完善中医骨伤科临床疗效评价方法,有利于体现中医骨伤科治疗的优势和特色。

(一) 效应指标选择的原则

效应指标的选择是临床研究能否成功的关键因素,应根据临床研究的内容和目的确定所选效应指标的多少和种类,其必须遵循客观性、灵敏性、精确性、特异性、稳定性、可行性等基本原则。如果采取单一指标检测、判断结果,其可信度不足,往往采取至少两种以上方法。临床研究者应根据临床研究的目的和揭示问题的角度,选择能说明问题的指标。同时也要注意各效应指标间应有关联。

1. 效应指标的客观性　根据效应指标数据的来源,将其分为主观指标和客观指标。

主观指标来自临床研究者或受试对象的主观判断或感受,例如研究者对受试对象的精神状态、异常行为、神色形态、舌苔脉象等总体表现的评价和受试对象对疼痛、眩晕、五心烦热、畏寒、失眠、食欲不振等主观症状的感受和描述等。但主观指标易受研究者或受试对象心理状态、暗示作用及外界环境等因素干扰,从而影响实验效果的判断。

客观指标的数据是通过设备或仪器测定而获得,能真实显示效果反应大小或性质,其数据的真实性与所用仪器或设备的精密性有关,而不受人为主观因素的干扰。如检测血液生化指标;定量 PCR 仪检测基因表达;Western Blot 法检测蛋白表达;微量元素检测;核医学检测等。临床研究中应尽量少用主观指标,尽可能选择客观指标。

而对患者主观症状感受的测量和评价是中医学诊断、评价疗效、判断预后的主要手段。中医学主观指标测评历来在临床实践中发挥重要的指导作用,并且具有整体和辨证的特色,因此在临床意义判断和综合评价方面存在优势。但是由于望、闻、问、切是靠受试者的问答和观察者凭借感受而加以判断的,较易受观察者和被试者两方面的主观因素的影响。所以目前迫切需要能将中医的四诊客观化。但由于目前生物科学技术还不够发达,有些反应尚无合适的客观指标,有些客观指标的灵敏度远不如主观感受,因此,临床科研还需要有一定的主观指标。

主观指标的客观化十分重要。采集患者的症状时,研究者应尽量减少暗示。对研究者的主观判断,可采取多人、多次检查,盲法、交叉法、积分法等多种手段。如临床磁共振成像(MRI)或计算机断层扫描成像(CT)等的读片,可采取多人多次读片的方式,制定统一的评判标准,最后通过加权平均值法进行统计分析,以尽可能地消除主观因素的影响。例如:眩晕作为一种主观感觉,可以选用客观一些的检测方法,如眩晕严重程度评分量表和平衡功能评价:计时平衡试验、海绵垫姿势描记、计算机动态姿势描记仪等进行评价。参照西医学科学最新实验方法和指标,如气虚证研究可引入舌苔脱落细胞学、脉图参数变化、免疫功能指标、能量代谢相关指标、微量元素等。

2. 效应指标的灵敏度　效应指标灵敏度指处理因素的作用水平发生变化时,指标效应量的增减幅度。灵敏度大小一般根据指标所能正确反映的最小数量级或水平而确定。灵敏度高的指标对外界反应灵敏，能显示处理因素的微小效应，从而减少假阴性发生率，临床科研中常用的放射免疫分析法、免疫印迹法、聚合酶链反应法、蛋白质组学、代谢组学等，均具有很高的灵敏度。灵敏度低的指标则难以正确反映处理因素的效应，易造成假阴性，因此应尽量选择灵敏度高的指标。测定时应注意统一测定方法，制定判断标准。

3. 效应指标的精确性　效应指标的精确性涉及精密度和准确度。精密度指同一现象重复观察时，各次测定值与平均值的接近程度，即各次测定值集中的程度，反映检测指标的可重复性。精密度常用变异系数或标准差表示，体现随机误差的大小，属随机误差。准确度指测定值与真实值接近的程度，体现所观察结果的真实程度，主要受系统误差的影响，属系统误差。理想的临床研究应该选择既准确又精密的指标，但首先是准确可靠，准确但精密度不高尚可，精密度高但准确度差则不行。准确度通常以偏差系数（CB）来反映，精密度与变异系数（CV）成反比。临床研究中，由于研究目的的不同，对指标精确性的要求也不尽相同，如临床研究生化指标检测要求具有极高精确性，故常用日内误差和日间误差评价指标的精密度，用标准曲线对其准确度进行校正。效应指标精确性的影响因素除研究所采用的仪器、设备及试剂外，还与操作者的技术水平及操作情况相关，因此在开展临床研究特别是多中心临床研究时，操作者应通过培训等熟练掌握相关实验技能。

4. 效应指标的特异性　指标的特异性即指标的排他性。为更好体现处理因素的效应，所选择的指标还应具有特异性，即所选择的指标应能特异性地反映某一特定现象，且不易受其他因素干扰。特异性高的指标，易于揭示出事物的本质特点而不易受其他因素的干扰，因此，设计临床研究方案时，应选择特异性高的指标。某些指标在一般情况下为非特异性，但对某一现象或某一器官可能具有特异性。指标的特异性常与灵敏性相互矛盾，提高灵敏度可能会导致特异性下降，而高特异性的指标其灵敏度往往较低。因此，在临床研究中，要根据研究目的、实验条件等合理平衡两者的关系，使所选择的效应指标既具有特异性，又具有一定的灵敏性。

5. 效应指标的关联性　效应指标的关联性指所选用的效应指标必须与所研究的目的具有本质性的联系，能够正确反映研究因素的效应。指标的选择，可以通过查阅国内外文献资料或理论指导来确定，也可通过开展临床研究前的动物实验或用标准阳性对照等来验证。为使所选检测指标具有关联性，研究者应充分了解和熟练掌握相关领域的背景知识，分析事物间的相关程度，从而选择关联性高的效应指标。需注意的是，所选指标是否符合关联性的要求，往往反映临床研究者的专业知识和学术水平；同时，必须指出，人类科学技术是不断发展进步的，应当及时了解最新科技信息，以使自己的科研工作选用的指标能更好地具有高度的关联性。

6. 效应指标的稳定性　效应指标的稳定性是指用此指标所观察到的数据波动幅度的大小，波动幅度小，稳定性好；波动幅度大，稳定性差。指标的稳定性与精确度呈正相关，稳定性高，精确度也高；但稳定性与灵敏性呈负相关，稳定性高往往灵敏性差。如体温的稳定性好，精确度也好，但灵敏性差；心率的稳定性差，精确度也差，但灵敏性高。在临床科研设计时，须根据研究目的辩证地处理二者间的关系。指标的稳定性也与仪器的稳定性相关，故应选择稳定性好的仪器，并保证其正常运转，同时操作者亦应规范操作，以免出现人为因素导致的稳定性差。

7. 效应指标的可行性　效应指标的可行性包括两个方面：首先，检测指标的设置应尽可能通俗易懂，指标数据易于采集、计算，采集的数据应进行标准化、规范化处理，方便各项指标的定量处理及统计分析，尽量不采用实际操作中难以采集或处理的指标。其次，获得效应指标的研究方法和各项指标的计算方法均应简便、科学、易于掌握。

8. 效应指标的可比性　选择效应指标时，应注意指标的纵向可比性和横向可比性，纵向可比性指从时间上可通过检测指标来分析处理因素的实验效应；横向可比性指可通过检测指标分析比较各组处理因素的效果反应。另外效应指标应符合公认标准，以保证指标间的可比性。如中医证候量表、日常生活能力评定量表、神经功能缺损量表等。

除以上主要原则外，还须考虑选择效应指标的认可性。认可性指所选效应指标与研究目的的关联性，以及效应指标所采用的研究方法能得到普遍认可。

效应指标的选择除应符合上述基本原则外，还应注意以下方面：

（1）指标标准统一：临床研究设计具体实施中，采集标本的取样方法、部位、时间、研究方法均应统一，如统一方法、统一药物、统一保存方法、统一试剂、统一检测条件及设备时间、人员。不能以个人经验改变统一决定，要求科学、严密，以免造成更大偏差，影响结果的正确分析。如临床研究涉及血小板计数，若采血部位不同、检测标本采用不同抗凝剂等而影响研究结果。

（2）注意多因素、多指标相互补充：临床科研中，由于单一指标的局限性，往往难以全部体现处理因素的作用效应，而需选用不同的效应指标，以相互验证和互为补充。对无把握的指标，应根据具体研究内容，选择多指标互相配合。由于任何指标均可能存在假阳性或假阴性结果，多个指标相互印证往往是必须的。但强调多指标联合检测并非意味着所选择的效应指标是越多越好，应根据临床研究目的，按照指标选择的基本原则确定合理的效应指标。

（3）效应指标的可靠性和稳定性：确定效应指标后，研究过程中须对指标进行多次重复检测，以保证指标的可靠性和稳定性。

（4）避免与清除对指标控制的干扰因素：任何临床研究的客观指标测试与获得，必须严格掌握指标测试条件，避免任何干扰因素的影响，以免引起各种误差导致错误结论。

（二）效应指标的种类

临床研究所采用的检测指标繁多，应用时须根据研究目的、指标性质及实验条件进行选择。

1. 疗效性指标　证的好转与疾病的好转往往是一致的，由于西医判断疗效的客观指标较多，故中医骨伤科学临床研究中常以西医的标准来评定疗效。采用西医的标准时也应按照已有的统一公认的疗效标准来评定，才能使疗效判定更科学，结果更加可信，且有利于经验交流。但中医治疗疾病的着眼点与西医不同，是通过调整机体平衡、调动抗病能力而达到治疗疾病的目的，故评定疗效时应注意中医治疗的特点。应当选取科学、客观、多维的疗效评价体系，选择重视生活质量的疗效评价指标，借鉴传统西医评价疗效指标。

2. 安全性指标　在中医骨伤科学临床研究中，也必须注意研究对象的安全性，针对不同的被试因素，首先要通过阅读相关文献或通过前期实验研究，熟悉被试因素对研究对象可能产生的不良反应，从而选择安全性指标。安全性指标的确定和评价是临床研究的重要组成部分。安全性评价指标包括临床表现和实验室检查两大方面。

最常见的安全性的评价内容为记录生命体征、血或尿化验数据以及不良事件。生命体征包括常规的血压、心率、体温和体重的测量;用药后对这些参数的影响是重要的安全性数据。实验室化验可以确定身体的主要脏器,尤其是肝、心和肾功能如何。血液中的各种酶和其他物质水平的升高或降低可以对新药所引起的不良作用提供灵敏且早期的信息,并对病人的整体病情提供临床信息。

不良事件是对药品耐受性的最可靠的表现。如研究补肾强脊颗粒治疗强直性脊柱炎,要选择检查血、尿、便常规、心电图、肝肾功能等安全性指标。

3. 机制性指标　中医骨伤科学临床研究中,不仅要体现中医骨伤科防治的优势,还要尽可能研究其作用机制,使之更有说服力。因此,根据前期研究基础和阅读文献,或基于某一"假说",研究选择相关的机制指标。

4. 描述性指标　效应指标如为定性资料,其描述性指标包括构成比和率,构成比表示某事物或某现象内部各构成部分的比重,构成比仅说明某事物各组成部分的比重,不能说明事物发生的频率或者强度。率反映某种事物发生的频率或强度的大小。

(三) 效应指标选定要点

1. 指标的标准化　研究设计具体实施中,采集标本的取样方法、部位、时间、实验方法必须标准化和固定化,如统一方法、统一试剂、统一实验条件及设备时间、人员。不能以个人经验改变统一决定,要求科学、严密,以免造成更大偏性,影响结果的正确分析。

2. 客观指标与主观指标的配合　中医骨伤科学临床研究的基本思路和方法大体包括病证结合、分阶段治疗、中西医融贯结合、综合诊疗法,而在中医辨证中,病人的自觉症状占有重要的地位,症状的减轻或消失固然能说明病情的好坏,但单纯根据自觉症状来判断疗效,其可信度欠佳,须采取客观的态度,尽量避免主观因素的影响,在其疗效评价中,需要建立一些现代化的客观指标来说明证的变化及疾病的转归。因此要注重客观指标与主观指标的有机结合。

3. 先进性指标的考虑　人类对于自然界客观事物的认识总是不断前进的,只有应用高、精、尖、新的方法与指标,才能深入认识事物的本质,才能把认识延伸到更深刻的"微观"或更高级别的"宏观"中去。

4. 指标的质量控制　指标应进行质量控制,以免干扰结果的可信度及科学性。在临床治疗上,确保相关数据的真实客观性是保证临床治疗效果的重要依据。除此之外,检验质量控制指标在临床治疗中所起的作用也是不容忽视的。质量指标不仅可以识别以及纠正临床实验室服务中出现的问题,还可以对这些问题进行持续的监测。除此之外,它也被用来监测临床检验的关键过程中一致性问题的提高以及标准化上。

第三节　中医骨伤科学临床研究方案的选择与实施

一、临床研究设计方案的选择原则

为了保证临床研究结果的真实性和可靠性,必须事先设计临床研究。设计的首要任务就是选择合适的研究方法。每个研究者对每种研究方法的适用范围、设计原理、优点、缺点均应该十分熟悉,才可能达到预期的研究目标。

从临床研究的方法划分,可以分为两大类:试验性研究和观察性研究。试验性研究可以人为地控制条件,能随机分组,有目的地设置各种对照,直接探讨某个(些)被研究因素与疾病或事件之间的联系。常用的试验性研究是临床试验,如随机对照试验、前后对照试验、交叉对照试验等。观察性研究则不能人为地控制试验条件,只能在自然情况下,尽量地控制非研究性因素,以得到真实性结果。观察性研究有描述性研究、横断面研究、病例-对照研究与队列研究。其中病例-对照研究与队列研究,设立对照组进行比较性研究,论证强度比前两个研究高,又称为分析性研究。

从临床研究的数据获得时间可划分为:前瞻性研究(如随机对照试验、交叉对照试验、前瞻性队列研究等)、回顾性研究(回顾性系统病例分析、回顾性队列研究等)及描述性研究(横断面研究、个案报告等)。

根据临床研究设计方案的特点,研究者能否主动控制试验因素,按科学标准可以对临床研究设计方案科学论证强度分级,目前常用共分为四个级别,一级设计方案最高,四级研究方案最低(表1-1)。

表1-1 临床研究常用的设计方案科学论证强度分级

级 别	方 案 特 点	方 案 种 类
一级设计方案	前瞻性随机研究设计方案,有对照组,研究者通过设计,可以主动控制试验干预措施或可能影响研究结果的有关偏倚因素	随机对照试验、交叉对照试验等
二级设计方案	属前瞻性,有对照组,但研究者不能主动控制试验干预措施,亦不能有效地控制若干偏倚因素对研究观测结果的影响	前瞻性队列研究、前-后对照试验
三级设计方案	多设有对照组,研究者不能主动控制试验干预或影响因-果效应的因素	横断面研究、病例-对照研究、非传统的病例-对照研究以及非随机同期对照试验
四级研究方案	为叙述性研究,无严格的科研设计,或观察的描述或评述	临床系列病例分析、个案总结以及专家评述等

临床研究的课题多种多样,从研究的目的而言,有探讨病因与危险因素的;有研究新的诊断方法的;有研究新的治病措施的;有研究改善患者预后、提高生存质量、促进康复的;还有为了提高治疗效果,降低治疗成本的卫生经济学研究等。

不同的研究目的,可以选择的最合适的设计方案也有所不同。例如治疗效果的研究,最佳的设计方案为随机对照临床试验(RCT),RCT为疗效评价的金标准;病因和危险因素的研究,比较好的设计方案为队列研究和病例-对照研究;预后研究比较合适的方案为队列研究,诊断试验评价一般采用横断面研究。

临床研究设计方案的选择,必须建立在科学性和可行性的基础之上,并考虑研究课题本身的性质和特点,基本原则是:

(1)尽量选择证据级别高的设计方案,例如RCT、前瞻性队列研究,使结论科学可靠。

(2)考虑研究的可行性,例如是少见病或罕见病,则需要采用回顾性的方法,如病例-对照研究或回顾性队列研究,因为前瞻性研究需要很多年才能收集到需要的样本量。

(3)考虑课题的研究目的,例如如果需要比较2种治疗方法,希望得到可靠的结果,则应该选择RCT研究,只有RCT研究才能令人信服。

(4)考虑研究的环境和条件,比如科室规模、研究经费等,没有足够的患者数量、没有足够的经费,很难进行RCT或其他前瞻性研究。

根据不同性质的问题,选择不同的研究设计方案,是研究者必须掌握的科研基本功。

二、病例报告与病例分析

(一)原理和特点

1. 原理　病例报告和病例分析均为描述性研究,都是从临床病例有价值的信息中提出某种病因假设,内容包括病例的基本信息、临床特征及流行病学特征等。

(1)病例报告(case report):又称个案报告,是临床上对单个或少数罕见、少见、新发及疑难等疾病病例的详尽报告。报告例数一般不超过10例;报告病例或者是少见、罕见或疑难的,或者具有特殊的临床表现、影像学表现或实验室检查表现,或者有不同一般的治疗经验。

(2)病例分析(case series):又称系列病例分析,是临床上对一组已诊治的相同或类似疾病的病例经一定时间观察后的综合分析。与病例报告相比,病例分析的病例较多,从十几例到几千例;病例分析是回顾性研究,是对已有资料进行分析。若将研究期间所有符合条件的病例均纳入分析称连续系列病例分析;而若将具有代表性的部分病例纳入分析称非连续系列病例分析。

2. 特点　病例报告和病例分析有以下研究特点:①病例有特点:稀有性或特殊性,要么是稀有病例,要么含有不同一般的有价值的信息;②研究较快:不需累积样本而迅速报告,尤其是病例报告,1例即可;③仅能提供线索:不设对照组,故仅能为暴露因素与疾病之间的因果联系提供线索,不能确立因果关系,但可作为分析性研究的基础;④一般以观察法为主要研究手段。

(二)应用范围

病例报告广泛应用于临床,对于新疾病的发现及病因的探索等具有重要意义,常为新病种、新疗法及药物副作用的发现提供第一手资料。

病例分析的临床应用更为广泛,也是临床医生最为熟悉也最常使用的医学科研方法。病例分析可用于分析某种疾病的临床特征,评价某种疗法或措施的效果,提出某种疾病的病因假设,并为前瞻性研究提供课题或研究方向。汇集一系列病例报告,并认真分析,将形成病例分析。

(三)书写

1. 病例报告　病例报告应短小精悍,数据详尽,并突出新颖性与特殊性,要求医师从大量的临床实践中抓住异常现象。一般包括题目、前言、病例摘要及讨论等。前言以简明的文字叙述病例的相关背景资料及报道原因等。病历摘要或称临床资料,是病例报告的主要部分,包括来源、时间、发病过程、临床特点、诊断过程、治疗方法及疗效等,详尽描述罕见或特殊的资料,而简述一般的病情或数据。讨论是病例介绍的延伸,围绕病例的稀有性或特殊性展开讨论,并指出该病例对于今后工作的指导和借鉴意义。

2. 病例分析 病例分析应选取有价值的病例,并突出创新性、先进性与实用性。分析内容包括患者的一般资料、症状与体征、辅助检查结果、诊断要点及疗法疗效等。如"580 例骨质疏松患者中医证型分布"等,文章结构一般包括前言、资料与方法、结果及讨论等。前言简述临床病例的背景资料,写明文章目的以及意义。资料与方法包括一般资料、入选与排除标准、观察指标与方法及统计学方法等。结果即整理分析后的数据资料,可以文字、图表等揭示其规律。讨论是对临床资料与结果的理论性分析,比较类似研究的异同,得出结论,并体现创新性、先进性与实用性。

三、现况研究与生态学研究

(一) 现况研究

1. 原理和特点

(1) 原理:现况研究(prevalence study)是在特定时点或时期内,特定范围内人群中的有关变量或因素与疾病或健康状况的关联的研究。由于常采用普查和抽样调查的方法进行研究,故又称现况调查(prevalence survey)。由于所收集的资料一般不是过去的暴露史或疾病情况,也不是通过追踪观察将来的暴露与疾病情况,而是调研当时某一时点或较短时期内的暴露与疾病情况,故又称为横断面研究(cross-sectional study)。此外,这种研究所得到的疾病率,一般为该群体在特定时间与范围内的患病频率,故又称患病率研究或现患率研究(prevalence study)。现况研究属描述性研究,可确切地描述疾病与因素的分布状态,是病因探讨的基础研究方法,并为进一步的病因研究奠定基础。

(2) 特点:①一般不设对照组,但可以在资料处理阶段根据患病与否或暴露状态进行对比分析;②分为时点研究或时期研究(一般不超过 3 个月),对于患病率而言,时间越集中越准确;③由于调查时因果并存,难以确定时间顺序,故确定因果联系受到限制,大多仅能提供病因线索;④对不会发生改变的暴露因素,可以进行因果推论;⑤定期重复进行调查可以获得发病率资料。

2. 应用范围

(1) 描述疾病分布:通过计算和比较患病率等指标,可描述分析疾病或健康状况的三间分布状态,即时间分布、地区分布及人群分布,从而为卫生决策及预防措施制定等提供科学的参考依据。

(2) 发现病因线索:通过描述分析某些因素与疾病或健康状况之间的联系,形成病因假设,从而为发现疾病的致病因素提供线索。

(3) 适用于二级预防:通过普查或筛查等手段,发现疾病的高危人群,做好疾病的二级预防工作,实现疾病的早期发现、早期诊断、早期治疗,避免或减少并发症、后遗症和残疾的发生。

(4) 评价防治效果:在防治措施实施过程中,定期进行现况调查,比较前后患病率等指标的差异,从而考核评价防治措施的效果。

(5) 用于疾病监测等:在某一特定人群中反复进行现况调查,以了解监测疾病的分布规律和长期变化趋势。此外现况研究还可用于预测疾病流行、监测社区卫生服务效果及衡量卫生健康状况等,从而为研究和决策提供基础性资料。

3. 研究方案的具体设计和实施

（1）设计模式:现况研究方式主要有普查(census)与抽样调查(sampling survey)。

普查指在特定时间,对特定范围内的全部人群(总体)进行调查,以了解该人群某种疾病或健康状况。特定时间指某一时点,或较短的某一时期;特定范围指某个地区或某种特征的人群,如儿童的体格普查。普查的适用条件包括:①足够的人力、经费和设备;②所普查的疾病有较高的患病率;③疾病的检测方法简便易行,有较高的敏感性和特异性;④疾病有适宜的治疗方法。普查的目的主要是:①早期发现疾病;②了解疾病的分布及流行特征;③了解人群的健康水平;④建立生理指标的正常参考范围;⑤为制定卫生政策提供科学依据等。普查不适用于患病率低或诊断技术复杂的疾病;由于调查员多,工作量大,时间短,调查质量不易控制;且普查费用往往较大。

抽样调查又称抽查,指在特定时间,从特定范围内的全部人群(总体)中按照一定方法抽取具有代表性的部分成员进行调查,以样本统计量估计总体参数所在范围。在实际工作中,若调查目的是揭示疾病的分布规律,而非早发现、早诊断、早治疗,则采用抽样调查方法。抽样调查的调查范围小,可节省时间、人力、经费和材料;调查结果容易做到仔细、准确。但抽样调查的设计、实施以及资料的分析都较复杂;调查时的重复及遗漏不易被发现;不适合变异过大的资料以及患病率太低的疾病。

抽样的基本原则是随机化和样本大小适当,随机化原则指总体中每个个体均有同等机会被抽到并组成样本;样本大小适当原则指样本应达到一定数量,不宜过大或过小。常用抽样方法包括以下几种:

1）单纯随机抽样(simple random sampling):又称简单随机抽样,先将调查总体的全部观察单位编号,然后用随机数字表或抽签的方式随机抽取部分观察单位组成样本。单纯随机抽样是最基本的抽样方法,是其他抽样方法的基础,通常只用于样本数目不大的情况,如样本太大,则可行性差。

2）系统抽样(systemic sampling):又称间隔抽样或机械抽样,是按照一定顺序,机械地每隔若干单位抽取一个单位的抽样方法。系统抽样比较方便,样本在整个人群中的分布也比较均匀,代表性较好。

3）分层抽样(stratified sampling):先按影响观察值变异较大的某种特征或某些标志(如年龄、性别、职业、教育程度及民族等)将研究对象分层,然后再对各层进行随机抽样,特点是样本的代表性较好。分层抽样要求层内变异越小越好,层间变异越大越好,从而提高每层的精确度,且便于层间比较。

4）整群抽样(cluster sampling):是先将总体划分为 k 个群,每个群包括若干观察单位,从这 k 个群中随机抽取 n 群,并对所抽取的各个群中的全部观察单位进行调查的抽样方法。整群抽样便于组织,节约人力、物力和时间,易于接受,适用于大范围的现况调查;但抽样效率较低,抽样误差较大,要求群间变异越小越好。

5）多级抽样(multistage sampling):又称多阶段抽样,先从总体中抽取范围较大的单元,称一级单元(如省、市等),再从一级单元中抽取范围较小的二级单元(如县、乡等),依次再抽取范围更小的单元(如区、街等),故称多级抽样,是大型调查时常用的一种抽样方法,常与其他抽样方法结合使用。

（2）实施方案

1）明确研究目的:研究目的是整个现况调查的出发点,影响着调查的各个步骤。根据研究所提出的问题,明确调查目的,而后确定采用普查还是抽样调查。

2)确定研究对象:基于研究目的,界定研究对象的特点和范围,同时结合实际情况,如经费来源等,考虑在目标人群中开展调查的可行性。

3)估计样本含量:抽样调查的样本量决定因素包括:①预期现患率:在调查的人群中,欲调查某疾病的现患率越低,要求样本量越大;②调查单位间的变异程度:各个调查单位之间的变异程度越大,要求样本量越大;③精确度:调查要求的精确度越高,即允许误差越小,要求样本量越大;④把握度(1−β):若把握度要求高,则样本量需大些。

抽样调查率时样本量计算公式为: $n = k \times (q/p)$

式中:n 为所需调查人数,p 为某病患病率,$q = 1 - p$,当相对允许误差分别为 $0.1p$、$0.15p$、$0.2p$ 时,k 分别等于 400、175、100。

抽样调查均数时样本量计算公式为:$n = (t_\alpha s/d)^2$

式中:n 为样本量,s 为标准差,d 为允许误差(绝对误差),t_α 为样本均数与总体参数间差异的统计学检验显著性水平所对应的 t 值的大小,如 $\alpha = 0.05$ 时,$t_\alpha = 1.96$。

4)确定研究变量:在实施过程中将研究问题转化为一系列可测量的研究变量。现况调查的研究变量包括人口学资料、疾病指标以及疾病相关因素等。每一变量均应有明确定义,并选择切实可行的测量尺度。而后拟定调查表,研究变量是通过调查表而具体体现。

5)收集整理资料:包括人口学资料、生活习惯资料、环境资料及疾病测量资料等。资料内容因研究目的不同而有所差异,可从调查表、记录、实验室检查及体格检查等手段获得。调查结束后,首先对原始资料进行检查与核对,而后按照卫生统计学要求及流行病学需要整理原始资料,并建立数据库进行统计分析。

4. 统计分析方法

(1)描述分布:根据研究目的,计算统计学指标。按照人口学特征、时间特征及地区特征等将资料分组,描述研究对象的分布特征。

1)率:现况调查常用的率包括患病率、感染率、抗体阳性率、病原携带率、疾病诊治率、疫苗接种率及伤残率等。患病率包括时点患病率(某一天或更短)和期间患病率(周、月或更长),计算患病率的分子应包括调查时间内的全部病例数(新发的、现患的及病故的)。为估计率的抽样误差,需计算率的标准误差;而率的比较宜采用标化率。

2)其他指标:计算各研究变量的均数、标准差及标准误差等。

(2)相关分析:对于双变量正态分布资料或等级资料,可描述一个变量随另一个变量的变化而发生线性变化的相关性,可采用直线相关或等级相关的方法进行统计分析。

5. 优缺点

(1)优点:现况调查科学性较强;实施较易;研究对象代表性较好;研究效率较高,一次研究可观察多种疾病的患病状况或多种相关因素。

(2)缺点:一般不能得出有关因果关系的结论;一般不适用于病程较长的疾病;大规模调查的人力、物力较多。

(二) 生态学研究

1. 原理和特点

(1)原理:生态学研究是以群体为观察与分析单位,研究群体的疾病或健康状况与各种环境因素(生物环境、理化环境、社会环境)暴露的相关性的一种方法。生态学研究也是一种描述性研究,但与现况研究不同,生态学研究并非在个体水平上收集资料,而是以群体为单位,典型例子是以地理区域为单位(如国家、省、市及县等),称生态学分析单位,研究内容主要是观察暴露频率高的生态学单位,其疾病等发生频率是否也高,即相关性。

(2) 特点:①以群体为观察单位,这是生态学研究的最基本特征;②暴露和效应的测量反映群体的平均水平;③是相关性研究。

2. 应用范围

(1) 提出病因假设:通过对人群中某疾病或健康状况的频率与某暴露因素的研究,提供病因线索,从而为病因假设的建立提供依据。在个体水平的累积暴露量不易测量时,生态学研究的应用尤其重要。

(2) 评价干预效果:通过描述人群中某干预措施的实施状况及某疾病或健康状况的频率变化,并比较和分析,对干预措施进行评价。在评价只需在人群水平上进行时,生态学研究更为合适。

(3) 疾病监测:估计某种疾病或健康状况的流行趋势,为卫生决策提供数据支持。

3. 研究类型

(1) 生态比较研究(ecological comparison study):观察不同人群或地区某疾病的分布,然后根据疾病分布的差异,提出病因假设,解释两者之间的相关性。生态比较研究应用广泛,最常用于比较不同人群某因素的平均暴露水平与某疾病或健康状况频率之间的关系,了解不同暴露水平的人群疾病或健康状况的频率,从而提出病因假设。

(2) 生态趋势研究(ecological trend study):连续观察不同人群中某因素平均暴露水平的改变和某疾病或健康状况频率变化的关系,了解变化趋势,比较暴露水平变化前后疾病频率的变化情况,判断某因素与某疾病或健康状况的联系。

(3) 结合型研究(integrative study):即生态比较研究与生态趋势研究的结合。观察几组人群中某因素平均暴露水平的改变和某疾病或健康状况频率变化的关系,可减少混杂因素的影响,提高准确性。

4. 优缺点

(1) 优点:①节省人力、物力、财力,可对现成资料进行研究;②提供病因未明疾病的病因线索,为生态学研究的最显著优点;③在个体水平的暴露量无法测量时,生态学研究是唯一选择;④在个体水平的暴露量变异范围较小时,生态学研究尤为适用;⑤适用于人群干预措施的评价及估计疾病发展趋势。

(2) 缺点:①生态学谬误(ecological fallacy):指群体测量评价结果与个体水平测量的结果不同或相反。生态学研究以群体为观察和分析单位,无法得知个体的暴露与疾病或健康状况的关系,从而削弱研究变量之间的联系,易出现生态学谬误,而歪曲真实情况,这是生态学研究的最主要缺点。②难以控制混杂因素:生态学研究不能收集协变量资料,无法消除潜在的混杂偏倚。③当暴露因素与疾病或健康状况之间存在非线性关系时,生态学研究难以得出正确结论。④难以确定因果联系。

四、病例-对照研究

(一) 原理和特点

病例-对照研究(case-control study)系一种用于分析暴露(exposure)和疾病(或临床事

件)之间因果关系的分析性研究设计方案,选择具有所研究疾病(或临床事件)的一组病人组成的病例组与一组无此病(或临床事件)的对照组,调查他们的暴露情况,比较两组的暴露率或暴露水平的差异,以研究该疾病(或临床事件)与暴露的关系。如果病例组的暴露率或暴露水平明显高于对照组,则认为该暴露因素与疾病或事件有联系。这种从"病"探索可能的"因",即是"从果推因"的调查研究,属于回顾性调查。

病例-对照研究的特点有:

1. 研究对象分成病例组和对照组并不是随机化分配,而是按有无被研究的疾病或临床事件来分组,因此病例组与对照组是自然已经形成的,并不是研究者能主观控制的。

2. 所调查的研究因素包括危险因素、预后因素及诊疗措施是由研究者从现在对过去的回顾而获得,因此是回顾性研究。

3. 从因果关系的角度看,是先有了疾病再去调查暴露情况,分析暴露和疾病的联系,因此系由果推因的研究。

（二）应用范围

1. 用于疾病病因和危险因素的调查临床流行病学对疾病病因和危险因素的研究　往往先从病例报告、病例分析、横断面调查等描述性研究中得到线索,形成病因假设,然后采用回顾性病例-对照研究方法进行验证,再采用前瞻性队列研究或实验性研究进一步验证,最后明确是否病因或危险因素。

2. 用于药物不良反应的研究病例-对照研究　曾发现口服避孕药易致血栓形成,雌激素易致阴道癌,妊娠期应用庆大霉素易致先天性耳聋等许多的药物不良反应。

3. 用于探讨疾病的预后因素　如果以疾病的不同结局,如死亡或痊愈,并发症有或无,来代替病例-对照研究中的病例组和对照组,做回顾性分析,研究产生该种结局的相关因素(预后因素),就可以进行预后研究。如研究病理性骨折是否是多发性骨髓瘤(MM)的不良预后因素?采用病例-对照研究,病例组为 MM 患者中预后不良的患者(生存时间<3 年),对照组为 MM 中预后良好的患者(生存时间>5 年),回顾性调查这些患者是否有病理性骨折,计算 OR,判断病理性骨折是否是不良预后因素。

（三）病例-对照研究方案的具体设计和实施

一个结论可靠的病例对照研究取决于 4 个方面:病例的正确选择、对照的合理选择、暴露的正确测量和混杂因素的控制。

1. 病例组的选择　如要研究某病的发病因素,则需要有该病统一的公认的诊断标准,诊断要正确,同时还需要确定病例选择的标准。

使用的病例最好是新病例(incident cases),新病例比较单一,对发病前的暴露因素容易记忆。老病例,对发病前的暴露因素不容易回忆,或错误回忆。病例组应该是全部病例或随机抽样的样本,代表性好。病例对照研究往往需要询问调查,因此昏迷病人或病情过重不能回答者有时不能纳入,如果有的暴露问题家属可以回答,为了样本有代表性,那么也应该尽量纳入这些病例。

病例组和对照组应该有相同的暴露于危险因素的可能性,如研究体育运动与猝死的关系,病例组和对照组都应该是可以参加体育运动的人。

2. 对照组的选择　根据对照组的来源不同,把病例-对照研究分为人群病例-对照研究和医院病例-对照研究。如果病例和对照都来自同一个研究队列,则称为巢式病例-对照研究。

（1）人群病例-对照调查（population-based case-control study）：病例选自某时某地所有的病例，或随机抽样调查，对照组从病例组所在地区无该病者中随机抽样而来。

（2）医院病例-对照调查（hospital-based case-control study）：病例选自某时间某医院或几所医院中所有患该病的病例，或抽样而来，对照组选自与病例住同一医院不患该病的其他病人。但因为是有病的患者，容易产生各种偏倚。

（3）巢式病例-对照研究（nested case-control study）：病例组和对照组来自同一个队列，是病例-对照研究和队列研究相结合的一种设计方法，避免了病例对照研究中偏倚较多的缺点，论证强度较高。

3. 暴露的测量　暴露危险因素可以来自完整的病历记录，如用药史、手术记录等，如果记录详细和正确，可以用来进行研究，但有时往往记录不完整，则会存在较大的测量偏倚。例如吸烟、饮酒史等在病历中的记录往往是非常粗略的，没有具体的量或年限的资料，不足以用来研究。

有些暴露因素（如饮食、运动等）只能通过询问病例和对照者获得，所以在病例对照研究中调查表是常用的测量暴露因素的方法。调查表制定时要正确选定所要研究的因素，在调查项目中应包括真正的病因和可能起作用的可疑因素，不应遗漏，否则要影响调查结果。提问问题方式可分为开放式和闭锁式两种，闭锁式的询问结果比较精确、统一、易于编码统计，但资料比较局限；开放式对调查要求高，所获得的资料内容比较多，但整理和统计需要很多时间。闭锁式适用于大样本的病例对照调查。

4. 避免偏倚　病例对照研究的偏倚主要来自下列 3 个方面：

（1）选择性偏倚（selection bias）：包括进入率偏倚及诊断错误，如血栓栓塞的诊断就比较困难，很难保证对照组中不混入血栓栓塞的病例。研究样本中的病例不一定能代表全部病例，如住院病例可能不包括轻病例及入院前就死亡的病例。对照组选择上的偏倚也属于选择性偏倚，会导致错误的结论。

（2）测量偏倚（measurement bias）：确定暴露时容易产生的偏倚，包括回忆偏倚（recall bias）、调查者偏倚（interviewer bias）等。回忆偏倚是很普遍的，如患者趋向于努力搜寻他们的记忆来分辨什么可能导致他们的疾病，经常把自己的发病归咎于父母遗传或药物不良反应，而健康者则没有这个动力。调查者偏倚是指如果询问者知道谁是患者，谁是对照，可能不知不觉向患者询问得较详细，寻求正面的联系。调查者不知道谁是病例组，谁是对照组，即盲法询问，或不知道研究目的，可以减少这些测量偏倚。

（3）混杂偏倚（confounding bias）：混杂系指外部变量全部地或部分地掩盖了或夸大了所研究的暴露因子和研究结果间的真实联系。例如，研究饮酒与冠心病的关系，发现在病例组比对照组有较多的吸烟者，为消除混杂因素对暴露因素的影响，经常运用配对（matching）和分层（stratification）两种方法来消除其对疾病的影响。为每一病例配 1 个或多个对照，除研究因素外使两组因素尽量相同，许多因素可作为配对用，如年龄、性别、种族、血型、入院日期、地区、婚姻、收入、血压、体重、职业、个人史和家族史等。但是，研究因素切不能作配对因素，否则要造成配对过度（overmatching）。配对比率可 1:1、1:2、1:3、1:4，比率再高效益并不以相应比例增高，故到 1:4 即足够，一般以 1:2 为最好。

（四）样本大小

病例对照研究需要一定的样本量,减少机遇。样本大小取决于下列 4 项因素:对照组中暴露者的比例(p_0),疾病的相对危险度(R),显著性水平(α)和第二类误差(β)。

（五）统计分析方法

病例-对照研究的分析方法可以从简单到复杂,先列出 2×2 表(如表 1-2 所示),分析暴露因素和疾病之间有无联系。然后,进一步用分层来消除混杂因素对暴露因素的影响,观察消除混杂因素后,暴露因素和疾病之间是否仍然相关。最后进行剂量-反应关系的检验。有多个混杂因素时还需进行多变量分析,常用 Logistic 回归分析。

表 1-2 病例对照研究 2×2 表格

暴露因素	病例组	对照组	合计
有	a	b	$a+b$
无	c	d	$c+d$
合计	$a+c$	$b+d$	$a+b+c+d(N)$

1. 不配对资料的分析方法　对相对危险度(relative risk,RR)进行估计,即计算优势比(odds ratio,OR),OR 也称为比值比,或比数比,同时计算 95% 可信区间(95% CI)和进行 OR 值的显著性检验,现在均用统计软件进行计算。

$$OR = ad/bc$$

当调查疾病是人群中的罕见病,调查人数又相当多时,则 RR ≈ OR,否则 RR 和 OR 值会有比较大的差异。一般认为当非暴露组疾病的发生率大于 5/100 或 1/100,OR 的估计就存在比较大的偏差。

在回顾性调查中的 OR,是近似地估计相对危险度,其含义与 RR 相似,如果 OR>1,表明该暴露因素可能增加疾病危险,如果 OR<1 则表明该因素可能是保护因素。判断 OR 意义时要以 95% 可信限为准,如果包含了 1 在内,例如 95% OR 为 0.9 ~1.2,说明无统计学差异,认为疾病与暴露因素间无联系。

2. 分层分析　为消除混杂因素对暴露因素的影响,经常采用分层法,即按可疑的混杂因素的有无将病例组和对照组分成若干亚组,若分层后各亚组的 OR 比较一致即可计算总的 OR。一般用 Mantel-Haenszel 法。

（六）病例-对照研究的优缺点

1. 优点

(1) 适用于少见疾病的研究,无需大样本,因为调查者确定病例可不受疾病自然发生频率的约束。

(2) 适用于有很长潜伏期的疾病病因的探索,从暴露于危险因素到出现病理变化之间需要很长一段时间,如不同化学品的致癌性需要 15 年或以上才表现出来,但病例对照研究可不必等待 15 年的观察来证实一个疑似的危险因素。

(3) 研究花时短,省人力、省财力,易得出结果。

(4) 牵涉道德问题最少,对病人无危害。

（5）允许同时调查分析多种因素。

（6）可以使用病史资料。

2. 缺点

（1）有回忆偏差，资料通过病史和询问获得，病例和对照组对暴露史回忆的可靠程度往往不等，如药物的剂量和使用时间，调查者对两组调查的认真程度亦往往不等，从而产生偏倚。盲法调查或调查者不知道研究目的和研究假设可以减少回忆偏倚。

（2）对照组的选择有偏倚，有时选择恰当的对照是很困难的。

（3）不能直接估计某因素与某病的因果关系，不能确定暴露与非暴露人群中疾病的发病率，只能计算出近似的相对危险度，以提供发病因素分析的线索。

五、队列研究

（一）原理和特点

队列研究（cohort study）也是一种用于分析暴露和疾病（或临床事件）之间因果关系的分析性研究设计方案。它是把一群研究对象按是否暴露于某因素分成暴露组与非暴露组（对照组），随访适当长的时间，比较两组之间所研究疾病（或临床事件）的发生率（发病率或死亡率）的差异，以研究疾病与暴露之间的因果关系，是由"因"到"果"的研究。队列研究的特点是：

1. 研究对象按暴露与否分组，其暴露与否在客观上已经存在，研究者是不能控制的，并且是暴露在前，疾病在后，因此从因果关系看，是由因找果的研究。

2. 研究需要有一段纵向的随访期，病例和对照在随访期内逐渐自然形成，未经选择，因此队列研究是一种前瞻性的研究或纵向的随访研究。

能直接计算两组的发病率、死亡率和相对危险度，并且可以调查一个暴露因素和多个结局（疾病或临床事件）的关系。

（二）应用范围

1. 预后和预后因素的研究　队列研究应用最多的是预后和预后因素的研究，如中位生存时间、3年或5年生存率、影响生存的不良预后因素等。

2. 病因和危险因素的研究　在病因研究中有时实验性研究不可能实施，此时队列研究是一种最好的研究设计方案。

3. 发病率调查　队列研究又名发病率调查（incidence study）、纵向研究（longitudinal study）。统计1年固定易感人群中发生多少新病例，就可以计算发病率。

4. 疗效评价　比较2种药物的疗效，最好的设计方案是随机对照研究，但有时随机对照研究实施有困难，可以用队列研究进行疗效的评价。

（三）队列研究具体方案设计和实施

1. 研究人群的确定　研究人群即研究队列，该人群应该满足3个条件：①确定随访起点时未患所要研究的疾病，同时该研究人群有发生所要研究疾病的危险；②保证有足够长的随访时间；③该研究队列的每一个人都可以随访到，其适当的应答率可以预料或用各种方法加以保证随访率，随访率最好>90%。

2. 基本资料的收集　确定了适宜做调查的人群后，就需要考虑收集基本资料的最好办法，可用调查表、谈话、检查或调查来收集数据资料。收集这些基本资料时，正确划分暴露组和对照组,一定要保证人群暴露的病因因子的分类上(有、无及程度)所获得的资料是准确的和没有偏倚的。前瞻性调查的优点是与"健康"人群打交道,他们作为调查对象,并从他们那里收集包括暴露于潜在的病因因子的定量数据等材料。当假说是试探性时,须注意用相当普通的语言来询问被调查者。如在一次调查中问及业余活动量时,不宜公开表明这个调查的目的是要查明体力活动量与冠心病发病或死亡之间的关系,不让被调查者知道该研究中病因因子与结果的关系。这样,对于所研究因子的暴露分类就不大可能产生偏倚。

3. 人群的随访工作和结局的确定 当所选的人群已获得确实的数据资料时,就须组织对该人群的随访工作,特别是要核对或整理所选的终点或结局的资料。有两种方法来收集随访的材料,第一种方法是较费事的定期随访,当所要查找的结局指标不一定是明显发病,而是要精确地确定被调查者生活方式的各种改变时,特别需要这种定期随访的办法。

减少失访,保证随访率,是保证队列研究成功的一个重要步骤,具体包括:①成立负责调查的机构组织;②确定调查方式及方法和期限;③调查工作的分工及联络,工作检查及偏差的纠正;④人员的培训。尽量用多种方式进行随访,保证足够高的随访率,一般要求随访率至少>80%。

4. 样本大小 队列研究需要一定的样本大小以减少机遇,根据:①非暴露组的发病率(P_1);②疾病的相对危险性(RR);③显著性水平(α);④第二类误差(β)可以计算样本量,具体公式见专业统计书籍。

5. 控制偏倚 队列研究中可以存在各种偏倚,如选择性偏倚、测量偏倚、混杂偏倚。

(1) 选择性偏倚:参加的研究对象不能很好地代表整个人群,暴露组和非暴露组之间缺乏可比性。队列研究的暴露组和非暴露组除了研究因素外,在其他重要方面应该是类似可比的,但因为是非随机分组,可能有明显的差异,影响研究结果。无应答偏倚也属于选择性偏倚。

(2) 测量偏倚:也称为信息偏倚,源于不正确地确定暴露因素或结局。在队列研究中,暴露组和非暴露组应该用同样的方法获得病例和结局的信息。例如调查者在床旁收集病例的暴露信息,但仅通过电话收集对照者的信息,就会生产测量偏倚。

(3) 混杂偏倚:混杂因素与暴露变量相关,与结局也相关,该因素会增大或减小暴露变量与结局之间的联系。混杂因素有 3 个条件:①与暴露相关;②与研究的结局相关;③不是暴露到结局这条病因链中的一部分。

有多种方法可以控制混杂偏倚,如暴露组和非暴露组的随机化分组(在队列研究中可行性差),限制研究人群的某些特征(会导致人群的代表性差),配对,分层,标准化,多因素校正等,在一个研究中可以同时应用多种方法。

(四) 统计分析方法

1. 相对危险度(relative risk,RR) 队列研究的数据整理格式如表 1-3 所示,暴露组的发病率为 $a/(a+b)$,非暴露组发病率为 $c/(c+d)$,在控制各种偏倚后,如果暴露组发病率明显高于非暴露组,则说明该暴露因素与该疾病有联系,可能是因果联系。

当观察人数较多,人口稳定,观察时间较短(固定队列),可以直接以观察开始时的人口作为分母,如表 1-3 中($a+b$)和($c+d$)。如果人群观察时间很长,研究对象不断增减、队列人群不稳定时(动态队列),则需要计算人年数,人年数 = 观察人数×观察年数,以人年数作为分母。

表 1-3 队列研究数据整理表

组别	病例组	非病例组	合计
暴露组	a	b	a+b
非暴露组	c	d	c+d
合计	a+c	b+d	a+b+c+d

暴露组发病率 $I_1 = a/(a+b)$，或者 = a/暴露组人年数

非暴露组发病率 $I_0 = c/(c+d)$，或者 = c/非暴露组人年数

相对危险度（RR）= 暴露组发病率/非暴露组发病率

$$= I_1/I_0$$

$$= a/(a+b) \div c/(c+d)$$

RR 是暴露组和非暴露组发病率的比值，表示暴露组发病的危险性为非暴露组的倍数。如果 RR>1，表明该暴露因素可能增加疾病危险，如果 RR<1 则表明该因素可能是保护因素。判断 RR 意义时要以 95% 可信限为准，如果包含了 1 在内，例如 95% RR 为 0.9 ~1.2，说明无统计学差异，认为疾病与暴露因素间无联系。

2. 归因危险度（attributable risk，AR） 又称率差（risk difference，RD），是指暴露组和非暴露组发病率的差。表示暴露者中完全由某暴露因素所致的发病率，即暴露人群比非暴露人群增加的疾病发病率，如果去除该暴露因素，就可以减少这个数量的人发病，更具有疾病预防和公共卫生意义。

$$RD = I_1 - I_0$$

3. 归因危险度百分比（attributable risk percent，AR%） 表示暴露者中由暴露所致的发病率占暴露者发病率的百分比，即某病发病中，专由暴露因素所致者的百分比。

$$AR\% = (I_1 - I_0)/I_1 \times 100\% = (RR-1)/RR \times 100\%$$

4. 人群归因危险度（population attributable risk，PAR） 也称为人群率差，整个人群发病率（I_t）和非暴露组发病率（I_0）之差。指整个人群中，暴露因素所引起的发病率增高的部分，表示人群中因为暴露于某个因素所致的发病率。

$$PAR = 整个人群发病率（I_t） - 非暴露组发病率$$

$$(I_0) = (a+c)/(a+b+c+d) - c/(c+d)$$

5. 人群归因危险度百分比（population attributable risk percent，PAR%） 表示人群中由暴露所致的发病率占人群发病率的百分比，控制该暴露因素后人群中发病率下降的程度。

$$PAR\% = (I_t - I_0)/I_t \times 100\%，或者 = f(RR-1)/[1+f(RR-1)]$$

f 是某因素在人群中的暴露率。

6. Number needed to harm（NNH） NNH 是指导致一例疾病的发生，需要暴露在可疑危险因素中易感个体的人数。如果 NNH = 1000，说明 1000 人暴露于某个危险因素，将会有 1人发生某病。

$$NNH = 1 / [a/(a+b) - c/(c+d)] = 1/RD$$

（五）队列研究的优缺点

1. 优点

（1）前瞻性调查能直接估计某因素与发病的联系和联系程度甚至因果关系（可直接计算 RR），而回顾性调查仅对 RR 做间接的估计。

（2）如确定严格的标准，前瞻性调查则可提供一个无偏倚地收集关于病因因子资料的机会。在调查开始时，由于不知道调查对象的结局，因此不会影响调查对象的选择。

（3）可在疾病结局产生前就确定有关致病因子的暴露状况，且随着时间的推移，观察这些暴露状况的改变。

（4）有可能在某一阶段中研究一个以上的疾病的结局。

2. 缺点

（1）前瞻性研究在研究罕见病时，必须随访观察较多人，并观察比较长的时期且较费财力。

（2）在确定疾病的结局时，可能会带入偏倚。

（3）被调查者或调查者均会在某些方面影响病因因子和疾病的联系。

（4）由于随访中失访（drop out），很难获得完整的或接近完整的数据资料，极易导致调查中的偏倚。

（5）在长期随访过程中，结局的形成除了归因于所研究的暴露因子外很难排除其他各种不明的暴露因素参与，即混杂因素的参与。

六、随机对照试验

（一）原理和特点

1. RCT 设计原理和重要性　随机对照试验（randomized controlled trial, RCT）是采用随机分配的方法，将合格研究对象分别分配到试验组和对照组，然后接受相应的试验措施，在一致的条件下或环境中，同步地进行研究和观测试验效应，并用客观的效应指标对试验结果进行科学的测量和评价。

（1）既往认为有效的治疗措施经随机对照试验证实无效：过去，某种治疗措施或药物是应用于临床实践，主要取决于专家或顾问的意见。而临床医师选择治疗措施也主要根据个人既往治疗患者的成功经验或对疾病的病理生理学机制的理解，至于某种治疗措施的真正疗效或副作用有多大，受哪些因素的影响，难以进行科学的评价。在临床实践中，某些治疗措施的效果非常明显，医生根据临床经验即可进行判断。

（2）病理生理机制推论有效的治疗措施，经随机对照试验证实无效或有害：由于疾病机制的复杂性和认识水平的局限，单纯根据疾病的病理生理机制、实验室研究结果推断某种干预措施在人体的疗效，有时可能误导。要明确某种治疗措施的短期和长期疗效及其副作用，必须进行人体临床试验。

（3）其他类型的研究设计方案可能夸大或缩小治疗措施的真实效果：由于临床研究的复杂性，研究的质量也受多种因素的影响，如设计方案的科学性、研究对象的选择和分配方法、同期对照还是历史对照、是否采用盲法测量结果、是否控制各种偏倚因素的干扰等。由于各种因素的影响，可能导致临床研究结果偏离真实的情况。

因此,为了对疾病的防治性研究获得真实可靠的研究结果,促进防治疾病水平的真正提高,学习、掌握与应用科学的随机对照试验的设计方法十分重要。

2. RCT 的设计原则和特点

(1) 研究对象随机分配入组,避免选择性偏倚:随机对照试验中,采用随机化的方法制订分配方案,并对分配方案进行隐藏,使合格的研究对象均有同等机会进入试验组或对照组,不以研究人员或研究对象的主观意愿为转移,可避免选择性偏倚的干扰。

(2) 增强组间的可比性:在随机对照试验中,采用随机化方法分配研究对象,在样本量足够的情况下,可使已知和未知、可测和不可测的但影响疗效或预后的因素在组间分布中维持相对均衡,从而有利于基线的可比性。若样本量不太大,随机分配研究对象,不能保证影响预后的主要因素在组间都均衡分布,导致基线不可比,此时对某些严重影响预后的已知因素,可采用分层随机方法,保证该因素在组间可比性。

(3) 试验对象的特点:进入干预性随机对照试验的对象,是需要进行治疗的,不治疗通常对患者的健康不利。对于某种自限性疾病,不需特殊治疗且在较短期间就可以痊愈者,显然就不适宜选作研究对象,因为如将其纳入研究,或许会出现与治疗无关的假阳性反应。

用于病因或危险因素致病效应的随机对照试验的观察对象,在试验开始前,肯定不应患有被该病因或危险因素所致的靶疾病。否则,又可以引出错误的阳性结论。所有参与随机对照试验的研究对象,根据伦理原则,患者应知情并自愿,不应强迫参加。

(4) 试验的同步性,条件的一致性:随机对照试验的两组(或多组)对象,均应同步性地开展研究,不能先做试验组,后做对照组,或者相反。而且试验的条件和环境应保持一致,不能将试验患者做住院治疗,对照组做门诊治疗,或者相反。因为两组对象的试验观察,在时相上的不同步,环境条件的不一致,显然会影响研究的结果,从而有可能得出错误的结论。因此,随机对照试验,一定要强调同步性和环境的一致性。

(5) 试验期间的一致性:试验组和对照组的对象,试验期间应保持一致,这是随机对照试验的又一特点。不能使试验组观察期长于对照组,或者相反,因为两组观察期间不一致,本身就可以造成试验结果的差异,导致研究结论偏离真实性。

(6) 研究结果于试验结束时方可获得:随机对照试验系前瞻性研究,试验结果一定是试验对象接受相应研究措施之后,并经历了一段效应期,方可获得阳性或阴性的结果。

因此,与回顾性研究相反,试验开始时并没有研究的结果。倘若在试验之初就出现了试验终点观察的结果,要注意偏倚因素的影响。

(7) 保证统计分析结果的真实性:由于采用随机化原则,获得的资料结果往往真实可靠,受偏倚因素影响小,使得统计分析的结果更真实、可靠。

(二) 应用范围

随机对照试验虽被公认为"治疗性研究的最佳设计方案",但并不能适用于所有临床研究和解决所有的临床问题。在某些情况下,使用随机对照试验是不可行和不恰当的,如诊断试验准确性的研究、疾病预后的自然病史等。随机对照试验目前主要应用于以下三大领域。

1. 临床治疗或预防性研究　随机对照试验最常用于治疗性或预防性研究,借以探讨某一干预或预防措施(药物、手术、介入治疗、康复措施、筛查方法等)的确切疗效,为正确的医疗决策提供科学依据。

2. 在特定的条件下,可用于病因学研究　多数情况下,病因学研究不适合采用随机对照试验,即如果从实验中证明了某一因素对人体有害的话,那么将该种致病因素或危险因素施加于人体,进行致病效应的随机对照试验是违背医学伦理的。然而在某些特定的条件下,随机对照试验也可用于因果效应研究。但应用的前提是:人们在生活或临床工作实践中,当常规接触的某种因素疑其有可能对人体有致病效应,可是又缺乏科学依据的时候,在符合伦理的条件下,采用随机对照试验进行因果效应的研究也是可行的,如果已有研究证明某一因素对人体有害,就不允许将该因素用于人体进行随机对照试验。

3. 非临床试验的系统工程　随机对照试验还可应用于非临床试验的系统工程,如教育学和农业。例如,要评价循证医学教育模式与传统医学教育模式的教学效果,可将条件相似的班级随机分配进入任何一组,课程结束后进行短期或长期教学效果的评估。

（三）随机对照试验的具体设计和实施

RCT 设计的基本原则主要有随机化原则、设立对照原则和盲法原则。试验的研究对象必须采用公认的诊断标准确定,可从患病群体(目标人群)中随机抽样,也可来自住院或门诊的连续性非随机抽样的样本,再根据试验设计中确定的纳入和排除标准,选择符合标准且自愿参加试验的患者,采用明确的随机化方法将合格的研究对象随机分配到试验组或对照组,接受相应的干预措施,经过一段恰当的观察期后,测量治疗后的效果。根据结果的资料类型,采用相应的统计学方法进行分析、处理以评价干预措施的真实疗效及其组间差异。

1. 随机分组和分配方案的隐藏　在治疗性临床研究中,将研究对象(连续的非随机抽样的样本)应用随机的方法进行分组,使其都有同等的机会进入"试验组"(experimental group)或"对照组"(control group)接受相应的干预措施。随机分组目的是防止选择或分组分配时来自研究者或受试者的主观因素干扰产生的选择性偏倚,使组间的若干已知的或未知的影响因素达到基本一致的水平,能被测量的和不能被测量的因素基本相等,增强组间的可比性。

(1) 随机分组的方法:常用的随机分组有简单随机法、分层随机法、区组随机法等。

1) 简单随机法(simple randomization):有抛硬币法、抽签、掷骰子、查随机数字表、用电子计算机或计算器随机法等。抛硬币法是根据硬币落下时,向上的是正面或背面,决定该样本分配到试验组或对照组。

简单随机法中随机数字表法最为常用。具体方法是:确定受试者人数;依先后顺序编号;确定分组原则;查随机数字分组,任选随机数字表中一个数为起点,查取方向可向上、向下、向左、向右或斜向。随着试验规模的加大和计算机的普及,用统计软件产生的随机数字已被广泛用于临床研究的随机化。

2) 分层随机法(stratified randomization):分层随机法是根据研究对象的重要临床特征或影响研究结果的某些主要因素,如年龄、病情、有无合并症或不同危险因素等作为分层因素,采用先分层再在各层内用随机化的方法进行随机分配,可使分层因素在组间达到均衡,以保证组间基线的可比性,增加结果的可信度。一些中医药研究常选择某疾病的某个证候进行随机分组观察,这也是运用分层随机法的方式之一。例如,在强骨胶囊治疗原发性骨质疏松症的随机对照研究中,仅选择纳入肾阳虚证患者,将这一证候的患者与对照组进行治疗观察和疗效评价。

在选择分层因素时要注意:第一,分层的关键是找准分层条件,选择与观察指标、疾病结局或并发症的发生等有重要关系的因素。第二,必须遵循最小化原则,分层因素应控制在最低限度,不宜过细过多,以免造成每一层病例数太少,最终仍不能达到试验目的。目前广泛开展的多中心研究也属分层随机(以中心分层),每个中心都要设立试验组和对照组,进行随机分组。分层随机化方法通常在小样本临床试验中使用,在大样本临床研究中可在观察结束后进行分层分析。

3) 区组随机法(block randomization):在随机化方法中,如果采用简单随机法往往要完成全部观察病例时两组受试者的人数才会均等,对于一些容易受季节影响的疾病,或者一些中途可能停止观察需要进行统计处理的临床研究则不合适,而使用区组随机法较为方便。

区组随机法的方法是将需要的研究对象总人数,分为一定人数的区组,临床研究时完成一个区组后再纳入下一个区组,直至完成全部观察病例。方法是首先确定合适的区组数(block size,即每个区组的病例数),一般区组数为研究措施数的倍数,如果研究措施为 2 种,区组数可选择为 2,4,6……然后根据区组数确定患者纳入的顺序,一般有两种方法:排列组合法:用排列组合的方法确定每个区组中病例纳入的顺序:如区组数为 4,研究分为试验组(A)和对照组(B),则有六种组合。随机数字表法:用随机数字表进行编号分组。如研究分为试验组(A)和对照组(B),设定区组数为 4,奇数为 A 组,偶数为 B 组。查随机表进行分组,归纳起来有 3 种情况:一种是查得的前两个数均为奇数,则该区组第一、二位患者都分在 A 组,第三、四位患者不需查表,必然分在 B 组(AABB)。一种是查得的两个数均为偶数,则该区组第一、二位患者都分在 B 组,第三、四位患者也不需查表,必然分在 A 组(BBAA)。一种是查得的前两个数中奇、偶数各一,则必须查第三个数,若为偶数,则第四位患者不需查表,必然分在 A 组;反之,第三位数如为奇数,则第四位患者不需查表,必然分在 B 组。

区组随机法能保证区组间的病例数相等,且随时保持两组间例数的平衡,如要临时停止试验,例数的差距最多是区组数的一半,不会因为两组例数相差太大而导致衡量性偏倚。区组数不宜过大,人数愈多,组合愈复杂,造成随机分配操作困难。区组随机法对大样本和小样本的分组研究都适用。

以上随机方法可根据研究特点和需要配合使用。有些临床研究交替地将受试对象分至试验组和对照组,或根据挂号、入院号、出生日期等进行分组,这不属随机分配法,不能有效地避免选择性偏倚。

(2) 随机分配方案的隐藏:即对分配方案"保密",使研究者和被研究者不能预知下一位的分配归属,以防止选择性偏倚。分配方案隐藏的方法包括由中心办公室、药房控制随机分配方案,或采用按顺序编码、密封、不透光的信封,或采用编号或编码的容器保存随机分配方案。一般认为,只有采用随机方法产生的分配方案结合方案隐藏才是完全随机,才能有效避免选择性偏倚,且分配方案的隐藏比采用随机方法产生的分配方案更重要。有学者分析,无分配隐藏方法的试验结果与采用完全的随机分配方案隐藏方法的试验结果比较,前者 OR 值可被夸大 30% ~41%。

2. 设立对照组 所谓"对照",即设立与试验组条件相同及诊断一致的一组对象,接受某种与试验组不同的干预措施,目的是用以与试验组结果进行对照性比较,以消除非干预措施的影响,有效地评价试验措施的真实效果。这种用以对照比较的一组研究对象,称为对照组。对照组除不接受试验组的疗法或干预措施外,其基线情况、其他方面的试验条件、观察指标和效应标准等均与试验组相同,才具有可比性。

一般来说,治疗措施的总效应来自三方面:一是疾病的自然缓解,二是非特异性的反应,三是治疗措施本身的特异效果。在评价一种干预措施特别是药物作用的临床研究中,其目的就是明确措施或药物本身的特异性效果有多大。因此,为了明确某种措施的真正疗效,必须设立对照组,通过比较,以排除因疾病自然缓解和非特异反应所产生的效果。

(1)按研究设计方案分类:①同期对照(concurrent control):同期(平行)对照方法是指试验组和对照组的研究要同步进行,从同一时间、同一地点选择患者;具有明确、统一的诊断和纳入研究的标准;试验条件基本一致,观察期限一致。前述的空白对照、安慰剂对照、标准对照都可以采用同期(平行)对照的方法。若采用随机同期对照,可以避免与时间变化有关的许多偏倚,可以消除、控制或平衡许多已知或未知的偏倚,保证了试验组与对照组除了治疗措施不同外,其他非处理因素的均衡性,从而使研究结果真实可靠。②自身对照(self control):受试对象自身在前、后两个阶段,分别用两种不同的药物治疗或干预措施,最后对比两种药物或干预措施的疗效。一般在前一阶段结束时应有一段时间间隔,称洗脱期,以避免前一种药物的后效应对第二阶段治疗效应的影响。自身对照适用于慢性病对症治疗的研究。③配对对照(paired control):为了消除某些混杂因素干扰组间的可比性,增强研究结果的真实性,可将试验组的对象按配对因素(matching factor)选择与对照组相配对,叫配对对照。例如,以年龄、性别或病情程度为配对因素相互配对,于是两组间的研究结果就可以消除其配对因素的影响,增强可比性,通常以1:1或1:2配对,不宜大于1:4。④历史对照(historical control):历史对照是将新的干预措施的结果与过去研究的结果作比较。历史对照是非同期对照,因患者的选择和试验条件很难相同,两者的基线可能不一致,诊断和治疗的方法也随时间改变而改变,预后也随之发生变化,故历史性对照有局限性及偏倚,论证强度较低。

(2)按对照组的处理措施分类:①空白对照(blank control):又称无治疗并行对照。在无治疗的对照研究中,受试者被随机分配到试验治疗组或空白对照组。基于伦理学的考虑,临床研究中单纯使用空白对照的情况不多,且空白对照不可能采用双盲设计,这种设计很可能仅仅是在下列情况下才需要和适用:即有理由确信研究终点是客观的;不可能实行双盲(如药物治疗与手术治疗;容易识别药物毒性的治疗)。②安慰剂对照(placebo control):安慰剂为不具有治疗或致病效应的制剂。对照组用安慰剂,与具有治疗或致病效应的试验措施进行比较对照,则为安慰剂对照。口服剂型通常用淀粉、维生素或葡萄糖粉作安慰剂,注射剂常用生理盐水作安慰剂。将安慰剂制成与试验用药物在包装、外形、颜色、味道、气味上难以区别者,称为模拟剂。安慰剂对照通常都是用于当前尚无有效药物治疗的疾病,往往是随机化和盲法的临床研究。空白对照与安慰剂对照的共同特点是对照组能够保持其固有的自然特征,可清楚地看出处理因素的作用,得到真实可靠的研究结果,但在运用时要以不违背医德为前提。③标准对照(standard control):标准对照(或阳性药物对照、阳性对照)是指对照组使用公认"有效"的干预措施或药物,如诊疗指南、治疗方案或教科书推荐的干预措施或药物。这是应用最多的一种对照措施,常用于比较新的干预措施或药物和已知有效的"老"的干预措施或药物间的疗效差别。

(3)其他对照措施:①标准治疗加安慰剂对照试验(placebo-standard study):两组患者都接受标准治疗,在此基础上试验组给予试验药物,对照组给予安慰剂,称为"标准治疗加安慰剂对照试验"。临床实践中发现试验药物不能完全控制或治愈所研究的疾病时,为了保护受试者的安全,可以采用标准治疗加安慰剂对照设计,中医药临床研究采用这种设计的研究较多。②三臂试验(three-arm study):在一个阳性药物的临床研究中,增加一个安慰剂对照组,从而形成同时使用安慰剂和标准对照的研究,称为"三臂试验"。它的好处是除了提供标准对照的信息外,还能获得与安慰剂对照的信息,实用性更强。如果研究结果未能提示试验药物优于阳性对照药物时,就可能发现试验药物与安慰剂的差别。

在太极拳治疗纤维肌痛的随机对照临床研究中,治疗组采用经典的杨氏太极拳,而对照组采用由健康教育和拉伸构成的纤维肌痛的治疗方法。一周两次干预,主要结局终点是12周结束时,纤维肌痛影响问卷(Fibromyalgia Impact Questionnaire,FIQ)的评分变化。结果显示,太极拳组的FIQ评分和生活质量的改善有显著临床意义,同时改善效果可维持到24周。试验中未发现不良反应。由此得出研究结论:太极可能是治疗纤维肌痛的一种有效的疗法。

3. **盲法**　在临床研究中,"隐藏"治疗分组情况,使研究者或被研究者不知道每位受试者在试验组还是对照组,接受的是试验措施还是对照措施,称盲法研究(blind trial)。此外,盲法还应用于对研究资料的分析和报告的撰写。盲法的目的,是为了有效地避免研究者或受试者的测量偏倚和主观偏见。

(1) 盲法的分类:①单盲法(single-blind):"单盲"是指受试者不知道自己是在试验组还是对照组,而研究者知道。单盲法优点是操作简单,容易进行,发现临床问题能及时处理,对受试者的健康和安全有利。单盲法虽然可以减少来自受试者的偏倚,但不能避免研究者主观意愿的干扰,尤其是较难客观、定量测量的指标,如神经精神科的各种量表、中医的证候量表等。②双盲法(double-blind):"双盲"是指受试者和研究者双方都不知道分组情况。双盲的优点是可避免来自受试对象和研究者双方的偏倚,使资料的收集和结果的评价真实、可靠;缺点为在管理上缺乏灵活性,有特殊副作用的药物容易被破密,不适用于危重病人。双盲法通常用于评定药物的疗效,尤其在采用反映主观判断指标时(如疼痛,眩晕等),盲法试验更为重要。但双盲法在管理上会增加一些困难,临床研究如果使用具有特殊副作用的药物容易被破密。③三盲法(trible-blind):"三盲"是指受试对象、研究者和资料分析或报告者都不知道受试对象分配在哪一组和接受哪一种干预措施。三盲的优点是在双盲的基础上还可避免资料收集、结果评价和资料分析时的偏倚;缺点为较复杂,执行进程中有一定困难。④双盲双模拟法(double-blind double dummy technique):如果试验药品与对照药品的剂型、用药时间或剂量不同,为保证盲法的实施,往往要采用双盲双模拟法。

(2) 实施盲法应注意的问题:①实施盲法的可行性:进行盲法设计必须考虑实施的可行性。应根据病情、试验目的及条件、治疗措施等,充分考虑实施盲法的可行性,盲法设计主要用于药物试验,而操作性研究不适合使用盲法。②制订实施盲法的有关规定:实施双盲必须要制订严格、明确的管理制度、实施程序和操作方法,有规范化地观察和记录,并建立严格的检查督察制度。要有有效措施防止盲底编码的不必要扩散,如果临床研究过程中一旦全部破盲,整个临床研究将被视为无效,需要重新实施新的临床研究。③制定破盲条件:制定破盲条件,对于每一份用药编号可设置一个"应急信件"(信件内容包括实际使用的药物名称和出现不良反应时的处理措施等),当病人出现严重的副作用、治疗无效或病情加重时,应中止盲法治疗,给予相应的处理,这是保护受试者权益的必要措施。

(3) 关于非盲法:非盲法是指临床研究时不对研究者和受试者设盲,研究者和受试者都知道受试者是在治疗组还是在对照组,以及所给予的干预措施。因为某些临床研究不可以采用盲法,如外科手术治疗、行为疗法、功能的训练或涉及患者选择权益等,只能使用非盲法进行观察。非盲法优点就是简单易行。最主要的缺点是容易发生各种偏倚,影响临床研究的真实性。

(4) 分组隐藏与盲法的区别与联系:分组隐藏与盲法在形式上都有"保密"的特点,但两者在实施的阶段、目的方面不同。分组隐藏在随机分组时发挥作用,分组完成时结束;盲法则在分组完成时开始,贯穿于干预和观察过程中。分组隐藏的目的是避免选择性偏倚;实施盲法的目的是避免测量偏倚、霍桑效应、安慰剂效应等主观因素干扰。任何随机对照试验都必须使用分组隐藏,且是进行盲法研究的前提,两者成为不可分割的两个环节;盲法不能用于所有的随机对照试验。

4. 影响试验性研究的常见因素 在临床研究过程中,受某些因素的影响,样本人群所测得的某变量值会一致向真实值的某一方向偏离的现象,叫做偏倚,又称系统误差。偏倚是影响临床研究质量的主要因素,使研究结果与真实情况之间出现偏差。

(1) 选择性偏倚(selection bias):主要是研究对象的选择和分组时,由于人为的干预而导致的偏倚。选择性偏倚在试验性研究和观察性研究中有不同的表现,在治疗性研究中,主要表现在分组方面,如研究者有意将病情轻、病史短、治疗反应好及依从性好的患者分为一组,而将相反情况分为另一组,由于两组患者在观察开始时就存在除干预措施以外的差异,其治疗效果必然会偏离真值,两组比较就失去真实性。

(2) 测量性偏倚(measurement bias):主要是测试观察指标时,受人为倾向的影响而造成的偏倚,由于测量的非规范化操作、测量仪器的差异、测量频度与强度的差异及对影像资料判断或量化的差异,歪曲了真实性,从而产生测量性偏倚。

(3) 干扰(co-intervention):试验组的患者额外地接受了类似试验药物的某种有效制剂,从而人为地造成一种夸大试验组疗效的一种假象。

(4) 沾染(contamination):对照组的患者额外地接受了试验组的药物,从而人为地造成一种夸大对照组疗效的虚假现象。

(5) 霍桑效应(Hawthorne effect):在治疗性研究中,研究者往往对自己感兴趣的研究对象较对照者更为关照和仔细;而被关照的患者对研究人员又极可能报以过分的热情,从而对治疗反应报喜不报忧。这种人为地引起夸大客观效果的现象,谓为"霍桑效应"。

(6) 安慰剂效应(placebo effect):是指受试对象使用了与有效药物在外形、颜色、味道和气味上难以区别的安慰剂(模拟剂)后,产生一些类似于治疗药物的作用,包括治疗效应或不良反应。

(7) 均数回归现象(regression to the mean):有些测试的指标,如血压或某些生化指标在初试时患者在异常水平。然而,在未干预或无效治疗的条件下复试,可能有些回复到正常水平。它可以造成误认为治疗有效的假象。

(8) 机遇(chance):即随机误差或抽样误差。机遇因素在治疗性研究中不可能消除,只能在研究设计中,通过限制Ⅰ型错误和Ⅱ型错误的允许水平,使机遇因素的影响控制在容许的范围之内。

(9) 混乱(noise):混乱是指"研究"工作杂乱无章,以致造成研究的结果不科学和不可靠。

(10) 依从性(compliance):依从性是指病人执行医嘱的客观应答反应的程度。全面认真地执行医嘱,按规定方案接受治疗和检查者,称为依从性好,反之,则是不依从(non-compliance)或依从性不好。患者的依从性影响着研究质量,一般不依从率应力争控制在10%范围内。

(四) 统计分析方法

任何研究在设计之初就应根据研究目的,确定需要收集哪些资料,采用何种统计方法,否则有可能在进行结果分析时才发现某些重要的信息未收集,造成不必要的重复或难以弥补的损失。

1. 随机对照试验的统计分析原则 在分析随机对照试验结果时,可采用两种方式进行统计分析:一是意向治疗分析(intention-to-treat analysis,ITT),另一种为按实际完成治疗方案分析(per protocol)。

(1) 意向治疗分析:意向治疗分析方法的基本原则为:结果分析是根据受试对象随机入组的情况,不管研究对象随机分配后是否接受随机分配的治疗措施、是否完成治疗或违背治疗方案,所有入选的研究对象均要纳入结果分析中,研究对象当初分配在哪一组,结果分析时就应在哪一组。

在随机对照试验中采用"意向治疗分析"有两个目的。首先,维持随机化原则的优势,即保证组间基线情况的可比性,否则会失去随机分配的意义和价值。例如:将心绞痛患者随机分配入内科治疗组和外科手术组,比较两种治疗方案的疗效。如果分配到手术组的患者转为接受药物治疗并死亡,而分析时将此例患者从手术组排除,则可能过低估计手术治疗组的死亡率。其次,意向治疗分析允许不依从者和违背治疗方案者的存在,这与临床实践中某些患者违背医师制订的治疗方案是相似的,因此,"意向治疗分析"最适合于评价治疗措施效果的随机对照试验,但是如果违背治疗方案的患者太多,假阴性的概率会增加。

(2) 按实际完成治疗方案分析:确定进入最终资料分析的病例只局限于那些完全遵循医嘱的对象,因此在按实际完成治疗方案分析时需剔除失访者资料,计算人数仅为随访完整的患者,而意向治疗分析是包括了所有入选对象。由于按实际完成治疗方案分析时剔除了失访者和不依从者,可能会过高估计治疗效果,因为不依从者常是由于药物不良反应或因治疗效果差而离开试验。因为这种分析方法在比较各组的不良事件结果时已经去除那些实际上已改变了原先经随机化分组制定的治疗内容的患者,只在各组中完成了指定治疗的患者中进行比较,确定治疗的效果。它所回答的问题是,所考核的新的治疗方法是否优于被比较的对照组治疗措施,而不考虑其所接受的治疗是否随机分配而来。实际上已经破坏了随机化的原则。

2. 病因/危险因素的 RCT 因果分析 评估病因或危险因素的致病效应最基本的指标就是发病率,并采用相关指标比较暴露于可能致病或危险因素的试验组和对照组发病率的差异,如计算相对危险度、归因危险度及其95%可信区间,还应计算病因学分数,作为评价致病效应的依据。

由于致病危险因素作用于人体,导致机体的发病,除内在的因素外,还可能与一些生物性、生理性及外环境等因素作用有关。因此,在致病危险因素研究方面,宜做多因素分析,不仅在研究病因方面,而且在防治决策方面,均有重要意义。

3. 治疗性研究效果的评估 随机对照试验中,应根据研究目的、资料的种类(分类或连续变量资料)、研究的分组数、资料的分布(正态或非正态分布)、影响研究结果的相关因素等,选择相应的统计学方法,χ^2 检验、秩和检验、t 检验、方差分析及其两两比较、多因素分析、时效分析等。

（1）连续性变量资料:如果两组比较的随机对照试验结果采用连续性变量表示且测量了治疗前和治疗后的数据,如果满足正态或近似正态分布,可采用治疗后两组结果的均数进行比较,或者每组治疗前后差值的均数进行比较。

如系多组连续性变量的比较,则可采用方差分析或秩和检验,首先比较总体有无差异,则再做组间的两两比较。

（2）分类资料:如果采用二分类资料评估干预措施效果,将治疗组和对照组的结果分别填入相应的表格内,对两种干预措施的疗效进行分析和比较。两组疗效比较可采用 χ^2 检验,进一步分析相对危险度、相对危险度降低率、绝对危险度降低率、多减少一例不良事件发生需要治疗同类疾病患者的人数(number needed to treat,NNT)等。

（3）相关性分析:当某一干预措施发生的结局与某种因素有关时,可做相关性分析。如疗效与剂量的关系,与疗程的关系、与患者年龄的关系等,均可做相关分析。

（4）多因素分析:干预措施的效果往往与多种因素有关,例如患者的年龄、病情、病程、药物剂量和疗程、有无并发症和并存症等,弄清这些有关因素的影响和程度,对指导临床实践有重要意义。

（五）随机对照试验的主要优缺点

事物总是具有两面性,需要辩证地一分为二地看待。随机对照研究作为临床医学研究中论证强度最高、设计最佳的设计方案,也是目前评估医学干预措施效果最严谨、最可靠的科学方法,具有许多优点,也同时存在某些缺点。

1. 优点

（1）属于前瞻性研究,实验性、前瞻性的研究,干预在前、效应在后,因果论证强度高,是检验一种假设最有力的方法。

（2）实验采用随机化分组,使实验组与对照组之间的均衡性好,增加了可比性,随机分配研究对象,特别是在某些情况下,按影响结果的某些重要因素将研究对象进行先分层再随机分配进入试验组和对照组,使组间的基线状况保持相对一致,增加可比性。

（3）防止选择性偏倚,采用随机分配和分配方案的完善隐匿,在选择和分配研究对象时可以较好地防止人为因素的影响,即使存在不为人知的偏倚或混杂因素,也可能维持组间的相对平衡。

（4）研究对象的诊断确切,对被研究的对象,采用严格、统一的诊断、纳入和排除标准有利于读者验证研究结果和确定研究结果的推广应用价值。

（5）盲法衡量和分析结果,结果更真实、可靠。随机对照试验中,如果能够采用盲法测量研究结果,则可避免研究人员和患者所导致的测量性偏倚对结果的影响,增加结果的真实性和可靠性。

（6）高质量的单个 RCT,可成为系统评价的可靠资源。

2. 缺点

（1）随机对照试验比较费时,人力与财力支付较大。

（2）随机对照试验常常有严格的纳入、排除标准,删除了不典型的病例、有夹杂症的患者、预后差的患者及有禁忌证的患者,因此入选的研究对象具有良好的同质性。但往往也因此是大多数单个随机对照研究的结果受限于合格的被研究对象,导致其研究结果的代表性和外部真实性受到一定的限制。

（3）由于研究设计严格,患者入选前签署知情同意书,入选后的患者有权拒绝后续治疗,因此试验的实施具有一定的难度。

（4）安慰剂不恰当的应用、对照组措施选择不当或让受试对象暴露于某种有害致病危险因素,则会违背医德。

七、其他研究方法

（一）单病例随机对照试验

1. 原理和特点　单病例随机对照试验（randomized controlled trials in individual patient）是针对单个病例,以其自身作为对照,进行双盲、随机、多次交叉的试验,用于评价某种药物的疗效。试验本身的样本含量是1,不同病人的单病例随机对照试验研究结果也可以从统计意义上进行合并,得出更普遍的结论。它是对单个病人自身进行随机安排治疗期和对照期顺序,进行3轮或3轮以上的双盲对照治疗试验。治疗间隔需要有一段时间的空白期,也称为"洗脱期",以消除前一次干预措施的残余影响。双盲法实施干预措施是该试验必不可少的重要条件。

20世纪60年代,单病例研究首先应用于心理学研究领域,观察药物和行为干预措施的效果。80年代末,它正式作为一种研究方法应用于内科和疼痛缓解的治疗,以及评价药物在疾病和对症处理上的效果。随后,又广泛应用在姑息治疗领域。

2. 应用范围　单病例随机对照试验设计主要应用于在一段时期内症状稳定的慢性疾病,如重症肌无力、慢性疼痛（头、腹）、类风湿关节炎等。此外,少见病的治疗试验、门诊病人的治疗试验也可应用。单病例随机对照也可用于药物评价,即使个例病人也有机会进入药物治疗试验,拓宽了药物使用的范围,特别是对早期新药的评价。此外,启发假设,在异质人群中发现对某药物治疗有效的特殊人群亚组这些不适用于群体随机对照试验的也可应用单病例随机试验。

3. 单病例随机对照试验方案的具体设计和实施

（1）确定受试者和试验药物:病人应了解试验全过程,有权拒绝或中途退出,若同意进入试验应签署知情同意书。试验药物进入体内应能迅速起效,停药后应可快速被清除。若药物证明有效,病人应能长期服用。试验终止的指征是试验人员和病人均能明显看出两种治疗的差异。因此,应就试验结果与病人共同讨论,病人结合自身感受决定是否继续治疗以及由试验者确定或调整具体的剂量、服用方法和治疗时间等。

（2）确定观察指标或结局判定指标:该指标由病人和研究者共同商量决定,应符合病人自身情况,可选用主观症状,也可选用客观指标,如体征和实验室检查。指标可以是定性的（如有或无,阳性或阴性,有效或无效）,也可为定量指标,并且易于观察、记录和分析。

（3）制备试验药物和安慰剂（或对照药物）:两者在外观、气味、颜色、味道和包装上应一致,以保证严格的双盲,减少偏倚,确保试验的科学性。中药的辨证施治者应当与实施治疗者分开（由不同的试验者分别进行）。

（4）确定试验的轮数、期数、天数及洗脱时间:治疗期和对照期作为1轮,两者顺序随机编排。若药物在体内消除较慢,在治疗期后应安排一段时间作为洗脱期。

（5）记录试验原始数据：对整个过程中病人的症状体征变化，可采用相应量表加以详细记录（可由病人每日进行填写）。若出现较大的副反应，应立刻终止试验。

4. 单病例随机对照研究的优缺点

（1）优点

1）不论病人情况如何特殊，所获得结果都对患者有效，且可在短时间内从多种干预中选出最有效方案，使患者从该试验中直接获益，在医学伦理上也可减少争议。

2）该试验简单易行，易被病人接受，失访率低。

3）其设计方案符合循证医学原则，使其研究结果对单个患者的长期干预方案有极高的指导价值，其结果的证据等级高。

（2）缺点

1）由于病情的自然波动，两次治疗之间的病情可能不一致，影响了基线的可比性。

2）为了确保其可比性，有相当数量的药物和病种不适合用该试验。

3）获得结果的外推受到限制。

4）由于样本小、数据少，出现Ⅱ型错误（得出假阴性的结论）的概率增大。

（二）交叉试验

1. 原理和特点　交叉设计（cross-over design）是对两组被观察对象使用两种不同的处理措施，然后将两种处理措施互相交换，使两组中每例观察对象都能接受到两种处理措施，最后将结果进行对照比较的设计方法。通常此种研究应用于临床慢性病或慢性复发性疾病的治疗性研究中。

基于交叉设计的临床试验可分两个处理阶段，两个阶段之间有一个洗脱期（wash-out period），旨在使第一阶段的药物效应完全消失后，再进行第二阶段的处理，否则第一阶段的药物效应必然会对第二阶段的初期效应产生影响，另一方面也可避免患者的心理效应。洗脱期的长短视不同的处理措施而定，需要结合药物的半衰期，一般来讲至少需要 5 个半衰期的时间，从理论上来判断这时体内药物浓度，只有给药时的 3.125% 浓度水平。鉴于患者的体质、肝肾功能不尽相同，有时要做血中药物浓度监测来决定，或者适当延长洗脱期，以免第一阶段未代谢清除的药物影响第二阶段，夸大第二阶段的疗效。

因交叉设计的临床试验是在同一个体内进行两种药物的效果比较，所以容易保持一致性，消除个体差异，而且病例数量相对较少。但因观察期间延长，导致依从性下降；或因各个体的偶发事件，产生干扰，甚至失访的概率也相应增大。

而它的主要特征在于对照组的设置，在一个研究方案框架内既有自身对照又有平行对照。

2. 应用范围　本设计方案中的每个受试者，有先后两个阶段的试验观察期，加上阶段之间的洗脱期，观察时间较长，而且还要求疾病病情达到基线状态后方能进入第二阶段的试验，因此，交叉试验适合慢性病包括传染性慢性病的疗效和新药评价研究，尤其是迁延不愈、反复发作的慢性病，如骨关节疾病、阿尔茨海默病（Alzheimer's disease）、帕金森病等，但是这些众所周知的疾病基本上是中老年为主的疾病。

对于具有发病急、病程短等特点的一类疾病，如败血症、大叶性肺炎等，要想在同一病例中进行两种治疗方法的对比，显然不可行，此类疾病不适合进行交叉试验。

3. 试验研究方案的具体设计和实施

（1）病例选择：明确研究目的和提出检验假设的前提下，制定恰如其分的研究对象纳入和排除标准，纳入标准过严，不仅在有限的时间内难以得到所需样本量的受试者，而且限制了研究结果对目标人群的推导；排除标准设置过多、过细也会增加受试对象来源的困难，限制研究结果的应用价值。为尊重患者的权益和恪守医学伦理，必须向所有拟纳入的受试者或家属讲明研究的目的，所存在的利害关系，取得知情同意书（consent）后，方可进入试验。

（2）样本量估算：本设计方案由于包含如同配对的自身对照，一般所需样本量较少，约为 RCT 的半数。

（3）随机化分组（random allocation）：是将受试者随机地分配到试验组和对照组，每个受试者都有同等机会进入试验组或对照组，它与随机抽样（random sampling）是 2 个不同的概念。随机分组是使 2 组或多组受试者在临床特征、人口学特征、影响预后的非处理因素达到均衡分布，具有良好的可比性，减少选择偏倚。

（4）洗脱期：洗脱期时间的长短取决于药物的生物半衰期（$t_{1/2}$）一般需要 5 个半衰期，当药物残留低于 5.000% 时，可以认为基本清除，例如已知药物的 $t_{1/2}=6$ 小时，经 5 个 $t_{1/2}$ 即 30 小时后体内药物残留为 3.125%。此外，还要考虑到受试者的年龄，肝、肾功能及给药的途径等因素对药物清除的影响，酌情适当延长洗脱期。同类药物对组织的亲和力可有不同，其生物半衰期也有差异，例如同是血管紧张素转化酶抑制剂（ACEI），培哚普利的 $t_{1/2}$ 大于 24 小时，而卡托普利只有 2 小时。

（5）随访期：随访观察时间因疾病而异，结合疾病的自然史、临床特征设定观察的终点及观察指标，包括临床表现、查体所见、理化学检测等。

（6）盲法观察：是临床试验研究的又一个基本原则，是防止信息偏倚的重要手段。具体方法见随机对照试验。交叉试验流程图如图 1-1 所示。

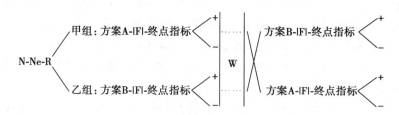

图 1-1　随机分组交叉试验模式图

4. 统计分析方法

（1）定性资料的分析：因为每一位受试者都要先后接受两种药物治疗或处理措施，所以每位受试者均可得到两种结果，自身就是一个"对子"，故在统计处理时采用配对卡方检验（表 1-4）。

（2）定量资料的分析：交叉试验所取得的数据很多都是定量资料，如血压改变、血糖变化等，可采用差值 t 检验、交叉试验的方差分析或交叉试验的秩和检验进行比较。

5. 交叉试验研究的优缺点

（1）优点

1）交叉试验属于前瞻性实验研究，因此能较强地论证前因后果的联系，使结论更具有说服力。

表 1-4 配对卡方四格表

		方案 B		合计
		有效	无效	
	有效	a	b	$a+b$
方案 A	无效	c	d	$c+d$
	合计	$a+c$	$b+d$	n

2）作为临床试验,非处理因素是极其错综复杂和不易控制的,而交叉试验免去了因此而要求先分层后随机分组的繁杂程序,提高试验的可行性和研究结果的真实性,达到客观公正地评价药物或疗法效果的初衷。

3）每位受试者都先后接受两种方案的处理,得到两种结果,故可减少样本数量。

4）患者自身先后做了两种疗效的比较,因而消除了个体差异。

（2）缺点

1）随访观察时间长易发生失访,降低依从性,增加试验过程中某些因素的干扰所带来的"沾染"等问题。

2）应用范围受限,只能用于慢性复发性疾病的对症治疗。

3）倘若患者的症状不复发,如溃疡病或支气管哮喘,则第二阶段开始时间可能远远超过洗脱期所需要的时间,拖延了研究周期。

（三）历史对照试验

1. 原理和特点　历史对照试验(historical control trial, HCT)也叫不同病例前后对照研究(before-after study in different patients),是一种非随机、非同期的对照研究方法。此型对照是一组受试者(试验组)接受新疗法,将其疗效与以前的某个时间用某种方法治疗的同类型受试者的疗效加以比较。历史性对照可分为两类:一类是以受试者本身既往的数据作为对照(没有接受治疗的、接受过相同或不同治疗的数据)。另一类是以既往其他病例的数据作为对照进行比较(没有接受治疗的、接受过相同或不同治疗的数据)。由于历史对照研究是非随机的,非同期的对照研究,事先未经过严密的科研设计,所以,有人认为历史对照研究不属于严格定义的科研设计方法,不相信历史对照研究的结果。有学者指出,对非控制的历史对照研究而言,研究者与研究对象对新疗法有显著或中等程度的偏爱发生在87%的研究中。医生均想证明新疗法有效,正是由于这种人为的偏爱,使过去许多通过历史对照研究认为有效的方法,最后被严格的 RCT 所否定。

在历史对照试验研究中,现在患某病的患者均接受了新的疗法,将所得结果与以往文献或本院病历资料比较,所以可以减少一半的样本量,不涉及伦理学问题,节省时间和资金。但在采用这种设计方案时,需特别强调两组间的可比性,即除了治疗因素以外,其他影响结果的因素在两组之间应尽可能地相似。包括年龄、性别、种族、地区、生活习惯、病情、病程、随访时间等。但实际情况却是,历史对照与现患者在许多方面都存在差异,如疾病的诊断标准、疾病的自然病程、疾病的分型、预后判断标准,以及患者的生活方式、心理因素等,特别是一些现认为对疾病预后有重要影响的因素,而在过去却尚未被人们所认识,或因条件所限当时不能测量而无记录,无法保证组间可比性。在开展历史对照研究时,研究者在分析比较结果时,一定要对可能影响结果的混杂因素进行详细讨论,包括影响的程度和倾向。否则,将会不可避免地产生混杂性偏倚,从而部分或全部地掩盖或夸大了所研究因素与结果之间的真实联系。

2. 应用范围　历史对照研究多用于临床疗效研究,以往由于大多数临床医生不了解科研设计,在进行临床疗效研究时,多采用与文献资料对照,或与自己本单位以往的病历作对照,得出的结论多数是不可靠的,有时甚至是错误的。但对于那些诊断清楚,自然病史和预后都很明确,不予治疗则必死无疑的恶性疾病或罕见疾病来说,历史对照研究是唯一合理选择。

3. 历史对照试验方案的具体设计和实施

(1) 历史性对照资料的选择

1) 以文献资料作对照:采用文献资料作对照要求该病的自然史、诊断标准和治疗措施在一段时间内比较稳定或变化不大,以比较和评定目前干预措施的疗效。但由于不是同一时期的病例,因此应注意两组病例在人口学特征、病情特点与预后因素等方面的可比性。特别是关于研究对象特征的详细描述在大多数文献资料中极少见到,故在比较时应十分谨慎。

2) 将本单位的历史资料作为对照:这样的资料来源比上一种要好,因为同一单位疾病的诊断标准及预后措施的变化容易掌握,会增加可比性。

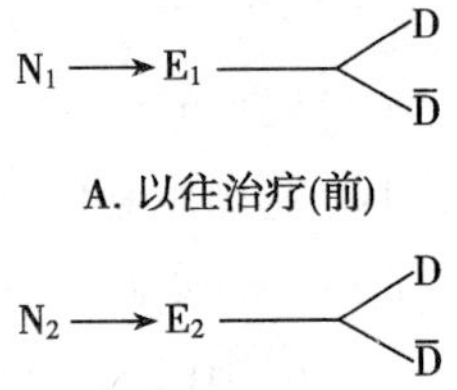

图1-2　历史性对照试验的设计模式

(2) 设计模式:具体如图1-2所示。

(3) 结果分析:本设计方案是两组不同病例,在不同时期进行研究的结果比较,故计数资料应做 χ^2 检验,而计量资料应用 t 检验,与自身前-后对照研究的统计分析方法配对检验完全不同,如表1-5所示。

表1-5　不同病例前-后对照研究四格表

使用方法	结果		合计(a)
	有效	无效	
是(后)	a	b	$a+b$
否(前)	c	d	$c+d$

(4) 统计学方法:不同病例前-后对照研究的计量资料用 t 检验,计数资料采用四格表校正 χ^2 检验,其校正卡方检验公式为:

$$\chi^2 = \frac{(|ad-bc|-n/2)^2 n}{(a+b)(b+c)(a+c)(c+d)}$$

4. 历史性对照试验的优缺点

(1) 优点

1) 由于在研究中给予所有的研究对象均为新的干预措施,患者和临床医生均易接受,所以较易实施,避免了一些医学研究的伦理问题。

2) 由于是与以前的资料作比较,过去的病历资料作为历史性对照的丰富资料,减少了一个研究组,从而节省了研究经费和时间。

3）因同期治疗方案只有一个,没有选择性,可高度减少自愿参加者的偏差。

（2）缺点:该方案最主要的缺点是试验组和既往治疗组间的可比性,因为疾病自然史可随时间的变化而发生变化,疾病的诊断方法和标准、纳入和排除标准、治疗方法和水平也会因时而异,这就使今昔两组病例在疾病的特征和预后因素等方面不可比,从而使研究工作难以实施。

（四）整群随机对照试验

1. **原理和特点**　整群随机对照试验(cluster randomized trials)是将研究对象以群组为单位进行随机分配的一种试验设计,而不是将单个观察个体随机分配到不同干预组的研究方法,也称为组随机试验(group randomized trials)。在很多情况下,医疗卫生干预是在群体水平上实施的,如针对社区人群的健康教育、针对医生实施指南的干预等,这种情况下很难以个体为单位进行随机分组;同时,整群随机试验设计可以更好地避免不同干预之间的污染(contamination),因此在公共卫生与医疗服务领域有着广泛而重要的用途。

整群随机设计资料特点:①该类型试验的研究个体之间不具有相互独立性;②从试验中获得的数据的主要特征是反应变量的分布在个体间不具有独立性,而是存在地理距离内、某行政划区内或特定空间范围内的聚集性;③同一群内个体的反应比不同群间个体的反应有更大的相似性,从而造成的群间变异是群随机试验有别于个体随机试验的主要特点。

2. **应用范围**　该方法主要适用于非治疗性干预评价研究,如生活模式的改变等。在这些研究中,随机化的单位可以不同,可以是相对较小的组,如家庭,或整个社区,也可以是工地、医院、班级等。也有报告不常见的较大的随机化单位,如运动队、部落、宗教组织等。

如针对社区人群的健康教育、针对医生实施指南的干预等,这种情况下很难以个体为单位进行随机分组;同时,整群随机试验设计可以更好地避免不同干预之间的污染,如疫苗的接种,因此在公共卫生与医疗服务领域有着广泛而重要的用途。

3. **整群随机对照试验的具体设计和实施**　整群随机的具体实施类似于传统随机对照试验,在这里不多做介绍,具体见图1-3。需要注意的是,在群随机试验中,由于同一群内的个体具有一定的相似性,从而产生了群内相关,而群内相关的存在使得有关个体指标的方差发生了膨胀,这样当随机化单位是群体,而统计推断单位是个体时,若误用传统的统计分析方法,则由于忽视群效应所造成的方差膨胀容易产生虚假的统计显著性结论,增大了统计推断的Ⅰ型误差;同样,若误用传统的样本含量计算公式则会低估群随机试验所需的观察个体数,产生了一个低把握度的试验设计,增加了统计推断的Ⅱ型错误。鉴于这些问题可能造成的严重后果,国外已将由于群内个体相关所造成的方差膨胀列为报告群随机试验结果的必需指标。对那些涉及大量观察对象、耗费大量财力和时间的社区干预试验,正确估计样本含量,保证其必需的统计效能十分重要。与传统的样本含量计算公式相比,群随机试验必须对群内相关系数进行预先估计,ρ 可通过以往相似的研究或预试验获得。

4. **整群随机对照试验的优缺点**

（1）优点:在很多情况下,医疗卫生干预是在群体水平实施的,如针对社区人群的健康教育、针对医生实施指南的干预等,这种情况下很难以个体为单位进行随机分组;同时,整群随机试验设计可以更好地避免不同干预之间的污染,因此在公共卫生与医疗服务领域有着广泛而重要的用途。

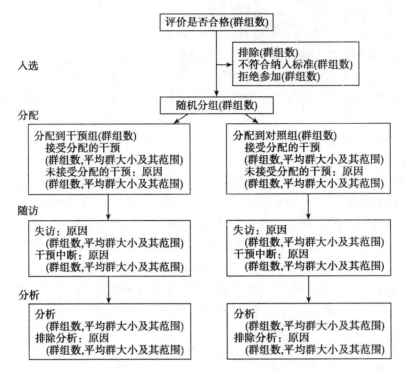

图1-3　整群随机对照试验的设计流程图

（2）缺点

1）在整群随机化对照试验里,通常群组的数量相对较少,因此并不能保证比较组间基线特征差异完全由机会造成。

2）在设计方面由于同群的个体往往较不同群的个体在干预结果上具有更为相似的结果（非独立性）,因此在同样的样本量下,整群随机对照试验提供的信息会少于个体化随机试验。

第四节　中医骨伤科学临床研究的质量控制

临床研究结果的真实性、可靠性与临床研究中的每个步骤均密切相关,研究设计、实施、分析阶段都可能存在偏倚和机遇,影响结论的科学性。为了使结论可信,要从研究者和患者两个方面来进行质量控制。患者方面主要是提高依从性,研究者方面主要是减少机遇和各种偏倚。

一、患者依从性处理

（一）患者依从性的概念

依从性（compliance 或 adherence）又称顺应性,指人们对所要求做的一件事,所采取的响应性行为及其程度,在临床研究中包括研究人员依从性、患者依从性等。患者依从性（patient compliance）指患者行为与医嘱的一致性。患者忠实执行医嘱,称完全依从;患者遵从医嘱但并不严格,称部分依从;患者基本不遵从医嘱,称不依从(non-compliance)。患者依从性是影响临床研究质量的重要因素之一,是临床医学科研工作的关键环节。一个真正有效的医疗措施,如果患者依从性差,如拒绝服药或不按时服药,则可能出现无效的假阴性结果,因此可能导致治疗实验失败。即使是最好的治疗计划,病人不依从也会失败。因此良好的依从性与正确的诊断、有效的治疗一样重要。

（二）影响患者依从性的因素

在临床研究中,影响患者执行医嘱行为的因素很多,主要包括患者自身因素、病情因素、治疗因素及其他因素等。

1. 自身因素　包括患者的态度、知识及经济状况等。①态度:积极的配合可提高依从性,如遗忘是依从性差的最常见表现之一,而积极的态度显然可减少遗忘发生。反之,患者讨厌治疗甚至厌世轻生会降低依从性。②知识:知识缺乏以至于不理解治疗可导致依从性差,而知识程度很高但是不信任治疗也可能导致依从性差。③经济状况:经济条件越差越可能不依从。

2. 病情因素　主要是极端病情。①病情较轻:基本不影响正常生活,不足以引起重视。②病情危重:丧失治疗信心,或严重影响生活质量,可导致患者拒绝接受治疗。③研究中患者病情突然恶化,必须终止试验治疗。

3. 治疗因素　包括治疗方案复杂性、治疗时间及治疗药物副作用等。治疗方案越是复杂、治疗时间越长、治疗药物副作用越大越容易出现不依从。

4. 其他因素　如医生的态度、家庭的支持及医患沟通等。

（三）提高患者依从性的措施

在临床研究及临床实践中,很难要求患者完全依从。但为保证研究结果的真实性及治疗效果的确实性,应当充分考虑依从性的影响并设法提高患者依从性。

1. 健康教育　是提高患者依从性重要的宏观途径,主要通过改善患者态度和增多患者知识而提高依从性。态度方面,健康教育帮助患者树立正确的健康观念,并调动健康保健的积极性和主动性,增强治愈的信心。知识方面,健康教育使患者对疾病及其治疗有一定的了解,从而认识到治疗的意义和目的以及遵守医嘱的重要性。教育方式多样,如书面资料、宣传画廊以及媒体播映等。

2. 医患沟通　是提高患者依从性重要的具体途径,有效的医患沟通不仅可以改善患者态度、增加患者知识,还可以使患者正确看待病情,并衷心配合治疗。良好的医患关系可多途径提高依从性。具体措施如耐心解释治疗方案和用药方法,详细说明试验意义,不厌其烦解答患者疑问,主动家访等。

3. 医疗环节　包括改善诊断方法、改进治疗方案、提高服务质量及适当的随访等。无创的诊断方法、合理的给药方式、简化的治疗方案、优质的服务态度及易于接受而又便于督查的随访间隔可提高患者依从性。

4. 其他方法　如加强试验管理、坚持持续督导及鼓励家庭支持等,还可以进行预实验评估依从性以找出影响因素,借此调整治疗方案。

必要时要对患者依从性进行评估,评估方法包括:①清点药量:即清点应服药量与实服药量,如患者实服药量超过应服药量的80%为服药依从性好,而低于80%为服药依从性不好。②药物测量:通过检测血和尿中的药物浓度或其代谢产物浓度,来衡量患者依从性,尤其适合于半衰期长的药物。③临床观察:某些疗法,只要完全依从,就可治疗成功,于是如果不成功,则说明不依从;某些药物,有明显药物反应,如果无反应,则提示不依从。④其他方法:如建立就诊档案、询问或问卷调查服药情况等。

（四）不依从资料的处理

一般而言临床研究患者的依从性不可能是100%,可能存在不依从的情况,对这些不依从的资料可以采用意向治疗分析(ITT)方法或敏感性分析,根据其结果然后下最后的结论。

1. ITT方法　指参与随机分组的对象,无论其是否接受该组的治疗或没有遵从医嘱服药,最终仍纳入所分配的组进行疗效的统计分析,保证了随机化分组的均衡性,是一种保守的、低估疗效的、谦虚的分析方法。

2. 敏感性分析　主要用于失访病例。如果结果为计数资料的研究,由于不能确定试验组和对照组退出患者的结局,通常将退出的病例作为治疗失败处理,或者将治疗组退出的病例作为治疗失败,而对照组退出的病例作为治疗成功处理,这种分析方法称为"最差情况的演示分析"。如果结果为计量资料,可以采用推移(carry forward)的方法,将治疗前或最后一次随访测定的结果作为最后分析的测定值。

如果经过ITT分析或敏感性分析处理后,临床和统计学意义与没有经过这样处理的结果一致,则结论具有稳定性、真实性。如果处理后,前后结果不一致,则应该慎重下结论,说明结论的稳定性和真实性存在问题。

二、偏倚

多数临床研究是抽样研究,即通过样本测量推测总体情况,而由于变异存在,无论设计如何严谨,样本测量值与总体真实值总会存在差异,这种差异称误差(error),误差并非错误,错误可以避免,而误差不可能绝对避免。

误差包括抽样误差(sampling error)与系统误差(systematic error)。抽样误差又称随机误差(random error),指抽样本身导致的误差,是抽样研究固有的,无方向性,随机变化,可通过扩大样本量来降低。系统误差指测量过程中的某些恒定因素导致的确定性误差,是人为的,有方向性,不随机变化,无法通过扩大样本量来控制。系统误差在医学研究中又称偏倚(bias)。

偏倚是指由于标准不规范、仪器不准确、试剂不符合规格等非研究因素干扰所形成的测量值倾向性地(偏高或偏低)偏离真实值的现象。无论是病因探索研究、临床疗效观察还是诊断试验等,偏倚可以产生于研究过程的任何一个环节,如设计、实施、资料分析和结论推导等。偏倚歪曲了研究的真实性和可重复性,使研究结果偏离真实值而失去临床价值,在临床科研工作中,如果不采取必要措施来控制偏倚,将会得到错误的结论,导致研究工作失败,所以有效地控制偏倚具有重要意义。严格的临床随机对照试验加上双盲的观察方法,能有效控制已知和未知的偏倚的影响。

偏倚按产生的原因及性质可分为选择性偏倚(selection bias)、信息偏倚(information bias)及混杂偏倚(confounding bias)三大类。

（一）选择性偏倚

1. 选择性偏倚的概念　选择性偏倚指由于选择和纳入观察对象的方法不正确,使选入的研究对象与未被选入者之间在暴露或疾病相关的特征上存在系统性差异而导致的偏倚。

选择偏倚主要产生于研究设计阶段,使各组研究对象存在除研究因素以外的其他因素分布的不均衡性,因而导致研究结果系统偏离真实情况。选择偏倚是研究中首先遇到的偏倚,在病因研究和防治研究中较多。

2. 选择性偏倚的种类

(1) 入院率偏倚(admission rate bias):又称伯克森偏倚(Berkson's bias),指由于只选择医院的住院或门诊病人作为研究对象而引起的偏倚。不同疾病入院率各异,原因各异,受医疗条件、居住地区、经济文化、医保制度及疾病严重程度等多方面因素的影响,存在病人对医院、医院对病人双方的选择性,使以医院为基础选择的病例样本,不是病例全体的随机样本,故难以反映总体情况,从而造成入院率偏倚。由于具有某因素和不具有某因素的患者入院率不同,导致该因素与研究疾病形成虚假联系。在多个医院、或同时在医院或社区选择研究对象,可能降低偏倚程度。

(2) 现患病例-新发病例偏倚(prevalence-incidence bias):又称奈曼偏倚(Neyman's bias),是指由于只选择现患病例作为研究对象而引起的偏倚。现患病例与新发病例在病程、病情及疾病类型等方面可能存在差异,现患病例实际是典型病例,而忽略了该病的不典型病例、轻型病例、痊愈病例及死亡病例,从而出现选择偏倚。某些现患病例可能主动规避暴露因素,使其暴露状态发生改变,发生偏倚。选择新发病例为研究对象可降低此类偏倚。

(3) 检出征候偏倚(detection signal bias):又称揭露伪装偏倚(unmasking bias),指由于只选择有检出征候的病例作为研究对象而引起的偏倚。某因素与所研究疾病无因果联系,但该因素能促使一些症状或体征即检出征候出现,因而求医受检,人为提高了该病早期的检出率,导致该因素与该病有因果联系的错误结论。在病例对照研究中,若入选病例主要为有检出征候者,而对照来自产生所有病例(有检出征候与无检出征候)人群时,暴露的危险性通常被夸大,从而高估关联强度。

(4) 无应答偏倚(non-respondent bias):无应答者指由于各种原因对研究内容不予回答的研究对象,若无应答者与应答者在某些重要的特征或暴露上存在差异,则产生无应答偏倚。无应答原因包括不了解研究目的、调查内容太烦琐、研究对象患病或文化低等。无应答使得从应答者中研究出的结论并不能反映研究因素与疾病的真实联系。无应答偏倚在观察性研究或实验性研究中均可发生,其大小主要取决于应答率的高低与不应答者的特征。

$$应答率 = \frac{实际调查人数}{应调查人数}$$

应答率最低限为80%。如果应答率过低或两组间无应答者分布差异显著,则易产生无应答偏倚。要避免无应答偏倚,应保证足够的应答率。年龄大、文化水平低的研究对象应答率较低;城市居民应答率高于农村居民;关心个人健康的人应答率较高;此外,在不同的疾病各类患者中会出现复杂的无应答偏倚。

(5) 易感性偏倚(susceptibility bias):指由于各比较组研究对象对所研究疾病的易感性不同而产生的偏倚。影响易感性的因素包括年龄、体质、环境、习惯、教育及社会经济状况等。易感性差异导致所研究疾病与暴露因素的虚假联系,即易感性偏倚,常见于职业毒物危害研究及传染病研究,研究对象过于集中于某一职业特定人群。如研究某职业危险因素与某疾病的关系,选择长期暴露于职业危险因素的工人为研究对象,而这些工人相对于一般人群,可能具有较好的健康状态,即易感性低,因为易感性高者可能从不选择此职业,或选择后很快离去,从而导致此危险因素与疾病无关的错误结论。故又称健康工人效应偏倚(healthy worker effect bias)。

3. 选择偏倚的控制　选择性偏倚主要在设计阶段出现。

(1) 严谨设计(rigorous design):良好的设计是科研顺利的保证。由于选择偏倚主要发生于设计阶段,而且一旦发生便难以消除,因此研究伊始应充分了解和评估各种可能出现的选择偏倚,并做到细致、全面和严谨的科研设计。如选择研究对象要根据严格的入选与排除标准;采用严密、合理的对照设计;使用正确的抽样方法等。

(2) 随机化(randomization):随机化是控制选择偏倚最有效的方法之一,包括随机抽样和随机分配。随机抽样使研究对象有均等的被选择机会,从而使研究样本有代表性;随机分配使研究对象有均等的被选择机会进入各比较组,从而使各非研究因素在各比较组均匀分布。即尽量使各比较组除研究因素以外其他各种条件都保持均衡,从而有效防止选择偏倚。

(3) 多途径(multi-path):通过多途径选择病例和设立多组对照以尽量减少选择偏倚。如选择医院病例作为研究对象时,可在统一的诊断标准前提下,从多所医院选择病例。在病例对照研究中,可选用两个或两个以上的对照组,其中之一来自社区一般人群,其他来自医院。通过比较不同对照组结果来评估偏倚程度,使研究结论更加真实可靠。

(4) 应答率(response rate):提高应答率或降低无应答率以尽量减少无应答等偏倚。可采取宣传研究意义、简化调查手段、做好组织工作等手段尽量减少无应答、失访或不依从等情况。若无应答率或失访率超过10%,需在无应答者或失访者中进行随机抽取部分个体,设法获得相关资料,并与应答者比较,以评估偏倚程度,若两部分对象在影响研究结果的因素上差异不明显,则说明偏倚较小,研究结果可信,反之结论要慎重。

(5) 诊断标准(diagnostic standard):应采用国际公认的诊断标准,并严格掌握研究对象的纳入标准与排除标准。根据标准选择研究对象,使研究对象能较好地代表其所出自的总体。

(二) 信息偏倚

1. 信息偏倚的概念　信息偏倚又称观察偏倚(observation bias)或测量偏倚(measurement bias),指由于观察或测量方法有缺陷,使各比较组从研究对象获取的资料或信息存在系统性差异而导致的偏倚。信息偏倚主要产生于研究实施阶段,可发生于各种流行病学研究中,可来自于研究对象、研究人员、测量仪器及方法等。①研究对象:指有意无意提供不真实信息,如忘记服用某药物;②研究人员:指有意无意选择性收集某些信息,如更愿意挖掘阳性信息;③测量仪器:如测量误差等。

2. 信息偏倚的种类

(1) 回忆偏倚(recall bias):指由于研究对象对发生在过去的调查因素记忆失真或不完整而导致的信息偏倚。回忆偏倚多发生于病例对照研究及回顾性队列研究中,在现况研究中也可出现。由于记忆的限度,回忆偏倚难以完全避免。产生回忆偏倚的原因很多,事件发生的时间距离越长,记忆越不清晰,越易发生回忆偏倚;回忆偏倚还与调查因素对研究对象的影响程度、研究对象的性格特点、心理状态、文化程度及个人经历有关。

(2) 报告偏倚(reporting bias):又称说谎偏倚(lying bias),指由于研究对象有意地夸大、缩小甚至谎报某些信息,即虚假报告而导致的偏倚。回忆偏倚是无意的,而报告偏倚是有意的。报告偏倚最常见于敏感问题的调查,如调查性乱史、青少年吸烟史及未婚流产史等,被调查者可能不如实报告。报告偏倚还可见于为达个人目的而谎报,如涉及劳保、福利及职业危害调查等,研究对象可能会夸大某些暴露信息;而在健康调查时,研究对象可能会为继续从事该职业而缩小患病信息。

（3）诊断怀疑偏倚（diagnostic suspicion bias）:研究人员已知研究对象的某些暴露因素,并怀疑研究对象患有相关疾病,于是在诊断过程中对暴露者和未暴露者采取不可比的做法,这种主观倾向性所致的研究结果偏倚称诊断怀疑偏倚。如研究人员对暴露者进行非常细致的检查,而忽略非暴露者的变化,这样搜集的资料会出现诊断怀疑偏倚,多见于临床试验和队列研究中。

（4）暴露怀疑偏倚（exposure suspicion bias）:研究人员已知研究对象的患病情况,并怀疑与某暴露因素有关,于是在病例组与对照组采取不可比的做法探索可疑的暴露因素,这种主观倾向性所致的研究结果偏倚称暴露怀疑偏倚。如仔细询问病例组某因素的暴露史,而简单处理对照组,这样搜集的资料会出现暴露怀疑偏倚,多见于病例对照研究。

（5）归类错误偏倚（misclassification bias）:归类错误偏倚或称错分偏倚,是由于试验方法具有随机误差或者系统误差引起的。由于测量的不准确或者由于不同组间测量方法的不统一,例如资料收集者的主观性或者不同组采用不同的观察者抑或测量方法在组间并不完全一致,这就发生了错分,即本应是病人,错将其分入了对照组,而本应是分到对照组,错将其分入了病例组。

3. 信息偏倚的控制　信息偏倚主要产生于研究实施阶段或资料收集阶段。

（1）盲法（blinding）:是消除主观因素影响的有效手段,指在研究中,研究人员和研究对象均不知道研究对象的分组情况及具体研究目的和内容,以避免主观因素影响,保持观察客观性。如在病例对照研究中,研究人员不了解研究对象的疾病诊断;在队列研究中,研究人员不了解研究对象的暴露情况;在临床试验中双方均不了解分组状态等。盲法可分为单盲、双盲及三盲,是减少信息偏倚的重要方法,如避免诊断怀疑偏倚、暴露怀疑偏倚或报告偏倚等。

（2）质控（quality control）:即对所有做法进行质量控制,统一培训、统一标准、统一方法、统一调查技巧等。质控是克服信息偏倚的重要手段,如研究人员制定明确统一的标准并严格实施;测量仪器使用统一校正的标准一致的仪器;调查者使用统一的调查表;调查变量使用统一的客观指标等。

（3）调查技巧（survey techniques）:提高调查技巧也是克服信息偏倚的有效手段。在询问调查时,可适当增加看似与调查内容无关的变量来分散调查者或被调查者的注意力,降低主观因素的影响,此法特别适用于不能使用盲法时。为减少回忆偏倚,可选择与暴露史有联系的鲜明记忆目标以助其联想。为减少报告偏倚,可通过调查知情人或相应的调查技术获取正确的相关问题的信息。

（4）其他:如研究人员的科学态度;尽量使用定量指标等。

（三）混杂偏倚

1. 混杂偏倚的概念　混杂偏倚又称混杂（confounding）,指由于一个或多个潜在的混杂因素（confounding factor）的影响,使研究因素与疾病（或事件）之间的联系被掩盖或夸大,从而错估真实联系而导致的偏倚。

混杂因素又称混杂因子或外来因素(extraneous factor),是导致混杂偏倚的关键,指与研究因素和研究疾病均有关,若分布不均则可歪曲研究因素与疾病之间真实联系的因素。其基本特点是:①必须是所研究疾病的独立危险因子或保护因子;②必须与研究因素(暴露因素)有关;③必须不是研究因素与研究疾病因果链上的中间变量。具备这几个条件的因素,如果在比较的人群中分布不均,将导致混杂偏倚。可见混杂因素是一个与暴露因素和疾病都有关的因子,在暴露组与非暴露组均是危险因子,并在人群中的分布与暴露因素的分布相关,但因果关系中的中间变量不是混杂因素。混杂偏倚主要发生在设计和资料分析阶段,常见于多病因疾病的病因研究,不会发生于单病因疾病研究。

2. 混杂偏倚的分类　混杂偏倚主要分为两个类型:①正混杂偏倚:指混杂因素夸大了暴露因素与疾病的关联;②负混杂偏倚:指混杂因素减弱了暴露因素与疾病的关联,即实际存在的关联被低估了。

3. 混杂偏倚的控制　混杂偏倚主要发生在设计和分析阶段。

(1) 设计阶段

1) 随机化(randomization):指在设计阶段以随机化原则进行抽样,并使研究对象有均等的机会进入各个比较组,从而使未知混杂因素在各比较组中分布均衡,以控制混杂偏倚。随机分配可分为简单随机分配与分层随机分配。简单随机分配适用于对混杂因素了解不多时,直接将研究对象随机分配。分层随机分配适用于对主要混杂因素充分了解时,根据已知混杂因素将研究对象分层,然后再将每一层的研究对象随机分配,从而使其他未知混杂因素分布均衡。随机化在临床试验中最为常用。

2) 配比(matching):又称匹配,指为研究对象选择对照时,将混杂因素作为配对因素,使各个比较组分配具有同等混杂因素的对象,从而控制混杂偏倚。匹配因素应是已知混杂因素或有充分理由怀疑的混杂因素。配比可分为个体配比(pair matching; individual matching)和频数配比(frequency matching)。个体配比指为病例组的每一个研究对象匹配一个或几个具有相同特征的对照,使每个对子具有某些相同的特征;频数配比又称成组配比,指为一个病例组匹配一个混杂因素频率相同或相似的对照组,使两组具有相同或相似的特征。配比在非实验性和实验性研究设计中均可应用,由于与许多疾病关系密切,年龄和性别是较常用的配比因素。

3) 限制(restriction):指在设计时对研究对象的入选条件予以限制,使各比较组在人口学特征或在疾病特征上相同或相似。例如前述在研究出生序次与21三体综合征的关系时,考虑到年龄可能为混杂因素,可只选某一年龄组的妇女作为研究对象,从而控制了年龄的混杂作用。由于限制混杂因素的同时,也限制了暴露因素和疾病的发生范围,故限制的方法常仅用于控制特别重要的混杂因素,且限制后需保留适当的样本数,以免影响研究结果的代表性。

(2) 分析阶段

1) 分层(stratification):指将已知的或可疑的混杂因素按不同水平分层,再分别加以分析。分层是资料分析阶段控制混杂偏倚的最基本方法,尤其适用于设计和实施阶段出现误差而已无法更改资料,在分析阶段经过分层分析,可以控制混杂因素的影响。包括单纯分层分析法和 Mantel-Haenszel 分层分析法。

2) 标准化(standardization):即利用率的标化将需比较的两个率或多个率进行调整,使可疑的混杂因素在各组中得到同等加权从而获得标化率,标化率具有可比性,可避免混杂因素的影响。

3) 多因素分析(multivariate analysis):混杂因素较多时,由于分层后层内样本过少,分层分析不再适用,此时可应用多因素分析,如多元协方差分析、logistic 回归模型、Cox 比例风险模型及对数线性模型等。

三、机遇和抽样误差

(一) 机遇和抽样误差的概念

当某一事件的出现是由概率的影响而发生时,就称为机遇(chance)。机遇是由随机变异引起,机遇造成的误差就是抽样误差。例如,抛硬币,出现正面和反面的概率就是机遇,如果我们不断抛掷,出现正面和反面的次数会逐渐相等,最终接近一半,也就是概率分别为50%。当抛掷有限的次数时,会发现出现正面和反面的概率有明显的差异,比如 10 次中正面出现 7 次,反面出现 3 次,这样的结果与最终真正的结果之间的差异,就是机遇与抽样误差。

在临床研究时,不可能对所有的患者进行研究,只能抽样进行研究,如果抽取的人数太少,不同临床特点的患者被抽样的机会不同,即使采用随机分组的方法,也不能使两组均衡可比。理论上,只要我们无法对所有的患者进行观察,就不能避免机遇的影响。实际上,研究人数达到基本的样本要求,就可以将机遇控制在可以接受的范围。如统计学上 $P<0.05$ 或采用 95% 可信区间(95% CI),就是要求将机遇影响而出现假阳性错误的概率控制在<5%。

(二) 估计机遇的大小和对临床研究结果的影响

为排除机遇在临床科研中的干扰,应设法估计由机遇所致假阳性或假阴性错误的概率。假阳性错误在统计学上又称 I 类错误,其概率用 α 表示,假阳性错误在于当两种疗法间不存在差异,而下结论认为两疗法间存在差异。假阴性错误又称 II 类错误,其概率用 β 表示。假阴性错误是当两疗法事实上有差异,但下结论时认为两疗法无差异。

P 是对假设检验中 I 类错误概率的估计。当 $P \leqslant 0.05$,说明研究中所出现的差异结果,单由机遇、碰巧所致的概率很小(≤5%),按统计学一般公认的标准为小概率事件,认为几乎不可能发生,所以研究结果的差异没法用机遇来解释,即可以接受实验组疗法比对照疗法更加优越的结论。当 $P>0.05$,说明由于机遇出现研究结果有差异的概率较大(>5%),不能认为两组之间疗效真的有差异。

第 II 类错误,即假阴性错误,其概率用 β 表示。当一项研究中的两种相比较的疗法确有差异,但因该项研究只是一个小样本研究,机遇会有较大的可能性使结果呈现出两疗法疗效相似,于是结论是两疗法无差异,此即假阴性错误。β 是无法估计的,可以通过控制 $1-\beta$(把握度或者检验效能)来实现控制 β 的目的。研究设计阶段,根据科学的样本量计算公式,计算出所需要的最小样本量。足够的样本量,可以减少机遇导致假阴性错误的概率,提高识别阳性结果的能力(power)。

另一种估计机遇在临床研究中作用大小的方法是直接对效应量进行估计,比如危险因素与疾病的关联测量 OR 值,除了点估计以外,需同时给出对可能包含真实值的可信区间(confidence interval, CI)的估计。可信区间是表明机遇所致的围绕真实值的随机变动范围,一般应用 95% 可信区限。效应量的 95% CI 的估计与假设检验可以达到相同的目的。例如,

OR 的 95% CI 包含 1,说明如果进行 100 次同样的研究,OR 值等于 1 的概率大于 5%,不是个小概率事件。又如,某治疗效果评价,两组间某结局变量的差异的点估计值显示组间具有差异(如均数差,不等于 0),如果其 95% CI 的估计显示上限和下限的范围中不包含 0,表示如果重复该研究 100 次,有 95 次效应量差异的组间差异的估计都不等于 0,等于 0(无差异)的概率 <5%。效应量的 95% CI 的估计是根据自样本测得的效应值的点估计值和标准误来计算的,如 $P \pm 1.96 s_p$(其中 P 是效应值,即某疗法的疗效,s_p 为率的标准误的估计值,1.96 是决定正态曲线下双侧 95% 面积的 α 的正态离差),说明总体的真实效应值有 95% 的机会在 $P \pm 1.96 s_p$ 范围内。其范围的大小反映了研究对效应估计的准确度,变动范围越狭,真实值越稳定、确实。如果两项疗法各自的 95% CI 不相交,可以认为两疗法差异显著。可信限的另一重要优点在于它给出了具体值,使研究者依此从临床意义的角度评价该项统计学显著意义是否同时也有临床意义。

(三) 减少和控制机遇与抽样误差

扩大样本量可以减少机遇。在抛掷硬币时,抛掷次数越多,结果越接近真实的结果。临床研究时,纳入越多的病例,就会更多地减少机遇对研究结果的影响,这也是大样本研究、Meta 分析扩大样本量使结果更真实可靠的主要原因。但是片面追求大样本,往往会造成人力、时间和费用上的浪费。样本过小,则往往会造成假阴性,影响研究结果的正确性。所以正确估算样本大小,也是临床科研设计中一个很重要的问题。足够的样本量是研究结果可重复性的重要保证。

(四) 机遇与偏倚的关系

机遇和偏倚是影响临床研究质量的两个不良原因,它们影响了结果的可重复性和真实性。机遇和偏倚存在于任何一种研究设计中,常同时存在。偏倚通过完善的设计、正确的测量、适当的统计分析加以控制。机遇是任何抽样研究都无法避免的,只能通过扩大样本量,限制其容许范围,通过统计学分析估计其大小。

四、真实性和可靠性

(一) 真实性和可靠性的概念

真实性(validity)是指研究结果与真实情况符合的程度;可靠性(reliability)又称可重复性和精确性。偏倚是系统误差,影响最大的是真实性;机遇是随机误差,影响最大的是可靠性。真实性和可靠性是两个不同的概念,真实度高的研究并不一定是精确度高的,真实度低的研究精确度也可以高。

(二) 内部真实性和外部真实性

临床研究不可能对研究的目标人群总体都进行研究,只能抽取一部分样本来进行研究,这里有一个抽样的过程,要考虑抽取的样本是否能代表总体。抽取的样本进行研究一般都需要将样本病人分成观察组和对照组,然后再寻找一个研究指标对两组研究对象进行测量,测量以后就获得数据,两组数据有无差异要经过统计学处理,最后获得研究结论。如研究设计优良的临床研究,避免了各种偏倚,说明方框内的科研质量是好的,所获得的结论内部真实性(internal validity)是好的,是可信的。但该结论应用于临床,我们还必须要考虑外部真实性(external validity),即所获得的结论能否推广到你所医治的患者、其他患者也是可信的,也就是说所获得的结论是否适用于目标人群还需要在实践中加以检验。在科研设计过程中对上述每一步骤都需要认真考虑如何来控制研究质量,因为一有疏忽、考虑不周就会影响科研结果的真实性。

样本选择性偏倚的问题,即所选研究人群对其所要代表的总体人群代表性不佳,是临床科研中值得注意的问题。多数临床研究是在三级医院中开展,三级医院是重病集中处,所选研究对象可能代表了较为严重的那部分病人,三级医院中获得的结论有时在一般人群中可能并不适用。

(三) 临床研究质量控制

临床研究质量控制主要目的是提高研究结果的真实性和可靠性,控制偏倚和机遇。机遇是抽样误差,随着样本增大,抽样误差可能缩小,当多次重复研究时,其平均研究结果会越来越接近真值。临床研究的对象是患者,许多影响因素有时很难控制,因此临床研究特别容易产生偏倚。偏倚是系统误差,其造成的与真值之间的偏差不会随着研究重复次数的增加而变化,所以更难控制。为了提高研究质量,要从各个环节进行质量控制,才能保证研究结果的真实、可靠。

1. 树立群体观念,减少样本偏倚,选择有代表性的样本　不同的医院级别、不同的患者来源都会影响研究结果,提倡多中心研究,使各种轻、中、重型病情的患者都参加研究,这样的结果外推性更好。

2. 重视科研设计方案(protocol)的撰写和开题　设计是临床研究实施前的重要步骤,设计的严谨、科学直接影响结果的正确性,认真撰写设计方案,研究开始前召开课题开题会议,邀请临床流行病学、医学统计学等方法学的老师一起参加讨论方案的科学性、可行性十分重要,防止走错路、走弯路。

3. 制定临床研究操作手册(manual of procedure,MOP)　设计方案是研究的总体路线图,MOP 就是为整个研究提供每一步的路线指导,MOP 在临床试验中也称为标准操作规程(standard operating procedure,SOP),包括每一步的具体信息和注意细节。MOP 是在研究方案的基础上进行细化和扩展,不论是实验室研究、流行病学研究或是临床研究,均应该包括所有完整的和详细的操作流程记录、评估方案和数据处理流程。研究方案和 MOP 之间最大的区别是 MOP 十分详细,以至于每个研究人员(包括医学统计人员)都能根据 MOP 正确地完成所有的任务,包括临床和实验室任务。假使一个高中生拿到 MOP,打开 MOP,都可以完成数据输入和完成所需要的报告。临床试验中十分注重 MOP,但是其他的临床研究中往往不重视,事实上所有的临床研究都应该制定 MOP。

4. 减少各种偏倚　选择性偏倚主要发生在设计阶段,由于选择研究对象及将研究对象分成观察组和对照组时采用的方法不正确所造成的系统误差,强调随机化原则进行分组常能有效地控制选择性偏倚的产生。测量偏倚产生于实施阶段,系由于观察组和对照组两组病人所采用的测量和观察方法不一致所造成的系统误差,采用切实严格的盲法常能有效地控制测量偏倚的产生。混杂偏倚主要发生在资料分析阶段,但应当在设计阶段加以考虑。配对、分层、多因素分析是消除混杂性偏倚的重要方法。

5. 减少机遇和抽样误差　设计阶段要重视样本量的估算,根据不同的研究类型、α 值、β 值、各组间差异等计算合适的样本量。不能临床能够收集到多少患者就是多少样本量。

6. 提高依从性　依从性是在临床研究中,患者在执行规定的研究试验措施时所接受和执行的程度。依从性是影响临床研究结果质量的因素之一,尤其是对比组间存在依从性差异时,造成的偏倚就会更大。研究对象的不依从或偏离规定的研究程序,往往是多方面所造成的,因此,在临床科研设计时,必须对依从性进行认真研究,如为什么会产生不依从,怎样提高依从性等。

7. 临床试验要严格遵守临床试验管理规范(good clinical practice,GCP) 在 GCP 中提及临床试验的质量保证,主要包括 4 条:①申办者及研究者均应严格遵循临床试验方案,采用 SOP,以保证临床试验的质量控制和质量保证系统的实施。②临床试验中有关所有观察结果和发现都应加以核实,在数据处理的每一阶段必须进行质量控制,以保证数据完整、准确、真实、可靠。③药品监督管理部门、申办者可委托稽查人员对临床试验相关活动和文件进行系统性检查,以评价试验是否按照试验方案、标准操作规程以及相关法规要求进行,试验数据是否及时、真实、准确、完整地记录。稽查应由不直接涉及该临床试验的人员执行。④药品监督管理部门应对研究者与申办者在实施试验中各自的任务与执行状况进行视察。参加临床试验的医疗机构和实验室的有关资料及文件(包括病历)均应接受药品监督管理部门的视察。其他临床研究可以借鉴 GCP 进行管理和质量控制。

中医骨伤科学临床研究展望

中医骨伤科的各种治疗手段和药物选用,需要采用公认的评价体系。RCT 是目前进行中医骨伤科学临床研究的最佳选择。过分强调中医骨伤科临床的特殊性,对评价体系进行过多的"改良"并非明智之举。切实跟从 RCT 的要求,拿出确有影响力的数据,才能将中医从疗效备受争议的漩涡中挽救出来。为了配合中医骨伤科随机对照试验的开展,应着手解决中医 RCT 相关的基础问题,如术语的标准化、证候诊断的标准化、中药材的质量控制、临床报告的规范化等。这是一项基础性很强的系统性工作。尽管这些问题并不直接影响 RCT 的进行,但是影响其结果的认受性。针对中药治疗骨伤科疾病的 RCT,按照 RCT 的设计要求,规范中药材的质量控制,是提高这一类 RCT 质量的基础。针对病证结合类型的 RCT,开展相关疾病证候类型的流行病学调查,配合基础性工作的开展,可大幅提高 RCT 结果的认受性。在扎扎实实开展中医药 RCT 的基础上,开展系统评价,应是中医骨伤科学临床研究的发展方向。

(王拥军 梁倩倩 李 楠)

参 考 文 献

1. 施杞,王和鸣. 中医骨伤科临床研究[M]. 北京:人民卫生出版社,2009.

2. 王拥军. 实验骨伤科学[M]. 北京:人民卫生出版社,2012.

3. 卞兆祥. 中医药临床研究疗效评价中存在的问题与对策[J]. 世界科学技术-中医药现代化,2007,9(4):91-95.

4. 樊粤光,王拥军. 中医骨伤科学基础[M]. 北京:中国中医药出版社,2014.

5. 盖国忠,张志强,陈任波,等. 对中医药临床研究结局评价问题的研讨[J]. 环球中医药,2013,5(5):321-324.

6. 刘峘,谢雁鸣,翁维良,等. 国家科技支撑计划 7 个课题现场监查问题与建议[J]. 中华中医药杂志,2010,25(10):1631-1633.

7. 李萍萍. 浅谈中医临床研究的科学证据[J]. 中国肿瘤,2006,15(6):352-353.

8. 杜宝俊.中药新药临床研究方案设计中相关问题探讨[J].中国临床药理学与治疗学,2005,10(9):1073-1075.

9. 夏冰,曹毅,陈健.临床研究中伦理学若干问题思考[J].世界科学技术-中医药现代化,2013,15(4):721-724.

10. Cui XJ,Trinh K,Wang YJ. Chinese herbal medicine for chronic neck pain due to cervical degenerative disc disease[J]. Cochrane Database of Syst Rev,2010(1):CD006556. doi:10. 1002/14651858. CD006556. pub2.

第二章　中医骨伤科学临床研究 继承与发展

中医骨伤科的发展沿革,印证着中医药的发展历程,也从一个侧面反映了中国历史文化发展的变迁。随着人类历史的演变,随着社会生产力的进步,简单工具的使用、金属工具与机械的运用、连年的相互征战,这些都使人类创伤疾患逐渐增多,同时也对医疗的需求越来越多,医治诸多创伤疾病的手段也随之不断丰富与完善。

中国伤药的发展源远流长,早在《周礼》卷九中就有"凡疗病,以五毒攻之,以五气养之,以五脏药疗之,以五味节之"。这是我国现存最早的医学文献记载,阐述了伤科用药的原则。

中医骨伤科疾患包括损伤和骨病两大部分,其中损伤又包括了骨伤、筋伤和骨伤杂症。《外台秘要》卷第二十九中记载此病有两种:"一者外损,一者内伤。"外损是指骨伤,即皮肉筋骨的损伤。内伤,是指外力作用引起机体气血、脏腑、经络功能紊乱的损伤性疾病,实与骨伤科杂症相同,如损伤兼有表证、损伤后期阴虚邪热不解、损伤后脾虚湿胜等,这些都是损伤后机体功能失调的病症,属于骨科杂症范畴。故中医骨伤科疾患的药物治疗可分为损伤和骨病两方面的治疗,包括损伤内、外治法和骨病内治法两大类。

在中医骨伤科的临床治疗中,药物治疗是其重要的组成部分,是中医骨伤科治疗的特色之一。骨伤科内服用药遵循中医辨证施治的原则,而外用药则有敷贴药、撒掺药、涂擦药、熏洗药、热熨药、药条等种类。

第一节　中国伤药临床研究与发展

一、中国伤药临床研究概论

伤药特指中药中可用于治疗创伤类疾病的药物。其产生和发展过程与中药相同,都是在我国劳动人民长期与疾病斗争的过程中,逐步发现,并归纳总结而来的。

(一) 中国伤科常用药物

伤科疾病主要分为骨折、脱位、筋伤、内伤及骨病五部分,多由于外伤所致。外伤侵袭必伤及人体血脉,血脉受损则出现血溢脉外、气滞血瘀。故伤科辨证论治首重气血,理血理气药物是伤科最常用的一类药物。另外,根据病症、伤情、受伤时间的不同还可酌情配伍续筋接骨、补益肝肾、调和阴阳药物,现将骨伤科常用药物简述于下。

1. 理血药　指主要作用于血分,具有调节血液运行作用的一类药物,主要作用有防止出血、活血通脉。按其作用可分为止血药和活血药。

（1）止血药:凡具有防止人体内外部出血,约束血液运行于脉内作用的药物即为止血药。

全身各脏腑器官、四肢百骸皆有赖于血液濡养,对人体至关重要。出血是伤科疾病早期出现的主要症状之一,人体受伤后,内、外部都有可能出血,血能载气,出血过多会导致气随血脱,最终气血双亡,危及生命。失血量的大小还直接关系着损伤的预后,因"有形之血不能速生",故失血过多时,伤处缺少血液滋养,损伤的修复也较为缓慢;而当失血量不大时则相对修复较快。因此,受伤后及时而有效的止血对保存生命及损伤愈后都有重要作用。

本类药物根据其药性可分为凉血止血药、化瘀止血药、收敛止血药。在临床上可以根据病人具体情况随证配伍,如伴有内出血的患者,因其出血的同时多兼有血瘀,故临证时多选用化瘀止血药,或在运用止血药的同时少量配伍活血化瘀药物;如患者出血的同时,伴有血热、迫血妄行者,应选用凉血止血药,或者止血药配伍清热凉血药物;如患者气虚症状明显,为气不摄血证,应随证配伍补气药以达止血之功效。

止血药临床应用时应注意以下几点:①有无瘀血,若瘀血量大,纯用止血药有留瘀之弊;②如果患者出血量大,气息衰微,四肢厥冷,出现气随血脱之证时,在运用大剂量止血药的同时须配伍补气药,即所谓"有形之血不能速生,无形之气所当急固"。

临床常用药物有蒲黄、三七、血余炭、艾叶、仙鹤草、白及、藕节、大蓟、小蓟、地榆、白茅根、侧柏叶、紫珠等。

（2）活血药:指能促进血液运行,祛除瘀血的药物,称为活血药。

血行瘀滞贯穿于伤科疾病的始终,尤其以疾病后期表现明显,伤后血脉受损本身即可导致血行瘀滞,加之损伤出血所致离经之血阻滞血脉,更加重了伤后血瘀的程度。瘀血既为病理产物又为病因,严重影响骨折愈合和损伤的修复。"血不活,则瘀不去;瘀不去,则骨不能接",说明了活血药在伤科用药中的重要地位。

活血药物种类繁多,临证时应根据病人证候和药物特性选择配伍。"气行则血行",故临床上活血药多与行气药物配伍使用,以加强活血之功效。另外,如合并风寒湿痹,则应配合祛风通络药物,以增强疗效。

本类药物药力较强,有些药物具有破血逐瘀的作用,故素体虚弱、妇女、儿童或伴有血虚证者临床运用应慎重。

临床常用药物有川芎、乳香、没药、延胡索、丹参、姜黄、益母草、鸡血藤、红花、桃仁、五灵脂、牛膝、苏木、刘寄奴等。

2. 理气药　具有调节人体气机运行功效的药物,称为理气药。由于人体气与血是不可分割的两部分,气能生血也可以行血,人体气的充沛与运行的条达与血液的运行与生成关系密切。外伤侵犯人体常常造成局部经脉损伤,导致气机运行停滞,气滞加重了血瘀的程度。若创伤较大,伤及人体元气,则造成气虚之证,同样会加重血瘀与出血。故骨伤科在治疗上非常重视理气药物的运用,主要可分为行气药和补气药两种。

（1）行气药:伤科疾病中由于跌打损伤、外邪侵袭等原因,多造成气机郁滞。所谓"气为血之帅,血为气之母",故临床上气滞与血瘀经常共同发生,两者互为因果,故治疗上也需要兼顾,与活血药一样,行气药也是骨伤科药物治疗非常重要的一类药物。

行气药药性多辛温香燥,走窜之力较大,且易耗气伤阴,故临床上伴有气虚及阴虚的病人应慎用,或者配伍相应补气药及滋阴药。

临床常用药物有陈皮、青皮、枳实、枳壳、香附、木香、乌药等。

(2) 补气药:外伤侵袭人体,常致人体耗气伤血,此时常常要用到补气药。补气药在补气的同时,由于气能生血,故有间接补血的功效。人体元气充沛可以防止出血,加强行血之力,故又有止血和行血的作用。大失血时在补血的同时,大补元气是重要的治疗措施,所以补气药在伤科治疗中运用广泛。

本类药物多药性较平和,大多性甘温,因为脾能统血,又为后天之本,可以生血,故伤科常用的补气药以补益脾肺之气的药物为主。

临床常用药人参、党参、黄芪、白术、黄精、甘草等。

(二) 中国伤药疗法

伤科药物疗法是在根据中医辨证论治体系对损伤进行辨病辨证,得出正确诊断后,运用伤药内治或外治,使伤科疾病康复的疗法。

1. 内治法　内治法是运用中药汤剂口服治疗骨伤科疾病的方法,临床上多根据损伤后各个时期的特点辨证论治,分期治疗,即骨伤科"三期辨证"治法。

(1) 初期治法:损伤初期是指伤后1~2周以内,此期的特点是损伤刚刚发生,轻者经脉受损,气血运行受阻,重者伤及血脉,瘀血凝滞。故本期的病机以气滞血瘀为主,故治法以攻下逐瘀、行气消瘀、清热凉血为法。

1) 攻下逐瘀法:跌打损伤导致血脉受损,恶血留滞,阻塞经脉。《素问·缪刺论》:"有所堕坠,恶血留内,腹中满胀,不得前后,先饮利药",即受伤后应使用攻下逐瘀法。这符合《素问·至真要大论》所述"留者攻之"之意。"下"法在应用时要注意年老体弱、气血虚弱者、妇女妊娠及月经期均应慎用或禁用。本法常用的方剂有桃仁承气汤、复元活血汤、大成汤等。

2) 行气消瘀法:本法来源于《素问·至真要大论》"结者散之"的治疗法则。损伤后气滞血瘀,结聚凝滞经脉,但病人不能承受攻下逐瘀,或气滞较重者均可应用本法。常用方剂有桃红四物汤、血府逐瘀汤、活血止痛汤等。年老体弱及妇女妊娠、月经期慎用。

3) 清热凉血法:本法用于跌仆损伤导致热毒内盛,迫血妄行之证。属于《素问·至真要大论》所述的"热者寒之"之意。常用方剂有犀角地黄汤、清营汤、五味消毒饮等。应用本法时要注意寒凉太过损伤阳气及寒凉败胃,故素体阳虚或脾胃阳虚之人慎用。对于热邪不盛者应用时应注意配伍行气消瘀法,避免冰伏热邪。

(2) 中期治法:损伤中期是指损伤后3~6周后,此期损伤已经处在逐渐恢复过程中,肿痛较前有所减轻,但瘀血还未完全消散。考虑到此期处在气血、阴阳逐渐调和的过程中,应采用八法中的"和"法,具体有和营止痛法、接骨续损法、舒筋活络法。

1) 和营止痛法:适用于在损伤初期已经经过"下"法或"消"法的治疗,瘀滞、肿胀尚未完全消退,继续用"下"法或"消"法有损伤正气之时,可以使用本法。常用方剂有和营止痛汤、七厘散、正骨紫金丹等。

2) 接骨续损法:本法在和营止痛法基础上发展而来,适用于瘀血、肿胀基本消退,筋骨已经续接,正在修复过程中。治疗以接骨续筋为主。常用方剂有续骨活血汤、八厘散、新伤续断汤等。

3）舒筋活络法:本法适用于损伤后,此时肿痛基本消失,但仍残留关节屈伸不利,软组织存在粘连或有风寒湿邪残留伤处。治疗上以行气活血、祛风通络为主。常用方剂有舒筋活络丸、舒筋活血汤等。

（3）后期治法:损伤后期指损伤后 7~10 周后,此期组织损伤已经基本修复,瘀血、肿胀已经消退,但由于损伤日久,仍有组织粘连,关节屈伸不利,或仍有余邪留存,肝肾不足。治法应以调养气血、补益肝肾、强筋壮骨为主。具体治法有补益气血法、补养脾胃法、补益肝肾法、温经通络法。

1）补益气血法:伤科疾病多伤及气血,且长期卧床也可导致气血虚弱、筋骨萎软之征。根据《素问·至真要大论》"损者益之"之法,采用补益气血之法,使气血旺盛,筋骨得健。常用方剂有八珍汤、四君子汤、十全大补汤、四物汤等。

2）补养脾胃法:损伤后日久气血亏虚加之长期卧床常导致脾胃气虚,脾胃为后天之本,脾胃气虚则无力运化水谷精微,加剧气血亏虚。治疗应补养脾胃,促进脾胃运化,则气血得生,筋骨得健。常用方剂有健脾养胃汤、归脾丸、补中益气汤等。

3）补益肝肾法:因为"肝主筋""肾主骨",损伤后为使受伤的筋骨尽快恢复,必须保持筋骨的强健,故在损伤后期常用补益肝肾法以强筋壮骨。本法多结合补气养血法同时运用。常用方剂有健步虎潜丸、左归丸、右归丸等。

4）温经通络法:损伤后期可有风寒湿邪残留伤处及关节,至气血凝滞、关节屈伸不利。应予温经通络法,驱除风寒之邪,使经络畅通、气血条达。符合《素问·至真要大论》"劳者温之""损者益之"之旨。常用方剂有大小活络丹等。

2. 外治法　外治法即将药物直接运用在患者体表或受伤部位,通过体表的吸收达到活血化瘀、行气止痛、舒筋通络、行气消肿的作用。在中国伤科漫长的发展过程中,历代医家积累了丰富的外治经验,具有简单、经济、疗效好的优势,对于口服药治疗有困难的患者尤其适合,在中国伤药学中占有重要地位。按剂型分类可分为敷贴药、擦药、熏洗药、热熨药、酒醋疗法、中药离子导入疗法。

（1）敷贴药

1）药膏:药膏即临床常用的软膏。通过药物和特殊基质混合而成的半固体制剂,使用时直接涂抹在皮肤表面或伤处。按其功效可分为以下几种:①活血化瘀、消肿止痛类:用于损伤后瘀血、肿胀、疼痛剧烈者,常用的有消瘀止痛膏、消肿散等;②舒筋活血类:用于各种筋伤,瘀血、肿胀已经开始消退者,常用的有活血散、三色敷药等;③续筋接骨类:用于骨折或严重筋伤患者,患者肿胀消退者,常用的有外敷接骨散;④生肌长肉类:用于创伤后已无出血,伤口正在愈合者,常用的有生肌玉红膏;⑤温经通络类:用于瘀血、肿胀已消,仍有关节屈伸不利,软组织粘连,或残留风寒湿邪者,常用的有温经通络药膏。

2）膏药:膏药是通过将药物提炼或溶解后与特殊的基质混合,在将其涂在一定的衬背材料上制成。膏药常温时一般为固体,用前需加热使药物软化再贴于病处。随着加工工艺的改进,现在很多膏药已经不需要预热,使用便捷性大大提高。

膏药按其所应用的基质不同可分为以铅肥皂为基质、以橡胶混合物为基质、以树脂为基质。按其功用可分为:①损伤类,其主要作用为活血化瘀、强筋壮骨;②风湿类,其主要作用为祛风散寒、通络止痛;③软坚化结类,其主要作用为活血祛瘀、软坚化结。临床常用的膏药有狗皮膏、太乙膏、坚骨壮筋膏等。

3)药粉:即将药物碾成粉末状,装瓶备用,用时直接洒在创面,或者配合膏药使用。多具有温经通络、消肿止痛作用。常用的药粉有丁桂散、桂麝散、四生散等。

(2)擦药:擦药按剂型可分为药水、油膏、药粉3类。

1)药水:药水多用白酒作为溶媒,将药物用酒浸泡,使药物中的有效成分溶解于酒中所制成的药剂。酒精具有良好的溶解性,是很好的溶媒,并且酒精具有助长药力、易于吸收的特点,另外酒精本身就有活血散瘀的作用。药水多具有祛风散寒、舒筋通络的作用,常用的有跌打油、正骨水等。

2)油膏:油膏是用药物与香油熬制后加入蜡所制成,所选取药物多具有温经通络、活血散瘀的作用。应用时多配合推拿按摩手法以加强药效。

3)药粉:药粉为药物研末制成,选取药物多为活血化瘀药物,使用时可在伤处轻柔按摩,以达到活血化瘀、消肿止痛之功。

(3)熏洗药:熏洗药即药物煎汤后熏洗患处的一种疗法。主要是借助温热之气,使患者腠理疏松,药力借助热度得以透过皮肤被人体吸收。熏洗药多选取具有活血化瘀、祛风除湿作用的药物。对损伤后风寒湿痹、关节屈伸不利等病症效果明显。

(4)热熨药:热熨药的作用机制与熏洗药相同,多用于身体不便熏洗的部位。

1)熨药:熨药即腾药,将药物放于布袋中,蒸制后熨烫患处,具有化瘀消肿、舒筋通络的作用,常用的有正骨烫药。

2)坎离砂疗法:即将醋加入坎离砂中,利用其热量使药力渗透的一种疗法。它的作用包括坎离砂内药物的药力和其发热的热效,具有活血化瘀、祛风散寒的作用。

(5)酒醋疗法:即将具有活血化瘀、祛风散寒、通痹止痛作用的药物加入酒和醋中,敷于患处,再用红外线照射加热,使药力渗透患处的一种疗法。对风寒湿痹、瘀血阻络等病症有效。

(6)中药离子导入疗法:中药离子导入疗法是用微弱的直流电将药物离子导入患处,使之被人体吸收的一种疗法。本法同时有药物的药力和直流电的电疗作用,故临床疗效颇佳,现已在临床上推广,对关节痹症等慢性病疗效显著。

二、中国伤药的应用与发展

在人类漫长的进化过程中,难免受到野兽、火器等的伤害,在人类治疗这些创伤时发现一些药物可以促进创伤愈合或有限制伤势发展的作用,这些药物逐渐被人类从种类繁多的药物中分离出来,形成一类可以治疗各类创伤疾病的药物,即伤药。

(一)商周时期的伤药学

我国奴隶社会发展到商代已经较为发达,社会生产力大幅度进步,文字也在逐渐形成,对骨伤科疾病有了相关文字记载,在商代甲骨文中有"疾足""疾止"等病名的记载。人类开始发现一些植物、矿物及动物可以作为药物治疗伤科疾病。在1973年河北藁城县台西村商代遗址中,发现了药用的桃仁、郁李仁等果实种仁。这说明在当时桃仁等伤科常用药物已经用于临床。这一时期,首次合用多种药物治疗疾病,这是人类历史上最早的方剂,也标志着中医复方的产生,具有里程碑式的意义。

　　周代是我国奴隶社会的鼎盛时期,这个时期社会经济、文化水平都达到了较高的程度,这一时期由于奴隶社会中奴隶主与奴隶间矛盾加剧,导致奴隶起义及奴隶主间争夺利益的战争连年不断,这也间接促进了伤科及伤药的发展。《周礼·天官·疾医》载:"以五味、五谷、五药养其病,以五气、五声、五色眡(视)其死生,两之以九窍之变,参之以九藏(脏)之动。"这说明五行学说已经用于指导临床诊断及治疗。《周礼·天官·疡医》载:"疡医,掌肿疡、溃疡、金疡、折疡之祝药刮杀之齐。"说明当时伤科已经有了初步的分科,并在治疗上根据疾病性质分为药物治疗和手术治疗。《周礼·天官·疡医》载:"凡药以酸养骨,以辛养筋,以咸养脉,以苦养气,以甘养肉,以滑养窍。凡有疡者,受其药焉。"以上文字详细记载了伤科用药的治法,并指明了具体的组织和药物性味的对应关系,以酸、辛、咸、苦、甘、滑6种药物性味,分别对应治疗骨、筋、血脉、气血、肌肉和九窍的疾病。《诗经》是我国第一部诗歌总集,记载药物100余种,其中不乏多种伤科用药,如枸杞、菟丝子、艾草等。

　　这一时期文献所论述的药物外敷,伤口清创术及用药物侵蚀死骨的治疗方法及原则,直到今日仍在应用,并且为后世奠定了理论基础。可见当时伤科学及伤药学已经达到了相当高的水平。

　　(二)　秦汉时期的伤药学

　　商周时期为伤科学及伤药学的发展奠定了基础,在秦汉时期,对前人的治疗原则、方法及用药经验进行了进一步总结和完善,伤科疾病的治疗方法及药物又有了新的发展。

　　《五十二病方》是目前我国发现最早的医学文献,也是最早的方剂学专著。全书收录方剂283首,病名103个,其中包括很多伤科疾病,如"诸伤""金伤""刃伤"等,并对其治疗方剂进行了记录。《黄帝内经》是我国现存第一部内容比较全面的医书,也被认为是中医学的奠基之作。本书记录了多种伤科疾病,并对其治疗有很大的指导意义。《素问·至真要大论》云:"寒者热之,热者寒之,微者逆之,甚者从之,坚者削之,客者除之,劳者温之,结者散之,留者攻之,燥者濡之,急者缓之,散者收之,损者温之,逸者行之,惊者平之,上之下之,摩之浴之,薄之劫之,开之发之,适事为故。"这些治法时至今日仍然指导着伤科疾病遣方用药。《神农本草经》是现存最早的本草学专著,共载药365种,并将药物分为上、中、下三品,涉及伤科常用药物共有107种,比较全面地记载了伤科常用药物。汉代医学家张仲景所撰写的《伤寒杂病论》,其中不乏治疗伤科疾病的名方,如"桃仁承气汤""抵当汤""大黄牡丹汤"等都是现今临床上仍常用的方剂。他提倡的汗、吐、下、和、温、清、消、补治疗八法广为流传,其中和、清、下、补、消五法是治疗伤科疾病的重要方法。华佗是汉代著名医药学家,其在伤科方面建树颇深,成功创制了"麻沸散",是世界上第一个使用麻醉药物的药学家,并首次在麻醉下进行外科手术。

　　(三)　晋至隋唐时期的伤药学

　　这一时期的本草学有了很大的发展,相继诞生了几部重要的本草学著作,在其带动下,伤药也随之快速发展,这一时期全国各地的交流明显增加,很多南方地区的药物和西北少数民族药物增加进来,大大丰富了伤药的药品种类。

　　《本草经集注》为梁代陶弘景所著,完整收录了《神农本草经》中所记载的药物,并在其基础上新增365种药物,共730种药物,其中《神农本草经》所载药物用"朱"笔书写,续增的药物用"墨"笔书写,正因为本书的存在才使《神农本草经》得以流传下来。《雷公炮炙论》为雷敩所著,本书主要记载中药鉴别及中药炮炙方法,是中药炮炙学专著。唐代《新修本草》是我国历史上第一部药典，共收录药物844种，并配有药图。《刘涓子鬼遗方》为龚庆宣所著，是现存最早的外科学专著，共收录方剂140余首，总结了前人治疗金疮、痈疽等外科疾病的经验，并提出止血、收敛、止痛、解毒的治法来治疗外伤。《肘后备急方》为东晋葛洪所著，本书所收录的方剂正如书名所示，均为单味药或者经验方，具有简单、方便、疗效好的特点。《备急千金要方》和《千金翼方》为唐代孙思邈所著，系统总结了唐代以前的方剂，其中包括大量伤科方剂，《备急千金要方》载方46首，《千金翼方》收录11首，这些方剂都颇具实用价值，如独活寄生汤等一直沿用至今。《外台秘要》为唐代王焘所著，全书共收录方剂6900余首，共分为40卷，1104门，为后世留下了丰富的方剂学资料，其中伤科方剂甚多，有重要参考价值。《仙授理伤续断秘方》为唐代蔺道人所著，是第一部骨伤科专著，共收录方剂45首。他很重视伤科疾病的内治法，"凡跌损，且服散血药"说明他重视瘀血在伤科疾病的病因病理方面的作用，在治疗上强调活血化瘀；"凡伤重者，未服损药，先服气药"，说明他强调气在伤科疾病中的作用，重伤者更应该重视气的损伤。他的治伤原则为重视气血在伤科疾病治疗中的作用，临床重视活血化瘀疗法，其创制的"四物汤"是千古名方，被后世医家推崇至今。蔺道人还重视方剂剂型的变化。在书中所载的方剂中，剂型有汤、丹、散、丸、贴剂及洗剂。本书在伤科学及伤药学史上占有重要地位，它的出现标志着伤科学及伤药学发展的一个高峰。

（四）宋、辽、金元时期的伤药学

伴随着医学受到政府的重视，这个时期伤科学及伤药学发展速度较快，其中宋代发展最快。宋代非常重视对医药著作的整理及对新治法、药物的收集，出现了一大批中药学著作。其中较为著名的有《开宝新详定本草》《经史证类备急本草》《本草衍义》。在方药学方面也有较大发展，《太平圣惠方》由王怀隐等收集整理而成，全书共100卷，共收录方剂16 834首；所载方剂涉及内、外、妇、儿各科，其中论述外科和伤科的内容共8卷，内含伤科方剂169首，治疗各种腰痛方剂140首，内容包括疮疡、汤火、金疮、跌仆损伤等。《圣济总录》为官方组织全国名医收集民间方剂，并结合宫内秘方整理而成，共收录方剂近20 000首；论述骨伤科内容共17卷，涉及跌仆损伤、金疮、痹证等疾病，其中治疗跌仆损伤的方剂179首。该书还介绍了麻醉药物，如草乌头、蓖麻子、曼陀罗等。《太平惠民和剂局方》是由宋代官方设立的药局所著，所收录方剂均为民间验方，全书共10卷，并分为痰饮、诸虚等14门，共收录方剂788首；其中专设"治疮肿伤折门"，收录方剂35首。《世医得效方》为元代医家危亦林所著，按照元代太医院所分的13科进行编排，共20卷；该书对各科疾病的治疗、方药均有论述，但以对骨伤科的贡献最大。危亦林首次记载了脊椎骨折，在骨折、脱位的复位手法上有所创新，并主张伤后早期功能锻炼以防止关节粘连。在药物学方面，《世医得效方》中所载伤科方剂大大丰富了伤科疾病的治疗手段，并且对麻醉药物有所研究，创制了"乌头汤"用于全身麻醉，并主张在麻醉下进行骨折整复，促进了伤科及伤药学的发展。《外科精义》为元代齐德之所著，为外科专著，上篇为医论部分，下篇为方药部分；全书共载外科方剂145首，内容涉及疮疡、附骨疽等疾病。

（五）明清时期的伤药学

明清时期是我国药物学及方剂学发展的又一个高峰，伤科学和伤药学也发展迅速，诞生了很多伤科学专著，极大地丰富了伤科学的内容。这一时期最伟大的著作是《本草纲目》，由明代药物学家李时珍所著；书中涉及伤科的部分收录治疗骨折、损伤的方剂189首，治疗腰痛的方剂 48 首,治疗痈疽的方剂 269 首;治疗痹证的方剂 137 首。《普济方》为明代朱橚编著,书中设有金疮门、折伤门、痈疽门、诸疮肿门、膏药门,其中折伤门收录方剂 256 首,膏药门载方 103 首,为后世骨伤科用药提供了重要参考。这一时期伴随着伤科学的快速发展,出现了一批骨伤科专著。《正体类要》为明代薛己所著,采用记录病例来说明治法、方剂的方式,共收录方剂 72 首,记载临床医案 84 例,对临床遣方用药有直接指导意义,实用性强。《景岳全书》为明代张介宾所著,内容涉及中医理论,内、外、妇、儿、骨伤等临床各科,其中"新方八阵"及"古方八阵"对伤科用药都有借鉴意义。《证治准绳》为明代王肯堂所著,内容包括临床各科,其中《疡科证治准绳》共 6 卷,1~5 卷论述各种外科病症,第 6 卷论述损伤类疾病,其对骨骼系统解剖的记载非常精确,对伤科疾病的诊治有很大参考价值。《外科正宗》为明代陈实功所著,内容涉及 100 多种外科疾病的病因病机、临床表现、诊断、治疗等方面,并附有病例;以"列症详,论治精"为特点,书中记载了当时先进的外科手术,如截肢术、气管缝合术等,并集合了唐代以来外科常用方剂。《医宗金鉴》为清代太医吴谦等所著,内容涉及中医理论、四诊、及临床各科;其中《正骨心法要诀》收录了历代骨伤科治法精华,共载方 91 首,其中八厘散、紫金丹等是至今仍常用的骨伤科名方。《医林改错》为清代王清任所著,他修正了前人在解剖学上的一些错误,对中国解剖学的发展有重要贡献。他对活血化瘀治法有深刻、独到的认识,创立了 5 个逐瘀汤,即血府逐瘀汤、身痛逐瘀汤、膈下逐瘀汤、通窍活血汤、少腹逐瘀汤,被后世伤科医家广泛应用。

（六）骨伤科的危机和新生

1840 年以后,中国逐渐沦为半封建半殖民地国家,随着西方文化的侵入,中医受到歧视,骨伤科面临危机。骨伤科的延续以祖传或师承为主,医疗活动仅限于规模极其有限的私人诊所形式开展。中医的许多宝贵学术思想与医疗经验借此才得以流传下来。

1949 年新中国成立后,我国中医药事业得到前所未有的发展。毛泽东主席明确指出:"中国医药学是一个伟大的宝库,应当努力发掘,加以提高。"这成为党和政府中医工作的指导思想。1986 年中华全国中医学会骨伤科分会成立,确定了中医骨伤科的发展战略。

第二节　中医骨伤科手法与导引临床研究与发展

一、中医骨伤科手法与导引临床研究概论

（一）中医骨伤科手法与导引的起源与发展

手法是指施术者或受术者自身通过双手或器具,按一定的规则和技巧作用于身体,达到治疗疾病、强身健体目的的一种手段。在医疗活动中起着重要作用,特别是在中医骨伤科临床实践中,更是重要的治疗手段。

在古文献中,手法被称为按摩、按乔、乔摩、案杌、矫摩、折枝、抑搔、推拿等。

人类掌握手法的规则和技巧,是漫长的生存斗争经验的总结。采用手法减轻病痛应该起源于动物的抚触本能,当动物身体受到损伤或疾病侵袭产生不适时,动物会本能地舐啄、抚触以减轻病痛。原始人在恶劣的生存环境中,在狩猎或部落争斗时,身体极易受到伤害,基于动物的本能采用抚摸、按压、揉捻减轻疼痛,长期重复的活动必然会积累经验、发现规

律,可以说手法应该是人类最早掌握的应对伤病的治疗方法,这样的推想符合辩证唯物主义的认识论。

据《素问·异法方宜论》:"中央者,其地平以湿,天地所以生万物也众,其民食杂而不劳,故其病多痿厥寒热,其治宜导引按跷,故导引按跷者,亦从中央出也。"手法应起源于中原地区。据《汉书·艺文志》所载,我国最初的手法学专著应该是《岐伯按摩十卷》,但此书已佚失。在此后的历代医籍中,手法一直是一种重要的治疗疾病、强身健体的手段。隋代所设置的全国最高的医学教育机构——太医署,有按摩博士的职务;唐代的太医署所设置的四个医学部门中就有按摩科,说明在当时已具备比较完善的手法治疗疾病的理论体系,以及大量的从业人群。

手法究其本源,并不是骨伤科的专属,在现存的历代文献记载中,手法作为一种治疗疾病、强身健体的手段,被内、外、妇、儿等各科广泛采用。但就其发展和应用来看,手法确实是中医骨伤科的重要治疗手段。如晋代葛洪在《肘后备急方》中记载了下颌关节脱位的整复方法,这是现存文献中记载的最早骨伤科手法,其方法科学合理,至今还在临床广泛应用。隋代巢元方在《诸病源候论》中把骨伤科手法列为骨伤科疾病的常规治疗方法。唐代蔺道人在《仙授理伤续断秘方》中比较系统地提出了"相度损处""拔伸""用力收入骨""捺正"等手法,为中医骨伤科手法体系的完善奠定了基础,书中记载的肩关节脱位背椅式复位法一直沿用至今。宋代《圣济总录》中记载:"凡坠堕擪扑,骨节闪脱,不得入臼,遂致蹉跌者,急须以手揣恸,复还枢纽。"已认识到骨伤的治疗目的是通过手法正骨恢复原来的解剖关系和功能。元代危亦林在《世医得效方》中记载了髋关节脱位的倒吊复位法和脊椎骨折的悬吊复位法,创造了利用身体重量牵引复位的方法,是世界医学史上的首创。清代吴谦《医宗金鉴·正骨心法要旨》将骨伤科手法归纳为"摸、接、端、提、推、拿、按、摩"八法。

导引是指按照一定规律和方法进行的肢体运动及呼吸吐纳,以防病、保健、康复的方法,是中医骨伤科功能锻炼的重要手段。

在古文献中,导引又称为道引、吐纳、调息、静坐、禅定、周天功、齐生方导引法。

导引术起源于上古,是原始人在生产、生活中积累的防病、健身、康复经验,早在春秋战国时期就已非常流行。"导引"一词最早见于《庄子·刻意》:"吹呴呼吸,吐故纳新,熊经鸟申,为寿而已矣。此道引之士,养形之人,彭祖寿考者之所好也。"此段文字说明导引的基本内容包括呼吸吐纳和熊经鸟伸等肢体活动,其目的是为了养形、益寿。

《吕氏春秋·古乐》载:"昔陶唐之始,阴多滞伏而湛积,水道壅塞,不行其源;民气郁阏而滞著,筋骨瑟缩不达,故作为舞以宣导之。"所谓"舞",即指手舞足蹈的肢体活动。说明在殷商时期肢体活动类的导引术就已经成为先民们防病、健身的措施。《山海经》中有"无骨子食气"的载述,说明至少在战国时期,已经有人采用呼吸吐纳的方法,达到延年益寿的目的。1973年长沙马王堆汉墓出土的《帛书》中,除有记载肢体活动术式的《导引图》外,还有记载呼吸吐纳的《却谷食气》;1984年湖北江陵张家山出土的汉简《引书》中记载了60余种导引术式的具体操作方法,40多种病症的导引治疗方法,涉及内、外、眼、耳、鼻、口腔、精神病等多科。可以说是一部完整的导引专著,后世流传的诸多导引术,如"五禽戏""六字诀""八段锦"等中的具体术式,皆可从中找出其雏形。此后,历代医籍中均有采用导引方法强身健体、治疗疾病的记载,如隋代巢元方《诸病源候论》中记载了根据五脏六腑诸病候的213种导引方法,可谓导引术的集大成者。

同手法一样,导引作为一种强身健体、治疗疾病的手段,在中医学的发展过程中一直在传承、发展,内可调理脏腑,外可疏理经络、筋骨。因此,导引也是中医骨伤科的一种重要治疗、康复、保健手段。《素问·异法方宜论》中有:"中央者,其地平以湿,天地所以生万物也众,其民食杂而不劳,故其病多痿厥寒热,其治宜导引按跷,故导引按跷者,亦从中央出也。"明代著名医学家张介宾在《类经》中对本文的解释云:"导引,谓摇筋骨,动肢节,以行气血,病在肢节,故用此法也。"说明导引在起源时就被用来治疗筋骨疾患。在历代的医籍中有大量的导引术应用于骨伤科疾病治疗的记载,如唐代蔺道人《仙授理伤续断秘方》中提出的骨折固定不要"夹缚"关节,固定后关节部位当"时时运动";南宋张杲《医说》中记载了筋骨伤后"搓滚舒筋"的运动方法等。

(二) 中医骨伤科手法与导引的分类

1. 中医骨伤科手法的分类　手法作为中医骨伤科的重要治疗手段,是骨伤科四大治疗方法(手法、固定、药物、练功)之一。《医宗金鉴·正骨心法要旨》说:"夫手法者,谓以两手安置所伤之筋骨,使仍复于旧也。"经历代医家积累、总结、规范、提高,已形成完备的手法体系,根据其治疗范围的不同可分为正骨手法、理筋手法两大类。其中正骨手法又可分为整骨手法和上骱手法。

(1) 正骨手法:传统中医骨伤科学把骨折和脱位的治疗统称为正骨,所以把治疗骨折和脱位的手法统称为正骨手法。随着对骨关节结构及损伤性质认识的提高,逐渐形成了整骨手法和上骱手法两类手法体系。

1) 整骨手法:医生运用双手或借助器具使骨折复位的方法,称为整骨手法。中医学对骨折及骨折治疗的认识历史悠久,据《周礼·天官·冢宰》记载,当时医生分为"食医""疾医""疡医"和"兽医",其中疡医的职责是"掌肿疡、溃疡、金疡、折疡之祝药、劀杀之齐"。唐代蔺道人《仙授理伤续断秘方》中介绍了拔伸、用力收入骨、捺正等骨折复位手法,基本涵盖了骨折复位的全过程,对后世影响深远。明代薛己《正骨类要》中记载有整骨手法19条,简明实用;明代王肯堂在《证治准绳》中也记载了许多正骨手法。清代吴谦等编撰的《医宗金鉴》在总结前人正骨经验的基础上,提出了"摸、接、端、提、推、拿、按、摩"八法,称为正骨八法。新中国成立后,在国家"中西医结合"方针的指引下,中医与中西医结合工作者对正骨八法进行了科学研究,加以改进创新和充实提高,提出了"手摸心会、拔伸牵引、旋转屈伸、提按端挤、摇摆触碰、夹挤分骨、折顶回旋、按摩推拿"等新正骨八法。

2) 上骱手法:医生运用双手或借助器具使脱位复位的方法,称为上骱手法。上骱手法与正骨手法一脉所承,具有简便易行、损伤小、关节功能恢复快等优点。

中医学很早就有对脱位及其治疗方法的认识,在医疗实践过程中,积累了许多整复关节脱位的手法。如晋代葛洪所著《肘后备急方》中,在世界上最早记载了颞颌关节脱位手法整复方法:"令人两手牵其颐已,暂推之,急出大指,或咋伤也。"唐代蔺道人《仙授理伤续断秘方》记载了髋关节脱臼,并分前、后脱臼两类,采用手牵足蹬整复手法治疗髋关节后脱位;利用杠杆原理,采用"椅背复位法"治疗肩关节脱位。元代李仲南所著《永类钤方》中,提出"有无黏膝"体征作为髋关节前后脱位的鉴别,至今仍有临床意义。清代胡廷光所著《伤科汇纂·上骱歌诀》中编著了身体各部位上骱歌诀,受当时认识水平、认识条件所限,对骨折与脱位的诊断有混淆之处,但明确提出了上骱手法与整骨手法的不同,"上骱不与接骨同,全凭手法及身功,宜轻宜重为高手,兼吓兼骗是上工,法使骤然人不觉,患如知也骨已拢"。当代中医骨伤科工作者根据现代生物力学、解剖学对脱位手法进行研究改进,提出了"手摸心会、拔伸牵引、屈伸回绕、端提捺正、按摩推拿"五法。

(2)理筋手法:理筋手法是指医生以外力作用于患者身体,达到治疗筋伤目的的方法,是中医骨伤科治疗筋伤的重要手段。采用理筋手法治疗筋伤的历史悠久,早在汉代张仲景所著《金匮要略》中就有记载采用导引、吐纳、膏摩的方法治疗筋伤疾病。唐代孙思邈所著《备急千金要方》中记载了"老子按摩法""天竺国按摩法",将治疗筋伤手法归纳为擦、捻、抱、推、捱、打、顿、捺等法,是有记载的较早的较系统的理筋手法体系。隋唐时期,国家设立的"太医署"中设有按摩科,按摩科中有按摩博士"掌教按摩导引之法,以除疾病,损伤折跌者正之",把损伤类疾病列入按摩科的治疗范围,此后历代医籍中均把按摩作为筋伤的重要治疗手段。

2. 中医骨伤科导引的分类　导引是起源于远古的一种康复、保健、延年手段,就其形式来讲,包括呼吸吐纳和肢体活动两部分内容。在源远流长的发展过程中,导引,特别是肢体活动类导引形式被较早应用于骨伤科疾病的治疗。根据其作用目的可以分为健身类导引和治疗类导引;根据其作用范围可以分为全身导引和局部导引。

(1)根据作用目的的分类

1)健身类导引:通过一定形式的肢体活动或配合呼吸吐纳,达到强身健体的作用。包括传统的"五禽戏""六字诀""八段锦"等,现代的"广播体操""广场舞"等。

2)治疗类导引:针对不同的疾病特点采用的主动或被动之活动,达到治疗和康复目的。如骨折的功能锻炼、治疗颈椎病的"颈椎操"等。

(2)根据作用部位分类

1)全身导引:按一定的术式及术式的编排组合进行的周身活动。如前述的"五禽戏""六字诀""八段锦"等,现代的"广播体操""广场舞"等。

2)局部导引:针对身体的一定部位进行的局部主动或被动活动。如《导引图》中的"龙登(上肢运动)""蚂(占)(冲拳运动)""印淬(扩胸运动)""螳螂(体侧运动)""满政(腹背运动)",以及现代的身体各部位功能锻炼法。

(三)中医骨伤科手法与导引的作用

1. 中医骨伤科手法的作用

(1)行气活血,消肿止痛:损伤导致脉络破裂,瘀血停滞,为肿为痛。施行手法可行气活血,消除瘀滞,达到消肿止痛的目的。

(2)理伤整复,接骨续筋:骨折、脱位、筋伤均可导致组织的位置异常。施行手法可使移位的组织回复到原来的位置,达到接骨续筋的目的。

(3)舒筋活络,解痉散结:筋骨的损伤和疾病常导致筋肉粘连和结节,关节活动障碍,通过手法作用可消散瘀结,剥离粘连,达到舒筋活络、滑利关节的目的。

2. 中医骨伤科导引的作用

(1)活血化瘀,消肿止痛:伤后瘀血凝滞,经络阻塞不通引起疼痛和肿胀。局部与全身导引能起到推动气血流通,促进血液循环的作用,达到活血化瘀、消肿止痛的目的。

(2)行气运血,濡养筋骨:伤后气血运行不畅,气血不充,筋骨失养。筋失所养则愈合无力,久则筋肉痿废,关节僵硬。骨失所养则续骨无力,久则髓减骨空。导引可使气血运行通畅,濡养筋骨。

（3）舒筋活络，解痉散结：损伤后期，肌肉痿废，导致关节僵硬。导引可以舒筋活络，解痉散结，恢复肌肉的舒缩功能，松解肌肉、韧带的粘连，改善肢体的活动。

（4）调理周身，强筋健骨：损伤可致全身气血虚损、脏腑不和，并能由此而致风寒湿外邪乘虚侵袭。通过导引能调节整个机体，促使气血充盈，肝血肾精旺盛，筋骨强劲，扶正祛邪，有利于损伤的康复。

二、中医骨伤科手法与导引的应用与发展

（一）中医骨伤科手法的应用

1. 手法的应用原则

（1）正骨手法的应用原则：骨折或关节脱位后，其周围的肌肉、韧带等软组织多呈痉挛紧张状态，将骨折断端或脱位的骨端固定在畸形的位置上，在手法复位过程中，必须施以一定的外力克服肌肉、韧带等软组织的痉挛紧张状态。在施行手法时既要保证复位成功，又要避免粗暴的、反复的操作给患者带来的痛苦和损伤。因此，为了保证手法的安全性和有效性，整复类手法的操作应符合稳、准、巧、快的基本技术要求。

1）稳：是对正骨手法安全性方面的要求，强调在施行手法整复时，首先要考虑到安全问题，包括排除正骨手法的禁忌证和具体手法的选择应用两个方面。在严格排除手法的禁忌证后，根据损伤的性质、机制及损伤部位的解剖特点，制订完整的整复方案，在实施手法操作时，应做到平稳自然、因势利导、避免生硬粗暴。

2）准：是对正骨手法有效性方面的要求，强调进行关节整复时，一定要有针对性。包括明确诊断、手法选择和准确实施手法3个方面。明确诊断是要求清楚地了解损伤的部位、性质以及损伤机制；手法选择是要求根据诊断，结合损伤部位的解剖特点选择最恰当的复位手法；准确实施手法既要求在实施手法过程中施术准确，还要求术者具有准确的手法实施能力。

3）巧：是对正骨手法施力方面的要求，强调运用巧力，以柔克刚，即所谓"四两拨千斤"，不可使用蛮力、暴力。做到"巧"，首先要熟悉损伤部位的解剖结构。正如《医宗金鉴·正骨心法要旨》所说："盖一身之骨体，既非一致，而十二经筋之罗列序属又各不同，故必素知其体相，识其部位，一旦临证，机触于外，巧生于内，手随心转，法从手出。"其次，要理解手法的机制、熟悉手法的操作，做到娴熟应用手法。在实施手法时，还要充分利用力学原理，如"杠杆原理"，考虑到不同体位下的灵活变化，尽可能地借患者自身之力以完成手法的操作。

4）快：是对正骨手法发力方面的要求，强调发力时要疾发疾收。"快"的目的是避免或减少损伤部位组织的保护性痉挛，减轻实施手法的对抗，减少手法的副损伤和患者的痛苦。正如《伤科汇纂·上骱歌诀》所言："法使骤然人不觉，患如知也骨已拢。""快"是建立在"稳""准""巧"的基础上的，是在明确诊断、熟悉解剖、制订完整手法复位方案后的"快"。

"稳、准、巧、快"贯穿手法全过程中，是确保手法的安全性和有效性的原则要求。明代张介宾在《类经·针刺类·官能》中告诫："今见按摩之流，不知利害，专用刚强手法，极力困人，开人关节，走人元气，莫此为甚。病者亦以谓法所当然，即有不堪，勉强忍受，多见强者致弱，弱者不起，非惟不能去病，而适以增害。用若辈者，不可不为知慎。"而《医宗金鉴·正骨心法要旨》则明确指出："法之所施，使患者不知其苦，方称为手法也。"

（2）理筋手法的应用原则：与正骨手法重在复位的目的不同，理筋手法更多是通过手法

的实施达到行气活血、舒筋活络的目的,有持续反复、久久为功的特点,所以在实施理筋手法时,要遵循持久、有力、均匀、柔和、深透的基本原则。

1）持久:是指手法能够严格按照规定的技术要求和操作规范,持久操作足够时间而不变形,保持动作的连贯性。

2）有力:是指手法必须具备一定力量。这里所说的力量不是"蛮力",是通过功法训练和手法练习获得的功力和技巧力。此外,在实施手法过程中,要根据治疗对象、治疗部位、疾病的性质不同,合理用力,既要保证治疗效果,又要避免发生不良反应。

3）均匀:一方面指手法的操作必须具有一定的节律性,不可时快时慢;另一方面指手法的作用力在一般情况下保持相对稳定,不可忽轻忽重。

4）柔和:是指手法操作应做到轻而不浮,重而不滞,刚中有柔,刚柔相济。动作稳柔灵活,用力和缓,讲究技巧性,变换动作自然流畅,毫无涩滞。

5）深透:是指手法作用的最终效果不能局限于体表,而要达到组织深处的筋脉、骨肉和脏腑。使手法的效应能传之于内,如《小儿推拿广义》所说的"外呼内应",即是此意。

上述五方面的要求,协调统一,贯穿理筋手法的全过程。首先,手法操作应具有一定的力量,但又不能失于柔和,一般都是采用逐渐加力的施力方式,同时富于节律性的变化,要保持足够的手法作用时间,最终达到"深透"的作用效果。所以说手法是一种技术难度大,技巧要求高的操作技能,只有通过刻苦训练,细心体会,才能逐步掌握,娴熟运用。

2. 手法的适应证和禁忌证

（1）适应证:骨伤科疾病中,如骨折、脱位、筋伤等,除了手术适应证以外,均可采用手法治疗,其适用范围比较广泛。

1）大部分骨折可用手法整复。如肱骨髁上骨折、肱骨干骨折及胫腓骨骨折等。

2）各部位关节脱位可用手法还纳。如肩关节脱位、肘关节脱位和髋关节脱位等。

3）周身各处软组织不同程度的损伤均适宜手法治疗。如腰部扭伤、髋部扭伤等。

4）各种损伤后遗症,也可以手法处理。如骨折后关节僵硬粘连等。

5）各种软组织劳损、退行性病变导致的关节功能障碍、疼痛等。

6）骨折内伤所致气血凝滞、脏腑功能紊乱等。

（2）禁忌证

1）急性传染病、高热、脓肿、骨髓炎、骨关节结核、恶性肿瘤、血友病等。

2）诊断不明的急性脊柱损伤或伴有脊髓压迫症状、不稳定性脊柱骨折或伴有脊柱重度滑脱的患者。

3）肌腱、韧带完全断裂或部分断裂。

4）施行手法后疼痛加重或出现异常反应,不能继续手法治疗,应进一步查明原因。

5）妊娠3个月左右妇女患急慢性腰部疼痛的患者。

6）手法区域有皮肤病或化脓性感染的患者。

7）精神病患者,对手法治疗不合适者。

8）其他,如患有严重内科疾病等。

3. 常用手法

（1）正骨手法

1）整骨手法

A. 手摸心会:骨折整复前后,在患处仔细触摸,先轻后重,由浅及深,从远到近,两头相对,再与X线所示相结合,目的是了解骨折移位情况或整复结果。即唐代蔺道人《仙授理伤续断秘方》中的"相度损处",这是施行手法的前提。正如《医宗金鉴·正骨心法要旨》中所说:"知其体相,识其部位,一旦临证,机触于外,巧生于内,手随心转,法从手出。"

B. 拔伸牵引:是指在骨折的两端施以反向的力,用于克服肌肉的拮抗力,矫正患肢体的缩短移位,恢复肢体的长度,是骨折整复的基础手法,正所谓"欲合先离,离而复合"。在手法实施过程中,应把握两个原则:一是顺势牵引,在充分牵引前,不要试图改变骨折的畸形状态,以免增加损伤;二是持续牵引,逐步克服肌肉的拮抗力(图2-1)。

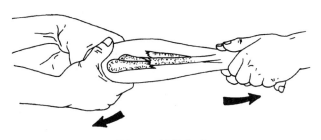

图2-1　拔伸牵引

C. 旋转屈伸:包括旋转和屈伸两法。旋转是使肢体沿纵轴转动,用于纠正旋转畸形,如图2-2所示。屈伸,一是使肢体与纵轴垂直摆动以纠正成角畸形,二是使关节做屈伸活动以纠正近关节端的骨折移位,如图2-3所示。

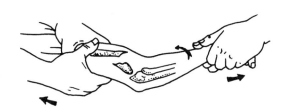

图2-2　旋转

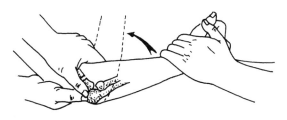

图2-3　屈伸

D. 提按端挤:用于纠正骨折的侧方移位,古称捺正手法。侧方移位可分为前后侧(上下侧)移位和内外侧(左右侧)移位。重叠、旋转及成角移位矫正后,侧方移位就成为骨折的主要畸形了。对侧方移位应以手指直接用力,作用于骨折断端按捺平正。前后侧移位用提按手法,如图2-4所示。内外侧移位用端挤手法如图2-5所示。操作时,术者用一手固定骨折近端,另一手握住骨折远段,或上下提按,或左右端挤。凹陷者予以端提,突起者予以挤按,

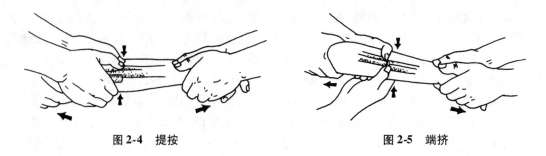

图 2-4　提按　　　　　　　　　　　图 2-5　端挤

即所谓"陷者复起,突者复平"。

E. 摇摆触碰:摇摆手法用于横断、锯齿型骨折。经过上述 3 种手法,一般骨折即可基本复位,但横断,或锯齿型骨折的断端间可能仍有裂隙。为使骨折面紧密接触,复位后位置相对更加稳定,术者可用两手固定骨折部,由助手在维持牵引下轻轻左右或上下方向摇摆骨折远段,待断端的骨擦音逐渐变小或消失后则骨折断端已紧密吻合,如图 2-6 所示。触碰手法用于须使骨折部紧密嵌顿者,横行骨折发生于干骺端时,骨折整复和夹缚固定后用一手固定骨折部的夹板,另一手轻轻叩击骨折远端,使骨折部紧密嵌插,如图 2-7 所示。

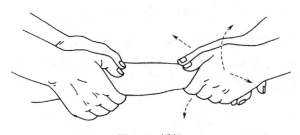

图 2-6　摇摆

F. 夹挤分骨:用于矫正两骨并列部位的骨折,如尺桡骨双骨折,胫腓骨、掌骨与跖骨骨折等。骨折段因骨间膜或骨间肌的牵拉而呈相互靠拢的侧方移位。正骨复位时,可用两手拇指及食、中、环三指由骨折部的掌背侧对面挤捏或夹挤两骨间隙,使骨间膜紧张,靠拢的骨折断端便分开,如图 2-8 所示。一般情况下,肢体在中立位时,骨间膜张力一致,所以在骨间膜紧张时,骨折恰好复位。

G. 折顶回旋:包括折顶与回旋两个手法。折顶手法又称成角折顶,用于矫正在肌肉较丰富的横断或锯齿形骨折,重叠移位较多,单用拔伸牵引不能达到完全矫正重叠移位时。术

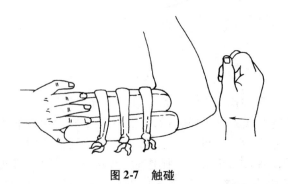

图 2-7　触碰

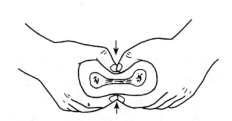

图 2-8　夹挤分骨

者两手拇指抵压于突出的骨折一端,其他四指重叠环抱于下陷的骨折另一端,两手拇指用力向下挤按突出的骨折端,加大骨折端原有成角,依靠手指感觉,估计骨折远、近端的骨皮质已对顶相接,然后骤然反折,此时环抱于骨折另一端的四指将下陷的骨折端持续向上提,而拇指仍然用力将突出骨折端向下按,使骨折复位。手法操作时注意折角不宜太大,折角方向应避开重要神经、血管、并注意骨折端勿刺破皮肤,如图 2-9 所示。

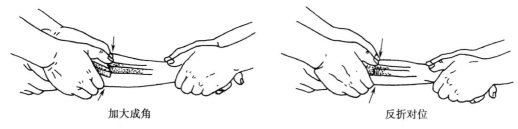

加大成角　　　　　　　　　　　　　反折对位

图 2-9　折顶

回旋手法适用于矫正背向移位的斜形骨折、螺旋骨折。背向移位的斜形骨折,虽大力牵引也不能使断端分离,因此必须根据受伤的力学原理,判断背向移位的径路,以骨折移位的相反方向施行旋转手法,使背对背的骨折断端变成面对面再整复其他移位。操作过程中两骨折段需互相紧贴,避免增加损伤,回旋受阻时应改变回旋方向,如图 2-10 所示。

H. 按摩推拿:本法适用于骨折复位后,主要是调理骨折周围的软组织使扭转曲折的肌肉、肌腱,随着骨折复位而舒展通达,尤其对关节附近的骨折更为重要,操作时手法要轻柔,按照肌肉。肌腱的走行方向由上而下顺骨捋筋。

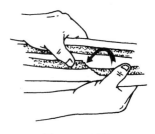

图 2-10　回旋

2）上骱手法

A. 手摸心会:复位前,通过手法仔细触摸,结合 X 线影像,辨明脱位的方向、性质,做到胸中了然。

B. 拔伸牵引:是整复脱位的基本手法,按照"欲合先离,离而复合"的原则,对脱位关节进行拔伸牵引,克服关节周围肌肉因骨端解剖位置异常与疼痛而引起的痉挛性收缩。牵引时,由一助手固定脱位关节的近端肢体,另一助手握住伤肢远段进行对抗牵引,牵引力量和方向根据病情而定。在牵引过程中,可同时施行屈曲、伸直、内收、外展及旋转等手法。多数脱位通过拔伸牵引及适度的屈曲、伸直、内收、外展、旋转调整即可复位。此法又称为"拉""拽""拔""扣"。在具体应用时,还可应用布带协助牵拉,或手拉足蹬。此外可应用自身重量牵引,称悬吊牵引法。

C. 屈伸回绕:包括屈伸和回绕两法。屈伸是指关节的前屈、后伸、内收、外展,在复位过程中,有时是通过屈伸改变骨端位置,使其复位,如整复肘关节后脱位的肘关节前屈;有时是通过屈伸形成杠杆作用,使骨端易于复位,如整复髋关节后脱位时的髋关节屈曲。回绕遵循的是"原路返回"原则,关节脱位后,脱出的骨端常被关节周围的关节囊、肌腱、韧带等软组织卡住或锁住,越拉越紧,必须根据脱位发生的机制,回绕脱出的骨端,使其"逆损伤机制"循原路复位。

D. 端提捺正:是指在牵引状态下,通过提、按、端、挤调整骨端的位置,使其复位。

E. 按摩推拿：复位前通过点穴、按摩松弛紧张、挛缩、粘连的组织，为复位创造条件，特别是陈旧性脱位的整复，术前一定要反复推拿按摩推拿，充分松解关节周围组织后，复位才能成功。复位后还需应用按摩、推拿、理筋手法作为后续治疗及康复手段。

（2）理筋手法：理筋手法种类繁多，按照其作用形式可分为摆动类手法（包括㨆法、一指禅推法、揉法等）、摩擦类手法（包括摩法、擦法、推法、搓法、抹法等）、挤压类手法（包括按法、点法、捏法、拿法、捻法、踩法等）、叩击类手法（包括拍法、击法、弹法等）、振动类手法（包括抖法、振法等）、运动关节类手法（包括摇法、背法、扳法、拔伸法等）。

根据其作用目的可分为舒筋通络法和活络关节法。

1）舒筋通络法

A. 㨆法：用手背近小指侧着力于一定部位，以小指掌指关节背侧为支点，肘关节微屈并放松，靠前臂的旋转及腕关节的屈伸，使产生的力持续地作用在治疗部位上。

B. 揉法：用拇指或手掌在皮肤上做回旋揉动，也可用拇指与四指成相对方向揉动，揉动的手指或手掌一般不移开接触的皮肤，仅使该处的皮下组织随手指或手掌的揉动而滑动，使作用力深透至深部组织。

C. 推法：用拇指、掌根或肘部着力于治疗部位，沿肢体或经筋走向推动，推动时应轻而不浮，重而不滞，使作用力深透。

D. 擦法：用手掌、大小鱼际、掌根或手指在皮肤上摩擦，摩擦时动作要灵巧而连续不断，力量要均匀，使皮肤有红热舒适感。必要时可用润滑剂，防止擦伤皮肤。

E. 点法：也称点穴。以指端着力，持续按压人体的穴位，也可瞬间用力点按人体的穴位。点穴时可单用拇指点，或可用食指或食中指一起点按穴位，也可肘尖点按穴位。临床主要用于穴位或压痛点。

F. 按法：用拇指、手掌、掌根部，或双手重叠在一起向下按压，使力作用于患部。必要时医者可前倾身体，用上半身的体重加强按压力，在腰臀部肌肉丰厚处可用肘尖按压。

2）活络关节法

A. 拔伸法：由医者和助手分别握住患肢远端和近端，对抗用力牵引。手法开始时，先按肢体原来体位顺势用力牵引，然后再沿肢体纵轴对抗牵引，用力轻重得宜，持续稳准。

B. 屈伸法：一手握肢体的远端，一手固定关节部，然后缓慢、均匀、持续有力地做被动屈伸或外展、内收活动。在屈伸关节时，要稍微结合拔伸或按压力。在特殊情况下可做过度屈曲或收展手法来分离粘连，但应防止粗暴的推扳而造成骨折等并发症，用力需恰到好处，刚柔相济。

C. 扳法：是针对脊柱的旋转手法，包括：

a. 颈椎定位旋转扳法：以棘突向右偏为例。患者取坐位。医生站于患者右后方，用左手拇指顶住偏歪棘突的右侧，先使患者头部前屈至要扳动椎骨的棘突开始运动时，再使患者头向左侧屈、面部向右旋转至最大限度，然后医生用手托住患者下颌，待患者放松后，做一个有控制的、稍增大幅度的、瞬间的旋转扳动，同时左手拇指向左推按偏歪的棘突，听到弹响即表明复位。亦可用肘夹住患者下颌做此扳法。

b. 颈部侧扳法：患者坐位，颈部略前屈，术者一手扶住其枕部，另一手托住其下颌部，使头向患侧旋转至最大限度后，两手同时用力做相反方向的扳动。

c. 胸部扳法：患者取坐位，两手交叉扣住置于颈部。医生站在患者身后，用一侧膝关节顶住偏歪的棘突,用两手托住患者两肘。医生膝关节向前顶,两手向后上托至最大限度,嘱患者头后伸,待患者放松后,瞬间用力,听到弹响即表明复位。

d. 腰部侧扳法:患者取健侧卧位,健侧下肢伸直在下,患侧下肢屈曲在上,健侧上肢置于胸前,患侧上肢置于身后。医生站在患者腹侧,一手置于患侧肩前,另一上肢的前臂尺侧置于患者臀后。医生两手相对用力并逐渐加大患者腰部旋转角度,至最大限度时,瞬间用力,加大旋转的角度,听到弹响即表明复位。

e. 腰部后伸扳腿法:患者取俯卧位,医生站在患者侧方,一手置于对侧大腿下段的前外侧,另一手按压患者腰骶部。两手相对用力,使患者腰部后伸至最大限度后,瞬间用力,加大后伸,听到弹响即表明复位。

f. 腰椎定位旋转扳法:以棘突向右偏为例。患者取坐位,右手置于颈后。一助手固定患者的大腿部。医生坐在患者右后方,左手拇指置于偏歪棘突的右侧,右手从患者右上臂之前绕至前臂之后,并且置于患者颈后。先使患者腰部前屈至所要扳动的椎骨棘突开始运动时,再使患者腰部左侧屈并且右旋至最大限度(以上3个动作在腰部旋转过程中同时进行)后,做一个有控制的、稍增大幅度的、瞬间的旋转扳动;同时左手拇指向左推按偏歪的棘突,听到弹响即表明复位。

（二）中医骨伤科导引的应用

1. 导引注意事项

（1）辨明伤情,估计预后。在医护人员指导下贯彻各个不同时期的锻炼计划,尤其对严重损伤的病人,应分期、分部位进行练习,不能死搬硬套。

（2）将锻炼的目的、意义与必要性向病人解释清楚,以充分发挥其主观能动性,增加其锻炼的信心和耐心。

（3）正确选择锻炼方法,以主动练习为主,严格掌握循序渐进的原则。每次锻炼的次数由少到多,幅度由小到大,时间由短到长,以锻炼时不加重疼痛,或稍有轻微反应而尚能忍受为标准。一般每日2~3次,后期可适当增加。具体的锻炼时间应持续多久,运动量应增加多少以及运动方式的变换,都应根据筋骨病损后的修复、治疗效果的变化,病人自我感觉而不断调整,不能做硬性规定。

（4）防止因锻炼而加重损伤。锻炼时应思想集中,全神贯注,局部与整体锻炼相结合,必要时应用器械锻炼配合。骨折、脱位或伤筋早期,应避免重复其损伤动作的锻炼,防止再度损伤和影响损伤的愈合。

（5）锻炼过程中要适应四时气候,注意保暖,特别应注意避风寒,以防止引起外感、冻伤或损伤后遗症,可在锻炼前配合中药洗敷,锻炼后做自我按摩等。

2. 常用导引方法

（1）局部导引

1）颈项部导引法:可坐位或站立。站立时双足分开与肩同宽,双手叉腰进行深呼吸并做以下动作:

前屈后伸:吸气时颈部尽量前屈,使下颌接近胸骨柄上缘,呼气时颈部后伸至最大限度,反复6~8次。

左右侧屈:吸气时头向左屈,呼气时头部还原正中位;吸气时头向右屈,呼气时头还原,左右交替,反复6~8次。

　　左右旋转：深吸气时头向左转，呼气时头部还原正中位；深吸气时头向右转，呼气时头部还原正中位，左右交替，反复6~8次。

　　前伸后缩：吸气时头部保持正中位，呼气时头部尽量向前伸，还原时深吸气，且头部稍用劲后缩。注意身体保持端正，不得前后晃动，反复伸缩6~8次，如图2-11所示。

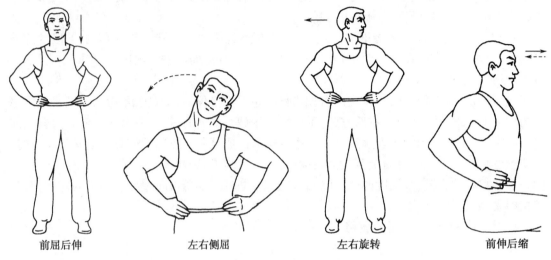

| 前屈后伸 | 左右侧屈 | 左右旋转 | 前伸后缩 |

图2-11　颈项部导引法

　　2）腰背部导引法

　　前屈后伸：双足分开与肩同宽站立，双下肢保持伸直，双手叉腰，腰部做前屈、后伸活动，反复6~8次，活动时应尽量放松腰肌。

　　左右侧屈：双足分开与肩同宽站立，双上肢下垂伸直，腰部做左侧屈，左手顺左下肢外侧尽量往下，还原。然后以同样姿势做右侧屈，反复6~8次。

　　左右回旋：双足分开与肩同宽站立，双手叉腰，腰部做顺时针及逆时针方向旋转各1次，然后由慢到快、由小到大地顺逆交替回旋6~8次。

　　五点支撑：仰卧位，双侧屈肘、屈膝，以头、双足、双肘五点作支撑，双掌托腰用力把腰拱起，反复多次，如图2-12所示。

　　飞燕点水：俯卧位，双上肢靠身旁伸直，把头、肩以及双上肢向后上方抬起；或双下肢直腿向后上抬高；进而两个动作合并同时进行呈飞燕状，反复多次，如图2-13所示。

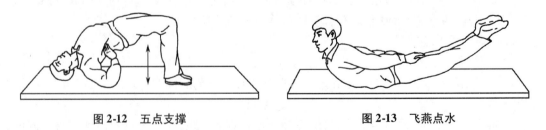

图2-12　五点支撑　　　　**图2-13　飞燕点水**

　　3）肩肘部导引法

　　前伸后屈：双足分开与肩同宽站立，双手握拳放在腰间，用力将一上肢向前上方伸直，用力收回，左右交替，反复多次，如图2-14所示。

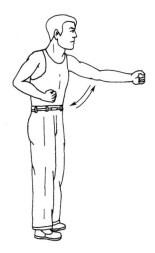

图 2-14　前伸后屈

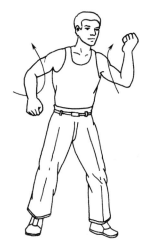

图 2-15　内外运旋

内外运旋:双足分开与肩同宽站立,双手握拳,肘关节屈曲,前臂旋后,利用前臂来回画半圆圈做肩关节内旋和外旋活动,两臂交替,反复多次,如图 2-15 所示。

叉手托上:双足分开与肩同宽站立,两手手指交叉,两肘伸直,掌心向前,健肢用力帮助患臂左右摆动,同时逐渐向上举起,以患处不太疼痛为度。亦可双手手指交叉于背后,掌心向上,健肢用力帮助患臂做左右或上下摆动,以患处不太疼痛为度,如图 2-16 所示。

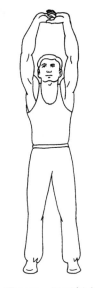

图 2-16　叉手托上

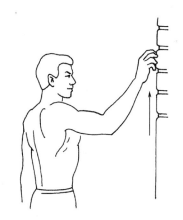

图 2-17　手指爬墙

手指爬墙:双足分开与肩同宽站立,正面及侧身向墙壁,用患侧手指沿墙徐徐向上爬行,使上肢高举到最大限度,然后再沿墙归回原处,反复多次,如图 2-17 所示。

弓步云手:双下肢前后分开,成弓步站立,用健手托扶患肢前臂使身体重心先后移,双上肢屈肘,前臂靠在胸前,再使身体重点移向前,同时把患肢前臂在同水平上做顺时针或逆时针方向弧形伸出,前后交替,反复多次,如图 2-18 所示。

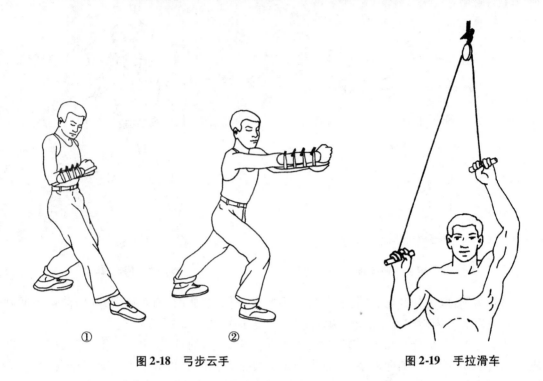

图 2-18　弓步云手　　　　　　　　　　　图 2-19　手拉滑车

肘部伸屈：坐位，患肘放在桌面的枕头上，手握拳，用力徐徐屈肘、伸肘，反复多次。

手拉滑车：安装滑车装置，患者在滑车下，坐位或站立，两手持绳之两端，以健肢带动患肢，徐徐来回拉动绳子，反复多次，如图 2-19 所示。

4）前臂腕手部导引法

前臂旋转：将上臂贴于胸侧、屈肘90°，手握棒，使前臂做旋前旋后活动，反复多次。

抓空握拳：将五指用力张开，再用力抓紧握拳，反复多次。

背伸掌屈：用力握拳，做腕部背伸、掌屈活动，反复多次。

手滚圆球：手握两个圆球，手指活动，使圆球滚动或变换两球位置，反复多次。

5）髋膝部、足踝部导引法

举屈蹬腿：仰卧，把下肢直腿徐徐举起，然后尽量屈髋屈膝背伸踝，再向前上方伸腿蹬出，反复多次，如图 2-20 所示。

股肌舒缩：又称股四头肌舒缩活动。患者卧位，膝部伸直，做股四头肌收缩与放松练习，当股四头肌用力收缩时，髌骨向上提拉，股四头肌放松时，髌骨恢复原位，反复多次。

旋转摇膝：两足并拢站立，两膝稍屈曲成半蹲状，两手分别放在膝上，膝关节做顺、逆时针方向旋转活动，由伸直到屈曲，又由屈曲到伸直，反复多次，如图 2-21 所示。

踝部伸屈：卧位、坐位均可，足部背伸至最大限度，然后跖屈到最大限度。反复多次。

足踝旋转：卧位、坐位均可，足按顺、逆时针方向旋转，互相交替，反复多次。

搓滚舒筋：坐位、患足蹬踏圆棒，做前后滚动，使膝关节及踝关节做伸屈活动，反复多次，如图 2-22 所示。

（2）全身导引

1）五禽戏：五禽戏是根据古代导引、吐纳之术，研究了虎、鹿、熊、猿、鸟的活动特点，并

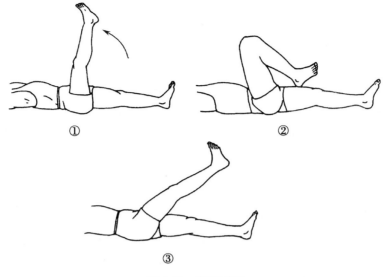

图 2-20　举屈蹬腿

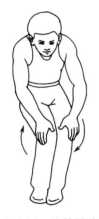

图 2-21　旋转摇膝

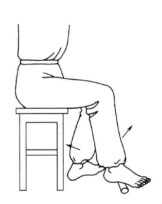

图 2-22　搓滚舒筋

结合人体脏腑、经络和气血的功能所编成的一套具有民族风格的健身气功功法,以活动筋骨、疏通气血、防病治病、健身延年为目的,深受健身人群的欢迎。五禽戏讲究"形、神、意、气"相结合,外引内导,形松意冲,动静结合,练养相兼,发展至今已形成其独具特色的风格。

五禽戏作为一种防治结合的传统保健导引术,其锻炼要求是比较严格的。每一禽戏的神态运用要形象,不仅要求形似,更重视神似,并且要做到心静体松、刚柔相济,以意领气、气贯周身,呼吸柔和缓慢,引伸肢体,动作紧凑而不慌乱。五禽戏的动作全面周到,从四肢百骸到五脏六腑,可以弥补日常活动中活动不到的部位,使之改善机体各部分功能,达到畅通经络、调和气血、活动筋骨、滑利关节的作用。

熊戏:五指弯曲,大拇指扣压食指第一指节上,其他四指并拢弯曲,虎口撑圆,称为熊掌。身体自然站立,两脚平行分开与肩同宽,双臂自然下垂,两眼平视前方。先右腿屈膝,身体微向右转,同时右肩向前下晃动、右臂亦随之下沉,左肩则向外舒展,左臂微屈上提。然后左腿屈膝,其余动作与上左右相反。如此反复晃动,次数不限。

虎戏:五指张开,虎口撑圆,第一、二指关节弯曲下扣,称为虎爪。脚跟靠拢成立正姿势,两臂自然下垂,两眼平视前方。

左式:①两腿屈膝下蹲,重心移至右腿,左脚虚步,脚掌点地、靠于右脚内踝处,同时两掌握拳提至腰两侧,拳心向上,眼看左前方;②左脚向左前方斜进一步,右脚随之跟进半步,重心坐于右腿,左脚掌虚步点地,同时两拳沿胸部上抬,拳心向后,抬至口前两拳相对翻转变掌向前按出,高与胸齐,掌心向前,两掌虎口相对,眼看左手。右式:①左脚向前迈出半步,右脚随之跟至左脚内踝处,重心坐于左腿,右脚掌虚步点地,两腿屈膝,同时两掌变拳撤至腰两侧,拳心向上,眼看右前方;②与左式②同,唯左右相反。如此反复左右虎扑,次数不限。

猿戏:五指指腹捏拢,屈腕,称为猿勾。脚跟靠拢成立正姿势,两臂自然下垂,两眼平视前方。

左式:①两腿屈膝,左脚向前轻灵迈出,同时左手沿胸前至口平处向前如取物样探出,将达终点时,手掌撮拢成钩手,手腕自然下垂;②右脚向前轻灵迈出,左脚随至右脚内踝处,脚掌虚步点地,同时右手沿胸前至口平处时向前如取物样探出,将达终点时,手掌撮拢成钩手,左手同时收至左肋下;③左脚向后退步,右脚随之退至左脚内踝处,脚掌虚步点地,同时左手沿胸前至口平处向前如取物样探出,最终成为钩手,右手同时收回至右肋下。右式动作与左式相同,唯左右相反。

鹿戏:拇指向外撑开、伸直,食指、小拇指伸直,中指、无名指弯曲内扣,称为鹿指。身体自然直立,两臂自然下垂,两眼平视前方。

左式:①右腿屈膝,身体后坐,左腿前伸,左膝微屈,左脚虚踏;左手前伸,左臂微屈,左手掌心向右,右手置于左肘内侧,右手掌心向左。②两臂在身前同时逆时针方向旋转,左手绕环较右手大些,同时要注意腰胯、尾骶部的逆时针方向旋转,久而久之,过渡到以腰胯、尾骶部的旋转带动两臂的旋转。右式动作与左式相同,唯方向左右相反,绕环旋转方向亦有顺逆不同。

鸟戏:五指伸直,拇指、食指、小拇指向上翘起,无名指、中指并拢向下,称为鸟翅。两脚平行站立,两臂自然下垂,两眼平视前方。

左式:①左脚向前迈进一步,右脚随之跟进半步,脚尖虚点地,同时两臂慢慢从身前抬起,掌心向上,与肩平时两臂向左右侧方举起,随之深吸气;②右脚前进与左脚相并,两臂自侧方下落,掌心向下,同时下蹲,两臂在膝下相交,掌心向上,随之深呼气。右式同左式,唯左右相反。

2)八段锦:八段锦是八节运动肢体的动功,是由古代导引总结而成,可谓古代医疗保健体操。其特点是动作简单易行,作用明确,效果显著,一直流行于民间,深受人们欢迎。据宋人洪迈编著的《夷坚志》记载:"政和七年,李似矩为起居郎……尝以夜半时起坐,嘘吸按摩,行所谓八段锦者。"在长期流传中,形成了南北两派,北派托名岳飞所传,以刚为特色,动作繁难,多马步;南派托名梁世昌所传,以柔为特点,动作简易,采用站式,故又称立八段、文八段。后又分化出坐式八段锦,故又有人称立式为武八段锦,坐式为文八段锦。为便于诵记,又编了歌诀,经过不断修改,至清光绪初年逐渐定型为七言诀。

两手托天理三焦,左右开弓似射雕。调理脾胃须单举,五劳七伤往后瞧。
摇头摆尾去心火,两手攀足固肾腰。攒拳怒目增气力,背后七颠百病消。

　　两手托天理三焦：松静站立，两足分开同肩宽，宁神调息，舌抵上腭，气沉丹田，鼻吸口呼。两手由小腹前十指交叉，掌心向上，随吸气，缓缓屈肘上托，经前正中线的任脉，双臂抬至肩、肘、腕相平时，在胸前天突穴处翻掌，掌心向外向上。双臂逐渐伸直继续上托，至头顶时，仰头目视手背，稍停片刻，随呼气，松开交叉的双手，自两侧向下画弧，慢慢落于小腹前，仍十指交叉，掌心向上，恢复如起式。稍停片刻，再如前反复练6～8次。

　　左右开弓似射雕：松静站立同前，起式左足向左横跨一步。双腿屈膝下蹲成马步站桩，两膝作内扣劲，两足作下蹬劲，臀髋呈下坐劲，想象如骑在奔驰的马背上，两手握空拳，屈肘放于两侧髋部，距髋约一拳许。随吸气，两手同时向胸前抬起，与乳相平，左臂弯曲为"弓手"，向左拉至极点，意如拉紧千斤硬弓，开弓如满月；同时右臂向右侧伸出为"箭手"，手指作剑诀（即食中二指并拢伸直，其余三指环曲捏拢），顺势转头向右。通过剑指，凝视远方，意如弓箭待机而发。稍停片刻，随呼气将两膝伸直，两手收于胸前，再向上向两侧画弧，缓缓下落于两髋外侧，同时收回左腿。还原为站式。再换右足向右横跨，重复如上动作，如此左右交替做6～8次。

　　调理脾胃须单举：松静站立如前，两臂下垂，掌心下按，手指向前，两手同时向前向内画弧，顺势翻掌向上，指尖相对，在小腹前成提抱式站桩。随吸气翻掌。手心向下，左手自左前方缓缓上举，手心上托，指尖向右，至头上左方将臂伸直；同时右手下按，掌心向下，指尖向前，手臂向下伸直于右侧，上下二手用劲。随呼气，左手自左上方缓缓下落，右手顺势向上，双手翻掌，手心向上，相接于小腹前，如起势。如此左右交替做6～8次。

　　五劳七伤往后瞧：松静站立如前，先将左手掌劳宫穴贴在小腹下丹田处，右手掌贴左手背上（女性相反），配合顺腹式深呼吸，吸气使小腹充满，随呼气，转头向左肩背后望去，想象内视左足心涌泉穴，并以意领气至左足心；稍停片刻，再吸气，同时将头转向正面，并以意领气，从足心经大腿后面上升到尾闾，再到"命门"穴，随呼气，再转头向右肩背后望去，如此左右交替做6～8次。

　　摇头摆尾去心火：两足横开，双膝下蹲，成"骑马步"。上体正下，稍向前探，两目平视，双手反按在膝盖上，双肘外撑，呼气，以意领气由下丹田至足心。意守"涌泉穴"，吸气。以腰为轴，头脊要正，将躯干画弧摇转至左前方，左臂弯曲，右臂绷直，肘臂外撑，头与左膝呈一垂线，臀部向右下方撑劲，目视右足尖；稍停顿后，随即向相反方向，画弧摇至右前方。反复6～8次。

　　两手攀足固肾腰：松静站立，两足平开，与肩同宽。四指向后托"肾俞穴"。先吸气，同时两臂平举自体侧缓缓抬起至头顶上方转掌心朝上，向上作托举劲。稍停顿，两腿绷直，以腰为轴，身体前俯，双手顺势攀足，意守"涌泉穴"，稍作停顿，将身体缓缓直起，双手右势起于头顶之上，两臂伸直，掌心向前，再自身体两侧缓缓下落于体侧。

　　攒拳怒目增气力：两足横开，两膝下蹲，呈"骑马步"。双手握拳，拳眼向下，意守"丹田穴"。左拳向前方击出，顺势头稍向左转，两眼通过左拳凝视远方，右拳同时后拉。与左拳出击形成一种"争力"。随后，收回左拳，击出右拳，要领同前。反复6～8次。

　　背后七颠百病消：松静站立，两足并拢，两腿直立、身体放松，两手臂自然下垂，手指并拢，掌指向前，意守丹田。随后双手平掌下按，随吸气将两脚跟向上提起，稍作停顿，随呼气将两脚跟下落着地，手掌下垂，身体放松。提足用意念将头顶向上提，使神气贯顶，气贴于背。反复练习6～8次。

三、中医骨伤科手法与导引的继承与创新

手法与导引是中医骨伤科传承千年的瑰宝,是中医骨伤科的主要治疗手段,当代中医骨伤科工作者在继承前人经验的基础上丰富和发展了中医骨伤科手法与导引,形成了独具特色的手法流派,在中医骨伤科手法与导引的传承与发展上作出了突出的贡献,形成了百花齐放的局面。但从另外的角度看流派的产生既有历史的必然,也有对手法与导引的机制认识不足的制约。在继承的基础上深入研究手法与导引的机制与应用,形成统一的手法与导引治疗规范,创新与发展手法与导引,是当代中医骨伤科工作者的重要责任。

(一) 中医骨伤科手法与导引的继承

新中国成立前,中医骨伤科的延续以祖传或师承为主,流派纷呈。手法作为中医骨伤科的核心治疗手段,是许多流派的秘不传人之技。当代中医骨伤科工作者在"挖掘、整理、提高"方针的影响下,各地著名老中医的手法得到整理与继承,但各流派手法交流的深度、广度不尽相同,现将介绍多、流传广的部分手法简介如下。传承中医骨伤科各流派手法技艺,承前启后,是当代中医骨伤科工作者的重要责任。

1. 河南平乐正骨 平乐手法在祖传平乐益元正骨八法,即"辨证法、定槎法、压棉法、敷理法、牵置法、砌砖法、托拿法、推按法"及《医宗金鉴·正骨心法要旨》正骨八法的基础上,逐步形成了以切摸为纲的检查八法,即触摸、按压、对挤、推顶、屈伸、旋扭、叩击、二辅;以按摩为纲的治筋三法,即揉药法、理筋法、活筋法;以拔伸为纲的骨折脱位整复八法,即拔伸牵引法、推挤提按法、折顶对位法、嵌入缓解法、回旋拨搓法、摇摆推顶法、倒程逆施法、旋撬复位法。

2. 北京刘氏正骨 北京刘氏特别重视手法的重要性,提出"七分手法,三分药"。在手法应用中,注重辨证论治和手法纯熟,强调"一旦临证,机触于外,巧生于内,手随心转,法从手出",达到"心手相应"的境界。强调手法治疗因病而异,法施有套,从颈、腰到四肢各部位都有一套完整的手法。在诊治伤筋时,刘氏认为"筋喜柔不喜刚",手法应柔韧和缓,外柔内刚。在治疗脱骱时,上骱八法的运用突出一"摘"字,亦即"欲合先离"之意。其接骨之时是筋骨并重,指出伤骨必伤筋。总结出推、拿、续、整、接、掐、把、托接骨八法,提、端、捺、正、屈、挺、扣上骱八法和戮、拔、捻、挺、捋、归、合、顺治筋八法。

3. 上海石氏伤科 石氏理伤手法,以十二字为用,即"拔伸捺正,拽捏端提,按揉摇转"。拔伸捺正用于骨折整复,拽捏端提用于脱位上骱,按揉摇转多用于离槽错缝、伤筋岔气。具体应用时,随遇而变,诸法互参,复合用之。强调手法操作时应"稳而有劲、柔而灵活"。此外,石氏认为绑扎固定的方法亦属手法治疗之范畴。

4. 福建林氏正骨 推崇《医宗金鉴·正骨心法要旨》,认为手法乃正骨之首务,手法复位是治疗骨折的最重要环节;强调伤筋与骨折、脱位之间的关系密切。创立"触摸、拔伸、持牵、按压、提托、推挤、摇转、捏分、反折、理筋"正骨十法和"揉筋法、按筋法、拿筋法、推筋法、播转法、摩筋法"理筋手法。

5. 少林杜氏伤科 杜氏伤科注重练功,强调手法练习"必须手、眼、心三官并用",集中精力"心作主意,手作引导"。其手法操作讲究沉、稳、巧。将损伤分为硬伤与软伤两类,治硬伤的手法有牵(即拔伸)、卡(即用力收入骨)、挤(即捺正)、靠(即夹缚)。此外,还有关节内磨挤法、加压叩击法。治软伤的主要手法为点穴、理筋、分筋、弹筋、拨络、滚摇、升降、按摩、

镇定、捏按。

6. 辽宁苏氏正骨　在总结前人正骨手法的基础上，经过长期临床实践，初步形成了苏氏正骨四法——"分神复位法、刚柔固定法、内外用药法和自然练功法"，其正骨具有手法精、无疼痛、固定稳、愈合快、功能佳的特点。苏氏在继承中医学正骨八法和借鉴古今伤科各家流派特点的基础上独创托腕按压法、推挤指叩法、四指托提法、顶推拉肩推迫法、旋腰扣棘法、膝顶旋腰法、屈髋屈膝外拉上提后牵拉法、两臂夹挤法等正骨方法。

7. 四川郑氏正骨　主张按摩中要有机地将点、线、面联系起来，并强调在按摩中做到手中有穴。在骨折治疗中，以顺肌松筋、巧力接骨为上，以达到工作之需和外观无异为准，治骨不伤筋、治筋以束骨的筋骨兼顾为特点。创立郑氏正骨十一法，即捏、按、提、推、拉、送、摇、端、挂、搬、推转；郑氏按摩十六法：表面抚摩、深部按摩、揉、捏、揉捏、搓、摩擦、推压、摇晃、抖动、提弹、振动、叩砸、掌侧击、拍击、按压；指针手法归纳为按、摩、推、拿、分、合、揉、掐、捻、压、运、搓等十二法。

8. 上海魏氏伤科　魏氏手法重视伤科辨证，尤重"望、比、摸"三法，要求摸诊时"轻摸皮，重摸骨，不轻不重摸筋肌"。强调既要掌握常法，又要临证变法，做到"手随心转，法随病至"。注重扎实的手法基本功和通过练功来达到气、力、劲的"三合"。提出了"摸、推、拿、按、摩、揉、点、挤、提、拉、摇、抖、扣、背、捻、搓"16 种单式手法，"叩击、叠挤、分臂、扩胸、提阳、对拉、提拉、和腰、转腰、双侧拉肩、压掌掏肩、压掌推背、双手抱肩、悬足压膝、直膝屈腰、屈膝分腿、挤压胯线和提腿点按揉"18 种复式手法。

9. 广东何氏伤科　重视解剖学，特别是筋骨关节的解剖，认为只有识得体相，辨清伤情，才能施出有效的手法。认为"接骨者应如扶植树木以顺其性意。骨伤科手法要眼到、心到、手到，懂得借助自身的体重、腰力、腿力、手力并用。施用手法要"稳""准""巧"。在临床实践中总结出"触摸、牵引、端提、揉捏、旋转、屈伸、按摩、推拿"八法。

10. 天津苏氏正骨　尚天裕在学习苏氏正骨手法的基础上，博采中西医之长，结合西医学知识，通过临床实践，总结出十大整骨手法，即手摸心会、拔伸牵引、旋转回绕、屈伸收展、成角折顶、端挤提按、夹挤分骨、摇摆触碰、对扣捏合、按摩推拿。

11. 北京罗氏正骨　罗氏手法的特点是稳、准、轻、快、讲究三兼治，一法多用和多法共用。以"力点，量，角度"为手法治疗三要素；以"断而续则固，固而须则适，绀而须则祛，僵而须则软，节不利而活之"为正骨法则五要素。罗氏在手法治疗上强调舒通气血，认为气血经络对治疗筋骨甚为重要。罗氏正骨除了运用正骨八法之外，还有八手触诊法与十手治疗的巧妙结合，可概括为"五言三十七字令"——摸接端提拉，扳拨按摩压，顶挤揉蹬捏，松懈点穴法，捧拢复贴用，旋转与推拿，摇摆挂牵引，分离扣击打。

12. 湖北李氏伤科　李氏手法重视基本功法的锻炼，常曰"一分功夫，一分疗效"。具体手法有"摸认、拔伸、捺正、反折、旋转、屈伸、挤捏、分骨、合骨、推拿"正骨复位十大法；"推拿、按摩、揉捏、叩打、振抖、挤压、运摇、导引"正骨推拿八大法；"点、揉、推、按、掐、拨、擦、捏"正骨点穴八法。

（二）中医骨伤科手法与导引的创新

近年来，中医骨伤科工作者致力于手法与导引的作用机制研究，取得了一定的成果。其研究方向主要有以下几个方面：

1. 中医骨伤科手法研究

（1）手法对组织结构及生理功能的影响

1）手法对血液循环功能的影响：有研究者以椎动脉型颈椎病为研究对象，采用㨰、拇指推、按法和颈椎旋转手法在颈、项、肩部治疗10~20次，然后做脑血流仪检测，发现脑血流图的波幅明显升高、上升时间缩短、重搏波明显；以推、抹、按、揉、引等手法在前额、头、项、肩部的治疗结果也与之相类似。有研究者在新鲜尸体的颈椎标本上，采用椎动脉滴注方法观察发现，在颈椎极度右旋或极度后伸状态下，双侧椎动脉滴数均明显减少；在极度后伸位复加旋转，则使部分椎动脉完全闭塞。采用经颅多普勒超声对活体的检测结果显示，颈椎极度旋转或极度后伸时，双侧椎动脉血流明显减少，且以右侧最为显著。因此，从上述实验结果可以推出结论，其一，颈椎极度旋转复位手法可能会带有一定的危险性，特别应避免在颈椎极度后伸状态下使用旋转手法，相比较而言，颈椎拔伸手法的安全性较高一些。其二，实施手法治疗前，应对患者椎动脉血流进行必要的检测，若有椎动脉血流异常的改变，在手法操作时应小心谨慎、格外注意。

实验显示，在手法刺激作用部位的局部和远端，其微循环均有不同程度的改变。例如对于一组颈椎病患者，采用摇抖、捏拿、按压、㨰推、点揉和拍击等手法，在颈、肩、及上肢治疗，分别于首次治疗和10次治疗后立即检测大椎穴处的皮肤温度和皮肤微循环，结果显示，首次治疗后局部检测皮肤温度和皮肤微循环变化不明显，10次治疗后再检测即刻皮肤温度升高0.3~0.5℃左右，皮肤微循环也明显改善，表现为管袢数、正常管袢构型显著增加，血流速度加快；输入支和输出支障碍例数、异常管袢构型明显减少。对于手外伤后患指肿胀、关节功能障碍的患者，采用擦、捻、揉等手法治疗20次后，手指甲皱微循环异常积分值显著下降，且与临床疗效之间呈现一定的相关性。采用㨰法结合腰部后伸扳法、抖腰、掌推法、掌根按压、掌振、斜扳、弹拨、拔伸牵引、被动运动等手法，对腰椎间盘突出症患者治疗30次以后，其甲皱微循环也呈现出明显改善。另一项研究选取一组颈椎病、第三腰椎横突综合征、梨状肌综合征患者，观察手法治疗前后球结膜和甲皱微循环的变化，结果显示，以一指禅推、拿、揉、捏、按、点、弹拨、理筋、扳、旋转及牵引等手法在特定部位治疗后，微循环总积分值显著升高，后效应可持续3~7天左右。由此可以看出，手法刺激对局部或全身、浅表组织或深层组织的血液循环都会产生不同程度的调节或改善作用，而发挥这种作用的前提条件往往取决于手法在治疗部位所产生的热效应。

2）手法对组织损伤修复的影响：推拿手法在运动性肌肉损伤的治疗过程中，一直有着非常广泛的应用和良好的治疗效果。有研究者观察了手法对连续离心运动后延迟性肌肉疼痛及其相关指标的改变，采用特制的仪器装置对上臂屈肌进行离心训练，同时以揉（90次/分）、弹拨（20次/分）、推（0.6m/min）、搓（120次/分）等手法进行治疗15分钟，使手法刺激的力量深达肌肉层，操作顺序由肢体远端到近端。结果显示，手法治疗可有效改善或消除训练后延迟性肌肉疼痛，在首次训练后第4天和第5天，作用最为突出；对于上臂屈肌肌肉硬度和肘关节松弛角度的恢复也具有明显的促进作用；此外，血清酶的检测结果显示，手法可有效抑制氧自由基产物的生成。采用相同的方法对家兔胫骨前肌进行离心训练，在每次训练结束后做手法治疗，具体手法为向心揉（90次/分）5分钟、揉捏5分钟、牵拉1分钟×5次（每次间隔1分钟），共计15分钟。研究结果显示，手法治疗使踝关节松弛角度在2~3天得到恢复，而未经治疗的对照组直到训练结束时也没有恢复正常；使用光镜和透射电镜对组织学进行观察,手法治疗可明显减轻血管扩张、降低瘀血、血栓形成及水肿等病理性损害;同时,手法治疗组检测血清细胞色素氧化酶呈显著降低趋势,提示肌肉有氧代谢能力得到良好恢复。

对于周围神经损伤所引起的肌肉病变,使用手法治疗也会产生明显的效果。实验采用机械钳夹方式造成坐骨神经分支损伤,观察了比目鱼肌、胫后肌和跖肌的变化及手法作用的效果,具体手法操作方法是局部重手法揉捏(90次/分)5分钟,提弹(45次/分)10分钟,强刺激揉(90次/分)委中、复溜穴区5分钟,然后广泛轻手法揉捏(90次/分)5分钟。实验结果显示,手法治疗可明显改善肌肉萎缩、失神经肌肉的异常结构和代谢状态。术后手法治疗3个月,被检测的各肌肉出现明显的肥大性改变,经组织学检测证实确为肌纤维肥大,而不是增生的结缔组织;最大肌肉横切面面积的恢复优于对照组。组织学检测结果,在中后期肌肉萎缩和肌纤维变性的恢复、肌纤维间质中脂肪结缔组织增生的减轻、微循环的改善及血管血栓的减少等方面,手法治疗组均明显好于对照组。手法治疗组有氧代谢酶类活性的降解明显减缓,5个月时线粒体酶活性及Ⅰ型、Ⅱ型纤维结构和比例的恢复基本接近正常。肌电图检测结果表明,手法治疗5个月时,失神经后比目鱼肌的静息电位、肌肉收缩的神经干刺激阈和运动神经传导速度均恢复到正常或接近正常水平。

推拿手法可以有效地促进和加快损伤神经的修复和再生。采用机械钳夹方式人为造成家兔坐骨神经分支损伤,术后7天拆线完毕再进行手法治疗,具体操作方法见上述。光镜下观察结果,术后1个月时,将手法治疗组与对照组相比较,损伤远端1cm以外的部位可见较多的施万细胞增生,髓鞘脂肪有轻度变性。3个月时,手法治疗组可见神经干明显增粗,再生的神经纤维呈束状排列,束间有少量脂肪结缔组织,可见少量的轴索脱髓鞘改变;对照组所见则是神经干较细,再生神经纤维数目少,有较多的轴索脱髓鞘改变。5个月时,手法治疗组其神经干进一步增粗,偶见轴索脱髓鞘改变;对照组神经干、增生的神经束和神经纤维仍比较细,再生的神经纤维呈分隔束状,尚有少量轴索脱髓鞘改变。

3)手法对突出的腰椎间盘的影响:手法治疗腰椎间盘突出症的机制是近些年来的热点问题,众多研究者采用不同的研究方法得出了不同的结果。

有研究者运用镇痛牵引加脊柱推拿治疗的方法,观察了38例腰椎间盘突出症共43个节段突出物的变化,治疗3~5个月的结果显示,有9个节段突出物消失,13个节段明显缩小,8个节段稍微缩小,7个节段无变化,6个节段增大。突出物总体变化呈现一定的缩小趋势。但是,上述突出物的变化与临床疗效之间无显著的相关性。研究者推测推拿手法的作用机制可能是使突出物发生了位移,进而改变了突出物和神经根之间的位置关系。

有研究者通过对CT横断面扫描片直接测量,观察了手法治疗前后腰椎间盘突出症患者椎间盘高度和面积的变化情况,治疗方法采用对抗牵引、踩跷、按揉等,半年后的复查结果显示,椎间盘高度和面积均呈现缩小趋势。其中2例完全还纳的患者均为膨出型,病程在半个月以内,提示突出物能否还纳与其突出类型和时间有关。

有研究者对经硬膜外腔注射一次性推拿复位效果欠佳的55例腰椎间盘突出症施行手术治疗,术中观察到,突出物主要是位于侧隐窝部。55例中,中央型突出者1例、中央旁型突出者5例、侧型突出者18例、外侧型突出者30例、最外侧型突出者1例。在手术摘出的椎间盘组织中属于成熟型者 50 例，其中有钙化倾向者 5 例。有 30 例椎间盘组织与神经根、小关节囊均有不同程度的粘连，术中需进行分离操作，其中 3 例椎间盘组织已游离到椎管内，与神经根、脊髓硬膜、小关节囊形成广泛粘连。黄韧带肥厚、钙化者有 48 例，黄韧带最厚者达 1cm；小关节增生内聚形成骨性神经通道狭窄者有 35 例，椎间盘摘除后，直视下可见神经根有明显压痕者 15 例；蛛网膜、硬脊膜变性增厚者 8 例。55 例中，仅有 6 例为单纯性椎间盘突出，其余病例均有 2 种以上的病理改变存在。研究者认为，单纯性腰椎间盘突出症是手法治疗的最佳适应证，而腰椎间盘突出症合并侧隐窝狭窄者是手法治疗效果差或无效的主要原因。

（2）手法对生化指标的影响

1）手法对内源性阿片肽的影响：有人以腰椎间盘突出症和急性腰扭伤患者为观察对象，采用指按法和旋摩法在委中、承山、昆仑穴及局部阿是穴等部位治疗，在手法作用 20 分钟时，分别检测到血浆中 β-内啡肽的含量显著升高，血浆和脑脊液中环磷酸鸟苷（cGMP）含量升高、环磷酸腺苷（cAMP）含量变化不明显，cAMP/cGMP 比值显著下降。研究结果表明，在脑室和脊髓内，cAMP 对抗镇痛，而 cGMP 参与镇痛，内源性阿片肽可增加神经母细胞中的 cGMP 含量，而抑制 cAMP 水平的升高，从而发挥其镇痛效应。说明手法可以通过调节内源性阿片肽系统，达成镇痛作用。

2）手法对单胺类物质的影响：目前，有关手法对单胺类物质影响的研究，大多集中在外周机制方面。其中较为系统的研究工作是针对腰椎间盘突出症患者，采用骨盆牵引结合腰部按压或踩跷法，观察治疗后患者血浆、血清或唾液中去甲肾上腺素（noradrenaline，NA；或 norepinephrine，NE）、多巴胺（dopamine，DA）、5-羟色胺（5-hydroxytryptamine，5-HT）及其代谢产物 5-羟吲哚乙酸（5-hydroxyindole acetic acid，5-HIAA）的含量都呈现出不同程度的减低，而且，其减低程度与临床疗效之间存在明显的相关性；进一步研究发现，血浆中 DA 的前体酪胺酸和 5-HT 的前体色胺酸在治疗后也显著降低，而尿中的 5-HIAA 却在治疗后显著升高。从而提示手法治疗对外周单胺类物质的合成与代谢具有综合性的调整作用。有人采用按、摩、捏、推、拿、点、扳等手法对颈椎病患者进行治疗，结果发现手法亦可显著降低血中 NA 和 DA 的含量，并使之接近正常人水平。

有人以急性腰部或颈部软组织损伤患者为观察对象并进行研究发现，在病变局部采用推、揉、滚、拿、拨、摇、扳等手法治疗，在治疗后 30 分钟对血浆检测结果显示，5-HT 的含量呈现升高趋势，5-HIAA 的含量却无变化；而 NA、DA 的含量显著降低，5-HT/NA、5-HT/DA 的比值则明显升高，并且，这种含量的变化与临床疗效之间存在着非常显著的相关性。对急慢性腰肌损伤患者，采用滚、肘按、指按和轻揉等手法进行治疗，治疗 15 次后的全血 5-HT 含量亦显著升高，且升高的幅度与临床疗效之间有成正比的关系。

在理论上通常认为，外周单胺类物质的降低可能会引起中枢单胺类物质的升高，从一些实验的观察中也证实了手法治疗后脑脊液中 5-HT 和 5-HIAA 的含量均显著升高，而 5-HT 的前体色氨酸的含量明显降低，因而推测出手法镇痛的中枢机制除了内源性阿片肽途径以外，还存在着单胺类物质的作用途径。

2. 中医骨伤科导引研究　导引术是一种传统的养生祛病方法。唐代李颐认为"导引"的作用是"导气令和，引体令柔"。"导气令和"是以意念导引呼吸吐纳，使无形之气和顺；"引体令柔"是指引动肢体，使有形之体柔软。"导气"与"引体"是相辅相成的，通过肢体动作、按摩拍打、呼吸吐纳、行气意想等一系列特殊方式来引导或调动内气使之和顺,引动肢体是指柔,进而达到祛病健身、延年益寿等目的。

从西医学的角度来看,在导引锻炼过程中,"导气令和"可以兴奋呼吸中枢,进一步影响和调节自主神经系统,尤其是交感神经系统紧张性的下降,从而使情绪得到改善;可以对大脑皮质产生保护性抑制作用,使大脑皮质细胞得到充分的休息,对外感性有害刺激产生防护作用;通过呼吸的调整,可以按摩内脏,促进血液循环,增进器官功能。"引体令柔"可起到疏通经络、舒筋活血、补气养血、散寒通滞的作用。从而缓解肌肉痉挛紧张,改善局部或全身血液循环,消除水肿或粘连,加强局部神经、肌肉组织的营养,增加力学平衡能力,重建肌肉之间的运动协调性。

在中医骨伤科领域,目前导引术较多应用于创伤功能锻炼及颈肩腰腿痛等伤科病症,研究方向多集中于肩周炎、颈椎病、腰椎间盘突出症、腰背部劳损、膝痛症等劳损性、退行性疾病。

第三节　中医骨伤康复临床研究与发展

一、中医骨伤康复临床研究概论

中医骨伤科学是一门防治骨、关节及其周围筋肉损伤与疾病的学科。在我国古代,中医骨伤康复疗法植根于具有数千年历史的中医骨伤学,在中医古籍中并无康复医学之名称,有关康复医疗的内容散见于大量的中医临床、养生文献中。中医古代文献中最早使用"康复"一词见于《尔雅·释诂》:"康,安也";《尔雅·释言》:"复,返也"。即康复为恢复平安或健康。古代医籍中的"康复"的含义主要有以下几种:疾病的治疗和康复;精神情志的康复;正气的复原。世界卫生组织在 1981 年把康复(rehabilitation)定义为"应用各种有用的措施以减轻残疾的影响和使残疾人重返社会。"目前,康复医学和预防医学、保健医学、临床医学并称为四大医学。随着社会的发展,现代康复学的介入,中医骨伤"康复"的内涵也发生了变化。根据文献研究,从中医骨科康复关联性、研究对象、方法、功能等方面,综合古代中医康复及现代康复学的内容,可将中医骨伤康复定义为应用中医骨伤科学的理论和方法以及有关的科学技术,使由于先天或后天各种因素造成的骨伤科疾病及老龄化带来的功能障碍、先天发育障碍的残疾者的潜在能力和残存功能得到充分发挥,减轻或消除因病残带来的身心障碍,达到恢复功能、重返社会。

随着医学发展,中医骨伤康复的临床应用与发展不断完善,中医骨伤康复常用的方法有:药物疗法和非药物疗法,其主要服务对象是由于骨折、脱位、筋伤、内伤骨病及老龄化带来的功能障碍以及先天发育障碍的患者。

(一) 中医骨伤康复临床的理论基础

整体观念和辨证论治是中医学的特点,也是中医骨伤康复临床中的理论基础。

1. 整体观念　是把人体看成一个整体,人体是由皮肉、筋骨、脏腑、经络、气血津液等共同组成的一个有机整体,它们之间保持着相对的平衡,互相联系、互相依存,互相制约,有着不可分割的联系。中医骨伤疾患多为皮肉筋骨损伤而引起气滞血瘀、经络阻塞、津液亏损,或由瘀血邪毒由表入里，导致脏腑不和；亦可由于脏腑不和而由里达表引起经络、气血、津液病变，导致皮肉筋骨病损，如老龄化带来的功能障碍。中医骨伤康复的临床过程中，应从整体观念来分析，既要对局部皮肉筋骨的康复进行辨证，还要从局部损伤可能引起的气血、津液、脏腑、经络功能加以分析，这样才能正确认识中医骨伤疾病的本质，从而更好地对中医骨伤病症进行康复治疗。

另外，个体的人和社会、自然亦是一个整体，体现人体内在和外在环境的统一。这种整体观念和现代康复理念不谋而合。对于中医骨伤病患，不仅要训练伤残者适应环境，也要调整伤残者周围环境和社会条件，更有利于其重返生活和社会。

2. 辨证论治　辨证论治是中医学的另一特色。"证"不仅仅是一个病症或症群，而是概括了疾病的各方面因素和条件，这些因素结合不同体质表现出不同的证。中医骨伤临床中通过对疾病的症状、病因来分析接近疾病本质的"证"，针对疾病的根本的"证"来决定治疗。中医骨伤疾病的不同阶段可以出现不同的证；不同的疾病，也可以在其发展过程中出现相同的证。对中医骨伤康复，一定要辨明疾病的证来决定治疗。如中医骨伤康复临床中对损伤类病症的药物内治中，不论是骨折、脱位还是筋伤，均可根据损伤的病程将其辨证为初、中、后三期来决定治疗方案。

（二）中医骨伤康复原则

中医骨伤康复的临床是在整体观念指导下，以辨证论治为基础，贯彻中医骨伤疾病治疗的四项原则：固定与活动统一（动静结合）、骨与软组织并重（筋骨并重）、局部与整体兼顾（内外兼治）、医疗措施与患者主观能动性配合（医患合作）。

（三）中医骨伤康复功能评定

1. 关节活动度评定　关节活动度（range of motion，ROM）的测量是评定中医骨伤肌肉、骨骼、神经病损患者的基本步骤，是评定关节运动功能损害范围和程度的指标之一。

（1）ROM 的种类

1）主动活动：受检者以自力能够动的关节活动度。

2）被动活动：用外力能够移动的关节活动度。

3）关节除被动活动外，还有非生理性的关节附加活动度，主要用于康复的手法治疗。

（2）ROM 的测量：一般用量角器进行检查。普通量角器用两根直尺连接一个半圆量角器或全圆量角器制成，手指关节用小型半圆角器测量。

2. 肌力评定

（1）肌肉收缩类型：①等长收缩；②等张收缩（分为向心性收缩和离心性收缩）；③等速收缩。

（2）肌张力评定：肌张力指静息状态下肌肉的紧张度。正常肌张力是人体维持各种姿势及正常运动的基础，一般可分为静止性肌张力、姿势性肌张力和运动型肌张力 3 种。肌张力的测量包括手法评测（评定结果有正常肌紧张、肌张力降低和痉挛）和仪器评定（包括生物力学技术和电生理技术）。

（3）肌力评定方法

1）徒手肌力检查法：此法广泛应用于临床医学及康复医学实际工作。

2）器械检查：在肌力超过 3 级时，为了进一步做较细致的定量评定，须用专门器械做肌力测试。根据肌肉的不同，收缩方式有等长肌力检查、等张肌力检查及等速肌力检查。

3. 步态检查　从一侧的足跟着地起,到此侧足跟再次着地为止,为一个步行周期。正常步态效率很高,特别是以每小时 4.5~5km 的速度步行时,单位距离耗能量少,此时肌电活动也最少。常见的异常步态:①短腿步态;②关节强直步态;③关节不稳步态;④疼痛步态;⑤肌肉软弱步态。

4. 日常生活活动能力评定　是指人们为独立生活而每天必须反复进行的、最基本的、具有共同性的身体动作群,即进行衣、食、住、行、个人卫生等的基本动作和技巧。残损的程度愈大,对日常生活活动能力的影响愈严重。康复训练的基本目的就是要改善残疾者的日常生活活动能力,为此,必须首先了解患者的功能状况,即进行日常生活活动能力的测定。

常用的日常生活活动能力量表评定法有 Barthel 指数、Katz 指数、修订的 Knney 自理评定、PULSES、FIM 和脊髓损伤独立性测量等。

5. 神经电生理检查　肌电图和神经传导检查是康复医学中必不可少的检测和评定手段,属于神经电生理学检查方法。将单个或多个肌细胞,在各种功能状态下的生物电活动加以鉴识、放大、显示与记录,通过对肌电位的单个或整体图形的分析,以诊断疾病或评定功能的方法,称为肌电图检查法。应用一定参数的电流刺激运动神经或感觉神经,以引出肌肉或神经的动作电位,测定运动或感觉神经的传导速度或研究各种诱发电位出现的时间、电位的形态(时相)、宽度和幅度等参数,以诊断疾病,评定神经、肌肉功能的方法,称为神经电图检查法。

(四)　中医骨伤康复治疗方法

中医骨伤康复的常用治疗方法有药物治疗、手法治疗、针灸治疗、导引治疗和其他治疗等。

1. 药物治疗

(1)　中药内治法:指通过口服中药,以达到扶正祛邪、调节机体气血、经络、脏腑功能,使机体康复的治疗方法。常用的口服药物剂型有汤剂、丸剂、散剂、膏剂、丹剂、酒剂、片剂、糖浆等,可用于中医骨伤康复的各个阶段。

中医骨伤康复常用的内治法有损伤三期辨证法和损伤部位辨证法。

1)　损伤三期辨证:以唐容川《血证论》、钱秀昌《伤科补要》提出的"损伤之症,专从血论"为辨证施治基础。根据损伤发展过程,一般分为初、中、后三期。①初期:一般在伤后1~2周,宜采用"下"法和"消"法,根据此阶段的病机特点是气滞血瘀,需消肿止痛,以活血化瘀为主。常用的有攻下逐瘀法、行气消瘀法清热凉血法、开窍活血法。②中期:一般在损伤后3~2周,虽损伤症状改善,肿胀瘀阻趋向消退,疼痛逐步减轻,但瘀阻去而未尽,疼痛减而未止,应以活血化瘀、和营生新、接骨续筋为主,以"和"法、"续"法为基础。③后期:为损伤7周后,瘀肿已消,但筋骨尚未坚实,功能尚未恢复,应以坚骨壮筋,补养气血、肝肾、脾胃为主。而筋肉拘挛,风寒湿痹,关节屈伸不利者则予以温经散寒、舒筋活络,故后期多用"补""舒"两法。

2)　主方加部位引经药:根据不同损伤的性质、时间、年龄、体质选方用药时,可因损伤部位不同加入几味引经药,使药力作用于损伤部位,加强治疗效果。明代医家异远真人《跌损妙方·用药歌》中介绍跌打损伤主方配合部位引经药和随证加减用药法,便于损伤辨证治疗,是主方加部位引经药的代表性著作。

(2)　中药外治法:指对损伤局部进行治疗的方法,在中医骨伤康复临床中有重要地位。

清代吴师机《理瀹骈文》说:"外治之理,即内治之理;外治之药,即内治之药,所异者法耳。"临床外用药物大致可分为敷贴药、搽擦药、熏洗湿敷药与热熨药。

1)敷贴药:应用最多的剂型是药膏、膏药和药散3种。使用时将药物制剂直接敷贴在损伤局部,使药力发挥作用,可收到较好疗效。①药膏(又称敷药或软膏):将药碾成细末,然后加饴糖、蜂蜜、油、水、鲜草药汁、酒、醋或医用凡士林等,调匀如厚糊状,涂敷伤处;②膏药(古称薄帖):是中医学外用药的特有剂型,是将药物浸泡于香油,并加热熬炼后加入铅丹制成的富有黏性,烊化后能固定于伤处的成药;③药散(又称药粉、掺药):药散的配制是将药物碾成极细的粉末,收贮瓶内备用。使用时可将药散直接掺于伤口处,或置于膏药上,将膏药烘热后贴患处。

2)搽擦药:搽擦法始见于《素问·血气形志》:"经络不通,病生于不仁,治之以按摩醪药。"醪药是配合按摩而涂搽的药酒,搽擦药可直接涂搽于伤处,或在施行理筋手法时配合推擦等手法使用,或在热敷熏洗后进行自我按摩时涂搽。①酒剂:又称为外用药酒或外用伤药水,是用药与白酒、醋浸制而成。常用的有活血酒、伤筋药水、息伤乐酊、正骨水等,具有活血止痛、舒筋活络、追风祛寒的作用。②油膏与油剂:用香油把药物熬煎去渣后制成油剂,或加黄蜡或白蜡收膏炼制而成油膏,具有温经通络、消散瘀血的作用。适用于关节筋络寒湿冷痛等证,也可配合手法及练功前后做局部搽擦。常用的有跌打万花油、活络油膏、伤油膏等。

3)熏洗湿敷药:包括热敷熏洗和湿敷洗涤。①热敷熏洗:《仙授理伤续断秘方》中就有记述热敷熏洗的方法,古称"淋拓""淋渫""淋洗"或"淋浴",是将药物置于锅或盆中加水煮沸后熏洗患处的一种方法。先用热气熏蒸患处,待水温稍减后用药水浸洗患处。冬季气温低,可在患处加盖棉垫,以保持热度持久。②湿敷洗涤:古称"溻渍""洗伤"等,在《外科精义》中有"其在四肢者溻渍之,其在腰腹背者淋射之,其在下部者浴渍之"的记载。多用于创伤,使用方法是"以净帛或新棉蘸药水","渍其患处"。

4)热熨药:热熨法是一种热疗方法。《普济方·折伤门》有"凡伤折者,有轻重浅深久新之异,治法亦有服食淋熨贴燴之殊"的记载。本法选用温经祛寒、行气活血止痛的药物,加热后用布包裹,热熨患处,借助其热力作用于局部,适用于不宜外洗的腰脊躯体之新伤、陈伤。主要的剂型有下列几种:①坎离砂;②熨药:俗称"腾药";③其他:如用粗盐、黄砂、米糠、麸皮、吴茱萸等炒热后装入布袋中热熨患处。这些方法简便有效,适用于各种风寒湿型筋骨痹痛、腹胀痛及尿潴留等证。

2. 手法治疗　手法主要是通过对身体局部刺激,促进整体新陈代谢,从而调整人体各部分功能的协调统一,保持机体阴阳相对平衡,以增强机体的自然抗病能力。达到舒筋活血,健身、防病之效果。可广泛用于临床各科疾病的治疗,在中医骨伤疾病的康复中应用尤为广泛,是中医骨伤康复的特色和优势。

常用的手法治疗分为正骨手法和理筋手法。正骨手法在《医宗金鉴·正骨心法要旨》里归纳为"摸、接、端、提、按、摩、推、拿"8种,称之为正骨八法。正骨八法主要应用于中医骨伤临床的骨折类疾病的治疗。理筋手法可分为6大类:①摆动类(一指禅推法、㨰法);②摩擦类(摩法、擦法、推法、搓法、抹法);③震动类(振法、振动法、抖法);④挤压类(按法、点法、拿法、掐法、捻法、踩跷法);⑤叩击类(叩法、击法、拍法、弹法);⑥运动关节类(摇法、扳法、背法、拔伸法)。理筋手法是中医骨伤康复治疗的特色和优势治疗方法,可作为关节及其周围慢性疾病的主要康复方法,如颈椎病、腰椎间盘突出症、腰肌劳损、膝骨关节炎、肩周炎、关节扭挫伤等。

3. 针灸治疗　针灸疗法不仅是中医治疗学的重要手段,也是中医骨伤康复治疗重要的措施和方法。包括针刺和灸法。针刺法是利用金属针刺入人体的腧穴,并用适当手法刺激;灸法则是用艾条或艾炷点燃后熏灸腧穴进行刺激。二者均通过刺激来达到调节人体经络脏腑气血,具有疏通经络、调和阴阳、扶正祛邪的作用,是中医骨伤康复应用的特色之一。

针法通过不同的针具刺激人体的经络腧穴,通过实施提、插、捻、转、迎、随、补、泻等不同手法,以达到激发经气、调整人体功能的目的。其所用工具为针,使用方法为刺,以手法变化来达到不同的效果;灸法则采用艾绒或其他药物,借助于药物烧灼,熏熨等温热刺激,以温通气血。其所用物品为艾绒等药物,使用方法为灸,以局部温度的刺激来达到调整机体的作用。针刺有补有泻;灸法长于温补、温通。

4. 导引治疗　导引作为一种传统养生、保健和治疗疾病的有效手段,历史悠久,源远流长,是中华民族优秀文化遗产之一。导引包含练功疗法和气功疗法。

（1）练功疗法:又称功能锻炼,古代归于"导引"范畴,是通过自身运动防治疾病、增进健康、促进肢体功能恢复的一种疗法。功能锻炼能很好贯彻动静结合的治疗原则,是预防中医骨伤疾病和损伤后康复的主要方法之一,对现代中医骨科手术后患者的功能康复有很好的促进作用。练功具有以下作用:①活血化瘀、消肿止痛;②濡养患肢关节筋络;③促进骨折愈合;④防治筋肉萎缩;⑤减少关节僵硬;⑥扶正祛邪利于康复。练功按肌肉收缩的形式可分为等张运动、等长运动和等速运动;按完成动作的主动用力可分为被动运动、主动运动、抗阻运动和助力运动。

（2）气功治疗:气功是中医学的宝贵遗产之一,在历代医籍中多称为"导引"。气功一词最早见于晋代许逊著的《宗教净明录·气功阐微》。在历代医籍中,以"导引"为名者较为普遍,而"气功"之称,则是在近代才广为应用。

气功是着眼于"精、气、神"进行锻炼的一种健身术,它通过调身、调息、调心等方法来调整精、气、神的和谐统一。通过系统的锻炼,可以使"精、气、神"三者融为一体,以强化新陈代谢的活力,使精足、气充、神全,体魄健壮,生命自然会延长,推迟衰老。

5. 其他治疗　中医骨伤康复随着现代技术的发展,其康复治疗方法也在不断更新,逐渐出现了许多新的康复治疗方法。

（1）电疗:应用各种电流或电磁场预防和治疗疾病的疗法。电疗法包括直流电及直流电离子导入疗法、低频电疗法,中频电疗法及高频电疗法等。

（2）磁疗:利用磁场作用于人体治疗疾病的方法。地球是一个巨大的磁场,地球上一切生物和人体一直受着地磁场这一物理环境因素的作用,地磁场成为生物体维持正常生命活动的不可缺少的环境因素。磁疗的作用机制:电动力学理论、酶学说、经穴作用、神经内分泌作用;常用的磁疗法有恒定磁场法、交变磁场法、脉冲磁场法、磁处理水疗法。

（3）超声波治疗:将超声波作用于人体以达到治疗目的的方法。目前理疗中常用的频率一般为 800～1000kHz。治疗方面除一般超声疗法外,还有超声药物透入疗法,超声雾化吸入疗法,超声复合疗法等。

（4）光疗法:是利用阳光或人工光线(红外线、可见光、激光)防治疾病和促进机体康复的方法。常用的光疗法有红外线疗法、紫外线疗法、激光疗法等。

二、中医骨伤康复的应用与发展

中医骨伤康复的应用与发展经历了漫长的岁月,历代医家和广大劳动人民通过长期的防治骨伤疾病的实践,不断丰富和发展了中医骨伤康复的内容,逐步形成了一系列临床应用中有卓越疗效的康复治疗方法,对中华民族的繁衍生息作出了卓越贡献,并在世界范围内产生了深刻的影响。中医骨伤康复随着中医骨伤科学的发展,其康复治疗方法也不断发展。

(一) 中医骨伤康复疗法的起源(远古—公元前 476 年)

20 万年前"河套人"时期,已经发明了人工取火,在取暖和烤炙食物的基础上,产生了原始的热熨疗法(骨科康复灸疗法的起源);原始人还对创伤进行伤处的抚摸、按压以减轻症状,摸索出简易的理伤按摩手法(骨科康复原始的手法);利用自然界的树叶、草茎、矿石粉外敷包扎伤口,并逐渐获得具有止血止痛、消肿、排脓等作用的药物,这是人类最早的药物外治起源。《山海经》记载:"高氏之山,有石如玉,可以为箴。"这是远古人类以砭石代针治病的佐证。《史记·扁鹊仓公列传》记载:"上古之时,医有俞跗,治病不以汤液醴酒、镵石挢引、案扤毒熨,一拨见病之应。"其中的毒熨就是用药物热熨患处,说明新石器时代,已经能运用药物外敷、外涂等方法治疗疾病和用于疾病的康复。

夏商时期,生产力的发展,促进了医药知识的进步。夏代出现人工酿酒,可以制成药酒内服外用,对骨科创伤疾病的药物治疗和后期康复具有重要意义。另外,商初名相伊尹创制了汤剂,这为中药配伍内服应用奠定了基础,是中药临床应用上的飞跃。夏商时期冶炼技术的发展,出现了青铜针具"九针",为针灸发展提供了技术支持,也促进了中医骨伤康复治疗的发展。现代考古发现的甲骨文里有"沐""浴"等字,与养生保健康复有关。

西周形成最早的医疗分科,其中"疡医"即是外科医生。此阶段药物的组合则依据酸、辛、咸、苦、甘、滑等性味,分别调养骨、筋、血脉、气血、肌肉和九窍。强调既要调治受伤之骨、筋、肉等局部组织,也要调治全身的气血、脏腑,体现西周时期的用药原则——内外并治,为中医骨伤康复的中药应用打下了基础。《周礼·天官》所记载的医事制度,专门设置了"食医中士二人……掌和王之六食、六饮、六膳……之齐"。现在所说的药酒,就在"六饮"之列。主张根据四时气候变化不断改变饮食结构,而且注意食物之间的合理搭配。饮食和调养是康复的重要手段。《诗经》收集西周至春秋时期的诗歌,同时也记载了 100 多种药物,其中许多药物都可以用于骨伤病证的康复。如艾蒿可止血,主治跌打扭伤。这些记载均说明早在纪元时期,我们的先祖就已经积累了一定的康复知识。《尔雅·释诂》:"康,安也";《尔雅·释言》:"复,返也"。即康复为恢复平安或健康,这是中医古籍文献最早提出康复一词的记载。

(二) 中医骨伤康复理论的形成(公元前 476—公元 220 年)

战国、秦汉时期,社会生产力有较大提高,各种学术思想也发展到一定的高度,出现"诸子蜂起,百家争鸣"的局面,促进了医学发展,中医骨伤康复学术思想也随之应运而生。

长沙马王堆 3 号汉墓出土的医学帛书表明当时的骨伤科康复技术的进步。《五十二病方》是迄今为止发现的最早的方剂专著。记载了对陈旧性瘢痕的治法和方药:用瓜肉摩擦瘢痕,使之赤红,再用瓜皮肉敷在瘢痕上,干后反复敷贴。《五十二病方》记载"浴之"法用于筋骨痹等温洗,是中医骨伤物理疗法的早期应用。《治百病方》治瘀方中就有用酒,认为可"当出血久瘀"，治金创止痛也用酒。可见酒具有活血化瘀止痛作用已为人们所熟知，可用于骨伤疾病的后期康复。《帛画导引图》绘有导引练功图谱与治疗骨伤科疾患的文字注释。《帛画导引图》堪称最早的气功图谱，其中绘有44幅图像，是古代人们用气功防治疾病的写照。充分反映了当时导引术式的多样性：既有用于治病的，也有用于健身的；从肢体运动的形式看，既有立式导引，也有步式和坐式导引；既有徒手的导引，也有使用器物的导引，既有配合呼吸运动的导引，也有纯属肢体运动的导引。

我国现存第一部中医经典著作《黄帝内经》根据脏腑盛衰及阴阳气血的变化情况，讨论人类的自然寿限，研究人体的衰老机制，并在"天人相应"的整体观念指导下提出了较为系统的养生康复原则和方法。《黄帝内经》中明确记载当时普遍应用的5种治疗及康复措施——中药、针、灸、砭石、导引按蹻，其中导引按蹻即为古代导引，反映出后世用于骨伤科疾病康复的常用的中医疗法已经基本形成。《素问·异法方宜论》中有："中央者，其地平以湿，天地所以生万物也众，其民食杂而不劳，故其病多痿厥寒热，其治宜导引按蹻，故导引按蹻者，亦从中央出也。"明代著名医学家张介宾在《类经》中对本文的解释云："导引，谓摇筋骨，动肢节，以行气血，病在肢节，故用此法也。"导引之法在古代是用以治疗骨关节疾患的。《黄帝内经》主张用温洗法治疗寒性疾病及康复。如《素问·玉机真脏论》云："今风寒客于人……或痹不仁肿痛，当是之时，可汤熨及火灸刺而去之。"《灵枢·寿夭刚柔》还有用药酒治疗痹痛的记载。《黄帝内经》还提出了病后康复应注意周围环境、避免情绪激动、饮食需有宜忌、坚持气功导引等一般原则，但缺乏具体措施与有效的治疗方药。《黄帝内经》还提出"是故圣人不治已病治未病，不治已乱治未乱，此之谓也"。"治未病"有"未病先防、既病防变"的科学思想，亦是中医预防康复学理念的体现，对现代人口老龄化和老年性骨伤疾病的预防康复仍然有着很好的临床指导意义。

《庄子·刻意》云："吹呴呼吸，吐故纳新，熊经鸟申，为寿而已矣。此道引之士，养形之人，彭祖寿考者之所好也。"说明当时用导引等功能锻炼方法来养生的人已经为数不少了。《吕氏春秋》中更明确指明了功能锻炼的意义："流水不腐，户枢不蠹，动也。形气亦然，形不动则精不流，精不流则气郁。"明确指出了不运动的危害。

成书于东汉时代的《神农本草经》，共载中药365种，分为上、中、下三品。其中，上品药物为补养之品，计120种，多具有补益强身、抗老防衰之功效，提倡以药物增强身体健康，如人参、黄芪、茯苓、地黄、杜仲、枸杞等，均为强身益寿之品，对骨科疾病后期康复和抗老防衰发挥了重要作用。

汉代名医华佗精通针灸、养生，创立出"华佗夹脊穴"，用于对脊柱疾病的治疗。目前，临床针对脊柱疾病的康复和脊柱退行性相关疾病，"华佗夹脊穴"是针灸康复疗法的常用取穴；华佗还创立了五禽戏，用于养生保健康复。五禽戏是研究了虎、鹿、熊、猿、鸟的活动特点，并结合人体脏腑、经络和气血的功能所编成的一套健身气功功法，以活动筋骨、疏通气血、防病治病、健身延年为目的，深受健身人群的欢迎。五禽戏为"仿生式"导引法，讲究"形、神、意、气"相结合，外导内因，形松意冲，动静结合，练养相兼。

东汉末年张仲景在《金匮要略》中高度概括了康复的原则和精神，提出导引、气功、针灸、膏摩等具体的康复手段，对后世养生康复具有指导意义。张仲景继承发扬了《黄帝内经》的学术思想，首先从证治入手，确立了康复医学可以通用的辨证论治原则，这就是以整体观为指导的"观其脉证，知犯何逆，随证治之"。张仲景认为许多慢性疾病久久不愈，实由五脏元真不畅所致,虚则五脏正气不足,实则脏腑气血瘀滞不通。因此,通畅五脏元真,"补不足,损有余"是贯穿全书的康复治疗大法。

张仲景对筋骨痹痛和腰痛的论治中,审证求因,辨证论治。例如:对血虚感受风寒湿邪引起四肢不仁的风痹,用补气活血、辛温宣透的黄芪桂枝五物汤,较之《治百病方》对痹证仅用秦艽、附子二味,已有了划时代的进步。又如,对腰痛的论述中,指出"人年五六十,其病脉大者,痹挟背行(腰背痛)……皆因劳得之",阐明了这种腰背痛,是劳损导致肾气不足的虚劳腰痛。针对这一病因,"虚劳腰痛,少腹拘急,小便不利者,八味肾气丸主之"。八味肾气丸以补肾助阳为主,治肾虚腰痛,是《黄帝内经》"腰者肾之府""劳者温之"理论与实践结合的典范。

(三) 中医骨伤康复技术的进步(公元 220—960 年)

三国、两晋、南北朝至隋唐、五代时期,骨伤科疾患多见,积累了大量临床经验,中医骨伤疾病的康复技术也随之得到发展。

晋代葛洪在《抱朴子·内篇》中明确提出:人欲得养生延年,必须注重服食养生药物和导引。内养方面,提出"胎息"——"得胎息者,能不以鼻口嘘吸,如在胞胎之中,则道成矣"。葛洪很重视养生之道,强调内修养性,恬淡守真,不必求神降福,自会健康长寿。以上这些内养方法、养生之道,对于增进人们身体健康不无裨益,对于后世的气功学、养生学、骨伤疾病的康复都有积极的理论借鉴意义。

葛洪还著有《肘后备急方》,书中首先记载用竹片夹板固定骨折,为骨折的后期康复和功能锻炼创造条件;书中还对针灸疗法有较多的阐述,尤其强调灸法的使用,丰富了中医骨伤疾病的针灸康复疗法。葛洪治痹的处方多是"摩膏",如丹参膏、莽草膏,都说明"皆摩傅之",外用内服结合。此外,葛洪治痹痛,多用酒剂;对于药膏也主张制膏前先酒浸,或者用酒送服,发展了中医骨伤疾病康复的药物外治法。葛洪认为,腰腿痛是"肾气虚衰而当风卧湿"所致。针对腰腿痛的后期治疗及康复治疗,选用至今还在临床常用的独活寄生汤,葛洪还运用干漆、巴戟天、杜仲、牛膝、桂心、狗脊、独活、五加皮、萸肉、怀山药、防风、附子等制成蜜丸治肾虚冷腰痛阳痿;用桂、丹皮、附子为末冲酒,或一味鳖甲,或鹿角、鹿茸冲酒治急性腰痛不得俯仰。还首次运用酒调杜仲外敷治疗外伤腰痛。

晋代张华《博物志》中所载青牛道士封君达养性法的第一条便是"体欲常少劳,无过度"。南北朝时期,梁代陶弘景所辑《养性延命录》中说:"人欲小劳,但莫至疲及强所不能堪胜耳。人食毕,当行步踌躇,有所修为,为快也。故流水不腐,户枢不蠹,以其劳动数故也。"均体现这一时期的医家注重运动养生康复。《养性延命录》中的"服气疗病篇"讲行气术,记录其法 10 余条,包括调身、调意、调息等"三调"内容;"导引按摩篇"讲导引按摩术,记录其法近 20 条,包括摩面、熨眼、搔目四眦、揩摩身体(干浴)、叩齿、漱津等。其中还记述了华佗"五禽戏",谓行此法,"消谷气,益气力,除百病,能行之者,必得延年"。这些内容既是养生方法,也是康复疗法。

这一时期还较多应用外敷药,具有收口灭瘢的作用,用于疮面后期遗留瘢痕的康复。南齐龚庆宣整理的《刘涓子鬼遗方》记载的生肌膏可外用生肌;还用鸡屎白、芍药、白蔹、白蜂、鹰粪白、衣中白鱼为粉,取名"六物灭瘢膏",治疮瘢痕;《小品方》中有用辛夷、白附、细辛治瘢的记载,这些都是继承和发展了《五十二病方》的治瘢经验。

隋代巢元方等编著的《诸病源候论》所载 67 类疾病的各个证候后大多附有"养生方·导

引法",其中就有中医骨伤疾病的后期康复治疗。如"风湿痹候养生方导引法"、"风湿候养生方"、"胁痛候养生方导引法"、"腰痛不得俯仰候养生方导引法"等,其中简要说明各种证候的病因,并记载该病证后期康复的具体导引方法。

唐代孙思邈著《备急千金要方》和《千金翼方》,总结了唐代以前的养生理论和方法,继承《黄帝内经》中"治未病"的预防思想,针对骨伤科疾病总结了补髓、生肌、坚筋、固骨类药物,对颞下颌关节脱位采用手法整复后用蜡疗、热敷、针灸等外治法进行康复治疗,尽早恢复颞下颌关节功能活动。颞颌关节脱位整复后应采用蜡疗和热敷,有助于关节功能的恢复,消除肿胀、加深温热作用、松解粘连,软化瘢痕。书中还采用热敷和热熨治疗损伤瘀肿。

王焘著《外台秘要》主张用毡进行湿热敷,以减少损伤肢节的疼痛。昝殷《食医心鉴》介绍食疗处方,对骨科风湿痹痛类病证,采用薏米、粟米等祛风除湿、通利关节。唐代著名骨伤科著作《仙授理伤续断秘方》中介绍了骨折固定后的导引方法,提出骨折固定不要"夹缚"关节,固定后关节部位当"要转动……时时为之方可",是导引在骨折康复应用的代表。还明确提出正确复位、夹板固定、内外用药和功能锻炼的治疗大法;对筋骨并重、动静结合的理论也作了进一步的阐发,明确了功能锻炼在骨伤疾病康复中的重要作用。

梁武帝萧衍时,达摩北渡到了河南嵩山少林寺,向弟子们传授了易筋经。自唐以后,历代养生书中,多有记载,成为民间广为流传的健身术之一,活动以形体屈伸、俯仰、扭转为特点,以达到"伸筋拔骨"的锻炼效果。对于青少年来说,可以纠正身体的不良姿态,促进肌肉、骨骼的生长发育;对于年老体弱者来讲,经常练此功法,可以防止老年性肌肉萎缩,促进血液循环,调整和加强全身的营养和吸收,对慢性疾病的恢复,以及延缓衰老都很有益处。

此外,唐代官方设立"养病坊"收容残疾人,类似于现代的康复医院,是此时期骨科康复发展的重要标志。

(四) 中医骨伤康复的发展 (公元 960—1368 年)

宋、辽、金、元时期,在医药卫生保健方面,改进医事管理,发展医药教育,促进医药保健的发展。此外,科学技术的蓬勃发展,为医疗保健取得成就提供了有利条件。活字印刷术的使用和发展,对医学的著述和传播也起了一定的促进作用。因此,骨伤康复有了进一步发展。金元时期,许多著名的养生家和医家,总结新经验,提出新见解,无论在理论上,还是在养生方法上,都有了新的进展,充实和完善了骨伤康复学的内容。

从明代徐春圃《古今医统大全》可知宋代时的医学分科就有养生的专科。陈直的《养老奉亲书》是一部老年医学专著,系统论述了老年人的饮食、药物调治和老年人的保养方法。书中记载"老人补壮筋骨,治风走注疼痛,并风气上攻下疰,羌活丸"和"治老人脚膝疼痛,不能履地,七圣散",均是针对老年人骨伤疾患的康复治疗。

北宋末年,官方出版的《圣济总录》,共 200 卷,包括内、外、妇、儿、五官、针灸及养生、杂治等,共 66 门,内容十分丰富。宋代宫廷编著的方剂专书《太平圣惠方》,不仅是一部具有理、法、方、药完整体系的医书,而且载有许多摄生保健的内容,尤其注意药物与食物相结合的方法,如记述了各种药粥、药酒等。《圣济总录》和《太平圣惠方》中均有关于骨伤康复医疗的内容,如对骨折的后期治疗和康复提出"补筋骨、益精髓、通血脉"的治疗思想。还记载了不少摩膏,推广淋渫、熨、贴熁、膏摩等外治法用于损伤和痹痛的康复治疗。如药熨疗法:可使药性借助热力作用于患处以祛散外邪,温通气血凝滞,使拘急挛缩之筋得以舒伸,凝滞不通之痹得以宣散。药熨所用的方药也是依据治疗痹痛配方的原则,选用辛热止痛、活血、祛风寒湿邪的药物,如敷药方等;洗浴疗法:也是治痹痛的一种方法,又称渍浴、淋渫。"渍浴法,所以宣通形表,散发邪气。"故对外邪偏重的痹痛,多以淋洗治疗,如五枝淋蘸方等;还有膏摩疗法,即通过按摩手法的作用,药效的发挥较药熨更为充分。此外,凡邪气侵袭经络肌肉引起的痹痛,都可以按之止痛。

宋代《济生方》记载有用真磁石棉裹塞耳治耳聋之记载,是现代磁疗法在临床的早期应用。宋代张杲著《医说》,记载了"脚踏转轴"和"搓滚舒筋"的方法治愈骨折后膝、踝关节功能障碍的病例,反映了这一时期医家在骨折治疗中已能有效地运用练功疗法来进行肢体的功能康复。元代医家危亦林在《世医得效方》中称其为"舒筋法"。南宋洪迈撰写的《夷坚志》中出现了八段锦之名,在我国古老的导引术中,八段锦是流传最广,对导引术发展影响最大的一种。

《百一选方》应用培元固肾法来处理骨伤疾病。其载当归丸由当归、赤芍、川椒、龟甲、千金藤、骨碎补、川芎、乳没、自然铜等组成,以补益元气、温补肾阳,佐以活血定痛,治疗骨折损伤,瘀血清,气血已虚的骨折后期,"筋骨未合,肌肉未生"者,对中医骨伤骨折后期的康复治疗具有指导意义。

金元四大家在养生康复方面的学术观点各异。刘完素主张养气,在王充提出人之寿夭在于"先天禀赋"说的基础上,进一步强调"主性命者在人","修短寿夭,皆人自为"的思想,重视气、神、精、形的调养,但尤其强调气的保养。对于养气方法,刘完素认为"吹嘘呼吸,吐故纳新,熊经鸟伸,导引按跷,所以调气也;平气定息,握固凝神,神宫内视,五脏昭彻,所以守其气也;法则天地,顺理阴阳,交媾坎离,济用水火,所以交其气也"(《素问病机气宜保命集·原道论》)。张从正提倡祛邪扶正,主张用攻法防病治病,认为祛邪即所以扶正,邪去则正气自安,反对唯人参、黄芪"为补"的狭隘观点。张从正还提出"养生当用食补,治病当用药攻"(《儒门事亲》)的主张,其养生保健的思想核心是"君子贵流不贵滞",并提出调饮食、施药物、戒房劳、练气功等方法;在防病保健中,还特别重视人与社会环境的整体观和机体与情志的整体观,从而丰富了中医学中有关心身医学、医学社会学的内容。李杲注重调理脾胃,认为促成人之早夭的根本原因在于元气耗损,他说"人寿应百岁……其元气消耗不得终其天年"(《兰室秘藏·脾胃虚损论》),而"元气之充足,皆由脾胃之气无所伤,而后能滋养元气"(《脾胃论·脾胃虚实传变论》)。这说明调养脾胃之气,维护后天之本,是防病抗衰,延年益寿的一条重要原则。朱震亨强调阴气保养,力倡"相火论"基础上的"阳常有余,阴常不足"学说,并一再强调阴气"难成易亏",因而在治疗与养生康复上,主张以滋阴为主;围绕保阴精,强调顺四时以调养神气,饮食清淡冲和以免升火助湿,节欲保精以息相火妄动,并为此而著《色欲箴》以戒众人;在老年病方面,认为老年阴气暗耗,相火易亢炎为害,故养老大法,总要在于承制相火的亢极。此外,朱震亨对防病于未然的养生康复理论和方法也有所论述。金元四大家的学术观点虽异,然崇尚养生康复则一。而且,在骨伤疾病的康复治疗中都提出了自己的观点。如对骨伤疾病腰腿痛的分析:刘完素认为气血不通引发腰痛,主张开通经络使气血宣行;李杲认为肾阳不足、寒湿内盛和肾肝湿热均可致腰腿痛;张从正认为湿热腰痛者,遇天阴及久坐而痛,瘀血腰痛者,为昼轻夜重;朱震亨认为腰腿痛是因为风寒湿流注经络、结凝骨节、气血不和而痛。

元代李仲南《永类钤方》卷21为骨伤科证治方论,在骨伤科病证中,载录了多种骨折、脱臼、整复、夹板固定法和若干医疗器械、方药等内容。其中首创的过伸法处理腰椎骨折,丰富了创伤骨科的诊断治疗经验,促进了中医骨伤康复手法治疗的发展。

元代危亦林著《世医得效方》,对元代以前的骨伤科成就进行了总结和发挥,逐步确立了治疗创伤活血化瘀、养血舒筋和培元固肾的三期用药原则。这三期用药原则在骨伤疾病的康复治疗中同样具有重要意义,配合以辛热芳香、温经散寒和活血定痛为主的洗药、淋洗药、熨药、贴药和敷药等外治方法,奠定了骨伤疾病康复治疗内外用药的基本原则。

(五) 中医骨伤康复的兴盛(公元 1386—1840 年)

明清两代在总结前人成就的基础上,又使骨伤科的理论得到了不断充实和提高,尤其是手法和固定方法有了较大的提高和发展,骨伤科的专著也逐渐增多,骨伤科的兴盛从客观上必然会促进骨伤科疾病后期康复的发展。

明代异远真人所著《跌损妙方》以经络穴位为诊疗依据,偏重手法,推崇循穴治伤,是伤科少林派的代表。"用药歌"出自异远真人的《跌损妙方》,是元代危亦林《世医得效方》治伤常用的"二十五味药"的发展,也是少林派治伤方药的基础。"用药歌"以选用肝经药物为主,用生地、归尾、赤芍养肝血;用槟榔行气消积导滞以疏肝,四味药配伍达到疏肝理气活血散瘀之功。至于歌中的加味用药,则是引经药在伤科临床应用中的典范,也是中医骨伤中药康复疗法的辨证方法之一。

明代薛己著《正体类要》,上卷首载正体主治大法凡 19 条,次载仆伤、坠跌、金伤及汤火伤等类共 64 种病证的医案。下卷为伤科所用方剂。该书序文指出:"肢体损于外,则气血伤于内,营卫有所不贯,脏腑由之不和",说明人体的皮肉筋骨在遭受外力损伤时,可影响到体内,引起气血、营卫、脏腑等一系列功能紊乱,外伤与内伤、局部与整体间是相互作用的。薛己重视整体疗法,用药主张补气血、补肝肾为主,行气活血次之,提出"气血学说"和"平补法",对骨伤疾病后期药物康复治疗有重要的指导意义。

补肾疗法对腰腿痛的康复治疗也得到了较大的发展。明代张介宾和赵献可对命门学说的发挥,为补肾治腰腿痛进一步提供了理论依据。张介宾提出"腰痛多为肾虚,久腰痛必为肾虚",主张用当归地黄饮,左归丸、右归丸和煨肾散(参、当归、杜仲、肉苁蓉、补骨脂、巴戟天、鹿角霜、秋石)等治疗。赵献可主张用肾气丸治肾虚,认为肾气丸是滋润之物,"能于水中补火,所以益火之原,水火得其养,则肾气复其天矣。益火之源,以消阴翳,即此方也";而对阴虚火动,主张运用六味地黄丸"壮水之主,以镇阳光"。

李时珍《本草纲目》载骨伤科药物 170 余种,极大地丰富了骨伤科疾病后期康复的药物治疗需求。《本草纲目》还记载用吸铁石加一些药物制成药膏敷贴治疗诸疮肿毒之论述,属于现代物理治疗中磁疗的应用。明清时代,按摩手法方面也有较大的发展,促进了骨科康复手法治疗的进步。如罗真人《净发需知》(又名《江湖按摩修养净发需知》)《按摩修养歌诀》详述了人体各部位保健推拿方法。王廷相《摄生要义》论述了自我养生按摩和全身保健按摩法——大度关法;曹士珩《保生秘要》论述了各种疾病的自我推拿导引法等。此外,民间推拿器械也有了广泛的应用和发展,如《韩氏医通》的"木拐按节法",《易筋经》的木杵、木槌、石袋拍打法,《寿世保元》的铁物压法,《景岳全书》的刮痧法等。

明代杨继洲著《针灸大成》,提倡针灸、药物、按摩并重,中医的治疗手段有很多,各有所长不可偏废。杨继洲指出:"其致病也,既有不同;而其治之,亦不容一律,故药与针灸不可缺一者也。"进而指出,由于疾病的部位和性质不同,治疗的方法也应有所选择。"疾在肠胃,非药饵不能以济;在血脉,非针刺不能以及;在腠理,非熨不能以达。是针灸药者,医家之不可缺一者也。"在卷六的十二经中列有药物方剂之歌诀,卷九中列有众多艾灸的方法。杨继洲对按摩疗法也十分重视,这从《针灸大成》专立按摩一卷可见一斑。其医案中还有用手指按穴治病的记载,表明了他在临床上能最大限度地发挥各种疗法的特长。这与骨科疾病的康复治疗多选用针灸、手法、按摩等不谋而合。

清代吴谦等编著《医宗金鉴·正骨心法要旨》,系统地总结了历代骨伤科的诊治经验,对筋伤的诊断和手法治疗有了明确的记载。该书把正骨手法归纳为摸、接、端、提、推、拿、按、摩八法,其中的"摸"法主要用于筋伤疾病的诊断,"推、拿、按、摩"等手法则主要用于治疗各种筋伤疾病,属于康复疗法的范畴。书中记载了许多固定器具,如竹帘、杉篱、抱膝等,除可用于骨折的固定外,有些也可用于骨伤疾病的康复固定。

清代胡廷光著《伤科汇纂》,全书分 12 卷,论述各种骨伤疾病的证治,记载了骨折、脱位、筋伤的检查复位法,集清以前中医骨伤科学术成就之大成。大量骨折及脱位的复位手法,至今仍在临床广泛应用。书中有论有方有图,引文注明出处,载方 1340 余首,附验案 120 余例,绘图 44 幅,资料丰富,理论与临证相结合,具有实用价值,是一部重要的伤科著作。

17 世纪中叶,温县陈家沟陈王廷在家传拳法的基础上,吸收众家武术之长,融合易学、中医等思想,创编出一套具有阴阳开合、刚柔相济、内外兼修的新拳法,命名太极拳。太极拳是汉民族辩证的理论思维与武术、艺术、引导术、中医等的完美结合,它以中国传统儒、道哲学中的太极、阴阳辩证理念为核心思想,集颐养性情、强身健体、技击对抗等多种功能为一体,是高层次的人体文化。作为一种饱含东方包容理念的运动形式,其习练者针对意、气、形、神的锻炼,非常符合人体生理和心理的要求,对人类个体身心健康以及人类群体的和谐共处,有着极为重要的促进作用。

(六) 中医骨伤康复的危机和新生

1840 年以后,中国逐渐沦为半封建半殖民地国家,随着西方文化的侵入,中医受到歧视,中医骨伤科面临危机,由于中医骨伤处于花叶凋零的境地,故此阶段的专业著作很少。骨伤科的延续以祖传或师承为主,医疗活动仅限于规模极其有限的私人诊所形式开展。中医的许多宝贵学术思想与医疗经验借此才得以流传下来。全国各地骨伤诊所,根据其学术渊源出现许多学术流派,较著名的诸如河南省平乐镇郭氏正骨世家,天津苏氏正骨世家,上海石筱山、魏指薪、王子平等伤科八大家,广东蔡荣、何竹林等五大伤科名家,湖北武当派李氏正骨,福建少林派林如高,四川杜自明、郑怀贤,江苏葛云彬,北京刘寿山,山东梁铁民及辽宁孙华山等,各具特色,影响广泛深远。

1949 年 10 月 1 日,中华人民共和国成立后,国家对中医骨伤科比较重视,50 年代上海市首先成立了"伤骨科研究所",70 年代北京中国中医研究院骨伤科研究所与天津市中西医结合治疗骨折研究所相继成立,嗣后其他不少省市也纷纷成立伤科研究机构。并且,各地的著名老中医的正骨经验普遍得到整理与继承,有代表性的著作如石筱山《正骨疗法》、《平乐郭氏正骨法》、《魏指薪治伤手法与导引》、郑怀贤《伤科疗法》、杜自明《中医正骨经验概述》、梁铁民《正骨学》、《刘寿山正骨经验》、《林如高正骨经验》等,这些著作对骨伤科的各种疗法进行了归纳总结,并形成了各自的学术特点,指导了骨伤科的临床和康复。

1958 年,我国著名骨伤科专家方先之、尚天裕等虚心学习著名中医苏绍三正骨经验,总结出新的正骨八大手法,研制成功新的夹板外固定器材,同时配合中药内服、外治及传统的练功方法,形成一套中西医结合治疗骨折的新疗法,其编著的《中西医结合治疗骨折》一书,提出"动静结合""筋骨并重""内外兼治""医患合作"治疗骨折的四项原则,使骨折治疗提高到一个新水平,也原则性指出骨折的康复治疗的方向,在国内外产生重大影响。

随着科学技术的发展,目前中医骨伤的康复的应用,除了将先辈们的骨伤康复技术继承外,在中医骨伤临床康复治疗中还广泛应用各种物理治疗方法,作为传统中医外治康复的有力补充,如电疗法、光疗法、超声疗法、冷疗法、传导热疗法、磁疗法等。它们共同的作用原理是利用电能、光能、磁能、热能、机械能等作用于皮肤、黏膜,改善局部血液循环,促进炎症吸收,增强组织代谢,改善人体内环境,提高身体对疾病的抵抗力,促使身体患病组织器官功能的恢复。

1. 电疗法　应用各种电流或电磁场预防和治疗疾病称电疗法。电疗法包括低频电疗法、中频电疗法及高频电疗法等。

（1）低频电疗法:是应用频率1000Hz以下的脉冲电流治疗疾病的方法,其特点是对感觉及运动神经有强的刺激作用。在康复治疗中,常用的低频电疗法有神经肌肉电刺激疗法、功能性电刺激疗法、经皮神经电刺激疗法。

1）神经肌肉电刺激疗法:应用低频脉冲电流刺激神经或肌肉使其收缩,以恢复其运动功能的方法。这种方法主要用以刺激失神经肌、痉挛肌和平滑肌,亦可用于治疗失用性肌萎缩。神经肌肉电刺激疗法是用于改善中枢神经系统功能缺损和重塑周围神经功能的治疗技术。

2）功能性电刺激疗法:属于神经肌肉电刺激的范畴,是利用一定强度的低频脉冲电流,通过预先设定的程序来刺激一组或多组肌肉,诱发肌肉运动或模拟正常的自主运动,以达到改善或恢复被刺激肌肉或肌群功能的目的。

3）经皮神经电刺激疗法:以一定技术参数的低频脉冲电流,经过皮肤输入人体,用于治疗急、慢性疼痛的方法。经皮电刺激神经疗法的主要作用是镇痛。产生镇痛作用的经皮电刺激神经疗法的强度往往只兴奋脊髓后角中的胶质细胞,适用于各种急慢性疼痛的康复治疗,如软组织损伤、神经痛、手术后疼痛、腰背痛、关节炎、神经源性疼痛、头痛。

（2）中频电疗法:应用频率为1～100kHz的脉冲电流治疗疾病的方法,称为中频电疗法。临床常用的有干扰电疗法、调制中频电疗和等幅正弦中频（音频）电疗法3种。近年来,随着计算机技术的应用,已有电脑中频电疗机、电脑肌力治疗机问世,并应用于临床。

1）中频电对神经肌肉刺激的特点:中频电流对皮肤感觉神经刺激引起的是一种舒适的振动感（大强度时则有不适的束缚感）,这种刺激不会引起痛纤维的兴奋。因此,中频电流作用时可以使用较大的电流强度来引起深部肌肉强烈地收缩,但不致引起电极下的烧灼刺痛感。目前认为,低频感应电流只能兴奋正常的神经肌肉,而中频交流电（尤其频率为6000Hz者）仍有可能兴奋变性的神经肌肉。有人提出6000～8000Hz的中频电流作用时,肌肉收缩阈与痛阈有明显的分离现象,即在此频率内,使肌肉发生强烈收缩而不引起疼痛。

2）中频电的作用:①中频电疗作用的局部,皮肤痛阈明显增高,临床上有良好的镇痛作用。尤其是低频调制的中频电作用最明显;②中频电流,特别是50～100Hz的低频调制中频电流,有明显的促进局部血液和淋巴循环的作用,可使皮肤温度上升,小动脉和毛细血管扩张,开放的毛细血管数目增多等;③低频调制的中频电流与低频电流的作用相仿,能使骨骼肌收缩,因此常用于锻炼骨骼肌,且较低频电流更为优越。等幅中频电流（音频电）有软化瘢痕和松解粘连的作用,临床上广为应用。

（3）高频电疗法：应用频率为100kHz以上电磁震荡电流治疗疾病的方法，称为高频电疗法。在临床上常用的高频电疗法有短波疗法、超短波疗法、微波疗法。高频电作用神经肌肉时不产生兴奋作用。高频电通过人体时能在组织内产生热效应和非热效应。高频电治疗时，电极可以离开皮肤。高频电的热效应具有改善血液循环、镇痛、消炎、降低肌肉张力、加速组织修复、提高免疫力等作用；其非热效应可消散急性炎症、促进炎症局限或逆转、加速神经、肉芽组织的再生，使神经系统兴奋性增高。

1）短波疗法：应用频率为3～30MHz的电波治疗疾病的方法称为短波疗法。主要利用高频电磁场能量治疗疾病，它采用电缆线圈电极，治疗时，主要利用高频交变电磁场通过导体组织时感应产生涡流而引起组织产热，故又称为感应透热疗法。治疗剂量一般根据患者治疗时的温热感觉确定：①无热量，患者无温热感，适用于急性疾病；②微热量，刚有温热感，适用于亚急性疾病；③温热量，舒适温热感，适用于慢性疾病；④热量明显，强热感，但能耐受，适用于恶性肿瘤。短波治疗一般治疗10～20分钟，每日或隔日1次，15～20次为1个疗程。适应证：扭挫伤、腰背肌筋膜炎、关节炎、颈源性疼痛、肩周炎等；禁忌证：妊娠、出血倾向、心肺功能衰竭、植入心脏起搏器、局部金属异物。

2）超短波疗法：应用频率为30～300MHz的交变电磁场治疗疾病的方法称为短波疗法。超短波的非热效应比短波更明显，有连续超短波和脉冲超短波，脉冲超短波主要产生非热效应。一般治疗每次10～15分钟，15～20次为1个疗程。主要适应证：软组织、关节、骨骼、神经系统等的炎症，对急性亚急性炎症效果更好。特别对化脓性炎症疗效显著，早期应用可使炎症加速消退不致化脓，当已有组织坏死时应用则可使炎症局限化，加速脓肿成熟、破溃；在破溃或切开引流畅通情况下应用，可促使坏死组织脱落肉芽组织生长，加速伤口愈合。如果用超短波结合抗生素治疗急性化脓性炎症时，其疗效明显比单纯应用一种更好，有的报道二者合并治疗较单用抗生素治疗，可将药量减半。禁忌证同短波治疗。

3）微波疗法：应用频率为300～30 000MHz特高频电磁波作用于人体以治疗疾病的方法，称为微波疗法。目前，治疗上最常用的微波频率为2450MHz。除连续式微波外，最近又出现脉冲式微波治疗机。微波的热效应明显，其非热效应在细胞内成分的布朗运动而产生热效应之前最为突出，尤其是当应用低强度微波时最为明显。适应证：各种慢性炎症，如肌肉、关节和关节周围软组织炎症和肌炎、腱鞘炎、肌腱炎、肌腱周围炎、滑囊炎、关节周围炎以及关节和肌肉损伤，脊柱关节炎等，微波的效果特别明显。对急性炎症效果不如超短波治疗。禁忌证：同超短波疗法。注意事项：①治疗区域及附近不应有金属物品。当体内有金属固定钉、片等存留又必须治疗时，需用很小剂量；②治疗时一般不需脱去内衣，但湿衣服、不吸汗的衬衣、裤（尼龙或其他化纤制品）必须脱换，易燃的衣服（尼龙等）亦宜脱除，局部油膏药物或湿敷料亦应去除；③对温觉迟钝或丧失者，以及照射局部有严重血液循环障碍者，治疗应审慎用小剂量；④眼、睾丸附近治疗时应用防护罩遮盖或戴防护眼镜；⑤老年和儿童均宜慎用，预防灼伤，对成长中的骨和骨骺、颅脑、心区前后禁用大剂量照射。

2. 光疗法　是利用阳光或人工光线（红外线、紫外线、可见光、激光）防治疾病和促进机体康复的方法。根据光线波长不同可分为红外线疗法、紫外线疗法、激光疗法等。

（1）红外线疗法：应用红外线治疗疾病的方法称为红外线疗法。

1）红外线的治疗作用：基础是温热效应，具有改善血液循环、促进吸收、缓解痉挛、消散慢性炎平及镇痛等作用。

2）适应证：软组织扭挫伤恢复期，肌纤维组织炎，关节炎，神经痛，软组织炎症感染吸收期，伤口愈合迟缓，慢性溃疡，压疮，烧伤，冻伤，肌痉挛，关节纤维性挛缩等。一般使用红外线灯照射患处局部。治疗时裸露患者病患部位，使灯头对准治疗部位中心，灯与皮肤距离30～100cm，以患部有舒适的温热感为度。每次治疗15～30分钟，每日1～2次，15～20次为1个疗程。

3）禁忌证：凡有出血倾向、高热、活动性肺结核、恶性肿瘤，急性化脓性炎症，急性扭伤早期，闭塞性脉管炎，重度动脉硬化，局部感觉或循环障碍者均不宜做红外线疗法。红外线治疗时应保护眼部，以免引起白内障或视网膜的热损伤。

（2）紫外线疗法：紫外线防治疾病的方法称为紫外线疗法。

1）紫外线的治疗作用：①杀菌作用；②消炎作用；③止痛作用；④促进伤口愈合，⑤脱敏作用；⑥抗佝偻病，骨软化症。

2）适应证：红斑量紫外线常用于治疗急性化脓性炎症（疖、痈、急性蜂窝织炎、急性静脉炎）以及某些非化脓性急性炎症（肌炎、腱鞘炎）；伤口及慢性溃疡；急性风湿性关节炎、肌炎；神经（根）炎；全身无红斑量紫外线常用于预防和治疗佝偻病，骨软骨病，长期卧床骨质疏松、流行性感冒、伤风感冒等。

3）禁忌证：大面积红斑量紫外线照射对于活动性肺结核、血小板减少性紫癜、血友病、恶性肿瘤、急性肾炎或其他肾病伴有重度肾功能不全，重度肝功能障碍、急性心肌炎、对紫外线过敏的一些皮肤病（急性泛性湿疹、光过敏症、红斑性狼疮的活动期等）是禁忌。

（3）激光疗法：利用激光器发出的光进行治疗疾病的一种方法。

1）激光疗法的作用：其治疗作用有热作用、压力作用、光化学作用、电磁场作用、刺激作用等。激光的治疗作用依其能量的大小而不同，低能量的激光主要有抗炎和促进上皮生长的作用，高能量激光有对组织的破坏作用，可用于切割、烧灼或焊接组织。

2）适应证：①小功率或中功率氦氖激光照射常用于治疗肿瘤患者放疗或化疗反应，白细胞减少症；面神经炎，三叉神经痛；慢性伤口、慢性溃疡、烧伤创面等。②二氧化碳激光常用于肌纤维组织炎、肩周炎、慢性风湿性关节炎。

3. 超声疗法　超声波是指频率在2kHz以上，不能引起正常人听觉反应的机械振动波。将超声波作用于人体以达到治疗目的的方法称为超声波疗法。频率500～2500kHz的超声波有一定的治疗作用。现代理疗中常用的频率一般为800～1000kHz。

（1）超声波的作用：超声波具有机械作用和温热作用。机械作用可改善血液和淋巴循环，增强细胞膜的弥散过程，从而改善新陈代谢，提高组织再生能力；抑制神经反射的传递，降低神经组织的生物电活性，起到镇痛作用；还能软化瘢痕。其治疗方式有直接接触法（移动法、固定法）和间接接触法（水下法、辅助器治疗法、聚焦照射法）。

（2）治疗时间：一般固定法3～5分钟，移动法为5～10分钟，大面积移动可适当延长至10～20分钟。疗程一般治疗次数6～8次，慢性病10～15次或更多。每日或隔日1次。疗程间隔1～2周。

（3）适应证

1）运动系统创伤性疾病：腰痛、肌痛、挫伤、扭伤、肩关节周围炎、增生性脊柱炎、颞颌关节炎、腱鞘炎等。

2）瘢痕,粘连,注射后硬结,硬皮症,血肿机化。

3）神经炎,神经痛,幻肢痛。

（4）禁忌证

1）恶性肿瘤(大剂量聚集可治),活动性肺结核,严重心脏病的心区和星状神经节,出血倾向,静脉血栓。

2）孕妇(早期)腹部及小儿骨骼处最好选用其他疗法。

3）头部、眼睛、心脏、生殖器部位治疗时剂量要严格掌握。

4. 冷疗法　应用制冷物(冰或化学制冷剂)或制冷装置接触体表,将冷传输给机体治疗疾病的方法,称为冷疗法。

（1）冷疗法的作用

1）减轻局部出血:可以使局部血管收缩,血流减慢,有利于血液凝固而控制出血。适用于局部软组织损伤的初期。

2）减轻组织的肿胀和疼痛:可以降低神经末梢的敏感性而减轻疼痛;减轻由组织肿胀压迫神经末梢引起的疼痛。适用于烫伤、局部软组织挫伤、急性损伤初期。

3）控制炎症:冷使局部血流减少,降低细胞的新陈代谢和细菌的活力,限制炎症的扩散。适用于炎症早期。

4）降低温度:冷直接与皮肤接触,通过传导与蒸发的物理作用,使体温降低。头部使用冰帽可降低头部温度,防治脑水肿。适用于高热、中暑等。

（2）冷疗法的应用:根据冷疗面积及方式,冷疗法可分为局部冷疗法和全身冷疗法。局部冷疗法包括使用冷敷法、浸泡法、喷射法等;全身冷疗法包括温水擦浴、乙醇擦浴、冰盐水灌肠等。使用时应防止冻伤。

5. 传导热疗法　利用各种热源作为介质,接触体表将热传输给机体以治疗疾病的方法,称为传导热疗法。根据传导介质可分为石蜡疗法、湿热袋敷疗法、蒸汽疗法和其他疗法(泥疗、砂浴、坎离砂等)。临床常用的有石蜡疗法、湿热袋敷疗法、蒸汽疗法。

（1）石蜡疗法

1）治疗方法:①刷蜡法:将石蜡加热到 $60 \sim 65 \, ℃$。适用于面积大的部位,治疗区反复涂刷,至蜡厚 0.5cm,外面包一块热蜡饼,用塑料布、棉垫包裹保温;②浸蜡法:保温时间长,主要用于手足部治疗,按刷蜡法涂抹形成一蜡膜保护层,反复浸入蜡液,提出多次至体表蜡层厚达 $0.5 \sim 1cm$,然后持续浸于蜡液中。

2）适应证:①软组织扭挫伤、腱鞘炎、滑囊炎、腰背肌筋膜炎、肩周炎;②术后、烧伤、冻伤后软组织粘连、瘢痕及关节挛缩,关节纤维性强直;③颈椎病、腰椎间盘突出症、慢性关节炎、外伤性关节疾病;④周围神经外伤、神经炎、神经痛、神经性皮炎;⑤慢性肝炎、慢性胆囊炎、慢性胃肠炎、胃或十二指肠溃疡、慢性盆腔炎。

3）禁忌证:①皮肤对蜡疗过敏者;②高热、急性化脓性炎症、厌氧菌感染;③妊娠、肿瘤、结核病、出血倾向、心功能衰竭、肾衰竭;④温热感觉障碍者、1 岁以下的婴儿。

（2）湿热袋敷疗法

1）治疗方法:恒温水箱放水加热,湿热袋浸入水中加热,开始治疗,每次治疗 $20 \sim 30$ 分钟,每日或隔日治疗 1 次,$15 \sim 20$ 次为 1 个疗程。

2）适应证与禁忌证:①适应证为软组织扭挫伤恢复期、肌纤维组织炎、肩关节周围炎、慢性关节炎、关节挛缩僵硬、坐骨神经痛等;②禁忌证同石蜡疗法。

（3）蒸汽疗法

1）局部熏疗法:蒸熏法、喷熏法。

2）适应证:风湿性关节炎,急性支气管炎,感冒,高血压Ⅰ期、Ⅱ期,神经衰弱,营养性水肿病,皮肤瘙痒症,结节性红斑,荨麻疹,慢性盆腔炎,功能性闭经,腰肌劳损,扭挫伤,瘢痕挛缩等。

3）禁忌证:严重心血管疾病,孕妇,恶性贫血,月经期,活动性肺结核,高热患者,年老、体弱者慎用。

6. 磁疗法　是利用磁场作用于机体或穴位的治疗方法。其作用机制的基本点是通过磁场对机体内生物电流的分布、电荷的运行状态和生物高分子的磁距取向等方面的影响而产生生物效应和治疗作用。临床常用的有贴磁法、旋磁法、磁-电法。

（1）贴磁法:是将磁感应强度500～200Gs的磁片或磁条或磁珠经消毒后直接贴敷皮肤或穴位,或间接贴在需要的内衣里、帽子内,穿戴在身上进行的磁疗。主治头痛、咳喘、胃脘痛、泻痢、婴儿腹泻、遗尿、腹痛、胆囊炎、痛经、风湿痛、挫伤、外伤后遗症等疾病。体质极度虚弱、高热、皮肤溃破者不可使用。

（2）旋磁法:用旋磁机产生脉动磁场或交变磁场进行治疗的方法。磁感应平均强度为500～1200Gs。适用于血肿、皮肤溃疡、冻伤、小儿急慢性肠炎等疾病。一般使用1小时休息10分钟;每个穴位或部位治疗5～15分钟,每人每次20～30分钟为宜。

（3）磁-电法:用某些低、中频电流和静磁场联合使用产生的交变磁场进行治疗方法。最常用的是高频磁疗机和脉冲电磁疗机,其交变磁感应强度为500～3000Gs。其具有较强热、磁、按摩效应,是当前用之较多的磁疗。适用于风寒所致的腰痛、腹痛、关节痛、坐骨神经痛、外伤后遗症,以及支气管炎、肺炎、神经炎、神经性皮炎等。每次治疗15～30分钟,每日1次。

三、中医骨伤康复的继承与创新

中医骨伤康复历史悠久,在历代医家的努力下,内容不断得到补充完善,逐步发展成为独立的一门学科,即中医骨伤康复学,是中医学的重要组成内容,在我国康复医疗事业中发挥了重要的作用。目前,骨科疾病治疗中常常采用手术治疗,但外科手术并不是骨科临床医疗的终极目的,而只是其中的重要环节。只有病人在无痛苦条件下功能恢复,才是临床治疗（包括手术）的终极目标。

今后,随着我国人口的老龄化、疾病谱的改变,中医骨伤康复学的优势将越来越明显,它必将在中国康复医学中作出更大的贡献。

（一）中医骨伤康复学的特点和优势

1. 中医骨伤康复学的特点　中医骨伤康复学是一门新兴的综合性学科,它是在中医骨伤科理论指导下,研究康复医学基本理论、医疗方法及其应用的一门学科。它以整体观念、辨证论治和动静结合为指导,以中医学阴阳五行学说、藏象经络学说、病因病机学说等为基础,采用中药、手法、针灸、导引、情志疗法等,结合各种物理治疗方法,使骨伤病残者最大限度地代偿其丧失的功能,部分或全部地恢复生活自理能力和参加力所能及的活动或工作,使他们在身体、心理、职业和社会活动等方面都得到最大限度的恢复,能够充分参与社会生活,同健康人一起共同分享社会和经济发展的成果,减轻家庭和社会负担。

中医骨伤康复学理论独特:中医骨伤康复学理论有 3 个主要观点,即整体康复观、辨证康复观和功能康复观,其中突出强调整体康复和辨证康复。

(1) 整体康复观:是主要利用人体康复与自然环境相统一、人体康复与社会环境相统一、形体康复与精神康复相统一的关系,认识康复对象的病理变化,确定相应的康复医疗原则,指导康复医疗。具体地说,人体康复与自然环境相统一,就是要求康复工作者注意自然环境对其病理变化的影响,在康复医疗时确定顺应自然的康复医疗原则。人体康复与社会环境相统一,就是要求康复工作者在康复医疗中重视社会环境对康复对象病理变化的影响,帮助其主动地适应社会,从而得以早日康复。形体康复与精神康复相统一,它要求康复医生认识形体与精神之间的相互联系、相互依存的关系,在肯定形体决定精神的同时,尤其要重视精神意识对形体健康的反馈作用,注重调摄康复对象的情志,促进病体早日康复。

(2) 辨证康复观:是中医学辨证论治特点在中医骨伤康复学中的具体体现,辨证是决定康复的前提和依据,康复则是根据辨证的结果,确定相应的康复原则和康复方法。

在康复过程中既要辨证,又要辨病,尤其是要辨证,只有准确辨证,选用的康复原则与方法才会准确,促进患者尽快康复。以中医骨伤常见病例腰痛为例,辨证如果是肾阳虚腰痛,应以补养肾阳为原则;如果是瘀血腰痛,宜活血化瘀;若是风寒湿流注经络、寒凝骨节、气血不和而痛者,则应祛风散寒除湿通络,可见病同证异,康复亦不相同,病异但证同,则康复亦同。总之,中医骨伤康复学在整体观念、辨证施治思想的指导下,着眼于整体的、合理的康复,强调因人、因时、因地制宜,并注意心理、社会、环境等因素在康复中的作用。这是符合现代"生物-心理-社会医学模式"的转变的。因此,中医骨伤康复理论和方法受到海内外越来越多人们的欢迎。

(3) 功能康复观:是指注重功能训练,运动形体,促使精气流通,不仅使患者具体的脏腑组织恢复生理功能,更重视促使患者恢复日常生活、社会生活和职业工作能力的思想。

康复学以功能障碍为作用对象。中医认为,神是生命活动的主宰,形神合一构成了人的生命。因此,"形神合一"是中医功能康复的基本原则。功能康复即是训练"神"对"形"的支配作用。功能康复观要求康复医务工作者不单着眼于恢复患者某一器官和组织的具体的生理功能,更重要的是从总体上重视患者日常生活和职业工作能力的恢复。

2. 中医骨伤康复的优势 中医骨伤康复治疗方法简便验廉,便于推广应用。中医康复方法众多,有药物治疗、手法治疗、针灸治疗、导引治疗、调摄情志、其他治疗等,其中多数方法便于学习掌握,不仅疗效好,而且价格低廉,因而便于推广应用。不仅在康复机构能够得以实施,还适应社区康复开展的需要,更适合我国目前的国情需要,建设具有中国特色的康复医疗,必须因地制宜,最大限度地挖掘我国现有的人力、物力,利用现有卫生医疗条件,这样才能使我国的康复医学得到良性发展。

中医骨伤康复学康复方法简便易行,一般不需要昂贵的医疗设备和复杂的操作技术,可由病人本身及其家属或基层医务人员来进行康复医疗,不仅在我国康复医疗中发挥重要的作用,而且已为国外康复医学界所接受,并在实践中加以运用取得良好效益。例如美国、加拿大和意大利利用针灸作为康复疗法治疗神经骨肉性疼痛及运动失调,美国用简化太极拳作为平衡训练改善老年人的步态。由此可见,中医康复学以其独特的优势,不仅在国内健康地发展,而且逐步走向世界。

（二）中医骨伤康复发展的现状

近 10 年来，随着中医骨伤的发展，中医骨伤康复方面的独特理论和多种行之有效的方法得到较系统的整理和总结，中医骨伤康复学作为一门独立学科已经逐步形成，并有较大发展，在我国康复医学中所发挥的作用越来越大。

1. 中医康复机构的成立　近年来，在全国各地不同层次的康复中心、康复医院、综合医院或疗养院中的中医康复科室相继建立，社会福利部门也开办了一些为残疾人、老年人服务的机构。

2. 中医骨伤康复医学人才的培养　目前，全国大多数中医院校都设置了中医骨伤专业、针灸推拿专业，北京、上海、南京、广州、湖北等中医药院校开设了中医康复学专业和康复治疗学专业，为学生开设中医骨伤学、中医康复学、针灸、推拿、气功学、中医饮食营养学、传统体育保健等课程，培养中医骨伤康复医学人才，不断地充实康复医疗机构，这是中医骨伤康复学能够得以发展的根本。

（三）中医骨伤康复的继承和发展

面对现代科技浪潮的冲击，中医骨伤康复的发展面临继承和创新两大基本问题。中医骨伤康复必须继承和发展骨伤先辈们的康复理论和康复技术，充分利用一切现代科学技术，走在科技的前沿，使中医骨伤康复治疗规范化。只有如此，中医骨伤康复治疗才能更好地发展。

1. 中医骨伤康复的继承

（1）继承的必要性：一切学科的进展都是以先前的知识为基础，没有继承就没有发展。对于中医骨伤康复来说，继承尤显重要与突出。中医骨伤之所以能在世界传统医药学中独树一帜，关键在于它具有独特的理论体系，广博的实践经验，丰富的诊疗方法。而这些，无一不是一代代的骨伤先辈不断继承前人成就的基础上，加以补充发挥而形成的。

标志着中医学辨证论治体系确立的《伤寒杂病论》，是在张仲景"勤求古训，博采众方"，又借鉴《素问》《九经》《八十一难》《阴阳大论》《胎胪药录》等古籍的基础上，结合自己的实践著成。我国现存最早骨伤科专著《仙授理伤续断秘方》，是唐代蔺道人对唐以前中医骨伤科的大继承大总结的结果，并明确提出正确复位、夹板固定、内外用药和功能锻炼的治疗大法；对筋骨并重、动静结合的理论也作了进一步的阐发，明确了功能锻炼在骨伤疾病康复中的重要作用。新中国成立后，我国著名骨伤科专家方先之、尚天裕等虚心学习著名中医苏绍三正骨经验，总结出新的正骨八大手法，研制成功新的夹板外固定器材，同时配合中药内服、外治及传统的练功方法，形成一套中西医结合治疗骨折的新疗法，其编著的《中西医结合治疗骨折》一书，提出"动静结合""筋骨并重""内外兼治""医患合作"治疗骨折的四项原则，使骨折治疗提高到一个新水平，也原则性地指出骨折的康复治疗方向，在国内外产生重大影响。

因此，骨伤科各种骨折脱位有效的整复方法与固定技术，大量的各种创伤与骨病用药经验与方药以及丰富多彩的损伤后肢体功能的康复练功方法等，无一不是历代骨伤医家继承先人的成就加以补充发挥而成的。可见继承在中医骨伤学科形成和发展中占有举足轻重的地位。

（2）需要继承的主要内容

1）中医骨伤康复的理论：包括"整体观念"、宏观的思维，如"天人相应""形神如一"

"情志致病""肝主筋""肾主骨""筋骨并重"等重要理论观点;辨证的观点,如"因时因人因地"制宜的三因治疗观;丰富的文献资料,如历代相关的著作中蕴藏的挖掘不完的骨伤经验宝藏等。

2)中医骨伤康复的诊疗技术:包括丰富的诊察技术,如"手摸心会"、触摸诊等;丰富多彩的内外疗法,如损伤三期药物疗法、手法复位、小夹板固定、练功疗法、针灸疗法、导引疗法、各种外用药物疗法等。

2. 中医骨伤康复的发展创新　继承是重要的,但对于这个学科的发展来说,只是继承,最多只能是停留在原先的水平上循环往复,到头来还是要倒退。因此继承中必然要带有创新,创新是为了更好地继承。对中医骨伤康复学的发展,应注意做到在继承中求发展,在应用中求创新,既保持中医骨伤康复的特色,又努力跟上时代前进的步伐。

(1)借鉴现代康复学:要跟上时代的步伐,适合我国中医骨伤康复医学发展的需求,必须借鉴西方康复医学的优点,如现代康复医学在康复评估、康复技术方面已做到专项化、规范化和量化,值得我们借鉴,要经过选择和消化吸收,要根据我国国情加以修订。

(2)进一步研究传统康复方法:在现代医学技术指导下,针对中医骨伤康复常用的康复治疗方法进行现代研究,逐步探索各种传统康复疗法的起效机制,为更好地应用提供理论依据。如对中医骨伤康复手法的深入研究,进一步弄清手法对人体循环、镇痛、肌肉肌腱损伤修复、神经损伤修复的影响,更好地将传统手法用于康复临床。

(3)取长补短,相得益彰:在具体中医骨伤康复方法上,中西医骨伤康复方法可以互相渗透,取长补短,提高康复疗效,推进我国中医骨伤康复医疗的发展。如在现代运动疗法中融入八段锦、易筋经、太极拳、保健按摩等中医传统康复方法;在现代的物理疗法中纳入针灸康复法;在现代的作业疗法中加入中国书法练习、国画练习、民族音乐等康复方法;在现代心理疗法中结合气功治疗等。

(4)培养"双料"专家:目前在发达国家,临床专科医生是既具备专业知识又掌握相关专科康复知识的。但是国内的骨科医师大多尚未掌握足够的康复医学知识,常常会忽视临床治疗后的康复治疗,而康复医师又缺乏足够的骨科临床知识,很难完善地制订骨科康复计划,更难"量体裁衣"制订个性化的康复计划。因此应加强骨科医师的培养,使其掌握更多的专科康复知识,并能很好地理解中医骨伤康复中的"整体观念""辨证论治"等指导思想,才能针对具体患者制订出有针对性的个性化的康复方案,更快、更好地促进患者功能康复。

(柏立群　邹本贵　熊勇)

参 考 文 献

1. 丁继华,单文钵. 中医骨伤科荟萃[M]. 北京:中医古籍出版社,1986.

2. 韦以宗. 中国骨科技术史[M]. 上海:上海科学技术文献出版社,1983.

3. 丁继华,余瀛鳌,施杞. 伤科集成[M]. 北京:人民卫生出版社,1998.

4. 胡兴山,常存库,葛国樑. 中医骨伤科发展史[M]. 北京:人民卫生出版社,1991.

5. 夏铂. 中医古代伤科方药发展史要论[D]. 哈尔滨:黑龙江中医药大学,2007.

6. 王蕊. 唐宋时期伤科方剂组方特点研究[D]. 北京:北京中医药大学,2006.

7. 吴童,李南. 中医外科方史概览[J]. 中医药学报,1996(6):12-13.

8. 胡晓峰. 中医外科伤科发展纲要[J]. 亚太传统医药,2005(1):92-93.

9. 施杞,王和鸣. 中医骨伤科临床研究[M]. 北京:人民卫生出版社,2009.

10. 王和鸣,黄桂成.中医骨伤科学[M].北京:中国中医药出版社,2012.

11. 宋敏,谢兴文,张晓刚,等.论中医骨伤科学正骨理筋手法学术流派的传承与发展[J].中国中医骨伤科杂志,2014,22(10):68.

12. 曾伟清,陈锋,魏华,等.当代中医正骨十二家简介[J].西部中医药,2012,25(2):52.

13. 余加丽.对中医康复学的认识[J].中医临床医学研究杂志,2006,12(8):1107.

14. 关骅,张光铂.中国骨科康复学[M].北京:人民军医出版社,2011.

15. 刘昭纯,郭海英.中医康复学[M].北京:中国中医药出版社,2009.

16. 郭海英,章文春.中医养生康复学[M].北京:人民卫生出版社,2012.

第三章　骨折的临床研究

　　骨与骨小梁的完整性或连续性遭到破坏者,称为骨折。骨折这一病名,出自唐代王焘《外台秘要》。甲骨文中已有"疾骨""疾胫""疾肘"等病名;《周礼·天官》记载为"折疡";《灵枢·邪气脏腑病形》记载为"折脊";马王堆汉墓出土的汉代医籍也记载了"折骨";《礼记·月令·孟秋》记载曰:"命理瞻伤、察创、视折、审断。"蔡邕注:"皮曰伤,肉曰创,骨曰折,骨肉皆绝曰断。"

　　中医学在防治骨折方面有悠久的历史,积累了丰富的经验,对骨折的治疗原则和治疗方法至今仍被广泛应用。新中国成立后,我国医学工作者博采中西医之长处,实行中西医结合的治疗方法,使骨折的治疗取得了对位好、愈合快、疗程短、功能恢复好、后遗症少的良好效果。

第一节　骨折病因病机学研究

一、骨折病因病机研究概论

　　关于骨折病因病机,古代文献有着丰富的记载,中医骨伤科学历来重视病因的研究,只有掌握骨折的病因,才能循因辨证,审因论治。明代王履《医经溯洄集·伤寒温病热病说》曰:"有病因,有病名,有病形。辨其因,正其名,察其形,三者俱当,始可以言治矣。一或未明,而曰不误于人,吾未之信也。"即可以说明研究病因病机的重要性。

　　病因是指导致人体正常生理状态遭到破坏而发生疾病的因素。通常可将病因分为两类:一是原发性病因,是指患者素体健康,由于遭受某种致病因素的侵袭,发生疾病而言。中医骨伤科发病原因中的外伤、外感六淫、虫蛇咬伤等外因,及七情太过、劳逸失度等内因多属此类。二是继发性病因,是指患者在已经患病过程中,由于病变产生的病理产物,阻碍气、血、津液的运行,而引发新的疾病,如水湿痰饮、瘀血等。

　　骨折的病因是指引起人体骨折发病的原因,或称为骨折的致病因素。中医学历代文献中对骨折病因论述很多。《黄帝内经》中指出"坠堕""击仆""举重用力""五劳所伤"等是骨折的致病因素。历代大多数医家认为骨折的致病原因就是内因和外因,也有医家把骨折列为不内外因。汉代张仲景在《金匮要略·脏腑经络先后病脉证》中提出"千般疢难,不越三条"的主张,即"一者,经络受邪,入脏腑,为内所因也;二者,四肢九窍,血脉相传,壅塞不通,为外皮肤所中也;三者,房事、金刃、虫兽所伤。以此详之,病由都尽"。可以看出张仲景把所有病因归纳为内所因、外皮肤所中、其他等3类,将损伤的病因列为其他类别。晋代陶弘景在《补阙肘后百一方·序》中谈到致病原因是:"一则脏腑经络因邪生疾,二则四肢九窍内外交媾,三则假力它物横来伤害。"宋代陈无择在《三因极一病证方论·三因论》中说:"六淫者,寒暑燥湿风热是也;七情者,喜怒忧思悲恐惊……其如饮食饥饱,叫呼伤气,尽神度量,疲极筋力,阴阳违逆,乃至虎狼毒虫,金疮折……等,有背常理,为不内外因。"骨折病位的不同,其病因也有差异。《医宗金鉴·正骨心法要旨》曰:"击打损伤,或骑马乘车,因取物偏坠于地,断伤此骨",记录了锁骨骨折的原因和过程;"凡臂骨受伤者,多因迎击而断也,或断臂辅两骨,或惟断一骨,瘀血凝结疼痛",说明了前臂骨折的特点;"或驰马坠伤,或行走错误,则后跟骨向前,脚尖向后",说明了踝部骨折的原因。可以看出,骨折疾病的病因属于不内外因,但仍然包含在内外因之中,同时也提示在骨折疾病的诊治过程中,应该充分考虑到六淫、七情因素的影响。后世医家还提出了四因说和八因说等观点,对研究骨折疾病的发生、发展、诊断、治疗都起着积极的意义。

病机,即疾病发生、发展和变化的机制。也就是病因作用于人体,引起疾病发生、发展,而后转归过程中,机体内所发生的一系列变化。人体是由脏腑、经络、皮肉、筋骨、气血津液等共同组成的有机整体,病邪作用于人体,机体的正气必然奋起抵抗,形成正邪相争,人体相对的阴阳平衡遭到破坏,脏腑、经络、皮肉、筋骨、气血津液的功能失常,产生全身或局部的各种各样的病理变化。

外伤疾患多由于皮肉筋骨损伤而引起人体的损伤,虽有外伤与内损之分,外伤表面上似乎主要是局部皮肉筋骨的损伤,但每每能导致脏腑、经络、气血功能紊乱,而出现一系列症状。《正体类要·陆序》有"肢体损于外,则气血伤于内,营卫有所不贯,脏腑由之不和"的记载,明确指出了外伤与内损、局部与整体之间的关系,说明人体的皮肉筋骨在遭受外力损伤时,可影响体内气血、营卫、脏腑进而导致全身功能紊乱。因此,在外伤的辨证论治过程中,既要辨治局部外伤,又要站在整体观的角度,对外伤导致气血、津液、脏腑、经络的病理生理变化加以综合分析,达到局部与整体的统一,从而正确认识损伤本质和病理现象的因果关系。

二、骨折病因病机研究现状

(一) 病因研究

1. 外因　主要由于外来暴力直接作用所致,但与外感六淫及邪毒感染等有密切关系。

(1) 外来暴力

1) 直接暴力:骨折发生在外来暴力直接作用的部位,如打伤、压伤、枪伤、炸伤及撞击伤等。直接暴力引起的骨折有加速性和减速性损伤两种。打击伤、火器伤属于加速性损伤,行进中碰撞所引起的损伤属于减速性损伤。直接暴力作用于骨时,致伤能量高,损伤组织多,主要转化为弯曲载荷或剪切载荷而引起骨折,常造成开放性骨折或粉碎性骨折,其特点是软组织损伤较重,而且易合并血管、神经损伤,在治疗上比较困难。若发生在前臂或小腿,两骨骨折所在部位多处于同一平面。如为开放性骨折,打击物由外向内穿破皮肤,感染率较高。

2) 间接暴力:骨折发生在远离暴力接触的部位,即暴力通过传导、杠杆或扭转力量在着力点的远方折断。多在骨质较弱处造成斜行或螺旋形骨折,骨折处软组织损伤较轻。若发生在前臂和小腿,则两骨骨折的部位多不在同一平面。如为开放性骨折,骨折断端多由内向外穿破皮肤,故感染率较低。根据外力性质的不同可分为:①传导暴力:跌倒时如以手触地,外力向上传导,发生在尺、桡骨或肘部骨折,而手部却未发生骨折,这种暴力系传导暴力。其在骨折部位形成扭转或成角应力,所引起的骨折类型包括横断、斜行或螺旋形骨折。②扭转暴力:肢体过度扭转运动或投掷时,形成扭转载荷,引起斜行或螺旋形骨折,四肢长骨干皆可发生。③压缩暴力:外力方向与骨横径垂直,多引起压缩骨折。如高处坠落时,足跟着地而发生跟骨或椎体压缩性骨折。

3)筋肉牵拉:筋肉急骤收缩和牵拉可造成肌肉附着处的撕脱骨折。如髌骨、尺骨鹰嘴、肱骨内上髁、肱骨大结节、胫骨结节、第5跖骨基底部、髂前上棘等处的骨折多属此类,预后较好。

4)疲劳骨折:《素问·宣明五气》曰:"久视伤血,久卧伤气,久坐伤肉,久立伤骨,久行伤筋。"说明长期、持续外力可导致相应部位不同程度的损伤。故长时间从事某种活动,骨骼反复受到震动或形变,外力积累而导致骨折。如长途行军引起的第2、3跖骨颈骨折;长期使用风镐工作的工人,前臂长时间颤动而发展成桡骨骨折;长期持续过量负重可致椎体压缩性骨折;长跑运动员发生腓骨下1/3骨折;排球运动员易发生胫骨近端骨折;儿童典型的疲劳骨折发生在胫骨近端干骺端,亦称 Osgood-Schlatter 病,也可在腓骨、髌骨和髂骨脊的骨凸处发生。这类骨折多为横行或裂纹骨折,断端很少移位,局部症状较轻,容易误诊。

(2)外感六淫:风、寒、暑、湿、燥、火是自然界6种不同的气候变化,若太过或不及,引起人体发病者,称为"六淫"。外感六淫可引起筋骨、关节疾患,导致关节疼痛或活动不利。《诸病源候论·卒腰痛候》指出:"夫劳伤之人,肾气虚损,而肾主腰脚,其经贯肾络脊,风邪乘虚,卒入肾经,故卒然而患腰痛。"《仙授理伤续断秘方》说:"损后中风,手足痿痹,不能举动,筋骨乖张,挛缩不伸。"说明风寒湿邪乘虚侵袭,阻塞经络,使气机不得宣通。可引起肌肉挛缩或松弛无力,而致关节活动不利、肢体功能障碍。感受风寒湿邪还可致失枕等疾患。如《伤科补要》说:"感冒风寒,以患失颈,头不能转。"

(3)邪毒感染:外伤后再感染邪毒,乘虚而入,郁而化热,热盛肉腐。附骨成脓,脓毒不泄,蚀筋破骨,可引起局部和全身证候。如开放性骨折处理不当可引起化脓性骨髓炎。

2. 内因 是指人体内部影响损伤发病的各种因素。损伤的发生无论是急性损伤还是慢性劳损、内伤与外伤,主要是由于外力伤害,外在因素所致,同时也都有它的各种不同的内在因素和一定的发病规律。骨折的发生与七情内伤、瘀血,以及患者的生理因素、病理因素、先天因素等内在因素有关。

(1)七情内伤:七情是指喜、怒、忧、思、悲、恐、惊七种人的精神情感活动的表现,是人的正常生理活动。在正常情况下,人体有不同的情感变化,但这种变化是有节制的,属于正常范围,不会引起疾病。但当七情中的任何一种太过,都会引起病变。怒则气上,喜则气缓,悲则气消,恐则气下,惊则气乱,思则气结。在骨伤科疾病中,内伤七情的变化与伤病的变化有着密切的联系:如多发性骨折、腹部内伤、高位截瘫等严重外伤以及伴随而产生的疼痛、恐惧、焦虑及寒冷、神经麻痹等许多因素都是对中枢神经系统的强烈不良刺激,以致"惊则气乱,寒则气收",并可进一步扩散到皮质下中枢,引起功能紊乱。又可反射性血管舒缩衰竭而失去正常的舒缩功能,使微循环障碍进一步加重,引起创伤性休克的发生。在一些慢性的骨、关节疾病与疼痛症中,如果情感郁结,则内耗气血,加重局部的病情。在创伤骨折、脱位、开放性损伤,及各种骨关节疾病患者中,精神乐观,有利于创伤修复和病情的好转;精神抑郁,忧虑过度,则加重气血的内耗,病情不易好转。因此,精神调治既可防病,也可使病体易于恢复健康。

(2)瘀血:是指体内血液停积不流的现象。瘀血是血液病理生理的一种现象,也是体内潜在的致病因素。瘀血主要是阻滞经脉,造成局部气血不通畅而使皮肉筋骨经脉失去营养,引起经脉、筋骨、脏腑等组织器官的病变。其临床症状以疼痛为主,严重的可合并筋肉、骨骼经脉的痿痹。

(3)生理因素:某些生理的内在因素对骨伤科疾患的发生有一定的影响,呈现出一定的发病规律。

1)年龄因素:年龄的不同,骨折的好发部位和发病率不一样。幼儿因行走不稳,易摔倒,常发生骨折。因其骨骼柔嫩,尚未坚实,易折断,但小儿的骨膜较厚而富有韧性,骨折时多为不完全骨折。骨骺损伤多发生在儿童或17~18岁以下或正在生长发育、骨骺尚未闭合的少年。青壮年筋骨坚强,同样跌倒却不一定发生骨折,而在工业生产活动中所发生的机械性损伤,则以青壮年多发。老年人因肝肾不足,筋骨脆弱,易在骨质疏松的桡骨远端、肱骨外科颈、股骨颈等处发生骨折。

2)体质因素:体质的强弱与损伤的发生有密切的关系。年轻力壮、气血旺盛、肾精充实、筋骨坚强者,则不易发生损伤。年老体衰、气血虚弱、肝肾亏损、骨质疏松者,则易发生损伤。即使平地滑倒,臀部着地,外力虽轻微,也易引起股骨颈和股骨转子间骨折。如颞颌关节脱位多见于老年人,虽为骤然张口过大所致,但与肾气亏损而致面部筋肉松弛等有关。《伤科补要》说:“下颏者,即牙车相交之骨也,若脱,则饮食言语不便,由肾虚所致。”故颞颌关节脱位其原因虽为骤然张口过大所致,但也与肾气亏损,而致面部筋肉松弛有关。《正体类要·正体主治大法》指出:“若骨骱接而复脱,肝肾虚也。”说明肝肾虚损是习惯性脱位的病理因素之一。

3)解剖结构:骨折与局部解剖结构有一定的关系。骨质疏松部和致密部之交界处,静止段与活动段之交界处是骨折的好发部位。传达暴力作用于某一骨骼时,通常是在密质骨和松质骨交界处发生骨折。桡骨远端2~3cm处是密质骨和松质骨交界处,从力学上来看是一个薄弱点,故跌倒时若手掌着地,则由于躯干向下的重力与地面向上的反作用力交集于此处,即可造成桡骨远端骨折。有些骨折是由于骨骼的特异性解剖结构所致,如肱骨远端扁而宽,前有冠状窝,后有鹰嘴窝,中间仅有一层较薄的骨片,故易骨折。锁骨骨折多发生在无韧带、肌肉保护的锁骨两个弯曲交界处。

(4)病理因素:骨关节疾患、内分泌代谢障碍、遗传因素等与骨折的发生有关。发生在病变的骨骼,如骨髓炎、骨结核、骨肿瘤、先天性脆骨病、佝偻病、甲状腺功能亢进或长期服用肾上腺皮质激素而导致骨质疏松的患者,常易发生病理性骨折。外力是诱因,只要轻微的外力,甚至没有外力影响的情况下,也会发生骨折。

(5)先天因素:骨折的发生与先天禀赋不足也有密切关系。如第一骶骨的隐形脊柱裂,由于棘突阙如,棘上与棘间韧带失去了依附,减低了腰骶关节的稳定性,薄弱部位就容易发生劳损。先天性脆骨病、先天性骨关节畸形都可造成骨组织脆弱,易发生骨折。

(二)病机研究

人体是由皮肉、筋骨、脏腑、经络、气血和津液等共同组成的一个有机整体,人体生命活动主要是脏腑功能的反映,脏腑功能的物质基础是气血、津液。脏腑各有不同的生理平衡,无论在生理活动还是在病理变化方面都有着不可分割的联系。因此,伤病的发生和发展与皮肉、筋骨、脏腑、经络、气血和津液等都有密切的关系。

骨伤科疾病多由于皮肉、筋骨损伤而引起气血瘀滞,经络阻塞,津液亏损,或瘀血邪毒由表及里,而导致脏腑不和;亦可由于脏腑不和引起经络、气血、津液病变,导致皮肉、筋骨病损。明代薛己在《正体类要》序文中指出:"肢体损于外,则气血伤于内,营卫有所不贯,脏腑由之不和。"因此,在辨证论治过程中既要辨治局部皮肉筋骨的外伤,又要对气血、津液、脏腑、经络功能的病理变化加以综合分析,才能正确认识疾病的本质和病理现象的因果关系。这种局部与整体的统一观,是中医骨伤科治疗疾病的原则之一。

三、骨折病因病机研究进展

(一)外因现代研究进展

1. **生活损伤**　生活损伤指日常生活中所发生的损伤,如绊倒、摔倒或滑倒等。老年人反应缓慢,骨骼较脆弱,容易跌倒而引起股骨颈或股骨转子间骨折等。儿童和青少年保护意识差,常因追逐嬉戏或登高爬树而引起肱骨髁上或髁部骨折、锁骨骨折、尺桡骨骨折及肱骨外科颈骨折。

2. **工业损伤**　工业损伤是指从事工业劳动时所发生的损伤。由于对机器缺乏必要的防护设备或因机器发生故障,违反操作规程,缺乏严格管理,注意力不集中或互相配合不好,技术不熟练等,可造成机器损伤。以手部损伤的发生率最高,可发生压轧、切割、撕脱或绞轧损伤,并容易造成开放性骨折及血管、神经和肌腱的损伤。搬抬的重物失落,多砸伤小腿及足踝部。塌方多发生脊柱与骨盆骨折;建筑工人、电业工人由高空跌落,容易发生下肢骨折、脊柱骨折或多发性损伤。

3. **交通损伤**　交通损伤指车辆、飞机失事等事故造成的损伤。随着交通事业的快速发展,若管理不善,该类损伤发生率会增加。如紧急刹车时因习惯性作用乘客向前扑倒,可能发生撞击伤或挤压伤;或头部突然移动而发生颈椎挥鞭式损伤。翻车时可能发生各种不同类型的损伤。交通损伤一般伤势较严重,容易多发性骨折或合并损伤,休克发生率和死亡率均较高。

4. **农业劳动损伤**　农业劳动损伤是指从从事农业劳动时发生的损伤。该类损伤有明显的季节性,如每年收割季节的脱粒机损伤;冬季贮草时的铡草机损伤等。由于忽视安全防护或过度疲劳,误使手或上肢卷入机器内致伤,也有伤及足或下肢者,这些损伤多为严重开放性骨折,且常合并严重的皮肤及其他软组织损伤。牛、马或骡等受惊吓后失去控制,可被其顶伤、踩伤,以肋骨骨折、下肢骨折为多,有时还并发内脏损伤。

5. **运动损伤**　运动损伤指运动员、演员、学生等从事剧烈体育运动时所发生的损伤,以青少年为多。若在运动或比赛前缺乏必要的热身准备活动;对新的运动项目不适应;过度疲劳而失去控制能力或激烈竞争中的危险动作,则更容易发生该类损伤。运动损伤好发部位与所从事的运动项目有密切关系。

6. **火器伤**　火器伤指军事冲突中的火器导致的损伤。多为严重开放性复杂性损伤,感染率高。

7. **自然灾害损伤**　自然灾害损伤指地震、台风、滑坡等自然灾害造成建筑物倒塌、泥石流等所致的损伤。多为脊柱损伤、骨盆骨折或四肢多发性骨折,容易并发休克和内脏损伤。

（二） 内因现代研究进展

1. 骨量　骨量指单位体积内骨矿物质(钙、磷等)和骨基质(骨胶原、蛋白质、无机盐等)的含量。骨质疏松症患者骨量明显降低,不同部位骨量丢失率也不同,松质骨的骨量丢失早于皮质骨,躯干骨的骨量丢失早于四肢骨。不同年龄人群的骨量丢失也有差别,年龄越大,骨内成骨减少,而破骨相对增多,使总的骨量减少。性别不同骨量丢失程度也不同,女性在围绝经期开始骨量丢失加速,骨丢失发生年龄早于男性,丢失率高于男性。

临床研究中以骨矿密度值(bone mineral density, BMD)或骨矿含量(bone mineral content, BMC)来计算骨量。骨密度测定通常以双能 X 线骨密度仪来检查,显示骨量的数值。骨密度每降低一个标准差,骨折危险增加 1.5 ~ 3.0 倍。我国通过对 39000 人调查,得出骨密度是衡量髋部骨折危险因素的指标,而且骨密度对无论是男性还是女性骨量的评价,都具有同样的价值。

骨量与骨强度之间虽有密切的相关性,但并不完全呈线性关系。以骨小梁体积和皮质骨厚度为代表的骨量,骨小梁的骨矿密度比皮质骨低 6%,而骨强度比皮质骨低 20%。虽然骨强度受骨量和骨微结构等多种因素影响,但骨量减少是影响骨强度非常重要的因素,一般认为骨强度的 80% 取决于骨量。有研究表明,部分椎体压缩性骨折患者骨小梁体积反映骨小梁连续性的显微结构改变。比如在老年髋部骨折患者有骨结构退变,表现之一即为骨小梁连续性降低。尤其在女性患者中表现明显,其骨量无明显减少时,已经出现了骨小梁连续性显著降低。骨量无明显减少可能与患者年纪轻,绝经时间较短或本身峰值骨量较高有关。骨小梁连续性差则与绝经后骨转换增高有关。骨小梁有无明显变细及连续性的显著降低,已成为评价是否发生髋部骨折的重要内因。所以,与骨量减少相比,骨小梁结构退变,尤其是连续性下降对骨力学性能的影响更大。

2. 骨组织结构　骨在人体起到保护、支持和运动的作用,这要求这些材料既要有一定的数量,又具有良好的质量和合理的力学结构。在光镜下,骨组织是由不同排列方式的骨板所构成,若将长骨骨密质进行横截面观察,骨板可显示出骨膜、外环骨板层、骨单位和内环骨板层。有研究表明,骨强度除与骨量有关外,还与骨内部结构质量有关,认为在骨强度的影响因素中"质量"比"骨量"更重要,因此对骨内部结构的研究日益重视。正常情况下,骨组织中的微裂痕可经过骨重建完全恢复。但如果产生的速度过快或数量过多,超越骨组织的自我修复能力,则会产生疲劳性骨折。随着年龄的增大,显微骨折数量也会增加,这与骨小梁宽度减少、骨小梁变细有关,而这些骨折又不易修复愈合,当数量达到一定程度时,引起松质骨的力学强度下降,导致骨折。股骨近端微结构的改变既伴随着骨量的减少,更易引起骨的生物力学及材料力学性能下降,导致抗骨折能力降低。

3. 神经肌肉功能　神经肌肉功能状态与是否发生骨折也有直接的影响。Taylor BC 对 6787 名 66 岁以上的白人妇女进行 10 年以上的调查,发现神经肌肉的功能降低是独立于骨矿密度值之外导致髋部骨折的又一个危险因素。Sinaki M 发现除了采用骨矿密度值预测骨质疏松骨折之外,还可以采用身体的步态以及股四头肌的强度来预测。除了年龄及绝经后等因素的影响,肌肉肌力的下降也同样能增加骨矿物质的丢失,如果再加上身体保护反映能力的下降,将大大增加摔倒时髋部骨折的发生率。另外,由于髋关节周围肌肉组织的萎缩使关节周围没有足够的软组织保护,同样也加大了摔倒时髋部骨折的可能性。

4. 药物作用 有文献报道,长期服用肾上腺皮质激素类药物将加速骨矿物质的丢失,导致骨质疏松,发生髋部骨折的危险性增加。镇静药和抗抑郁药的使用将明显增加摔倒概率,直接导致髋部骨折。长期饮酒会引起皮质类激素破坏骨转化间的平衡、降低骨密度。抗抑郁药以及吸烟、喝茶、饮用咖啡也同样增加髋部骨折的危险性。

5. 遗传因素 遗传因素是影响髋部骨折的危险因素。通过对不同肤色妇女髋部骨折差异性的临床调查研究发现,遗传因素也是骨折的重要因素之一。骨量峰值和骨量丢失速度是骨质疏松及并发骨折的重要影响因素,家系调查显示骨量峰值受遗传控制,绝经后发生腰椎和髋部骨折的女性患者,其女儿(绝经期)腰椎、股骨颈处的骨矿密度值与母亲的骨矿密度明显相关,髋部的结合结构也有一定的遗传性。遗传因素也影响着神经肌肉功能和视力,成为骨折发生的直接或间接因素。

6. 骨质疏松症 骨质疏松症的严重危害是并发骨折,即骨质疏松性骨折,主要包括椎体骨折、桡骨远端骨折和髋部骨折。据统计,全球约有 2 亿多人患有骨质疏松症,在美国,约2400 万人患有骨质疏松,并且每年有 1000 万骨质疏松症患者和 150 万骨质疏松性骨折患者,其直接医疗费用约为 140 亿美元。据推测,中国已有 9000 万骨质疏松患者,到 21 世纪中叶将超过 2.1 亿,给国家造成了巨大的医疗与经济负担。

骨质疏松的共同病理特征是全身或局部骨量减少,包括有机质和无机质等比例减少,在进入老年以后,在多种因素影响下,肌细胞核、细胞浆、细胞器及骨细胞周围的基质发生改变,骨组织表面或成骨细胞层破损,使骨组织的生物反馈调节作用消失,单位体积骨量减少,骨基质有机成分生成不足,继以钙盐沉着减少。在早期表现松质骨小梁变细、断裂、消失,骨小梁数量减少,剩余骨小梁负荷加大,发生显微骨折,骨结构遭到破坏。

骨强度主要包括 2 个方面:①骨量:指骨的数量或容积,其单位是骨密度;②骨质量:指骨品质,包括骨微结构、骨转化率、骨基质的矿化、骨胶原蛋白等。

从生物力学角度考虑,骨质疏松的本质特征是骨生物力学性能下降,从而导致骨折的危险性增加。骨生物力学性能取决于材料的质量、材料的数量、材料的几何分布、微结构的完整程度。

我国 50 岁以上人群总骨折患病率为 26.6%,男性 24.6%,女性 28.5%,其中近 1/3 的人群是因骨质疏松而导致的骨折。老年人,尤其妇女易发生骨质疏松,在家中不小心摔倒致脊柱骨折、髋部骨折、腕部骨折者亦甚常见,现老年人增多,骨质疏松性骨折亦增多。

研究显示,发生跌倒的老年人中 5%～10% 致骨折,发生骨折的老年人中 90% 是由跌倒所致。根据 2006 年美国临床骨科杂志发表的流行病学统计:50 岁以上妇女 45% 患有骨质疏松,而男性晚 12 年(62 岁)仅为 16%,发生脊柱、髋部、腕部骨质疏松性骨折的发生率:50 岁妇女 40%,男性 13%,55～59 岁发生脊柱骨折的概率女性为男性的 2.1 倍,75 岁发生脊柱骨折,女性 29.3%,男性 13.6%。Chang 等报道男性虽有一半发生髋部骨折,女性 85 岁有 2/3 发生髋部骨折。在女性 65 岁以上发生髋部骨折有 40% 骨量减少,还未到骨质疏松的程度。Orwig 等报道髋部骨折中 1/4 为男性,3/4 为女性,但男性骨折后病死率高于女性。

总之,骨折的病因比较复杂,往往是内外因素综合作用的结果。外因主要包括外力伤害(如挤压伤、冲击伤、击杀伤等)、外感六淫(风、寒、暑、湿、燥、火)、邪毒感染等因素。内因主要涉及年龄、体质、解剖结构、病理因素、职业工种、先天等因素。由于内因的影响,同一外因在不同情况下,损伤的种类、性质与程度又有所不同。骨折的发生,外因虽然是重要的,但也不要忽视机体本身的因素。外伤可导致瘀血,而瘀血也可继发许多伤病。现代研究发现瘀血可引起循环障碍,血液流变异常,血液呈黏、凝、聚状态。

因此,研究骨折病因病机,既要继承传统的中医理论,又要采用现代科学的实验手段。正确理解骨折的外因与内因的辩证关系,才能对骨折的发生与发展,采取相应的防治措施,使损伤的发病率得以降低,并能得到正确的治疗。

第二节　骨折诊断学研究

骨折的诊断是治疗的先导,在骨折的诊断过程中,应详细询问受伤经过,仔细进行体格检查,对于高能量的损伤,要特别注意不要发生误诊或漏诊。要防止只看表伤、不注意骨折,只看到一处伤、不注意多处伤,只注意骨折局部、不顾全身伤情,只顾查体、不顾患者痛苦和增加损伤。必要时做 X 线摄片、CT 或 MRI 等有关检查,综合分析所得资料,作出正确诊断。

一、骨折诊断研究概论

(一) 概论

1. 诊断学　诊断学(diagnostics)是研究如何运用诊断疾病的基础理论、基本知识、基本技能和诊断思维对患者提出诊断的一门学科;是为医学学生在学习了基础医学,包括解剖学、生理学、生物化学、微生物学、组织胚胎学、病理生理学及病理学等课程之后,过渡到临床各学科的学习而开设的一门必修课。诊断学的主要内容包括采集病史、常见症状、体格检查和常见体征、实验室检查和辅助检查,以及病历书写、临床常用诊疗操作和临床诊断思维等。"临床医学首重诊断",虽然目前已知并能命名的疾病数以万计,其诊断依据可谓千差万别,但如果对其进行归类,主要就是病史、体格检查、实验室检查和各种辅助检查的结果。因此,诊断学是一座连接基础医学与临床医学的桥梁,是学习掌握临床医学各学科的基础。

2. 建立正确的诊断思维　临床诊断思维的建立在诊断学中至关重要,是与医师的各种操作技能同等重要的一种思维技能,通过符合科学的思维逻辑,结合疾病知识,对所获取的各种资料进行分析、评价、整理,以达到提出诊断的目的。在诊断学课程中,将主要学习诊断疾病的步骤、临床诊断思维的基本原则和方法,为今后的临床实践奠定基础。

(1) 一个诊断的正确与否,关键还在于是否拥有正确的临床思维:面临大量的临床资料,如何去粗取精、去伪存真地分析、综合和提炼,是每位临床医师所必须应对的严峻挑战。症状、体征、实验室检查和辅助检查的结果,对一个患者而言,是一个不可分割的整体,我们不能只见树木、不见森林,抓其一点不及其余,或只见现状、不顾历史。临床医师之所以要以临床为主,主要在于他面临的是患者,是遗传、环境、社会等相互作用而又动态变化的有机整体。如仅依据某种局部征象,或某一检验或辅助检查的结果武断地作出诊断,可能会顾此失彼,造成误诊。因此,掌握正确的诊断思维方法,并将其运用于临床诊断中,是学习中必须关注的重要内容。

(2) 临床思维的形成是通过理论学习和反复实践,逐步获得的:除上述各种教学方法外,讨论、临床会诊、咨询等均可让医师互相启发、学习和取长补短。各级医师在临床实践中所掌握资料的深度、知识面的广度、分析问题的角度及临床实践的经历均有所差异,某些情况下他人的意见可能正是自己的疏忽所在。临床诊断思维的完善是一个终身提高的过程。

（3）一个完整的诊断，除需要了解解剖学、功能学和影像学的诊断外，在条件许可的情况下要尽可能作出病理学、细胞学和病原学的诊断，这样更有助于临床治疗的选择：临床医师不能满足于或仅停留于临床诊断，亦不能将功能诊断和影像诊断取代病理学和病原学诊断。只有紧紧把握住病理学和病原学诊断，才能使临床诊断更完善、更准确、更可靠，才能使患者得到准确、及时而有效的治疗。

（4）诊断应基于最新证据：按照循证医学（evidence-based medicine）理念，应尽可能使用当前可得的最好证据，并结合医师临床经验和患者意愿作出诊断决策。设计良好的与诊断有关的横断面研究或队列研究以及这些研究的系统评价（systematic review）被认为是可供诊断性问题决策参考的最佳证据。但由于系统评价报告通常专业性很强，对经验不足的医学生或低年资医师而言，阅读经专家参考高质量证据（如系统评价），并结合临床经验撰写的证据摘要、推荐意见或临床指南等，更为妥当。

（5）临床思维的培养：需要把在临床实践中的感性认识上升为理性认识，然后再指导于临床实践，如此反复循环。每一次诊断的过程，都是一次学习提升的机会。诊断思维，不只是在搜集齐各种资料后提出诊断来，而是从搜集资料开始，"据已有资料推理"就贯穿在诊断过程的每一步之中。在病案讨论中，要关注这些资料是如何逐步得来的，当时为什么要选择这样的诊断性检查。据已有资料推理是提升诊断思维能力的关键之一。总之，在日常医疗实践中要不断总结经验和吸取教训，以促进正确临床思维的发展和形成。

3. 骨折的分类

（1）根据骨折处皮肤、黏膜的完整性分类（骨折断端是否与外界相通分类）

1）闭合性骨折：骨折处皮肤、黏膜完整，骨折断端与外界不相通。

2）开放性骨折：骨折处皮肤、黏膜破裂，骨折断端与外界相通。由内向外形成；骨折端刺破周围软组织与外界相通，如耻骨骨折（膀胱、尿道断裂）、尾骨骨折（直肠破裂）。

（2）根据骨折的程度和形态分类

1）不完全骨折：骨的完整性或连续性部分中断。

裂纹骨折：骨质裂隙，无移位。

青枝骨折：见于儿童，骨质和骨膜部分断裂，可有成角畸形。

2）完全性骨折：骨的完整性或连续性完全中断。

横断骨折：骨折线与纵轴接近垂直。

斜形骨折：骨折线与骨纵轴有成角。

螺旋形骨折：骨折线成螺旋状。

粉碎性骨折：骨碎裂成3块以上，分为蝶形骨折、Y型骨折、T型骨折。

嵌插骨折：骨皮质嵌插于骨松质内，多见于干骺端骨折（肱骨外科颈骨折）。

压缩性骨折：多发生于松质骨（椎体）。

凹陷骨折：骨折片下陷，多见于板状骨骨折。

骨骺分离：见于骨骺未闭的未成年人，骨折线经过骨骺。

（3）根据骨折端稳定程度分类

1）稳定性骨折：骨折端不易移位或骨折复位后不易再移位，如裂缝骨折、青枝骨折、横行骨折、嵌插骨折、压缩骨折等。

2）不稳定性骨折:此类骨折易移位或复位后再次移位,常需手术治疗。如斜形骨折、螺旋形骨折、粉碎性骨折等。

4. 随着疾病谱的变化,骨折出现外伤性骨折、病理性骨折、多发性骨折、复合性骨折、开放性骨折等分类。临床中,常见的骨科分类有脊柱外科、创伤骨科、手外科、关节外科、骨科肿瘤、小儿骨科等。

（二）骨折诊断要点

骨折的诊断主要根据受伤史、临床表现、影像学检查来确诊。

1. 受伤史　询问患者的病史,对于分析受伤机制、及时诊断和治疗有重要的意义。应了解暴力的大小、方向、性质和形式(高处跌下、车撞、打击、机器绞扎等),及其作用的部位,打击物的性质、形状、受伤现场情况,受伤姿势等,充分估计伤情,作出正确诊断。

2. 临床表现

（1）全身情况:骨折后由于气血经络受伤,气滞则血凝,血瘀阻碍气行,致使气血凝聚于伤处,瘀滞于腠理之间,阻碍经络营卫,郁久化热,故有发热,一般体温在38℃以下,无恶寒或寒战,兼有心烦、口渴、口苦、尿赤便秘、夜寐不安、脉浮数或弦紧、舌质红、苔黄厚腻等气滞血瘀证候。约5~7天后,随着疼痛减轻,瘀血消散,体温逐渐降至正常。

若为开放性骨折,体温持续升高,超过38℃以上,头痛恶寒,周身不适,局部肿痛。白细胞分类计数增高者,为邪毒入侵伤口造成感染。失血或体质虚者多出现头晕、心悸、气促等症状。脉初期多芤或涩,舌淡红,苔薄白者为多见。

休克症状,对于骨折患者,均应该注意观察血压、脉搏、呼吸等。对于多发骨折、骨盆骨折、脊柱骨折和严重的开放性骨折,多有软组织损伤,大量失血、剧烈疼痛,或并生内脏损伤而致血脱。气亦随血脱,渐致气血双亡,元气暴脱而休克。早期见烦躁、多语、脉虚数、大汗、面色苍白、血压下降等,继则出现精神萎靡、表情淡漠、四肢厥冷、口渴、心悸气短、脉微细欲绝等危重证。如颅底骨折等,可致昏迷不醒,若不及时抢救,可导致死亡。

（2）局部情况

1）一般情况:①疼痛:伤后患处经脉受损,气机凝滞,经络阻塞,不通则痛,出现不同程度的疼痛。气滞者因损伤而致气机不利,表现为无形之疼痛,其痛多无定处,且范围较广,忽聚忽散,无明显压痛点。若伤在胸部,多有咳嗽、呼吸不畅、气急、胸闷胀满、牵掣作痛。气闭则因骤然损伤而使气机闭塞不通,多为颅脑损伤,出现晕厥、神志不清等症状。若肝肾气伤,则痛在筋骨;若营卫气滞,则痛在皮肉。伤处可直接压痛或间接压痛(纵轴叩击痛和骨盆、胸廓挤压痛等)。②肿胀青紫:伤后患处络脉损伤,营血离经,阻塞络道,瘀滞于皮肤腠理,"血有形,故肿",因而出现肿胀。若血行之道不得宜通,"离经之血"较多,透过撕裂的肌膜与深筋膜,溢于皮下,一时不能消散,即成瘀斑。伤血者肿痛部位固定;瘀血经久不愈,变为宿伤;严重肿胀时会出现张力性水疱。③功能障碍:由于损伤后气血阻滞引起剧烈疼痛,肌肉反射性痉挛以及组织器官的损害,可引起肢体或躯干发生不同程度的功能障碍。伤在手臂则活动受限,伤在下肢则步履无力,伤在腰背部则俯仰阻抑,伤在关节则屈伸不利,伤在颅脑则神明失守,伤在胸胁则心悸气急,伤在肚腹则纳呆胀满。若组织器官仅仅功能紊乱,无器质性损伤,功能障碍可以逐渐恢复。若组织器官有形态的破坏与器质性损失,那么功能障碍将不能完全得以恢复,除非采用手术或其他有效的治疗措施。疼痛、肿胀青紫及功能障碍是损伤较为普遍的一般症状,由于气血是相辅相成、互相依存的,故临床多气血两伤、疼痛并见。

2）骨折特征：①畸形：骨折后，多数骨折出现不同程度的各种移位，引起肢体或躯干的外形改变，产生不同的畸形。产生畸形的原因与暴力作用的大小和方向、肌肉牵拉、肢体重量、搬动和治疗不当等因素有关，进而产生缩短、成角、旋转等移位，出现各种畸形。②骨擦音（感）：骨折后骨折端互相摩擦、碰撞所发生的粗糙声音或感觉。除不完全性和嵌插性骨折外，在骨折局部检查时，可听到骨擦音或触到骨摩擦感。此项检查不宜反复进行，以免加重骨折移位或增加患者痛苦。③异常活动（假关节活动）：骨干部为无嵌入的完全性骨折，髁部出现类似关节一样的屈伸、旋转等不正常活动，称假关节活动。畸形、骨擦音（感）和异常活动是骨折的三大特征，这三种特征只要有其中一种出现，即可在临床上初步诊断为骨折。但特别要强调的是在检查时不应主动寻找骨擦音或异常活动，以免增加患者的痛苦、加重局部损伤或导致严重的并发症。骨折端移位明显而无骨擦音（感），则骨折断端间或有软组织嵌入。

3）合并脏腑损伤的特殊症状：脏腑损伤后，因损伤的部位不同，常可出现一些特殊症状，这对于辨证诊断有重要意义。

例如颅底骨折可出现眼周围迟发性瘀斑、鼻孔出血或脑脊液外漏、外耳道出血等。硬膜外血肿常有中间清醒期。

多根多处的肋骨骨折，可见反常呼吸。胸部损伤导致气胸、血胸时，出现气逆、喘促、咯血，甚者鼻翼扇动、发绀、休克。

腹腔内脏破裂时，常见固定性压痛、反跳痛与腹肌紧张等腹膜刺激征。肾损伤时，可出现血尿。内脏损伤出现特殊症状，多见于急危重症，应及时作出定位诊断，并积极采取抢救措施。

3. 影像学检查

（1）X 线检查：诊断骨折借助 X 线检查对于了解骨折的具体情况有重要参考价值。X 线检查能够显示临床检查难以发现的损伤和移位，如不完全骨折、体内深部骨折、撕脱性骨折等。在应用 X 线检查时应注意以下几点：

1）对骨折或关节脱位或不易确诊病例，应照正、侧位片。对特别部位的骨折如脊柱小关节、髋臼后缘、手舟骨骨折、第 2 颈椎齿状突骨折等，可照斜位、侧位及开口位。

2）照片的范围四肢应包括上、下一个关节。如果前臂及小腿的骨折线不在同一平面，可拍患肢段的全长，即包括上下两个关节，对于高能量损伤病例，对可疑部位也要进行 X 线的检查，避免漏诊。

3）X 线检查必须与临床相结合。有些骨折如手舟骨骨折、股骨颈无移位骨折，当时 X 线可无骨折线，但临床查体为可疑骨折，应在 2 周后再拍 X 线片，由于骨折断端吸收，由此可出现明显的裂纹。

4）儿童的骨骺损伤不易确定骨折及移位，可拍对侧相应部位照片相鉴别。

5）手法整复或手术复位时应尽量避免使用 X 线，采用相应防护措施，减少日久对患者的损害。

临床检查应与 X 线检查相互补充，彼此印证，使诊断更为确切可靠。在急救现场，缺乏 X 线设备时，主要依靠临床检查来诊断和处理骨折。

（2）计算机断层扫描成像（CT）检查：骨和关节解剖部位越复杂或常规 X 线越难以检查的部位，CT 则越能提供更多的诊断信息。

CT 的主要作用是评价骨盆、髋、骶骨、骶髂关节、胸骨、脊柱(包括颅颈交界部位、跗趾部、颞下颌关节和腕等部位)的病变。对判断病变的性质,是炎症还是肿瘤,良性还是恶性,CT 和 MRI 均能提供更多的信息和资料。

CT 可准确地判断病变组织内的气体、脂肪、液体、软组织和钙化等成分,从而使诊断趋于明确或鉴别诊断范围缩小。对软组织间小的密度差异,CT 即能分辨出,可确定软组织异常的存在和部位,有时还确定软组织肿物的性质,如血肿、脓肿或囊肿。

目前 CT 在骨关节外伤方面应用最为广泛,外伤后患者可因病情较重或疼痛剧烈而不宜搬动,特别适应螺旋 CT 检查。在脊柱的复杂骨折和小关节脱位方面,CT 基本上替代了常规 X 线检查,尤其在脊柱爆裂骨折方面,CT 对爆裂骨折的诊断最佳,能看到椎体破坏程度及骨折片穿入椎管压迫脊髓神经等,为手术摘除骨碎片提供重要依据。

(3) 磁共振成像(MRI)检查:磁共振是一种生物磁自旋成像技术,利用人体中的遍布全身的氢原子在外加的强磁场内受到射频脉冲的激发,产生磁共振现象,用探测器检测并接受以电磁波形式放出的磁共振信号,经过空间编码和数据处理转换,将人体各组织形成图像。

骨骼肌肉系统的各种组织有不同的弛豫参数和质子密度,MRI 图像具有良好的天然对比,能很好地显示骨、关节和软组织的解剖形态,加之其各种方向的切面图像,能显示 X 线片甚至 CT 不能显示或显示不佳的一些组织和结构如关节软骨、关节囊内外韧带、椎间盘和骨髓等。

MRI 能很好分辨各种不同的软组织,对软组织的病变较 CT 敏感,能显示 X 照片和 CT 不能显示或显示不佳的一些病理变化,如软组织水肿、骨髓病变、肌腱和韧带的变性等。

骨挫伤是一种 X 线平片不能诊断的隐匿性创伤,一般认为是骨小梁的微骨折造成骨髓水肿和出血,骨挫伤可由直接暴力产生,更多见的是韧带、关节囊等关节支持带结构损伤而导致关节面之间的对冲撞击造成。在 MRI 上识别骨挫伤有重要意义:分析挫伤分布的形式和范围有助于推断受伤机制,并且帮助寻找相关的并发损伤(如半月板损伤)及治疗方法的选择;累计关节面下的骨挫伤往往高度提示关节软骨损伤。

在骨折的诊断方面,MRI 可以显示平片难以诊断的隐匿性骨折。对于胫骨平台骨折,MRI 可以从多角度显示骨折线的数量和走行、骨折碎片大小和位置及关节面形态。

(4) 放射性核素显像:放射性核素检查骨、关节疾病,是将能被骨和关节浓聚的放射性核素或标记化合物引入体内,使骨和关节显像。其敏感性极高,能在 X 线检查或酶试验出现异常之前检查出骨、关节疾病。在骨折后的 24 小时局部即可见 ^{99m}Tc-MDP 浓聚,伤后 3 天更显著。因此,骨显像可用于诊断早期 X 线平片阴性的线型无移位骨折或不全骨折,如手舟骨、颅骨、肋骨等。应力性骨折在发病 1 个月左右 X 线平片亦显示阴性,而骨显像已呈阳性浓聚,其阳性率达 100%。

二、骨折诊断研究现状

(一) 上肢骨折的诊断研究现状

上肢骨折主要包括锁骨骨折、肱骨外科颈骨折、肱骨干骨折、尺骨鹰嘴骨折、桡骨头骨折、尺骨上 1/3 骨折合并桡骨头脱位(孟氏骨折)、桡尺骨干双骨折、桡骨下 1/3 骨折合并下尺桡关节脱位(盖氏骨折)、桡骨远端骨折、手舟骨骨折等。根据病史、症状、体征和影像学检查可以明确诊断。Broadbent 研究发现,上肢骨折占全身骨折的近半数,上肢多发骨折主要以老年女性为主,最常见的是摔伤,并且骨折发生率始终处于上升趋势。

1. 锁骨骨折　有明确外伤史,以间接暴力多见。骨折部位肿胀、瘀血、疼痛、患肩及上臂拒绝活动。骨折后局部肌肉痉挛、肿胀、疼痛,锁骨上下窝变浅或骨折处异常隆起,有时可见皮下瘀斑。骨折近端上翘,上臂连同肩下坠。触诊时骨折部位压痛,可触及骨擦音及锁骨的异常活动。

幼儿根据外伤病史:检查时头倾向患侧,下颌部转向健侧,从前臂或肘部托起或提拉上肢出现哭闹或痛苦面容,提示可能有骨折。患者往往用健侧手拖患侧肘部以减少伤肢重量牵拉引起骨折移位的疼痛。

诊断骨折的同时,应详细检查患侧血液循环、肌肉活动及皮肤感觉,以排除合并邻近骨与关节损伤(肩锁、胸锁关节分离、肩胛骨骨折)、锁骨下神经、血管的损伤。如锁骨骨折合并血管损伤时,表现为患侧的尺、桡动脉搏动减弱或消失,远端血液循环障碍;合并臂丛神经损伤时,表现为患肢麻木、感觉及反射均减弱或消失。

双肩关节正位 X 线片检查可明确诊断骨折及脱位的类型及移位情况,对怀疑锁骨骨折合并肩关节损伤,建议加拍双侧肩关节 Zanca 位片、对称持重时的 X 线片等判定,必要时还可进行 CT 或 MRI 进一步确定诊断和分型。

备注:锁骨外侧端骨折临床中少见,常因肩部的重力作用,骨折远端向下移位,近端向上移位。如移位超过1cm,提示喙锁韧带完全断裂,在诊断时应注意。目前常用的锁骨骨折分型为 Craig 分型:Ⅰ型,锁骨中 1/3 处骨折;Ⅱ型,锁骨外 1/3 处骨折;Ⅲ型,锁骨内 1/3 处骨折。这种分型有助于了解锁骨骨折的部位、损伤机制及临床表现,从而选择适当的治疗方案。

2. 肱骨外科颈骨折　有直接或间接暴力的外伤病史,伤后肩部肿胀、疼痛、局部压痛和冲击痛、肩关节活动功能障碍。外展型骨折可见肩部饱满,但肩关节下方稍凹陷,不呈方肩畸形,在腋下肱骨近段内侧能摸到移位的骨折端或向内成角的移位,上臂内侧可见散在瘀血,可出现骨擦音和异常活动;内收型骨折在上臂上段外侧可摸到突起的骨折远端和成角畸形,肩部前侧有瘀斑,上臂内收畸形,可出现骨擦音和异常活动。

肱骨外科颈骨折合并肩关节脱位肩部肿胀甚剧,青紫瘀斑也较严重,肩峰下呈凹陷,上臂上段外侧可摸到突起的骨折远端,在腋下可摸及肱骨头,但无弹性固定的体征。

拍摄正位及穿胸位 X 线片可确定骨折类型及移位情况,外展型骨折的 X 线片骨折近端呈轻度外展、外旋移位,骨折远端向内、向前侧方移位,或骨折远端向上缩短移位,骨折端向内、向前成角,有时伴有肱骨大结节骨折;内收型骨折的 X 线片可见轻度外展,外旋移位,肱骨大结节向肩峰靠拢,因骨折线多由外上方斜向内下方,两骨折端在内收位互相嵌插,或骨折远端外侧方移位,或有缩短重叠移位;如合并肩关节脱位,必要时做 CT 扫描明确诊断。

备注:①临床流行病学调查研究发现,肱骨外科颈骨折 50 岁以上人群的骨折发生率较 50 岁以下高 3.6 倍;在中老年人群中,女性发病率高于男性(约 2:1),这也从另一个侧面说明,肱骨近端骨折的流行病学特点与骨质疏松性骨折类似。因此,在诊断时应注意肱骨近端的骨密度。目前骨密度评估数据库只存在股骨近端、桡骨远端、腰椎的骨密度数据库,故临床我们很难从骨密度检查中判断肱骨近端骨质疏松的程度。在临床中,可参考 Tingart 的方法:在肩胛骨前后位片上,置上臂于中立位摄片,在该片上测量肱骨干近干骺端水平的皮质厚度和该位置以下 2cm 骨皮质厚度,如上述两数值相加小于 4mm 则提示肱骨近端骨质疏松可能。②拍摄肩关节正位、穿胸位及腋位 X 线片可确诊骨折移位、成角或远近端重叠移位情况。CT 及三维重建的检查较为重要,可明确关节面骨折和大小结节移位情况。同时,应该详细检查患者肢体血管和神经情况。45% 的肩关节损伤同时合并有神经损伤症状。

3. 肱骨干骨折 外伤病史,伤后上臂出现疼痛、肿胀、畸形、异常活动。检查时局部剧烈压痛,可发现假关节活动,闻及骨擦音。完全骨折且明显移位者,上臂有短缩成角畸形。

X 线正侧位可显示骨折的确切部位及骨折移位特点;如果考虑病理性骨折,应该进行专科检查,如 CT、MRI、ECT,甚至穿刺活检等。

备注:检查时应注意是否有桡神经损伤,因为桡神经干紧贴骨面走行,骨折线多波及桡神经沟,容易被挤压或刺伤;周围血管亦有可能被损伤。因此,在临床检查时及诊断时必须对肢体远端的感觉、运动及桡动脉搏动等加以检查,并与对侧对比观察。

骨折分型可以指导治疗,又是资料收集分类的基础,是进行学术交流的统一规范,常用的肱骨干骨折分型采用 AO 分型:

A 型简单仅有 1 条骨折线,复位后骨折断端皮质接触面积超过 90%。A1 螺旋形;A2 斜形骨折线与纵轴成角>30°;A3 横行骨折线与纵轴成角<30°。

B 型楔形存在 3 个以上骨折块,复位后主要骨折块之间有接触。B1 螺旋形;B2 屈曲应力型;B3 多折块型。

C 型存在 3 个以上的骨折块,复位后主要骨折块之间无接触。C1 螺旋形;C2 多节段型;C3 不规则形。

4. 尺骨鹰嘴骨折 外伤病史,鹰嘴部疼痛、肿胀、畸形。尺骨鹰嘴附近肿胀、疼痛、骨折端可触及凹陷,并伴有疼痛及活动受限,肘关节不能抗重力伸肘,表明肱三头肌的伸肘功能丧失,伸肌装置的连续性中断。骨折移位明显者可触及骨折的裂隙,肘后三角关系破坏。伴有尺神经损伤,可查及前臂尺侧和手部尺神经支配区的麻痹症状。肘关节侧位 X 线能够确诊骨折的类型及移位情况,但在临床中常常获得一个有轻度倾斜的侧位 X 线片,但这不能充分判断骨折线的准确长度、骨折粉碎的程度、半月切迹处关节面撕裂的范围及桡骨头的任何移位,因此在临床中应该尽可能获得一个真正的肘关节侧位 X 线片,以准确掌握骨折特点。

备注:尺骨鹰嘴骨折为肘关节内骨折,在诊断时应注意直接暴力导致的粉碎性骨折容易合并尺神经损伤;对于关节面有压缩的尺骨鹰嘴骨折应进行 CT 检查,以明确关节面压缩的大小及程度,以便制订正确的治疗方案。

骨折分型:改良的 Colton 分型对治疗有较好的指导意义。

Ⅰ型:无移位骨折及稳定性骨折。Ⅱ型:移位骨折;A:小片撕脱骨折;B:横断或斜行骨折。Ⅲ型:粉碎性骨折。Ⅳ型:骨折脱位型伴有韧带损伤。

5. 桡骨头骨折 患儿外伤病史,肘关节屈曲位,局部疼痛、肿胀、功能障碍。无移位或轻度移位骨折局部症状较轻,仅感前臂旋转疼痛或不适,不易引起重视,临床容易漏诊;移位明显患儿,不能举起和活动患肢,被动活动时患儿哭闹不止,肘关节外侧疼痛明显,肘关节屈曲和前臂旋转时疼痛加重,使活动范围明显受限。以一拇指摸着桡骨头并旋转患者前臂时,除后旋受限最明显外,同时可感觉到桡骨头不与骨干共同旋转。被动旋转活动前臂时,偶尔可在肘外侧触及疼痛性骨擦音。

肘关节正侧位 X 线片对小儿桡骨头骨折作出比较明确的诊断,无移位或轻度移位骨折在 X 线片上不容易显示,容易漏诊,此时主要靠 X 线片上"脂肪垫征"和临床检查。"脂肪垫征"虽然常见于桡骨头骨折,但无特异性,约有 10% 的假阳性。Greenspan 等采用特殊的桡骨头-肱骨小头位投照,即前臂伸直,手掌向 X 线球管,在肘关节平面,从尺侧斜上方与肘关节纵轴呈 45°角对准肱桡关节,即将肱桡关节和肱尺关节在 X 线片上清晰分开,清楚地显示桡骨头后缘骨折和骨折移位的程度,提高桡骨头无移位骨折的诊断率。

备注:桡骨头属于关节内结构,参与肘关节屈伸、前臂旋转活动。目前,临床中较为流行的分类方法是改良的 Mason 分型法:

Ⅰ 型:桡骨头或颈骨折,无或微小移位;Ⅱ 型:桡骨头或颈骨折,移位>2mm;Ⅲ 型:桡骨头或桡骨颈严重的粉碎性骨折;Ⅳ 型:伴发肘关节脱位及前臂骨间膜损伤的 Mason Ⅲ 型骨折。

6. 尺骨上 1/3 骨折合并桡骨头脱位(孟氏骨折)　外伤病史,间接暴力损伤较为多见。损伤处疼痛、肘关节肿胀、畸形、骨擦音以及骨折处异常活动。触诊可摸到脱位的桡骨头。

任何有尺骨移位骨折的上肢损伤必须拍摄标准的肘关节前后位及侧位 X 线。前臂处于中立位,只有当肱骨及前臂平放在 X 线片暗盒上并屈肘 90°时,才能获得标准的肘关节侧位片。X 线拍片应包括肘关节和腕关节,以防漏诊下尺桡关节分离。

备注:孟氏骨折中尺骨骨折多有成角,桡骨头脱位方向与骨折成角方向一致,伸直型骨折较多见,屈曲型骨折畸形难矫正。儿童多为伸直型骨折或内收型骨折,内收型骨折易合并桡神经深支损伤。Boda 根据病史及 X 检查中骨折移位情况分为 Ⅰ 型(伸直型)、Ⅱ 型(屈曲型)、Ⅲ 型(内收型)、Ⅳ 型(特殊型)。

Ⅰ 型(伸直型):较常见,多为儿童,跌倒时,肘关节处于伸展或过度伸展,前臂旋后位。传达暴力由手掌通过尺桡骨传向上前方,先造成尺骨斜形骨折,继而使桡骨头冲破或滑出环状韧带,向前外方脱出,骨折断端随之突向掌侧及桡侧成角。成人外力直接打击背侧,亦可造成伸直型骨折,为横断或粉碎骨折。

Ⅱ 型(屈曲型):多见于成年人,受伤时,肘关节微屈,前臂旋前位。传达暴力由掌心传向上后方,先造成尺骨横断或短斜形骨折,并突向背侧、桡侧成角,桡骨头后侧或后外侧脱出。

Ⅲ 型(内收型):多见于幼儿和较小儿童,跌倒时手掌着地,肘关节呈伸展位,前臂旋前,传达暴力由掌心传向外方,尺骨干在干骺端纵行劈裂或发生皱褶并向桡侧成角,桡骨头向外侧或前外侧脱位。

Ⅳ 型(特殊型):成人和儿童都可发生,受伤时肘关节伸展位引起尺桡骨双骨折,同时造成脱位。传达暴力造成尺桡骨近端 1/3 双骨折并桡骨头前侧、后侧或外侧脱位。

7. 桡尺骨干双骨折　患者有明显的外伤史,前臂伤后肿胀、疼痛及功能障碍,特别是前臂不能旋转活动,可出现成角畸形。局部有压痛,骨折有移位时,可触及骨折端,并可感知骨擦感和骨折处的异常活动。骨擦音和异常活动并无必要特意检查,因其可能造成附加损伤。

桡尺骨骨折的诊断可依靠以上的临床体征而确定,但骨折的详细特点必须依靠 X 线片来确定,X 线检查即可确诊并确定骨折的部位,骨折的类型及方向,注意 X 线检查应包括肘关节或腕关节,以免遗漏下尺桡关节脱位和尺骨茎突骨折。

备注:桡尺骨干双骨折的分型主要按是否与外界交通的伤口分为闭合性和开放性骨折,按骨折的部位分为近端、中端及远端骨折。每一因素都可能产生不同类型的骨折。明确是否有上或下尺桡关节损伤对治疗和预后有重要意义。

桡尺骨干双骨折物理检查包括详细的桡神经、正中神经、尺神经的运动和感觉功能的评价。神经损伤在尺、桡骨骨折的闭合损伤中并不常见,但也偶可出现,需仔细检查前臂的血运情况及肿胀程度。如果前臂肿胀且张力大,可能已经发生了骨筋膜室综合征或正在进展中。必须详细检查以判定或排除这种潜在的恶化情况的发生。判定骨筋膜室综合征最有价值的临床检查是手指被动伸直活动,如果被动伸直手指时,出现前臂疼痛或疼痛加剧,则很可能存在骨筋膜室综合征,而桡动脉搏动存在并不能排除骨筋膜室综合征的可能。如果患者失去感觉或不配合,需测定筋膜间室压力以排除出现骨筋膜室综合征的可能性。如果确诊为骨筋膜室综合征,需立即进行切开减压。

开放性桡尺骨干双骨折骨折,尤其是枪伤,通常合并神经及大血管的损伤。对这些合并损伤必须进行仔细地判定。开放性骨折需要紧急治疗。首先应在伤口上加盖无菌敷料,为避免将污染带至深层,增加发生感染的机会,应该在手术室正规地进行清创以便更加客观和全面地评价软组织损伤。

8. 桡骨下 1/3 骨折合并下尺桡关节脱位(盖氏骨折)　患者常有外伤病史。移位不显著的骨折仅有疼痛、肿胀和压痛,如移位明显的桡骨将出现短缩和成角,下尺桡关节压痛,尺骨头膨出,多为闭合性骨折,开放性骨折时多为桡骨近端穿破皮肤所致,伤口小。

Galeazzi 骨折进行 X 线片检查即可明确诊断,正位片上,桡骨表现为短缩,远侧尺桡骨间距减少,桡骨向尺骨靠拢,侧位片上,桡骨通常向掌侧成角,尺骨头向背侧突出。

备注:Campbell 曾称这种骨折为"必须骨折",意思是要获得良好的功能,必须采取切开复位内固定。该骨折复位及稳定性的评价要通过细致的触诊判断下尺桡关节是否获得复位以及是否稳定。骨折复位后下尺桡关节可能出现以下 3 种情况:①下尺桡关节已复位并且稳定:这种情况最常见,关闭切口后,石膏制动 48 小时即可去石膏进行功能活动,每次复查时注意检查下尺桡关节;②下尺桡关节可复位但不稳定:通常在前臂完全旋后位稳定,将前臂置于完全旋后位,用长臂石膏制动 4 周,然后允许前臂自完全旋后位至中立位活动,6 周后允许完全旋转活动,但夜间用石膏托将前臂制动于旋后位,直至伤后 3 个月;③下尺桡关节不能复位:这种情况极少见,通常由于桡骨骨折复位不良或者软组织嵌入关节造成。下尺桡关节不稳定通常是背侧不稳定,一般由背侧软组织撕裂所致,可通过直接修补背侧软组织或关节囊获得稳定。

9. 桡骨远端骨折　患者常有外伤病史,伤后腕部肿胀、疼痛,手指呈半屈曲休息位,不敢握拳,为减轻疼痛,患者往往用健侧手托扶患侧手。桡骨远端肿胀,甚至有瘀斑、水疱,压痛阳性,可扪及骨擦感,纵轴叩击痛阳性,腕关节活动障碍,前臂旋转受限,移位骨折有典型畸形,伸直型呈餐叉样畸形,屈曲型呈锅铲样畸形,骨折远端向桡侧移位并短缩时,可呈枪刺样畸形。

X 线和 CT 可明确骨折的移位方向、粉碎程度,确定骨折的分型。

备注:桡骨远端骨折的三柱理论　桡骨远端关节面由 3 部分组成:舟骨窝、月骨窝和位于月骨窝尺侧呈矢状位的乙状切迹,分别与手舟骨、月骨、尺骨小头构成关节。桡骨远端的桡侧部分构成外侧柱,包括桡骨茎突及舟骨窝;桡骨远端的尺侧部分构成中间柱,包括月骨窝和乙状切迹(下尺桡关节);尺骨远端、三角纤维软骨复合体(TFCC)构成内侧柱。外侧柱是腕骨的骨性支持和腕横韧带附着点,中间柱主要负责力传导,是腕部的主要承重面和传递负荷的枢纽,内侧柱是旋转和力量的次要传导点。

X线检查是评估桡骨远端损伤的首选检查。多数骨折、脱位、力线不良、静态不稳定都很容易从标准的X线检查鉴别。标准的前后位及侧位X线可测量出桡骨远端的掌倾角、尺偏角和桡骨高度等重要参数。

CT平扫及三维成像技术可以明确骨折的移位方向、角度,明确关节面的塌陷程度,发现隐蔽的腕骨骨折,特别是普通X线难以诊断的涉及舟骨窝、月骨窝的桡骨远端骨折,对于桡骨远端骨折的诊断起着重要作用,可以提高诊断的准确率。CT检查对于桡骨远端三柱理论的应用,尤其是传统X线检查容易疏漏的中间柱损伤,包括月骨关节面损伤的诊断具有重要意义。MRI在桡骨远端骨折的应用中也不可替代。

MRI检查是评估桡腕骨间韧带撕裂、三角纤维软骨(TFCC)损伤、软骨损伤以及肌腱损伤的准确评估手段。此外,MRI还对于腕关节创伤性或非创伤性疼痛、炎症性疾病、腕骨骨折、缺血性坏死等伤病的诊断均起至关重要的作用。

诊断分型桡骨远端骨折的分类方法很多,任何一种分类,只有在其考虑到骨骼损伤的严重程度和可以用作治疗及疗效评价的基础时才具有实用价值。目前较为常用的主要有以人名命名的骨折分型及AO/ASIF分型。

以人名命名的骨折分型:人名命名法常将骨折分为Colles骨折、Smith骨折、Barton骨折、Chauffeur骨折4种。

(1) Colles骨折:桡骨远端骨折块向背侧、桡侧移位,骨折端向掌侧成角,桡骨短缩,骨折处背侧骨质嵌入或粉碎性骨折、桡骨远端骨折块旋后。

(2) Smith骨折:桡骨远端骨折块向掌侧移位,骨折端向背侧成角,桡骨短缩。

(3) Barton骨折:桡骨远端背侧或掌侧缘关节面骨折,合并腕关节半脱位。

(4) Chauffeur骨折:又称"回火"骨折,指桡骨茎突的撕脱骨折伴有腕关节尺侧移位,常伴有腕骨间韧带断裂和腕骨分离,是治疗效果较差的原因之一。

以上分型,分别描述了伸直型、屈曲型及关节面型的骨折。而人名命名的分类方法虽然较为经典,对临床治疗也有一定的指导作用,但由于桡骨远端骨折的复杂性和多样性,往往会造成诊断、治疗和预后评价的混乱,对患者手功能恢复造成不利。

AO/ASFI分型桡骨远端骨折共分为A、B、C三大类,每类有3个组,每组又分3个亚组,共有27个亚组。

10. 手舟骨骨折　患者有前仆跌倒,手掌触地时腕关节处于过度桡偏和背伸位病史。主要临床表现为:①鼻烟窝部位的肿胀、疼痛和压痛是新鲜手舟骨骨折最典型的症状和体征。由于鼻烟窝的底为手舟骨腰部,此体征较特异,可同时伴有舟骨结节的压痛但在陈旧性骨折病例,该体征往往不典型,新鲜骨折亦有体征轻微者,应双侧对比检查,以免漏诊。②手舟骨的纵向叩痛:沿第1、2掌骨的纵向叩痛是诊断新鲜手舟骨骨折的又一特有体征。其优点是在腕关节石膏托外固定后可继续检查,但陈旧性骨折多表现为阴性。③腕关节功能障碍:以桡偏和掌屈受限为主,是新鲜手舟骨骨折的非特异体征。④舟骨漂浮试验(Waton试验):用于诊断不稳定性手舟骨骨折和舟月分离症。将病人腕关节被动尺偏,检查者用一只手握住病人手掌被动使腕关节桡偏。正常时检查者拇指可明显感觉到舟骨结节向掌侧突出,似有压迫拇指的感觉。异常时无此感觉,而产生剧烈的疼痛或弹响。

辅助诊断主要依据X线片,但应用腕关节镜、CT、MRI等先进的诊断技术,可提高手舟骨骨折的早期诊断率,对判定预后、防止漏诊和并发症的发生有重要意义。

备注:手舟骨骨折早期诊断较为困难,晚期易发生骨折不愈合或骨坏死。腕部软组织损伤的临床表现与手舟骨骨折有相似之处,并进行认真的鉴别,防止误诊、漏诊。

由于其特殊的解剖特点及毗邻关系,极易失治误治而致骨不愈合发生,在临床应注意以下几个问题:①应重视早期诊断,尤其对于临床可疑X线片阴性者,仍应按骨折处理,且2周后需拍X线片来加以证实;②对陈旧性腕部骨折不伴腕骨间不稳者,治疗上应以非手术治疗为主,可更换合适外固定,适当延长其固定时间,大部分可愈合;③手舟骨骨折且伴有腕骨间不稳者,可先行闭合复位,如整复失败,则宜及早行切开复位。

(二) 下肢骨折的诊断研究现状

下肢骨折主要包括股骨颈骨折、股骨转子间骨折、股骨干骨折、股骨远端骨折、髌骨骨折、胫骨平台骨折、胫腓骨骨折、踝关节骨折脱位、距骨骨折、跟骨骨折等。深静脉血栓(deep vein thrombosis,DVT)是下肢骨折常见的并发症,根据病史、症状、体征和影像学及彩超检查可以明确诊断,预防并发症。

1. 股骨颈骨折　外伤病史,伤后髋部疼痛、活动受限,疼痛可放射至大腿内侧或膝部,髋关节功能障碍。老年人跌倒后自诉髋部疼痛,不能站立和行走。临床表现:①畸形:患者多呈内收、外旋(45°~60°)、轻度屈膝屈髋及短缩畸形。大粗隆升高,表现为大粗隆在髂-坐骨结节连线(Nelaton线)之上,大粗隆与髂前上棘间的水平距离短于健侧;②肿胀:股骨颈骨折多为囊内骨折,骨折后出血不多,并有关节囊和丰厚肌群的包裹,因此外观上肿胀不明显;③疼痛:髋部除有自发性疼痛外,移动患肢时疼痛更加明显,腹股沟中点稍下方常有压痛,大粗隆部叩击痛,患肢纵向叩击痛;④功能障碍:移位骨折患者伤后不能站立或坐起,有的移位不明显骨折患者往往仅感觉髋部疼痛,尚能站立行走或骑单车,无明显畸形,易被误诊而不能获得及时处理,再遇外力即可造成完全性骨折或骨折移位,应特别注意不要漏诊;⑤骨擦音和骨摩擦感:在搬动明显移位股骨颈骨折病人时,常可检查到骨摩擦音和骨摩擦感。

X线检查是非常重要的检查,髋关节正位X线片,可进一步明确诊断和了解骨折类型、病理情况。对不完全骨折和无移位完全骨折更为重要,X线片不能立即显示骨折线,待2~3周后因骨折部骨质吸收,骨折线才会清楚地显示。因此,在临床上凡是怀疑股骨颈骨折,X线不能显示,严格按股骨颈骨折处理,待卧床2周后再行X线检查,以免漏诊。X线片观察时还应注意股骨头的旋转及其程度;外后方有无蝶形骨折片,其大小和位置;髋关节有无病变,骨质有无疏松及其程度;侧位X线片上应注意有无折断错位、张开、碎骨片及凹陷情况。对合并有股骨头骨折或陈旧性骨折需要进行CT或MRI检查。

备注:股骨颈骨折由于解剖、生物力学及局部血供的特点,股骨颈骨折不愈合和股骨头缺血性坏死是常见的并发症,股骨颈骨折不愈合率是四肢骨折中发生率最高的,尤其是随着人口老龄化,已成为严重的社会问题。因此,早期诊断、早期处理至关重要。

诊断分型:股骨颈骨折根据损伤机制、解剖部位、骨折移位程度、骨折线方向等有多种分型,其主要目的在于指导治疗和估计预后。在临床工作中最常考虑骨折移位程度和骨折线位置。目前国际上常用的是Garden分型、AO分型和按Pauwells角分型,国内常用的是按解剖部位进行分型。临床上应用较多的是部位结节Garden分型。其中以头下型Garden Ⅳ型预后最差,发生股骨头缺血性坏死和骨折不愈合概率最高。

按照骨折部位分型:

(1) 头下型:骨折线正位于股骨头下方,股骨颈完全处在远骨折段。此型临床比较多见,此型骨折对血运造成的影响最为严重,发生股骨头缺血坏死概率最高。若骨折复位满意,仍可具有一定稳定性。

(2) 头颈型:骨折线走行于股骨头下和股骨颈之间,故名头颈型。临床上多见,最常见的形式是骨折面的外上端位于头下,内下端位于股骨颈,下端比较尖锐如鸟嘴状。此型承受剪式压力最大,非常不稳定。

(3) 经颈型:骨折面完全通过股骨颈,但此型在临床上非常少见,尤其是老年人。

(4) 基底型:此型少见,容易与股骨转子间骨折混淆,需仔细读片、认真鉴别。骨折线位于股骨颈与大小粗隆间连线相交处,支持带动脉受影响较小,且此处有旋股内外侧动脉分支形成的动脉环,血运丰富,骨折容易愈合。

按骨折端移位的程度分型:依据 Garden 1961 年提出的标准,主要参照正位 X 线片将股骨颈骨折分为 4 型。

(1) Ⅰ型:两种情况,一是不完全性骨折,另一种更为常见的是外展嵌插型骨折,同时可伴有股骨头一定程度后倾。

(2) Ⅱ型:完全性骨折,但没有发生移位。

(3) Ⅲ型:骨折部分移位,股骨头外展,股骨颈轻度上移并外旋。

(4) Ⅳ型:骨折完全移位,股骨颈明显上移外旋。

AO 分型将股骨颈骨折归类为股骨近端骨折中的 B 型。B1 型:头上型,轻度移位。①嵌插,外翻15°;②嵌插,外翻<15°;③无嵌插。B2 型:经颈型。①经颈部基底;②颈中部,内收;③颈中部,剪切。B3 型:头下型,移位。①中度移位,内收外旋;②中度移位,垂直外旋;③明显移位。

2. 股骨转子间骨折　多为老年人,伤后髋部疼痛,不能直立或行走。下肢短缩及外旋畸形明显,无移位的嵌插骨折或移位较小的稳定骨折,上述症状比较轻微。检查时可见患侧大转子升高,局部可见肿胀及瘀斑,压痛明显。叩击足跟部常引起患处剧烈疼痛。摄片标准的双髋关节正位和患髋侧位片,正位时应将患肢牵引内旋,消除外旋所造成的骨折间隙重叠,从而对骨折线情况、小转子、大转子是否粉碎及移位程度作出正确的判断。同时健侧正位有助于了解正常股骨颈干角,髓腔宽度及骨质疏松情况,为正确选择治疗方法和内固定材料提供依据,侧位有助于了解骨折块的移位程度,后侧壁的粉碎程度。

常见类型骨折普通 X 线片即可明确诊断。对于无移位或嵌插骨折或临床高度怀疑者可行 CT 或 MRI 或制动后 2 周复查 X 线片,但一定要制动,防止骨折再移位。

备注:股骨转子间骨折局部疼痛和肿胀的程度比股骨颈骨折明显,而前者压痛点多在大转子部,后者压痛点多在腹股沟韧带中点外下方。通过 Nelaton 线、Shoemaker 线和 Bryant 三角检查发现局部大转子有无升高。

骨折分型:临床中比较常用的骨折分型为 AO 分型。AO 将股骨转子间骨折纳入其整体骨折分型系统中,全部为 A 类骨折。

(1) A1 型:经转子间的简单骨折(两部分),内侧骨皮质有良好的支撑,外侧骨皮质保持完好。①沿转子间线;②通过大转子;③通过小转子。

(2) A2 型:经转子的粉碎性骨折,内侧和后方骨皮质在数个平面上破裂,但外侧骨皮质保持完好。①有一内侧骨折块;②有数块内侧骨折块;③在小转子下延伸超过 1cm。

(3) A3 型:反转子间骨折,外侧骨皮质也有破裂,①斜形;②横型;③粉碎型。

3. 股骨干骨折

（1）急性骨折：受伤后出现大腿肿胀，局部出现成角、短缩、旋转等畸形，髋及膝关节不能活动。查体局部压痛、假关节活动、骨擦音；严重移位的股骨下 1/3 骨折，在腘窝部有巨大血肿，小腿感觉和运动障碍，足背、胫后动脉搏动减弱或消失，末梢血液循环障碍，应考虑有血管、神经的损伤。严重挤压伤、粉碎性骨折及多发性骨折还可并发脂肪栓塞。

（2）慢性骨折：常常是大腿或腹股沟区隐隐作痛，髋关节内外旋终末期可有明显触痛。

（3）病理性骨折：股骨干病损可引起钝痛和夜间痛。恶性病损的表现类似良性病损，股骨干上 1/3 病损类似转子滑囊炎，在软组织内，可首先发现囊肿，正常的活动或轻微外力即可导致急性骨折。

X 线应拍摄股骨全长的前后位及侧位片，显示骨折的部位，类型及移位情况。必要时行 CT 或 MRI 检查。

备注：股骨干骨折是下肢较为常见的骨折之一，常分为急性骨折、慢性骨折、病理性骨折，治疗时应分别采用不同的方法。

脂肪栓塞综合征（FES）是股骨干骨折的严重并发症，若检查发现有不明原因的呼吸困难和神志不清，需考虑发生脂肪栓塞综合征的可能，应进行血气分析等进一步的检查。

股骨干骨折后很少发生低血量性休克，但股骨干骨折后出血量较多，研究表明其平均出血为 800～1200ml，所以不管股骨干骨折是否合并其他损伤，术前均有必要检查并评估血流动力学的稳定性。

4. 股骨远端骨折　年轻患者常有车祸史或高处坠落等高能量损伤病史，年老病人常有转身时摔倒病史。高能量损伤患者要注意其他脏器的损伤和其他部位的骨折，对于老年患者，则要重点询问是否有心、脑、肺等慢性疾病病史。骨折部位的局部检查尤其注意髋部和骨折部以下的小腿检查，以排除其他四肢损伤。足背动脉、胫后动脉搏动等检查可用来判断患肢血供情况，同时应评价小腿及足部的运动、感觉功能。

常规拍摄患肢股骨远端及膝部的标准正、侧位 X 线片，必要时行同侧髋部等其他部位的 X 线片检查以排除合并伤。CT 检查是必需的，可以清楚地显示累及关节骨折块的大小、准确的位置及移位情况，对骨折精确分型和制订治疗方案非常有帮助，体格检查中怀疑有血管损伤者应紧急行彩色多普勒超声检查，必要时进行动脉造影。

备注：一个合理、有意义的分类可以反映骨折的严重程度，指导治疗并对患者的预后作出准确的估计。

最常用的是 Muller 分类方法。Muller 分类方法依据骨折部位及程度将股骨远端骨折分为三类九型：①A 型骨折：关节外骨折（A1 型：简单骨折；A2 型：楔形干骺端骨折；A3 型：复杂干骺端骨折）；②B 型骨折：部分关节面骨折（B1 型：股骨外髁骨折，矢状面；B2 型：股骨内髁骨折，矢状面；B3 型：冠状面部分骨折）；③C 型骨折：完全关节内骨折（C1 型：关节面简单骨折，干骺端简单骨折；C2 型：关节面简单骨折，干骺端粉碎骨折；C3 型：关节面及干骺端均粉碎骨折）。

5. 髌骨骨折　直接或间接外伤病史，伤后膝关节周围疼痛、肿胀和伸膝功能障碍，如伴有下肢内旋或外旋，提示存在其他损伤。髌骨触诊可明显压痛，骨折移位明显时可触及骨折端的间隙。

膝关节正侧位或特殊的轴位 X 线片可明确诊断,必要时进行 CT 检查。在侧位 X 线片上必须包含胫骨近端,以排除在胫骨结节处的髌韧带撕脱骨折。髌韧带撕脱骨折或髌骨位置异常可用 Insall-Salvati 法来判断。髌骨轴位 X 线片可显示纵行的骨折线和移位及骨软骨的缺损。CT 检查主要用于骨折不愈合、畸形愈合和髌骨关节对应关系不良。MRI 检查有助于诊断软骨缺损和损伤,韧带损伤。

备注:骨折分型按照 AO 分型。根据骨折形态分为 A、B、C 3 型。A 型:关节外骨折,伸膝装置撕裂,如髌骨下极骨折,此型需手术治疗;B 型:部分关节内骨折,伸膝装置完整,如纵行骨折,可保守治疗,也可行手术治疗;C 型:完全关节内骨折,伸膝装置撕裂,需手术治疗。

6. 胫骨平台骨折 膝部外伤史,伤后膝部疼痛、肿胀、功能障碍。无移位骨折除局部症状外可无明显临床表现,常需 X 线片确诊。移位骨折常由于严重血肿及暴力强大损伤软组织,造成膝关节和小腿上段严重肿胀,伤后 1~2 天内皮肤出现大量水疱,甚至皮肤坏死。膝关节负重、屈伸功能受限,胫骨髁部有明显压痛,骨擦音,严重移位的可有膝内外翻畸形。

X 线正侧位片可显示骨折类型和移位情况,有助于分析损伤机制。X 线对胫骨平台骨折的粉碎性估计常不足,对塌陷和劈裂距离的测量不够准确,也不能显示韧带、半月板损伤。CT 检查对移位不明显、裂缝骨折和局限于后侧平台的塌陷骨折均能清晰显示,从而弥补了 X 线平片的不足。MRI 检查有助于对合并关节软骨、韧带、半月板损伤的诊断。

备注:检查时应注意软组织的完整性以及是否存在水疱、擦伤和潜在的脱套样损伤;仔细检查并记录肢体远端皮肤、肿胀及血液循环情况,必须排除高能量损伤所致的骨筋膜室综合征和血管损伤,临床检查是评价肢体神经功能状态最精确的方法,也是判断血管损伤和侧副韧带损伤最迅速的方法。

诊断分型:

(1) Schatzker 分型:①Ⅰ型:外侧平台的简单劈裂骨折(包括无移位和有移位);②Ⅱ型:外侧平台的塌陷劈裂骨折;③Ⅲ型:外侧平台简单塌陷骨折;④Ⅳ型:内侧平台骨折(劈裂、塌陷骨折或复合骨折),有时髁间隆起撕脱;⑤Ⅴ型:外侧髁和内侧髁劈裂骨折;⑥Ⅵ型:在骨干和干骺端之间完全连续中断骨折的双髁骨折。

(2) AO Muller 分型:胫骨平台骨折 AO 分型包括部分关节内骨折(B 型)和完全关节内骨折(C 型),分为两型 6 组 18 个亚型。①部分关节内骨折(41B 型),其中 B1 型:内或外侧部分关节内骨折,简单劈裂;B2 型:内或外侧部分关节内骨折,简单压缩;B3 型:内或外侧部分关节内骨折,劈裂加压缩。②完全关节内骨折(41C 型),其中 C1 型:双髁的完全性压缩或劈裂性骨折,干骺端简单骨折;C2 型:双髁完全性的压缩或劈裂性骨折,干骺端粉碎性骨折;C3 型:双髁完全性劈裂加压缩性骨折,干骺端粉碎性骨折。

7. 胫腓骨骨折 外伤病史,伤后局部肿胀、疼痛、功能丧失,可有骨擦音及异常活动。严重者可有肢体短缩、成角及足外旋畸形,胫骨上 1/3 骨折者,检查时应注意腘动脉的损伤。腓骨近端骨折时要注意腓总神经的损伤。小儿青枝骨折或裂纹骨折,临床症状可能很轻,但患者拒绝站立和行走,局部有轻微肿胀及压痛。X 线可明确骨折类型及移位方向,因胫腓骨可不在同一平面骨折,故 X 线照片应包括胫腓骨全长。

备注:对于小腿骨折的描述应该包括下面内容:

(1) 骨折是闭合还是开放的,开放者 Gustilo 分类为几型,软组织损伤几级(Tscherne 和

Gotzen）。

（2）骨折的解剖部位，骨干部常以近、中、远 1/3 表示，近或远侧干骺端骨折线是否通关节。

（3）骨折的形态，横行、斜形、螺旋形，粉碎型包括一个蝶形块，多段、多蝶形块等；骨折成角畸形情况，向前、向后、向内、向外成角。

（4）骨折的移位情况，根据移位距离与骨折端直径的比较可以用 25%、50% 或 100% 来表示移位程度。虽然根据 X 线片来判断原始移位不十分可靠，但可以大体反映出软组织撕裂程度。骨折的短缩长度及旋转畸形也应描述清楚，可依据临床和 X 线检查获得，其中旋转畸形的判断可通过对 X 线片上远近骨折端髓腔宽度和皮质厚度的差别得到提示。

常见的并发症是筋膜间隔综合征，闭合性骨折中前室筋膜间隔综合征发生率较高，在开放性骨折中也可发展成此征。Blick 报道开放性骨折中此征发生率为 9%。筋膜间隔综合征的发生是由于在密闭的前室中因出血、软组织水肿而压力增高，使得静脉回流受阻，进而供应肌肉的小动脉和毛细血管阻塞。患者往往在受伤 24 小时内常无症状，在此期间受伤肢体常采用石膏外固定，进一步加重前室压力。如果在临床中怀疑筋膜间室综合征的患者可使用压力测定仪测量前室内压力，明确诊断后应立即行筋膜减张术，因为肌肉软组织只能耐受 6～8 小时缺血，减张要彻底，皮肤切口待 Ⅱ 期关闭，骨折则以外固定架或不扩髓髓内针固定。

8. 踝关节骨折脱位 患者自述有"摩托车相撞"，"绊倒并跌下楼梯"，"从高处跳下足底着地"病史。伤后局部瘀肿、疼痛和压痛，功能活动障碍，可扪及骨擦音。外翻骨折多呈外翻畸形，内翻骨折多呈内翻畸形，伴有距骨脱位时，则畸形更加明显。通常凭借踝关节前后位及侧位 X 线片即可诊断踝关节骨折，但要注意在踝关节前后位投照时，必须将踝关节放置在标准位，即踝关节处于中立位，小腿内旋 15°～20°，否则容易出现诊断的失误。将小腿外旋 50° 投照的侧位 X 线片，可用以显示后踝移位程度。Mortise 投照的 X 线片可协助诊断下胫腓分离。MRI 用于诊断踝周韧带损伤和踝关节软骨面及软骨下骨板损伤，三维 CT 可立体呈现骨折块移位方向，尤其对陈旧性踝关节骨折的术前计划制订很有帮助。

备注：踝关节骨折分型主要有 Danis-Weber 分型和 Lauge-Hansen 分型。

（1）Danis-Weber 分型：按外踝骨折部位与下胫腓联合关系来作为分类标准。①A 型：外踝骨折线在踝关节和下胫腓联合以下，下胫腓联合韧带和三角韧带未损伤。如伴有内踝骨折，骨折线几乎垂直，是由于距骨内翻力所致。②B 型：外踝在下胫腓联合平面骨折，多伴有内踝骨折或三角韧带损伤，由距骨的外旋力所致。③C 型：腓骨在下胫腓联合近侧骨折，伴下胫腓联合韧带损伤，或伴三角韧带损伤或内踝骨折。

（2）Lauge-Hansen 分型以踝关节骨折的受伤机制和病理生理为基础，主要分为旋后-内收型、旋后-外旋型、旋前-外展型、旋前-外旋型。

9. 距骨骨折 外伤病史，无移位的距骨颈骨折可存在足踝背部较为明显的肿胀，压痛以内、外踝前方、下方为剧。Ⅱ 型以上骨折除增加相应的关节脱位畸形外，Ⅲ 型、Ⅳ 型骨折还可见到脱位的距骨体压迫皮肤，严重者可造成皮肤缺血、坏死。踝部与跗骨正侧位 X 线片可以明确骨折的移位程度、类型及有无合并其他骨折。

备注：距骨体骨折占距骨骨折的 13%～23%，缺血性坏死发生率 25%～50%，创伤性关节炎发生率约为 50%，多为高处跌落、暴力直接冲击所致，此时距骨体常受到胫骨与跟骨间的轴向压力，并根据足踝位置的不同及跟骨内、外翻而形成不同类型的骨折。

诊断分型:多用 Hawkins 分型。

（1） I 型:距骨颈无移位骨折,骨折坏死率 0~13%。

（2） II 型:距骨颈移位骨折,伴距下关节半脱位或全脱位,骨折坏死率 20%~50%。

（3） III 型:距骨颈移位骨折,伴有距下关节及胫距关节半脱位或全脱位,骨折坏死率可达 80%~100%。

（4） IV 型:距骨颈移位骨折,合并胫距、距舟关节的半脱位或全脱位,骨折坏死率几乎 100%。

10. 跟骨骨折 高处坠落外伤病史,伤后跟部肿胀、瘀斑、疼痛、压痛明显,足跟部横径增宽,严重者足弓变平。

骨折早期仅通过 X 线平片很难准确地确定骨折的部分和损伤程度。尤其是波及距下关节的跟骨骨折,除标准的正、侧、轴位 X 线片外,还应常规行 CT 检查,准确了解骨折严重程度和骨块大小、分布情况。CT 扫描能清楚地显示后距下关节面受累程度和骨折块大小、移位情况。CT 扫描应包括跗位、结节位、冠状位和矢状位 4 个面,跗位和结节位均是轴位扫描,两者的区别在于结节位与跗位呈 30°角,跗位片上可显示跟骰关节、跟骨前突、跗骨窦、跟骨后距下关节,还可观察足跟有无内翻,腓骨是否与移位跟骨撞击;冠状位可见跟外侧碎裂情况、后关节面的移位和隐匿的距骨骨折;矢状位可见自内至外骨折碎片的数目和排列方向。

备注:骨折按解剖部位分为关节内骨折和关节外骨折。关节外骨折最常见的类型是累及前结节和结节。前结节骨折可进一步分为撕脱性骨折和压缩性骨折;结节骨折分为鸟嘴样骨折和撕脱性骨折,产生结节骨折的机制是跟腱的强力牵拉作用。关节内骨折多由直接垂直暴力造成,少部分可能由扭转力造成。

11. 跖骨骨折 外伤病史,伤后局部疼痛、肿胀,活动受限,压痛及纵向叩击痛。跖骨颈疲劳骨折最初为前足痛,劳累后加剧,休息后减轻,2~3 周后在局部可摸到有骨隆起。由于没有明显的暴力外伤史,诊断常被延误。

足正斜位 X 线片,第 5 跖骨基底部撕脱骨折的诊断应与跖骨基底骨骺未闭合、腓骨长肌腱的籽骨相鉴别,后两者压痛不明显,骨片光滑规则,且为双侧位。

备注:根据骨折的解剖位置分为:跖骨头骨折;跖骨颈骨折;跖骨干骨折;跖骨基底部骨折,多见于第 5 跖骨。

（三） 脊柱骨折研究现状

脊柱骨折是指人体脊柱的骨性结构受到破坏,是一种常见的创伤性疾病,合并脊髓损伤时甚至可致残、致死,严重影响患者生活及生命,对个人、家庭甚至社会都造成很大的损失。脊柱损伤主要包括上颈椎损伤、下颈椎损伤、胸椎损伤、胸腰椎损伤、腰椎损伤和骶尾椎损伤。明确损伤的部位,有助于早期诊断和治疗。

1. 上颈椎损伤 在解剖学上,上颈椎包括枕骨大孔区、寰椎、枢椎、$C_{2,3}$ 椎间盘及其周围软组织。上颈椎损伤就是指这些区域的损伤,包括枕骨髁骨折、寰枕关节脱位、寰枢椎旋转半脱位、枢椎骨折（齿状突骨折、狭部骨折、椎体骨折）等,该篇主要介绍寰椎骨折和枢椎骨折。

（1） 寰椎骨折:外伤病史,颈项部肌肉痉挛、疼痛、活动受限。C_2 神经根受损,可出现枕大神经分布区的麻木、疼痛;椎动脉受损可出现椎动脉缺血的临床症状。

寰椎骨折的诊断主要依靠影像学检查,CT 是诊断寰椎骨折最敏感的手段,可以清楚地显示骨折分离的情况;MRI 对可能合并脊髓损伤的诊断更为明确。X 线检查采用 Spence 法则,张口位平片上,如果寰椎双侧侧块向外侧移位之和超过 7mm,则提示横韧带发生断裂。

备注:Gehweiler 从骨折形态上进行分类,易于理解,为 AO 所推荐。Gehweiler 将寰椎骨折分为 5 型:Ⅰ型,单纯寰椎前弓骨折;Ⅱ型,单纯后弓骨折;Ⅲ型,寰椎前弓、后弓同时骨折(即 Jefferson 骨折);Ⅳ型,单纯寰椎侧块骨折;Ⅴ型,寰椎横突骨折。

(2)枢椎骨折:主要包括齿状突骨折、枢椎峡部骨折、枢椎椎体骨折、枢椎椎弓根骨折,具有外伤病史,骨折后症状无特异性,可表现为颈部疼痛、活动时加剧,因咽后壁水肿或血肿可引起吞咽困难,压迫 C_2 神经根出现枕大神经痛。

因症状和体征缺乏特异性,故诊断主要依靠影像学检查。常规颈椎前后位片、侧位片及张口位片在发现脱位方面优于 CT 诊断,CT 对齿状突骨折和枢椎峡部骨折诊断方面更为重要,可以确定骨折范围,帮助骨折分型;MRI 对横韧带的完整性和脊髓损伤的评估意义重大。

备注:枢椎骨折的症状和体征无特异性,在临床上主要根据病史和影像学检查得以确诊。骨折一旦得以确诊,应立即给予处理,首先通过硬质颈围等保守治疗获得较好的疗效,对于不稳定性的损伤和伴有神经压迫需减压者,则应采取手术治疗,手术治疗的目的是解除神经压迫,重建颈椎稳定。

2. 下颈椎损伤 下颈椎骨折脱位多合并脊髓损伤,占脊柱脊髓损伤比例较高。Moore 等在 2006 年报道了下颈椎损伤的新分类方法颈椎损伤程度评分系统,这个系统将颈椎分为 4 个柱——前柱、后柱和两个侧柱。前柱由椎体、椎间盘、前后纵韧带组成;后柱包括棘突、椎板和项韧带、黄韧带等骨韧带复合结构;两个侧柱各包括一侧的侧块和关节突关节及关节囊。

对创伤患者下颈椎损伤的最初评定应包括呼吸和循环。少部分患者脊髓损伤水平很高,可能在创伤后 1~2 天病情变化迅速,须机械辅助呼吸。颈脊髓损伤患者可因交感神经紧张性丧失而出现神经性休克,在血流动力学方面,存在低血压和心动过缓风险。要在急诊室对颈髓损伤的患者作出迅速而准确的诊断,并保持高度警惕。所有头部或高能量创伤,神经缺失或诉头部疼痛的患者都必须假设有颈椎损伤,直到排除。对无意识的患者应格外留心,这类患者缺乏反射性肌紧张的保护。转运患者最好是将患者仰卧放在木板上,同时用坚固的颈围领固定并将沙袋放在头两侧。

CT 对颈椎损伤的患者是一个很好的检查方法,其优点包括迅速、有效、获得轴向影响。常用来检查不能在平片上充分显示的下颈椎损伤。MRI 能够确定颈椎和脊髓损伤的程度。MRI 检查的适应证包括:①完全性神经障碍和不完全性神经障碍,以查明并确定脊髓压迫的程度;②神经症状进一步恶化;③怀疑后部韧带损伤,即便平片检查无异常。

备注:下颈椎损伤后外固定矫形支具治疗常用颈围领,颈围领不能严格限制颈部的运动,但舒适,对节段受力的稳定作用较小,适用于稳定性损伤尤其是老年人。只要颈围领选择和应用适当,可治疗许多类型的损伤。

3. 胸椎损伤 胸椎损伤根据解剖部位分为:①上胸椎损伤(T_1~T_3);②中胸椎损伤(T_4~T_{10});③下胸椎损伤(T_{11}~T_{12})。由于下胸椎损伤包括在胸腰椎骨折范畴内,故本节讨论中上胸椎损伤。

外伤病史,胸椎局部疼痛、肿胀。检查时可见局部皮下瘀血,胸椎脊柱畸形,严重的骨折脱位局部可触及棘突序列不连续及局部空虚感,压痛、叩击痛,常可触及棘突的漂浮感。严重损伤可伴有相应节段的脊髓损伤,表现为感觉运动功能障碍及大小便功能障碍。

X线片检查是胸椎骨折最基本的检查方法,通常拍摄胸椎正侧位片。正位片可见骨折椎体的高度降低,横径增宽,可以发现横向的脱位以及侧弯。侧位片可见椎体楔形改变,骨折局部的后突畸形,有时可发现爆裂的椎体骨块向后方椎管移位。CT扫描可以在横断面上观察骨折的碎裂情况,骨折的类型及损伤范围;MRI可以明确脊髓损伤的部位及病变程度,还可以帮助判断骨折是否为陈旧性骨折。

备注:中上胸椎损伤的分类根据 Hanley-Eskay 分为:压缩骨折、骨折脱位、爆裂骨折、爆裂脱位。合并脊髓损伤可分为:①脊髓震荡:损伤平面以下感觉、运动、括约肌功能可不完全丧失;②脊髓损伤:脊髓受压、脊髓挫裂、脊髓裂伤(包括完全性和不完全性横断),后期可出现囊性变或萎缩。损伤平面以下感觉、运动和反射完全或部分丧失、尿潴留或失禁。

4. 胸腰椎损伤　胸腰段脊柱一般指 $T_{11} \sim T_{12}$ 至 $L_1 \sim L_2$ 脊柱节段,该段脊柱由于其相对特殊性被称为胸腰段脊柱,是较固定的胸椎向较活动的腰椎的过渡区域,是胸椎后凸向腰椎前凸的转折点,是脊柱纵向应力集中点,同时也是胸腰椎冠状位小关节面向腰椎矢状位小关节转化的区域,易遭受旋转负荷的破坏,因此胸腰段损伤发病率最高。

患者自诉有高处坠落,足部、臀部着地致躯干屈曲型损伤,伤区疼痛、腰背部肌肉痉挛、不能起立、翻身困难。查体发现局部肿胀、压痛、纵向叩击痛,病情严重者可触及后突成角畸形。伴有腹膜后血肿者,由于自主神经的刺激引起肠蠕动减慢,常出现腹胀、腹痛、便秘等症状。如伴有脊髓、脊髓圆锥及马尾神经损伤,患者可表现为截瘫、Brown-Sequard 综合征和大小便功能障碍等。同时可出现完全或不完全感觉、运动和括约肌功能障碍。

X线片为胸腰椎骨折最基本的检查手段,可以明确骨折的部位、损伤的类型及脱位的程度。CT可以从轴状位了解椎体、椎弓和关节突的损伤,以及椎管容积的改变;MRI为脊髓和神经损伤的重要检查手段,可了解椎骨、椎间盘对脊髓的压迫,脊髓组织损伤的表现,是否有出血、水肿及变形。

备注:胸腰椎脊柱损伤在检查伤员时应注意以下事项:①脊柱损伤常为严重复合伤的一部分。检查前应详细询问外伤史、受伤原因、受伤当时的姿势、直接受到暴力的部位、伤后有无感觉和运动障碍、现场抢救情况等。②根据病史提供的材料,分析直接暴力和间接暴力可能引起损伤的部位,有目的地进行检查。复合伤患者常合并颅脑损伤、胸腹腔的脏器损伤及休克,首先应抢救生命,同时也应查清脊柱和肢体伤情。③在检查脊柱时,应沿脊柱中线用手指自上而下逐个按压棘突,可发现伤区的局部肿胀和压痛,胸腰椎损伤者常可触及后突成角畸形。

5. 腰椎损伤　腰椎位于脊柱的下部,上接胸椎,下接骶椎,具有运动、负荷和稳定的功能。腰椎骨折最好发于 L_1 和 L_2 节段,发生于下腰段者较少。发生于下腰段者多由高能量暴力所致,创伤大,脊柱稳定结构破坏严重,后柱损伤发生率高。

明确的外伤病史,如高处坠落、重物砸伤、车祸等。局部疼痛、活动受限,皮下瘀血,局部压痛、轴向叩击痛,脊柱生理曲度异常,可有后凸、侧弯畸形等。脊椎后突畸形表明椎体压缩、或者脊椎脱位,棘突周围肿胀表明肌肉韧带断裂或椎板骨折,棘突排列不在一条直线上,表明脊椎有旋转或有椎体侧方移位。伴有脊髓或马尾神经损伤的患者,由于损伤的部位和损伤的程度不同,可出现不同程度神经功能障碍。表现为肢体运动、感觉功能障碍、括约肌功能障碍,大小便失禁、尿潴留,男性勃起功能障碍甚至截瘫等圆锥或马尾神经损害表现。

X 线片检查是腰椎骨折最基本的影像学检查手段,可以确定腰椎损伤部位、损伤类型;CT 可以清晰地显示小骨折块移位、小关节突骨折、脱位、交锁等情况;MRI 能够清晰地显示椎间盘、脊髓、出血等 CT 不易显示的结构。

备注:腰椎与脊髓圆锥、马尾神经的解剖关系在很大程度上决定了腰椎骨折时合并神经功能损害的特点。在大多数男性,脊髓圆锥终止于 L_1、L_2 椎间盘水平,在女性,脊髓圆锥止点更趋于头端,远端的椎管内为马尾神经。因而,严重的 L_1 骨折,往往造成脊髓圆锥损伤,神经损害严重,且预后不佳。而发生于 L_2 及以下的腰椎骨折,只会导致马尾神经损伤,由于椎管容积较大,所造成的神经损害并不像胸腰段那么严重。

6. 骶尾椎损伤 有外伤病史,尾骶部疼痛、活动受限。查体可见骶部肿胀、瘀血,或有擦伤,骨折的部位、尾椎部位触摸时可有明显的压痛,肛门指诊可引起骨折处疼痛。如骨折明显移位,两侧神经同时受累,引起鞍区感觉迟钝和大小便潴留或失禁;如伴发 S_1 和 S_2 神经损伤,可出现小腿后侧异样感觉、股后肌及臀部肌力减弱及肌肉萎缩、跟腱反射减弱或消失。

X 线片是确定骶尾骨骨折的可靠诊断方法,可以明确骨折的类型及移位情况。CT 检查更能够比较清楚地显示骨折的部位、形态和程度,对高能量损失及伴随神经损伤的骨盆骨折诊断明确。

备注:骶骨骨折有许多分级方式,其中 Denis 分级的应用最为广泛。他根据骶骨骨折部位与症状的联系,将其分为:一区(骶骨翼区)骨折,该区骨折偶尔可导致腰骶神经根损伤;二区(骶骨孔区)骨折,该部位骨折可损伤坐骨神经;三区(骶骨管区)骨折,该类型骨折可损伤马尾神经,表现为骶区肛门会阴区麻木及括约肌功能障碍。其中,一区骨折最为常见,而三区骨折则可进一步分为横行骨折和垂直骨折。

神经损伤更常见于高位骨折。有报道称,24% 的一区骨折,29% 的二区骨折,60% 的三区骨折和 57% 的横行骨折都会导致神经损伤。其中,87% 的患者神经症状主要为肠功能和膀胱功能紊乱以及鞍区麻痹。另外,大约 51% 的患者有相应部位的脊髓损伤,最常见于发生在 L_5 椎体水平的损伤。

三、骨折诊断研究进展

随着中国社会城市化进程的推进,现代化交通工具的普及和更多建筑工地的兴起引起了更多的高能量损伤,外伤性骨折、多发性骨折、复合性骨折、开放性骨折、骨质疏松性骨折、病理性骨折、疲劳骨折等越来越多,当骨折发生后我们能在第一时间进行明确的诊断十分重要。

随着医学技术的发展,影像学检查在高能量损伤致骨折明确诊断方面越来越发挥重要作用。现代影像学的进展得益于计算机的发展,至 20 世纪 70 年代 CT 机开始问世,由于 X 线接收器与电子计算器结合,使 X 线的高密度分辨率提高了 100 倍。虽然空间分辨率要低于常规 X 线检查,但对各种病变的检出率已成为 X 线诊断中的重要手段,尤其是计算机 X 线摄影(CR)、直接数字化摄影(DR)、磁共振成像(MRI)、多层螺旋 CT(MSCT)、数字减影血管造影(DSA)、单光子发射计算机体层摄影(PET)等影像设备的问世使扫描速度更快,图像更清晰,而且具有多种图像的后处理功能。CT 已从早期的单纯的头颅 CT 发展为超高速多排螺旋 CT、电子束 CT;CT 扫描除常规的横断面图像外,同时可以做细腻的三维重建、仿真内镜、CT血管成像(CTA)、灌注成像及手术立体定向等。近几年PET及PET-CT的应用使得影像学能够观察到组织功能代谢的变化及分子水平的病理生理变化。

1. 外伤性骨折　外伤性骨折是由于受外力作用使骨的完整性或连续性遭完全或部分破坏,交通意外、建筑意外及不可抗拒的自然灾害的发生,使本病发病率逐渐上升。单纯外伤性四肢骨折诊断比较容易,通过临床体征和常规X线检查可明确诊断,但对于由于外伤致隐匿性骨折、关节内骨折等需要在正确临床思维的指导下进行诊断。

(1) 隐匿性骨折:隐匿性骨折又称骨挫伤或不完全骨折。从病理学上看,它是骨小梁的微小断裂,有时并不明显。Lazzarini等认为,外伤性单纯骨髓水肿可能是骨髓局部的细微骨折,即骨髓内的骨小梁发生细小骨折,局部充血水肿,病变组织血管过多,灌注过度,细胞外液外渗,多产生骨髓水肿。Naranja等认为,隐匿性骨折MRI表现主要有直接征象的骨小梁骨折,还有骨小梁骨折伴随的各种病理改变,如骨髓水肿、出血等。骨小梁骨折表现为条状长T_1短T_2信号,有时可呈网状、不规则状、树枝状。骨髓水肿是斑片状长T_1长T_2信号,出血根据不同时期出现相应的信号。骨髓水肿在病理上较轻,无骨小梁的微小断裂,是隐匿性骨折的一种病理改变,临床上将两者区分开来更确切。MRI检查通过多平面、多参数成像,可以发现骨髓内的异常水肿信号,对骨病变定位定量准确,并具有无创伤、无辐射、舒适、安全的优点,故目前MRI检查是诊断隐匿性骨折的最佳方法,亦可作为治疗前后疗效评价的客观标准。

(2) 关节内骨折:累及关节面的骨折通称为关节内骨折,在骨折中占有较大的比例,临床治疗上需要达到解剖复位,若不能很好复位,可继发创伤性关节炎,引起关节疼痛,甚至导致肢体功能严重受限。对严重的关节内骨折,普通X线平片不能全面了解关节内骨折情况,很难得到满意的结果,而三维CT重建可以获得更具体、更逼真的立体图像,全面了解关节损伤的严重程度、骨折移位的方向及关节面塌陷的程度和部位。

胡剑波等对67例临床怀疑跟骨关节内骨折患者于外伤后均进行CT横轴位扫描及多平面重建,为了提供最佳手术方案,参照Sanders对骨折范围和骨碎块移位情况的分类法,横轴位螺旋CT扫描及多平面重建直观、立体、清晰地显示了所有患者跟骨关节内骨折范围、骨碎片的移位,以及受累关节面损伤情况。他们得出结论:螺旋CT横轴位扫描结合多平面重建,可以准确判断跟骨关节内骨折后关节面塌陷和粉碎程度,临床意义重大。

2. 多发性骨折和复合性骨折　多发性骨折和复合性骨折主要是由高能量损伤所致,在外科急诊中占很大比例。常伴有其他脏器的损伤,在外科急诊中占很大的比例。龙腾河等在多发性骨折诊断中联合应用DR和CT进行诊断,DR对肋骨骨折、椎体压缩、脱位、椎体骨折数目多能明确显示。但对重叠的肋骨骨折或隐匿性骨折、椎体压缩轻微、隐匿者,容易误诊。

CT扫描和重建可清楚显示胸廓重叠部位的骨折,包括肋骨间重叠、肋骨与胸椎横突重叠、胸部脊柱后部的骨折情况以及胸部脊柱三柱解剖结构和骨折部位骨折线走向(冠状向、垂直向、水平向)、碎骨片的显示和移位情况、椎小关节骨折和椎管狭窄程度等。CT扫描和重建能显示特征性表现,可全面观察胸廓整体序列;正确判断胸廓骨折后的稳定性情况,包括胸骨骨折、肋骨多发性骨折后胸廓的塌陷、膨大、缩短以及倾斜程度,胸椎骨折的稳定性、脊髓是否受压受损,有无并发症,全面了解骨折程度、范围、细微改变,提供临床治疗方案。

3. 开放性骨折　开放性骨折是指骨折附近皮肤或黏膜破裂,骨折处与外界相通,为创伤骨科常见病、多发病。高能量损伤是造成开放性骨折的常见原因。

根据创伤机制将开放性骨折分为以下 3 类:①自内而外的创伤性骨折;②自外而内的开放性骨折;③潜在性开放骨折。随着医疗技术的不断发展,根据 Gustilo 分型,开放性骨折分为 3 型:Ⅰ型开放性骨折是指带有皮肤损伤,创口长度<1cm,而且通常是由锋利的骨折端自内向外所造成的损伤,带有轻微的肌肉挫伤;骨折模式为单纯横断或斜形。Ⅱ型开放性骨折中,开放性创口在 1~10cm,可能只有轻度的骨膜剥脱和轻度污染,伤口有足够的组织覆盖;骨折模式为典型的短缩横断或斜形,伴有轻微的粉碎性骨折。Ⅲ型开放性骨折中,软组织有显著的挤压和损伤,伤口>10cm,并伴有广泛的骨膜剥脱和污染。根据血管的状态和伤口是否需要皮瓣覆盖,Ⅲ型骨折分类进一步划分为 3 个亚型:ⅢA 型,伴有软组织广泛性损伤,伤口污染程度较重,清创后伤口留有足够的组织覆盖;ⅢB 型,损伤程度与ⅢA 类似,有更多的软组织压伤以及组织或骨缺损,常常被严重污染,但伤口没有足够的覆盖组织,需用皮瓣移植来修复创面;ⅢC 型,伴有须修复的动脉损伤,肌肉组织缺血可能是由于血管损伤所致。

4. 骨质疏松性骨折　骨质疏松是常见的骨代谢性疾病,椎体骨折是其主要并发症之一,且具有较高的发病率,严重者可致死亡。

双能 X 线骨密度仪(DXA)主要用于骨质疏松的诊断。CT 主要用于对椎体形态变化的定性评估,因为 CT 具有较高的空间分辨率,并且图像中组织重叠较少,尤其是薄层 CT 可以清晰显示骨皮质及骨小梁结构,从而提高了对微小骨折的检出能力。此外,CT 可以较清楚地显示骨质破坏、软组织肿块。MRI 椎体骨质疏松性压缩骨折除对椎体形态定性评估的作用外,因其具有较高的组织分辨能力,它可以清晰的显示近期骨折较既往骨折特有的骨髓水肿征象,并在对骨质疏松椎体骨折及恶性肿瘤导致的病理性骨折的鉴别中具有重要的意义。核素骨显像对椎体形态评估主要用于各种恶性肿瘤骨转移的诊断,但也可将其用于代谢性骨病的诊断。局部骨骼发生病变时,将导致该区域骨代谢发生改变及骨血流灌注异常,通常骨质疏松性骨折病灶在核素显像上表现出异常的放射性浓聚,但需要注意的是骨显像只能显示近期骨折,对既往骨折不敏感。

在临床中我们会发现,骨质疏松骨折往往存在隐匿性骨折和跨节段跳跃性骨折,隐匿性骨折特点为椎体皮质骨完整,椎体内松质骨发生骨折。临床表现为椎体形态无明显改变,X 线检查阴性,临床上常会出现漏诊。椎体内 MRI 信号强度的变化可显示椎体隐匿性骨折。跨节段跳跃性骨折也会碰到,X 线检查照射范围局限,漏诊率高,MRI 检查可观察到脊柱多个椎体发生信号变化。可提高跳跃性骨折诊断准确率,避免漏诊。

5. 病理性骨折　正常骨骼只有在暴力作用下,才能发生骨折。当骨骼不正常,骨质减少或有破坏时,轻微的外力或无外力就可引发骨折,叫做病理性骨折。引起病理性骨折的原因可大致分为两大类疾病。非肿瘤性疾病引起的病理性骨折,如:内分泌代谢性疾病、骨质疏松、成骨不全及感染性疾病如化脓性骨髓炎等。肿瘤破坏骨骼引起的病理性骨折,如骨肿瘤、骨巨细胞瘤、转移瘤等。询问患者骨折前的疼痛症状,有助于诊断原发疾病的类型。如果只有行走时才出现疼痛,预示着可能即将发生骨折。如果疼痛持续加重,并出现夜间疼痛,可能为恶性肿瘤。疼痛突然加重,并出现功能障碍,预示着病理性骨折的发生。

实验室检查在诊断内分泌代谢疾病方面有重要的作用。如血钙增高,提示甲状旁腺功能亢进的可能,需进一步检查甲状旁腺激素,才能获得明确的诊断。碱性磷酸酶是骨肉瘤的标志性酶,对骨肉瘤的诊断、治疗和预后的评价有一定的作用。血清白蛋白和球蛋白的比例,及尿本周蛋白有助于多发骨髓瘤的诊断。癌血清标记物的检查,有助于转移癌的诊断。

影像学检查对病理性骨折的病因诊断非常重要。放射性核素显像在诊断骨骼疾病时,因一次成像能显示全身骨骼、检测成骨病变的高灵敏度、无绝对禁忌证和价格相对低廉等优点在各种医学影像检查中占有优势。显像的原理是将亲骨性显像剂^{99m}Tc-MDP引入体内,它可以参与骨的代谢,骨骼局部摄取^{99m}Tc-MDP量的多少,取决于该处骨的代谢活跃程度及血流灌注量,骨代谢活跃或局部血流量增加都会导致摄取^{99m}Tc-MDP增加,在SPECT图像上表现为异常浓集。骨折造成骨膜、骨皮质及骨小梁的损伤和断裂,局部可表现为充血、水肿、骨修复过程加强,从而造成^{99m}Tc-MDP摄取量明显增加,在SPECT图像上很容易看到损伤部位。

PET-CT是当今影像学领域最先进的技术之一,代表了现代核医学影像技术的最高水平,被称为"活体分子生物学或生化断层显像"。它不仅使PET和CT设备两者的原有优势得到发挥、原先不足之处得到克服,而且还开发出更多提高临床诊断质量的新标准,由于这些全新的特点,在短短几年中,PET-CT在肿瘤、冠心病和神经系统疾病临床诊断、疗效观察、治疗方案的制订方面发挥重要作用。在肿瘤方面,PET-CT包括早期发现、精确定位、良恶性肿瘤的鉴别诊断、肿瘤复发和转移病灶的监控、优化临床治疗方案、为肿瘤放疗确定生物靶区范围、评估放化疗和手术治疗疗效。

6. 疲劳骨折 疲劳骨折(stress fracture)常见于军队新兵长途行军中,也称行军骨折(march fracture)。在新兵军训伤中占很大比例。由于临床表现不典型,颇易与炎症和肿瘤混淆,所以必须引起临床高度重视。确诊前均有长时间、大运动量的训练史。所有病例均表现为患部疼痛、肿胀,疼痛性质为活动后加剧、休息后缓解。病变早期,X线片上仅表现为在应力集中的区域出现范围较小的丘状骨膜增生,到中晚期可以显示骨折线及内骨痂。CT在早期就能发现患部皮质的骨量减少,此外还可以较好地显示骨折线及内骨痂。MRI除了观察解剖结构的变化外,还可以提供患骨功能方面的变化,已成为诊断疲劳骨折的金标准。

第三节 骨折整复方法研究

一、骨折整复方法研究概论

(一) 骨折整复发展史

骨折整复方法源于医学的两大分支,即中医正骨医学和西医矫形外科学(骨科学)。中医正骨方法治疗骨折历史悠久,有独特的理论体系和丰富的实践经验。中医骨伤科四大治疗方法(手法、固定、药物、练功),其中手法在伤科治疗中占有重要地位。中医正骨手法起于远古导引之术,发于先秦,兴盛于唐,其中唐代蔺道人总结了唐以前的手法治疗经验,骨折整复方法可概括为:先"相度损处",再"仔细捻捺、忖度",次"正拔伸,斜拔伸"之法,最后"用力收入骨",对后世正骨手法影响长远。至明清,医学百家争鸣,清代吴谦等编著《医宗金鉴·

正骨心法要旨》，较系统地总结了清代以前的伤科经验，强调手法整复前要熟悉人体骨的解剖，整复手法要轻巧稳准，即"素知其体相，识其部位，一旦临证，机触于外，巧生于内，手随心转，法从手出"，将正骨手法归纳为摸、接、端、提、推、拿、按、摩八法。

中医正骨手法整复骨折历经数千年的继承、演变，发展至今已积累了丰富的经验。通过祖传或师承为主，全国各地不同伤科流派的学术思想与宝贵的医疗经验得以流传下来。其中，河南郭氏正骨在平乐祖传手法基础上，继承并发展总结出整复手法8种，即拔伸牵引、推挤提按、折顶对位、嵌入缓解、回旋拨搓、摇摆推顶、倒程逆施、旋撬复位。

沪上石氏伤科正骨手法可概括为拔伸捺正，拽捏端提，按揉摇转。沪上魏指薪提出16种单式、18种复式手法，强调既要掌握常法，又要临证变化，随着病情的进退而加减，做到手随心转，法随病至。沪上王子平在《仙授理伤续断秘方》基础上加工、整理出一套比较完整、具体的"新正骨八法"，即拔伸牵引、旋转屈曲、端提挤按、摇摆叩击、挤捏分骨、触顶合骨、折顶回旋、按摩推拿。广东李氏正骨总结出正骨14法，即摸触辨认、擒拿扶正、拔伸牵引、提按升降、内外推端、屈伸展收、扣挤分骨、抱迫靠拢、扩折反拔、接合碰撞、旋转回绕、摇摆转动、顶压折断、对抗旋转，强调骨折复位极少只用一种手法，每每是两三种手法联合运用，同时亦有从多法中取其中的一部分结合起来运用的。天津苏氏正骨传人尚天裕，博采中西医之长，在学习中医正骨八法的基础上，结合现代医学知识，通过临床实践，总结出十大整骨手法，即手摸心会、拔伸牵引、旋转回绕、屈伸收展、成角折顶、端挤提按、夹挤分骨、摇摆触碰、对扣捏合、按摩推拿。北京刘寿山在临床治伤过程中，发展《医宗金鉴·正骨心法要旨》中的八法，提出在治疗骨折时要求稳准敏捷，刚柔相济，切忌粗暴，动作连贯，一气呵成，同时，又注重筋骨并重。

通过分析当代中医骨伤科发展史以及近现代流派的手法特色，发现各流派正骨手法虽多种多样，但可概括为手摸心会、拔伸牵引、旋转回绕、屈伸收展、成角折顶、提按端挤、夹挤分骨、摇摆触碰、对扣捏合、按摩推拿十大类手法。其中手摸心会是复位前的准备手法，通过仔细触摸揣摩，在术者脑中形成骨折移位的立体形象，以达"机触于外，巧生于内，手随心转，法从手出"之境地。目前，随着医学科学与现代科学技术的进步，中医骨伤科手法的研究已经从一般的继承整理，发展到由手法基础理论研究、诊断治疗、作用机制探讨及实验研究等多方面、多学科组成的系统性研究层面。

西医骨科学（orthopedics）又称矫形外科学（orthopedic surgery），由西方传教士带入中国。20世纪20年代，在欧美接受骨科训练的中国西医骨科先驱相继回国，在中国上海、北京、天津等大城市相继开展了骨科手术治疗，开设西医骨科病房、骨科医院。骨科前辈有孟继懋、胡兰生、牛惠生、方先之、朱履中、任廷桂、叶衍庆等，1937年他们在上海创建了中华医学会骨科学组，为我国现代骨科的起步奠定了基础。20世纪40年代至50年代，一大批在欧美进修的骨科医生和祖国自己培养的骨科新人的加盟，使中国创伤骨科得到了快速的发展，如方先之领导的天津医院、孟继懋领导的北京积水潭医院、屠开元领导的上海急症外科医院等，成功救治了无数骨科创伤患者，并使开放性骨折、关节损伤等创伤患者渐渐转向接受西医骨科方法为主的治疗。

西方医学的传入与发展极大地促进了中西医结合骨科学的建立与发展。进入20世纪中叶以来，西医骨科学在中国不断发展中结合中医正骨经验，形成中西医结合的骨折治疗方法，中西医结合治疗骨折从诊断技术，到创伤抢救、切开复位各种内固定技术、各种矫形手术、骨移植的技术等,以及腰椎间盘突出症、骨关节急慢性炎症的诊疗技术,都得到了普及和提高,不少项目赶上了国际先进水平。在这方面,方先之、孟继懋、范国声、陈景云、刘润田等作出了卓越的贡献。

由于中医骨伤科和西医骨科的发展,形成了中、西医两大骨科学派。由于两大学派在学术上各有优缺点,中西医结合成为中国骨科发展的必然趋势。我国著名骨科学家方先之、尚天裕等学习苏绍三正骨经验,博采各地中医伤科之长,运用现代科学知识和方法,总结出新的正骨手法,研制成功新的夹板外固定器材,同时配合中药内服、外治及传统的练功方法,编著《中西医结合治疗骨折》,提出"动静结合""筋骨并重""内外兼治""医患合作"治疗骨折的四大原则,使骨折治疗提高到一个新的水平,在国内外产生重大影响。

目前,中西医结合骨科已拥有自己的学术组织与学术期刊,已拥有强大的专业技术队伍。目前,中西医结合骨科整体上与国际基本处于同一水平,但仍有诸多方面不足。专科医生综合知识培养与正规化培训体系与制度的建立、专科诊疗技术的规范化与标准化、积极加入国际相关学术组织、不断扩大与国际的学术交流、注重专科手术的微创化与固定器材的研发,将是我国中西医结合骨科发展的主要对策与趋势。

(二)骨折整复原则

手法整复骨折的疗效,与正确地掌握整复治疗原则密切相关。

1. 复位目的　骨折整复的目的在于使移位的骨折端恢复正常或接近正常的解剖位置,最大可能、尽快地恢复正常功能,为重建骨骼支架作用创造条件,故骨折复位越早越好。

(1)解剖学或接近解剖学复位:骨折经整复后,矫正各种畸形,也就是对位和对线完全良好,恢复解剖结构的正常形态。目前骨折复位一般要求力争到达解剖学复位的标准或者接近解剖学复位。对关节内骨折更应该达到解剖学复位的标准,尽可能地减少功能障碍后遗症。

(2)功能复位:骨折经过复位、固定愈合后,骨折处有轻度重叠、成角、旋转畸形的存在,即使经过很长时间的自然塑造,仍然存在骨的形态改变,但是肢体功能恢复正常到达功能复位。

在骨折的治疗中达到功能复位的是大多数。在临床实践中,有些骨折承受暴力较大,畸形严重,失治或延迟治疗,给骨折的复位造成困难,虽然反复努力进行复位,在 X 线摄片中仍显示对位、对线不良,但骨折愈合后功能满意,如:对有些骨折经过努力仍达不到解剖学或者接近解剖学的复位,对肢体功能影响不大者,不必要采取切开复位手术治疗。

骨折断端的对位程度单一的股骨干骨折以及小腿胫腓骨干双骨折,骨折断面即使无接触相对,只要有两断端骨皮质侧方接触,无重叠,愈合后对功能无任何影响。但要发生于尺桡骨则旋转功能受限,若桡骨骨折断面接触在1/2以上,骨间隙不变狭窄,旋转功能无明显受限。

若是关节部位的骨折,除肱骨近端、桡骨远端骨折外,只要有部分对位,对其功能恢复无影响。儿童肱骨髁上骨折,由于塑形能力强,骨骼的生长快,骨折断端随着年龄的增长远离关节,只要无左右移位,单纯前后移位,经过成长中的自我塑形肘关节屈伸功能可恢复正常。

重叠长度与方向对功能的影响:骨折断端发生重叠,使肢体长度缩短。若是锁骨骨折发生重叠畸形愈合,患肩相对变窄,除了影响美观外,无功能障碍,故锁骨骨折多数重叠移位畸形愈合;若是上肢重叠畸形愈合,因上肢功能主要是屈伸、灵活旋转为主,健肢与患肢等长不是主要的。除关节附近或尺桡骨干断端重叠使骨间隙变窄而影响旋臂功能外,其他部位发生的重叠畸形愈合则功能不受影响;若是重叠移位畸形发生在下肢,超过代偿性的短缩限度,下肢行走功能受影响,出现跛行。大腿部位肌肉丰富、收缩力大,骨折发生后,骨骼支架作用消失,肌肉收缩可将断端重叠达到4~5cm,小腿肌肉比大腿肌肉回缩力差,亦可使骨折断端发生轻度重叠。下肢骨折因治疗不当,发生重叠愈合如短缩不超过1cm,由于肢体通过骨盆倾斜的代偿作用,行走功能无障碍。儿童短缩不超过2cm,其功能不受限制。有些部位的骨折功能的恢复与重叠方向有关,如掌(跖)骨骨干骨折,应避免骨折断端前后重叠,否则握手(行路)时会产生压迫疼痛。

旋转畸形对功能的影响:上肢骨折遗留旋转畸形少见,即使存在旋转畸形,一般功能影响不明显。下肢骨折发生旋转畸形机会较多,尤其是单纯局部小夹板外固定易产生外旋畸形,一般旋转畸形不超过15°,则对功能恢复不影响。

整复是治疗骨折的首要步骤。骨折端对位愈好,固定也越稳定,病人才能及早地进行功能锻炼,因此,每一个骨折,都应争取整复到解剖学位置或接近解剖学位置的对位。但临床实践中,对于某些病患,由于骨折部位、骨折类型、伤后骨折的肿胀程度不能达到解剖学对位的,应根据病人的年龄、职业特点,及骨折部位的不同,尽最大努力使患肢达到功能对位程度。以骨折修复后不影响病人肢体的功能为原则。

1) 上肢:肱骨骨折,较多的缩短畸形和侧方移位,略超过5°~10°的成角,对患肢功能影响都不大。尺桡骨骨折要求较严,侧方移位不可超过50%,成角畸形在5°~10°以下时,对前臂旋前、旋后功能影响不大,尺桡骨必须同时整复。

2) 下肢:下肢骨折缩短应不超过2cm为宜,过多的缩短,会出现跛行,日久会引起髋部和腰部疼痛。旋转移位,应尽力矫正,下肢的内旋或外旋,均会影响下肢行走的步态。

3) 儿童:儿童骨折整复要求较宽,一般15°以下成角及旋转畸形,以及轻度的缩短或侧方移位,在儿童发育中,均可靠强大的塑形能力得到代偿,日后可无明显功能障碍。

4) 关节内骨折:关节内骨折,骨折线经过关节面者,复位要求较高,应争取解剖学复位。关节内骨折,手法复位不能达到较满意的解剖学复位者,则应酌情考虑手术复位内固定。

2. 整复时机　骨折后立即复位是治疗骨折原则之一,手法操作容易,可促进骨折愈合,但是必须灵活掌握骨折复位的时间,根据骨折发生的时间、患者年龄、骨折部位、类型及合并症情况分别对待。

骨折在全身情况允许的情况下整复越早越好,及早整复比较容易,也可以获得正确的对位,如果肢体出现明显的肿胀或已经出现水疱,应先给予消肿治疗,待肿胀消退后再考虑复位。

对于开放的较小伤口应在清创缝合后按照闭合骨折处理。如果伤口较大,伤口较干净,清创缝合时应该争取将骨折部的主要畸形大体矫正,并做固定;如果伤口污染严重,估计感染的可能性较大时应先做清创缝合,残留移位在伤口愈合后再继续整复固定。

骨折早期复位可使骨折修复顺利进行,如果过长地拖延复位时间,就会造成骨折复位的困难。骨折复位是治疗骨折的首要步骤,所以,对每一个骨折,原则上应争取解剖学对位,而对某些骨折,复位时有一定困难,虽未完全恢复到解剖位置,但骨折愈合后,不影响该伤肢的功能。在治疗骨折时,要重视伤肢功能恢复,而不能片面地、机械地强求解剖学的复位。若伤肢局部肿胀严重,甚至形成皮肤水疱,复位更加困难。此时仍应力求争取骨折复位,如果消极等待肿胀消失,往往延误复位的时机。遇到伤员处于昏迷、休克状态,或合并内脏、颅脑等损伤时,则先要集中力量进行抢救,待全身情况稳定以后,才可以进行骨折复位。

(1)早期复位:骨折发生1~4小时以内,骨折断端血肿尚未严重,软组织肿胀不明显,可摸清断端移位情况,而伤肢麻木疼痛感不强烈有利于手法整复,有的简单的骨折可不用麻醉,病人痛苦不大,这个时间称为复位"黄金时期",这个时间内复位成功率较高,复位后较稳定。

但是,有些骨折发生后不能及时救治,往往超过24小时以后,骨折断端局部软组织发生严重的肿胀,甚至皮肤有小面积的擦伤或局部出现几个张力性水疱。进行手法整复虽然有一定的难度,但在麻醉下仍然可以复位满意,骨折整复后局部肿胀消退,有利于血肿机化。

若是骨折合并创伤性休克或内脏损伤,应该以抗休克为主,抢救致命脏器为主,不宜先复位骨折。

若是开放骨折,创口直径在0.5cm以内,清洁换药,或外敷止血,按照闭合骨折整复治疗,若是创口较大,未超过清创时限,进行彻底清创同时整复骨折,以及简单的内固定或外固定(固定牵引)。

若是骨折并发生神经或血管损伤,更应该立即进行骨折整复。如有骨折断端压迫神经、血管,经手法整复后神经、血管损伤解除,如果不能缓解,应该立即手术探查,切开复位内固定。

骨折发生血液供应不良部位,更应该一次整复完全,防止骨折连接缓慢或不连接。如:股骨颈囊内骨折,股骨干及胫骨中下1/3骨折,局部血液供应不良,应争取早期复位。

儿童骨折再生能力强,骨折愈合快,如肱骨髁上骨折14天,可达到临床愈合。儿童骨折复位的时间比成人要早,否则骨折的对位不易达到解剖复位或接近解剖复位。若患者发生骨折的时间较长,如病人无复位禁忌证,应抓紧时间复位,把握复位时机。

(2)延期复位:骨折后因某种因素影响,不宜早期复位,推迟复位时间,称之为延期复位。

若骨折后合并创伤性休克或危及生命的内脏(肝、脑、脾、肾、膀胱)损伤,休克治愈,内脏损伤好转后,再进行骨折复位。

骨折肿胀严重,应先进行暂时外固定或牵引,患肢抬高等,待肿胀消减后手法复位。继发广泛性张力性水疱,应将水疱在无菌条件下刺破放出渗出液,观察几天无继发产生张力性水疱后则进行复位。

若开放性骨折继发感染者,先应换药和抗感染治疗,炎症局限时再进行复位。

若非稳定性骨折,经过多次复位又移位,局部软组织挫伤较重,肌肉内"固定"力减弱,需待肿胀消退,肌力增加,此时复位、对位较稳定。

有的学者主张,非稳定性骨折(小斜行、梯形、粉碎性骨折)早期进行手法整复,再变位机会多,而采取在骨折10~14天肿胀消退后复位较容易,变位机会少,一是血肿有明显吸收,肌肉松缓,断端骨质坏死、吸收,易对位;二是肉芽组织开始生长,有一定的黏着作用,对位后稳定性较大。

延期复位时间成人2~3周,儿童7~10天,时间太迟复位困难,不易达到完全对位。

(3)晚期复位:因骨折后失治,误治或治疗不当,由新鲜骨折转化为陈旧性骨折。骨折在 3 周左右时间,X 线摄片上骨折线虽然清晰存在,无明显的骨痂形成,但在两断骨折上有软骨样组织覆盖,肌肉回缩相应变短缩,复位时牵引力及手法整复用力均应加大,有时亦可达到较理想的对位。如果有少量的骨痂存在,真正地达到复位更难,只能做到矫正重叠、成角及旋转畸形的目的。

总之,若遭受暴力较大或关节部位发生骨折而就诊较晚,局部多出现严重的肿胀,皮下瘀斑,甚至发生张力性水疱或皮肤损伤,应根据不同情况,妥当处理。若骨折在骨干处,早期可外贴"消肿止痛膏",待肿胀基本消后进行整复比较容易。但如果骨折发生于关节附近或关节内,而有严重移位者,应尽早整复,否则骨折断端出血和渗出会加重肿胀和软组织损伤,推迟和造成整复困难。例如儿童肱骨髁上骨折和踝关节内骨折,若早期肿胀较重,可在局部麻醉抽血肿后再进行整复和固定。不过在施法时要慎重,勿用暴力,以免加重损伤。对皮肤损伤较重和开放性骨折,伤口在 2cm 以内,而无污染者可在清创缝合后进行及时整复和换药。若闭合骨折出现神经或血管损伤症状者也应尽早整复,严密观察神经、血管损伤恢复情况。若无恢复征象者,应毫不迟疑地进行手术探查和处理。总之,辨证施治要全面了解病情,熟知局部解剖特点,按照骨折移位方向结合 X 线片进行具体分析,然后在术者脑海内形成一个立体概念,确立一套连贯的整复手法,绝大部分骨折是可以获得良好的解剖和功能对位的。

二、骨折整复方法研究现状

(一) 骨折闭合整复方法

根据骨折时间、骨折部位、类型及移位程度不同,复位方法分为闭合整复、切开整复两种。闭合复位又分为手法复位和持续牵引复位,持续牵引复位既有复位作用,又有固定作用。

1. 骨折手法整复　应用手的功能使骨折复位,称之为手法复位。"手法"间而言之,就是手的技巧,骨折整复、关节脱位,软组织损伤的梳理皆依赖手法治疗。故清代钱秀昌在《伤科补要》中总结:"夫手法者,谓以两手按置所伤之筋骨使仍复与旧也……其痊愈可之迟速,或遗留残疾与否,皆关乎手法之所得施得宜或失其所宜,或未尽其法也。"适应证:稳定性骨折指复位后不会或难以再移位者。一般为横行骨折,或青枝骨折伴有成角移位者,手法复位一般无年龄限制。

(1) 手法准备:"素知其体相,识其部位,一旦临证,机触于外,巧生于内,手随心转,法从手出。"施行手法者做到手摸心会,胸中有数,也就是手摸骨折断端移位方向,利用 X 线明确致伤原因、受伤的外力性质、作用方向、受伤时间、局部情况、骨折部位、类型、断端移位方向程度等构成骨折移位的立体形象。整复时做到胆大心细、机智勇敢、动作熟练、稳重、施展手法。手法要轻缓,徐徐进行。禁忌粗暴,避免神经、血管损伤。总之,要做到早、稳、准、巧的原则。对于老年人,体弱多病,病情严重、妇女妊娠期、局部皮肤感染、类风湿、恶性肿瘤、骨髓炎、骨结核病人慎用手法。

(2) 助手的配合:施行手法时有时单独一个人是不能完成的。复位成功与否,与助手的密切配合有直接关系。复位时往往需要多人配合,一般需要 2~3 名助手的配合。助手起到对抗性牵引,矫正骨折的重叠畸形及在手法整复后扶持伤肢位置的作用。

(3) 整复体位:施行手法整复者及助手,应站立在便于手法操作的位置。患者可根据年龄、身体健康、骨折部位,采取卧位(仰卧、侧卧、俯卧)或者坐位,将伤肢放置在肌肉松弛位置。助手牵引着力处根据不同类型骨折采用合乎解剖生理功能的位置,或者根据骨折近段移位方向,放置外展、内收、屈曲、内外旋转的位置。如前臂及中下 1/3 骨折,前臂在中立位置,即手掌及前臂掌侧与地面平行,上 1/3 骨折要旋后位,即手掌及前臂掌侧与地面呈 45°倾斜。

(4) 复位原则:《医宗金鉴》中一段文字描写了骨折变位的各种形式:"凡骨之跌伤错落,或断而两分,或折而陷下,或碎而散乱⋯⋯徐徐接之",逆损伤,原位复位,或"以子找母",或"欲合先离",或"矫枉过正",或"欲左先右,欲整先歪"或"逆损伤机制",骨折复位时需子骨(远折段)服从母骨(近折段)。

(5) 整复方法:不同类型的骨折适合其类型的整复方法,同时根据解剖特点及生理特点进行骨折的整复。整复手法是骨折治疗的最关键环节。《医宗金鉴》:"手法者,诚整骨之首务哉。"总结前人正骨经验概况为正骨八法,即"摸、接、端、提、按、摩、推、拿"。1965 年天津医院的尚天裕等骨科前辈提出新的整复八法,即"手摸心会、拔伸牵引、旋转屈伸、提按端挤、摇摆触碰、夹挤分骨、折顶回旋、按摩推拿"。

1) 手摸心会:在骨折复位之前了解骨折移位情况的重要手法。通过 X 线摄片或透视证实骨折类型、断端移位方向,将影像学特征与通过触摸,在术者头脑中构成一个骨折移位图像结合,触摸时先轻后重、由浅及深、从远到近、两端相对。必须到达"知其体相,识其部位,一旦临证,机触于外,巧生于内,手随心转,法从手出"。经手法复位后,亦可通过触摸,了解是否复位满意。

2) 拔伸牵引:拔伸牵引用于纠正骨折重叠移位,恢复肢体长度。主要是克服肌肉拉力,矫正骨折重叠短缩畸形,恢复肢体长度。蔺道人《仙授理伤续断秘方》载:"凡伤损重者,大概要拔伸捺正,或取开捺正。""凡拔伸捺正,要软物如绢片之类奠之。""凡骨碎断,须看本处平正如何。大抵骨低是骨不曾损,左右看骨方是损处。损处要拔伸捺正。""凡拔伸,且要相度左右骨如何出,有正拔伸者,有斜拔伸者。""凡手骨出者,看如何出。若骨出向左,则向右边拔入;骨向右出,则向左拔入。"《仙授理伤续断秘方》载:"凡拔伸或用一人,或用两人三人,看难易如何。"清代赵廷海《救伤秘旨》主张"徐徐用力拔伸断骨,用手揣令归原"。主要是克服肌肉的抗力,矫正重叠移位,恢复肢体的长度。

按照"欲合先离,离而复合"的原则,开始牵引时,肢体先保持在原来的位置,沿着肢体纵轴,由远近骨折段对抗牵引,把刺入骨折部周围软组织内的骨折断端慢慢地拔伸出来,牵引用力以病人肌肉强度为根据,小儿、老年人及女性患者,牵引力不能太大,反之,青壮年男性患者,肌肉发达,则需要使用大力。对肌群丰厚的患肢如股骨干,则应结合骨牵引,以帮助矫正重叠移位。肱骨干骨折,虽肌肉比较发达,但在麻醉下重叠移位比较容易矫正,若用力稍大常易招致断端分离,拔伸手法可为下一步手法创造条件,且在施行其他手法时仍须维持一定的拔伸牵引力,做好整复固定或者贴敷膏药。

3) 旋转屈伸:主要矫正骨折断端间成角畸形。靠近关节附近的骨折容易发生成角畸形,这是因为短小的近关节侧的骨折段受单一方向的肌肉牵拉过紧所致。此类骨折单靠牵引不但不能矫正畸形,甚至牵引力量越大,成角越大。对单轴性关节(肘、膝)附近的骨折,只有将远侧骨折段连同与之形成一个整体的关节远端肢体共同牵向近侧骨折段所指的方向,成角才能矫正。如伸直型肱骨髁上骨折需要在牵引下屈曲,而屈曲型则需要在牵引下伸直;

伸直型股骨髁上骨折可以利用胫骨结节穿针做膝关节屈曲牵引,而屈曲型则需要在股骨髁上穿针做膝关节伸直位牵引,骨折方能对位。对多轴性关节,如肩、髋关节附近的骨折,一般有 3 个平面上的移位,即水平面、矢状面、冠状面的骨折,复位时要改变几个方向,才能将骨折整复。如内收型肱骨外科颈骨折,病人在仰卧位,牵引方向是先内收后外展,再前屈上举过顶,最后内旋叩紧骨折断端,然后慢慢放下患肢,才能矫正其嵌插、重叠、旋转移位和向内、外、前方的成角畸形。

4)提按端挤:用于矫正侧方移位,内外侧移位用端挤手法,掌背侧移位用提按手法。重叠、旋转、成角畸形矫正后,侧方移位就成为骨折的主要畸形,对于侧方移位,可用拇指直接用力,作用于骨折断端迫使其就位。以人体中轴为界,内外侧移位(即左右移位)用端挤手法,前后侧移位(即掌背移位)用提按手法。

5)摇摆触碰:经上述手法复位后,通过摇摆触碰,使骨折断端接触得更加紧密、稳定;对扣捏合适用于分离性或粉碎性骨折。

6)夹挤分骨:用于矫正两骨并列部位的骨折移位,凡两骨并列部位的骨折,如尺桡骨、胫腓骨等,整复时应以两手拇指与食、中、环三指分别置于骨折的掌背侧双骨间,沿肢体轴线相对用力挤压,纠正骨端互相并拢及成角移位,恢复正常骨间隙。

7)折顶回旋:肌肉发达者的横断或锯齿形骨折患者只靠牵引力不能完全矫正其重叠移位时,可改用折顶手法。这是一种比较省力的方法,折顶时,术者两手拇指抵压于突出的骨折一端,其他四指重叠环抱于下陷的骨折另一端,两手拇指用力向下挤压突出的骨折端,加大骨折端原有的成角,依靠拇指感觉,估计骨折的远近断端骨皮质已经对顶相接,然后骤然反折,此时环抱于骨折另一端的四指将下陷的骨折端持续向上提,而拇指仍然用力将突出骨折端继续向下按,在拇指与其四指间形成一种捻搓力(剪力)。用力大小以原来重叠移位多少而定,用力方向可正可斜。单纯前后方重叠移位者可正向折顶,同时还有侧移位者可斜向折顶,通过这一手法,不但可以矫正重叠移位,侧方移位也可一起得到矫正。前臂中、下 1/3 骨折,一般多采用分骨、折顶手法,可获得成功复位。

回绕手法多用于骨干折断端之间有软组织嵌入的股骨干或肱骨干骨折;手法时应先加重牵引,使骨折端分开,嵌入的软组织常常可自行解脱;然后放权牵引,术者两手分别握住远、近骨折端,按原来骨折移位方向逆向回绕,引导骨折断端相对,可从骨折端相互骨擦音的有无和强弱来判断嵌入的软组织是否完全解脱,背对背移位的骨折以骨折移位时的相反方向施行回绕手法,常可使背对背的骨折断端成面对面。

8)按摩推拿:主要是调理骨折周围软组织,使扭转曲折的肌肉、肌腱等软组织舒展、通达,起到散瘀舒筋的效果。

整复过程中发现单纯依靠拔伸手法不易矫正桡骨重叠移位,而用折顶手法复位成功率较高,折顶手法整复、小夹板配合石膏固定治疗盖氏骨折成功率较高,采用小夹板配合石膏固定稳定可靠。

"正骨八法"中手摸心会最重要,其余各法做到稳、准、轻、巧。①稳:对整复方法做到心中有数,不慌乱,做到手随心转;②准:整复者手法到位,既有推力又有拉力,做到法从手出;③轻:手法要轻,但对于严重移位者要重,根据移位情况,力量适中,避免加重软组织损伤;④巧:整复要按照步骤,充分发挥灵活快速的连续操作。

(6)辨证施法:根据损伤的原因、病症、时间、程度、部位和类型的不同,施以不同手法。

针对某一损伤的具体性质、要求和目的，而设计出合理的手法。然后将各种不同手法相互搭配，组成某一伤病的独立治疗手法，称之为"手法处方"。如手法有轻重缓急表里动静之分，有屈伸、扭转、牵拽、抖摇、推按之分，每治疗一病各种方法使用有主次之分，当各种手法组合形成一套治疗手法后才能在治疗中收到事半功倍的效果。

如何达到"辨证施法"呢？《医宗金鉴·正骨心法要旨》说："盖正骨者须心明手巧，既知其病情，复善用夫手法，然后治自多效。""但伤有重轻，而手法各有所宜，其痊可之迟速，及遗留残疾与否，皆关乎手法之所施得宜，或失其宜，或未尽其法也。"结合X线片分析骨折移位情况和发生原因，在术者脑海内形成一个"立体"概念，做到"知其体相，识其部位，一旦临证，机触于外，巧生于内，手随心转，法从手出"。

总之，治疗骨折方法中，手法整复应用最广泛，也较安全。复位后，必须认真地检查患肢骨折部的外形、长短，是否已恢复正常。在给予适当有效的外固定后，进行X线透视或摄片，以确保复位结果。如复位不良，根据需要，再予以矫正手法整复骨折疗效的好坏，与正确地掌握整复治疗原则密切相关。因此，中医骨伤科还有好多治疗成功的经验，亟待我们去发掘、研究、整理、提高、推广临床应用。为了提高中医骨伤科医疗技术素质走上高水平，要想更加全面突出中医骨伤治疗的特色和特长，应该依靠手法复位加外固定法为主，治疗大多数骨折。

2. 骨折器械整复　采用某些器械如上肢螺旋牵引架，尺桡骨复位牵引装置及跟骨复位器等，协助助手对骨折复位。主要用于非稳定性的尺桡骨双骨折，一般手法整复后难以维持位置的稳定性。因此，多需要器械帮助复位。跟骨骨折，此种松质骨骨折后呈粉碎状，因而难以复位，一般采用可恢复跟骨形态的跟骨复位器进行。大骨骼骨折：下肢骨折手法整复后难以达到所需要的牵引力，故多需要在下肢螺旋牵引架上进行，此法主要用于肌力较强的年轻人，幼儿及高龄患者慎用。适合全身状况较佳，无全身严重性疾病患者。

3. 骨折牵引整复　牵引整复，既可用为复位的方法，又是维持复位的措施。主要用于手法牵引不能复位、或复位后不稳定的骨折。在手法中讲到拔伸牵引是在短暂的时间内使重叠畸形得到矫正，与其他手法相配合而完全复位。拔伸牵引手法，亦称暂时牵引。有些特殊部位的骨折及不稳定性骨折，采用牵引方法可以复位，并需要长时间的牵引作用防止再重叠移位，将维持时间长的牵引方法，称为持续牵引。如颈椎骨折脱位、股骨颈骨折、股骨转子间骨折可以用持续牵引，并可以起到固定作用。又如粉碎、大斜形、大螺旋等不稳定性骨折，尤其是股骨干骨折先进行牵引，配合手法复位，复位固定后继续牵引，或者是不适合手术的病例，如颈椎脱位一般需要牵引方能达到复位的目的，牵引无效者则需要开放复位。幼儿股骨干骨折指4岁以下者，一般均采用双下肢悬吊牵引，既能治疗又能方便护理。年迈者既不能长期忍耐石膏固定，又不适合手术，股骨转子间骨折多见。持续牵引按牵引的形式可分为皮肤牵引、骨牵引、布带牵引3种，而按牵引性质可分为滑动牵引、固定牵引两类。

（1）皮肤牵引：用橡皮条粘贴于皮肤上，或者用泡沫做成牵引用具绑扎伤肢远段上，牵引的重力通过皮肤、肌肉、作用于骨折远折端的一种拉力，亦称为间接牵引。其牵引重量不超过5kg，作用时间短，不能超过4周，时间过久易从皮肤上脱落，如需延长牵引时间者，得重新更换橡皮膏。

皮肤牵引常应用于老年人肌肉消瘦或下肢稳定性骨折手法复位后的患者，8岁以下的儿童骨折。如老年人的股骨颈外展骨折、股骨转子间骨折、肱骨外科颈骨折的甩手皮肤牵引,儿童的股骨干或肱骨骨折肿胀严重者的牵引治疗。

患者如有外伤、溃疡、静脉曲张、皮肤病,或对橡皮膏过敏者,禁用皮肤牵引;成年人及5岁以上的儿童股骨干骨折,可以将伤肢放置在布朗架上进行滑动牵引;4岁以下儿童则进行双腿悬吊牵引。

（2）骨牵引:在无菌条件下将消毒的克氏针或骨圆针穿过骨骼,牵引力直接作用在骨骼上,成为直接牵引。牵引重量最大可达15kg左右,作用时间长,只要针孔不感染,骨孔不扩大就可以继续使用。有利于伤肢练功,病人痛苦小,比皮肤牵引舒服。一般除8岁以下的儿童不进行骨牵引,常用的骨牵引有颅骨牵引、尺骨鹰嘴牵引、股骨远端牵引、胫骨结节牵引、跟骨牵引等。

（3）布带牵引:用布和皮带制作的牵引用具,对颈椎骨折脱位移位不大的骨折、颈椎病、骨盆骨折、腰椎骨折脱位、腰椎间盘突出症的复位治疗效果较好。后踝骨折用织套牵引可达到解剖学复位。

（二）骨折切开整复方法

指通过外科手术达到骨折还纳原位者,一般与内固定同时完成。多适用于手法复位失败者,多因软组织嵌顿或其他原因无法获得功能对位者。关节内骨折使用一般手法复位难以达到复位的目的者;由于肌肉的牵拉而使骨折断端分离远,手法复位后外固定不能维持对位者,如髌骨骨折、尺骨鹰嘴骨折、胫骨结节骨折及髂前上棘骨折等;合并血管神经损伤,需要手术探查或重建骨支架者,及同时复位、固定者,如部分性和完全性肢体断离;多发骨折,尤其适合用于同一骨骼多处骨折,或者同一肢体多处骨折,用闭合复位难以到达复位者;陈旧性骨折,因局部血肿机化,一般闭合复位难以到达复位者;长骨骨干不稳定性骨折,手法复位不满意,又不宜应用牵引方法治疗者,而用内固定又有较好的疗效;其他,指因外观需要进行解剖对位之骨折,如因职业需要进行内固定早期活动的骨折,可酌情进行开放复位。

术前准备按一般手术常规包括皮肤准备及使用抗生素等,器械准备除开放复位所需要的器械外,应同时准备骨折固定术器械,其他准备,如患者备血,精神准备等。

术中注意严格无菌操作,减少软组织损伤,直视下无法直接复位者术中在X线光机透视下复位,术后常规治疗,定期复查X线片观察骨折对位情况。

关于切开复位时机的选择,新鲜骨折一般在2周内实行切开复位多无困难,且不延迟骨折愈合。但在某些情况下则应早期施行,如局部皮肤擦伤,延缓时间可能招致感染者,或肢体肿胀将有水疱形成者,特别是对于肘部,小腿和踝关节部位均有这类情况以早期手术为宜。

（三）骨折微创整复方法

中西医结合微创治疗骨折是吸收了中西医两者之长,最小的侵袭和最小的生理干扰达到外科治疗疗效的新型外科技术。微创不仅仅具有小切口,重要的是具有更佳的内环境稳定状态,更轻的全身反应,更短的愈合时间,更小的愈合瘢痕及更好的心理效应。

如关节镜微创技术治疗关节内骨折,使骨折的复位更接近解剖复位,而切口更小,使骨折端的血供破坏更少,有效地减少了术后的并发症,使患者的康复更快。脊柱经皮微创技术也让骨折整复变得更加精确。通过经皮撬拨整复能解决跟骨骨折关节面塌陷问题,通过新型影像学设备的引导,配合新型组织填充材料,精确找到骨折部位,完成脊柱骨折的复位和填充。最新开展的计算机辅助骨科微创手术（CAOS）综合了当今医学领域的多项先进设备：计算机断层扫描（CT）、磁共振成像（MRI）、数字血管造影（DSA）、超声成像（US）等，对人体骨骼肌肉的解剖进行显示，能使医生进行精确的术前和术中定位，通过医学影响交互，建立病人手术部位形态，功能和特征的三维立体模型手术场景，对于人工关节置换，椎体骨折椎弓根钉的植入，骨盆骨折以及其他部位的复杂骨折能更精确地复位，避免各种血管、神经的损伤，缩短术中操作时间，减少并发症的发生。

总之，外力使骨的应力部位连续性丧失；加之肢体的重力和肌肉的收缩，相继作用造成错位、成角、重叠、旋转，如果瞬间暴力过大则会造成粉碎性骨折。骨折整复是解决由于累积应力或者外力使骨的解剖形态改变，骨与关节的功能受限，通过手法或器械整复达到恢复骨折的对位、对线，以及恢复骨与关节的功能的目的。通过整复使骨折正确对位，才能给骨折固定，功能锻炼和骨痂生长愈合创造良好的条件，使后遗症减到最少，其中对于骨折可以采用闭合复位，有限切开复位微创治疗，切开复位治疗等整复方法，由各部骨与关节的生理特点以及骨折特点决定骨折采用何种治疗方法，闭合整复，有限切开复位，切开复位各有最佳适用范围。掌握各种治疗方法的适应证、时机，从而平衡治疗方案对患者的最佳收益是治疗中最关键的环节，也是目前骨折整复中的研究热点。

（四）不同整复方法的优势及不足

在长期的临床实践中，形成了一整套行之有效的手法整复治疗四肢骨折脱位。对上肢的大多数骨折（如锁骨骨折、肱骨干骨折、肋骨髁上骨折、前臂尺桡骨骨折、掌骨骨折、指骨骨折），通过正骨方法，可以达到功能复位（即骨折虽未百分之百对位，但在此位置愈合后，不会对功能产生不利影响），如果手法掌握得好，还可达到解剖复位（即骨折达到百分之百复位）。相对于其他治疗方法，手法整复治疗骨折的优点是显而易见的：简单方便，经济实用，痛苦小。由于没有切开骨折周围组织及骨膜，没有损伤破坏骨组织赖以自身修复的血液供应，骨折愈合速度明显加快，肢体功能恢复迅速、良好。

中医正骨手法具有诸多优点：①不暴露骨折断端，不伤及骨膜、血管及软组织，确保骨折断端的血液流通，减轻患者痛苦；②微创内固定进针点远离骨折处，能避免二次伤害；③有利于术后关节活动，避免肌肉萎缩；④中医正骨手法多样，能适应多种类型的骨折。相对于其他治疗方法，手法整复治疗骨折的优点是显而易见的：简单方便，经济实用，痛苦小。由于没有切开骨折周围组织及骨膜，没有损伤破坏骨组织赖以自身修复的血液供应，骨折愈合速度明显加快，肢体功能恢复迅速、良好。

三、骨折整复方法研究进展

（一）AO、BO、CO 学派在骨折治疗中的应用

骨折的发生与人类活动密切相关，在生产、生活中由各种外力引起骨骼的完整性和连续性或骨折断端关节面的位置结构发生破坏，随着社会建设的变化，引起骨折的因素变得复杂，使骨折的外力能量也越来越大，骨折的严重程度也随之加重，以往传统的骨折手法整复在高能量损伤导致的复杂骨折中显得捉襟见肘，切开复位内固定术能够较好地恢复肢体的解剖复位，同时能给予坚强的固定，减少肢体制动时间，早期恢复正常生活，但是，切开复位内固定术在较轻的骨折中疗效与手法闭合整复优势不明显，对于软组织损伤严重，以及严重复杂骨折中切开复位内固定术出现新的并发症及后遗症的情况,优势较为明显。在科技迅猛发展的当今时代,医学出现了许多新的理念、观点与技术,使创伤骨科的理念也发生了很大的改变。

20世纪60年代后期,西欧一些骨科学者都对"广泛固定、完全休息"这一骨折治疗原则产生了怀疑,出现了两种相反的潮流,手术和非手术两个发展方向。其共同点是在固定骨折的同时,让邻近关节可以自由活动,进行早期的功能锻炼。西欧的一些学者成立了骨连接研究会"AO"学派。以瑞士Muller为首的"AO"学派在手术方法、内固定用具上进行了深入研究,设计了加压钢板、加压螺丝钉,并成立了内固定研究会,通过大样本病例总结的治疗经验,提出4条内固定治疗原则:①解剖复位;②坚强内固定;③无损伤的手术操作;④无痛性早期功能活动。

AO技术的核心是骨折块间加压,通过骨折块间加压和骨折端之间所恢复的稳定达到坚强固定,骨折在坚强固定下,往往出现骨折的一期愈合。但是在临床实践中也出现不少问题,如一期愈合是在绝对稳定情况下出现的,但"坚强固定"实际上确实难以达到目的,甚至出现应力遮挡现象。于是从原来强调生物力学固定的观点,逐渐演变到以生物学为主的观点即BO(biological-osteosynthesis),生物学的、生理的、合理的接骨术观点。其核心思想是生物学固定的内涵,即在骨折内固定的同时,更要注意充分保护骨折局部的血供,固定坚强而不加压以保证骨折愈合。

BO学派治疗骨折的原则着重于寻求骨折稳固和软组织完整之间的一种平衡。其学术思想较多融入了"动静结合"的理论。用各种轻便石膏或塑料功能支架局部固定,强调骨折邻近的关节必须活动,用功能支架治疗四肢骨折,骨折愈合快、功能恢复好、骨折不愈合率明显降低。同时也认识到肌肉收缩、关节活动、适当负重可以加速骨折愈合及功能恢复。

随着生物-心理-社会医学模式观念的形成,从AO提倡的骨折断端加压和坚强的内固定,过渡到强调生物学愈合的骨折治疗观点,而在我国传统的骨科治疗结合西方矫形骨科学治疗模式由闭合整复、切开整复发展到微创整复时代,从而提出的新的中国接骨学CO模式(Chineseoste-osynthesis)。

CO接骨模式由20世纪70年代中西医结合方法治疗骨折发展起来,结合传统中医正骨手法及治疗理念,提出"动静结合、筋骨并重、内外兼治、医患合作",从哲学高度认识与指导实践的医学治疗观点。从而实现Clay Ray Murray提出的理想骨折疗法:"用仁慈无损伤的办法让骨折对位,将骨局部固定而不要影响关节活动,让患者在骨折愈合期间能生活得像正常人一样。"在骨折的治疗过程中充分考虑到肢体各种组织的生理适应能力,在保持骨折整复效果的同时,为肢体在固定期间进行功能活动创造良好条件,兼顾骨折愈合及肢体功能的恢复。现在中西医结合的基本概念发生了很大的改观,逐步由过去的以中医为主配合有限的西医治疗发展到中西医各半相辅相成的治疗方式。

随着科学技术的不断进步,微创技术的适应证也随之发生变化。应用关节镜微创技术治疗关节内骨折,使骨折的复位更接近解剖复位,而切口更小,使骨折端的血供破坏更少,有效地减少了术后的并发症,使患者的康复更快。应用经皮微创技术也让骨折整复变得更加精确。通过经皮撬拨整复能解决跟骨骨折关节面塌陷问题,通过新型影像学设备的引导,配合新型组织填充材料,精确找到骨折部位,完成脊柱骨折的复位和填充。

计算机辅助骨科微创手术(CAOS)综合了当今医学领域的多项先进设备:计算机断层扫描成像(CT)、磁共振成像(MRI)、数字血管造影(DSA)、超声成像(US)等,对人体骨骼肌肉的解剖进行显示,能使医生进行精确的术前和术中定位,通过医学影响交互,建立病人手术部位形态、功能和特征的三维立体模型手术场景,对于人工关节置换,椎体骨折椎弓根钉的植入,骨盆骨折以及其他部位的复杂骨折能更精确地复位,避免各种血管、神经的损伤,缩短术中操作时间,减少并发症的发生。

(二) 中西医结合治疗骨折之展望

中西医结合微创理念治疗骨折是吸收了中西医两者之长,最小的侵袭和最小的生理干扰达到外科治疗疗效的新型外科技术。微创不仅仅具有小切口,重要的是具有更佳的内环境稳定状态,更轻的全身反应,更短的愈合时间,更小的愈合瘢痕及更好的心理效应。四肢骨折是创伤中最常见的骨折,也是应用中西医结合骨科学治疗方案的最佳骨折类型。

肱骨近端骨折的治疗进展:肱骨近端骨折的治疗考虑患者年龄、损伤程度、骨折类型、骨质状况、个体功能的要求因素的影响。肱骨近端骨折采用闭合整复治疗,可取得较好的效果;对于不稳定的肱骨近端骨折,闭合整复的方法往往不能维持骨折整复后的对位,常采用经皮微创手术,克氏针复位固定术,髓内钉外固定支架等维持骨折对位固定。对于骨质较差的肱骨外科颈骨折、肱骨大小结节两部分骨折;采用切开复位内固定术,虽然钢板对组织的损伤较大,对局部的血运有明显下降,但是随着材料及手术技巧的发展并发症有所下降。对于严重的粉碎的肱骨近端骨折或老年患者常采用肩关节置换术可能比开放复位内固定术更为有利。

肱骨髁间骨折整复比较困难,若固定不稳,常影响关节功能。对于肱骨髁间骨折是否采用手术治疗,目前仍有争议。对Ⅰ型、Ⅱ型肱骨髁间骨折多数认为可以保守治疗,而对Ⅲ型肱骨髁间骨折则主张切开内固定和进行早期肘关节功能锻炼。对合并重要血管、神经损伤者可同时进行探查。

肱骨干骨折是临床常见的骨折,约占全身骨折的1.31%,对于未合并血管神经损伤的大多数闭合性骨折、高龄老人、体质差、内科问题严重、骨质疏松、内固定不牢等情况,采用闭合整复方法治疗可获得满意的效果。陈祖平等对夹板固定装置进行了改进,采用手法整复联合叠加小夹板治疗肱骨干粉碎性骨折能纠正成角畸形,减少整复造成的软组织损伤,具有抗旋转能力,起到固定与复位的功能。

对于不稳定的肱骨干骨折可以采用外固定支架固定治疗,肱骨干骨折闭合整复虽然疗效肯定,但手术固定逐渐成为主导方法,AO动力加压钢板抗旋转,抗弯曲性能好,固定牢靠,但创伤大,易造成桡神经损伤。髓内钉技术使手术创伤减轻、保护骨血运,能够更好地抗旋转及防止髓内钉滑出,成为较为推广的一种手术方法。目前,完善各种治疗方法,中西医结合,探求一种理想的固定治疗方案,有利于骨折尽早愈合和患肢的功能恢复,尽可能地减少并发症,是今后临床研究的重点。

儿童肱骨髁上骨折:肘部骨折占儿童骨折的10%,而其中髁上骨折占75%,好发于6~7岁的儿童。早期的正确处理可以避免后期畸形的发生,并且有利于肘关节功能的恢复。对于Gartland Ⅰ型肱骨髁上骨折只需外固定治疗,Gartland Ⅱ型、Ⅲ型肱骨髁上骨折则需要闭合整复夹板或石膏外固定,闭合复位经皮克氏针复位固定,切开复位及外固定支架。

股骨转子间骨折是老年人常见的一种骨折,目前治疗方法有动力髋螺钉(DHS)、Gamma钉以及股骨近端髓内钉。传统微创髓内钉技术治疗股骨转子间骨折具有明显的复位局限性,运用中西医结合微创手法复位内固定技术可有效提高复位质量、减少医源性损伤,缩短手术时间、出血量少,固定牢靠,允许患者早期下床功能锻炼,减少了并发症,安全性高;且硬件设备要求低,不需要牵引床,便于在基层医院推广应用,是一种治疗股骨转子间骨折的有效方法。蔡立民等运用中医正骨手法结合 PFNA 内固定微创治疗股骨转子间骨折具有骨折稳定性高、手术切口小、失血少、减少并发症等优势。何星宏运用中医正骨手法复位外固定治疗老年股骨转子间骨折,较西医手术内固定治疗具有明显优势,更适用于无法耐受内固定手术的老年患者。柳智华认为外固定架结合中医正骨治疗股骨转子间骨折相较于单纯西医疗法效果更好,值得临床推广。锁定加压钢板结合中医正骨手法治疗股骨转子间骨折复位保持良好,不变形,固定坚实可靠。

英国的 Willian 查寻了所有关于股骨近端骨折的预防、治疗和康复的系统性综述以及随机和类似随机的试验,它包括所有治疗髋部骨折的手术和非手术治疗干预措施,也包括各种假定为可减少手术或卧床并发症的预防性治疗或饮食补充,结果如下:对股骨转子间骨折的循证医学研究认为术前影像学诊断应重视内侧弓的完整性和后侧皮质的粉碎程度,对骨折的稳定性应作出准确性判断,目前对股骨转子间骨折以早期手术治疗为主,包括动力髋螺钉,Gamma 钉、股骨近端髓内钉,对于不稳定性转子间骨折尤其是反转子间骨折,应首先髓内钉中心位固定,导航系统的骨科辅助手术技术的应用,将促进股骨近端骨折诊疗水平的提高。

Pilon 骨折:对关节囊完整、关节面解剖形态基本正常的严重粉碎性骨折,以及全身情况差,难以耐受手术的患者,采用闭合复位石膏托或夹板外固定进行治疗。目前认为有限内固定结合外固定支架手术,使手术操作简单、安全、有效。避免软组织并发症,保持踝关节间隙和维持踝关节力线同时能够达到固定可靠。而切开复位及延期复位治疗目的是恢复肢体长度、重建胫骨下关节面、尽量使关节面达到解剖复位。

胸腰椎骨折:胸腰椎骨折的治疗方法多种多样,且各有优缺点,恢复椎体的高度和脊柱的生物力学稳定,减压复位、固定、缓解症状,尽量减少创伤,恢复肢体的功能,提高生活质量是治疗的主要目的。近年来,随着数码影像学、材料科学和工程技术的发展,使胸腰椎骨折的治疗方法又有新的突破,微创成为当代骨折治疗的主题,经皮椎弓根途径治疗胸腰椎骨折的微创技术能使以往开放手术的脊柱疾病可以在微创条件下得到解决,从而减少痛苦和手术创伤,也有助于功能恢复。

高能量损伤及关节内骨折:随着建筑业和交通业的迅速发展,高能量损伤所致骨折及开放骨折越来越多,闭合整复已不能达到治疗目的。在治疗过程中考虑软组织及骨关节重建的平衡点。髋臼骨折多为高能量损伤所致的关节内骨折,由于其复杂的解剖特点及功能的重要性,加之治疗困难,一直是临床研究的热点,以往采取非手术治疗,由于无法恢复股骨头与髋臼的匹配关系,疗效不佳,目前采用手术治疗移位的髋臼骨折。随着内固定器材的进步,术中检测及导航技术的应用,髋臼骨折的治疗将会趋向微创化,经皮内固定将会广泛地应用。创伤性浮膝损伤是一种高能量严重损伤,合并伤多且复杂,骨科处理相当棘手。浮膝损伤与一处骨折不同,伤后膝关节两端失去了力臂的完整性,治疗的目的是重建关节两端的力臂,从而最大限度地恢复膝关节的功能。如果采用非手术治疗,膝关节制动的时间就大大延长,造成膝关节功能的恢复困难,故目前学者认为手术整复治疗的疗效要优于非手术整复治疗。随着交通和建筑业的发展,距骨骨折在临床上成上升的趋势,由于距骨无单独的血供,易发生坏死,且诊治方法本身也会带来许多并发症。对于移位<5mm,及内翻未超过5°的距骨体骨折,可采用手法闭合整复的非手术治疗方法。对于粉碎骨折,有碎骨片难以用手法整复者可采用切开复位手术,对于严重粉碎性的距骨骨折无法采用任何复位、固定的方法,有学者主张采用一期踝关节融合术。

胫腓骨骨折:微创手术内固定是胫腓骨骨折治疗的趋势。闭合复位有利于骨折愈合。巧妙运用中医正骨手法,结合微创手术内固定方法,可使胫腓骨骨折闭合复位时损伤小,手术时间短,术后并发症少,愈合时间短,疗效理想。田昭军、胡承龙在胫腓骨骨折闭合复位微创内固定治疗中应用中医正骨手法能有效地提高治疗效果,加快骨折愈合,值得临床推广。

中西医结合治疗骨折的任务就在于从中医学中发掘遗产加以提高,并从现代科学理论上加以阐明和充实,使之成为一门新的科学。在治疗方法选择上,一切要根据患者的实际情况出发,选择损伤小、效果好的治疗方法,任何一种骨折的治疗方法都是对病人有损伤的,无损伤的治疗方法几乎没有,既然是骨折后的整复都是有损伤的,是闭合复位损伤小还是手术损伤小,都是根据骨折的具体情况而定。中西医结合治疗骨折的理论和实践还需要不断深化研究。

(三) 骨折整复发展方向

1. 生物工程-社会模式　中医注重社会环境、心理因素等对疾病、创伤的影响,提出"天人合一""整体观念"等,中医治疗骨折的整复手法也是在整体观念中逐渐完善的。骨折的发生与人类活动密切相关,随着社会建设的变化,引起骨折的因素变得复杂,使骨折的外力能量也越来越大,骨折的严重程度也随之加重,骨折治疗方法也随着发生改变,在科技迅猛发展的当今时代,医学出现了许多新的理念、观点与技术,使创伤骨科的理念也发生了很大的改变,随着生物-心理-社会医学模式观念的形成,从 AO 提倡的骨折断端加压和坚强的内固定,过渡到强调生物学愈合的骨折治疗 BO 模式,而在我国由传统的骨折治疗由闭合整复、切开整复发展到微创整复时代。CO 一直倡导有限手术论观点,但至今尚未形成具有国际影响力的品牌。应树立 CO 品牌意识,勇于自主创新,把 CO 推向主流医学,培育中国骨科团队精神。

2. 骨折整复与现代先进技术结合　计算机导航技术应用于骨折整复,可实现术中动态跟踪、实时导航,可以显著提高手术的精确性与安全性,降低手术并发症。应用计算机辅助骨折整复外固定系统设计合理,固定可靠,操作简单,损伤小,通过虚拟手术环境,使手术安全、更准确。同时最大限度地减少术中 X 线对医护人员的辐射;且住院周期短,治疗费用低,免除二次手术,允许患肢早期功能练习及负重,缩短骨折治疗时间,肢体功能恢复快,符合现代骨折治疗的 BO 理念,是临床上较好方法。

三维有限元模型、3D 打印技术能更好地模拟各种骨折以及整复手法的临床状态,可以得到与生物力学实验基本一致的结果,并且通过计算机图形图像技术将结果定性、定量、直观地显示出来,为中医正骨手法作用机制及生物力学特性研究提供了一个很好的手段。

总之,应用现代科学的先进技术从形态学、生物力学方面对中医正骨手法进行研究,推测正骨手法的作用机制,将计算机技术、有限元分析方法与传统的中医正骨手法相结合,为手法、手术等治疗技术的研究提供了一个广阔的前景,也为骨伤学科的发展注入了新的活力。

第四节　骨折固定方法研究

一、骨折固定方法研究概论

骨折固定方法有外固定、内固定两大类。中医骨伤科对于骨折固定的研究重点主要是在外固定方面。外固定包括夹板外固定、石膏外固定、牵引固定和外固定支架。内固定是利用钢板、螺丝钉、髓内针等内固定材料,直接对骨折断端进行手术固定的方法。对于有些患者来说如骨折移位、粉碎等,内固定是唯一的治疗方法。但是由于内固定的相关内容过于庞大且不属于中医骨伤科学临床研究的重点范围,内固定操作方法研究这里就不展开讨论,仅就内固定的材料研究状况进行叙述。

（一）夹板外固定研究概论

夹板外固定是指骨折复位后选用不同材料,如柳木板、竹板、杉树皮、纸板等,根据肢体的形态加以塑型,制成适用于各部位的夹板,并用扎带系缚,以固定垫配合,保持复位后的位置,这种固定方法又称为小夹板固定。

夹板外固定,古称夹缚固定,在我国已有悠久的历史,早在晋代葛洪就已采用竹片夹缚固定治疗骨折。《外台秘要·筋骨俱伤方》云:"肘后疗腕折,四肢骨破碎,及筋伤蹉跌方:烂捣生地黄熬之,以裹折伤处,以竹片夹裹之,令遍病上,急缚勿令转动。"唐代蔺道人所著《仙授理伤续断秘方》对夹板的制作和使用有更明确的论述:"治跌扑伤损,筋骨碎断,差爻出臼……次以木皮,约如指大片,束排令周匝,将小绳三度缚之要紧,三日一次,再如前淋洗,换药,贴裹。不可去夹,须护毋令摇动,后骨生牢稳方去夹。"《世医得效方》中也有杉树皮固定脊椎骨折的记载。《医宗金鉴·正骨心法要旨》对夹板的记述更为详细:"身体上下正侧之象,制器以正之,用辅手法之所不逮,以冀分者复合,畸者复正,高者就其平,陷者升其位,则危症可转于安。"近代对夹板的应用,吸取了历代使用夹板的优点,并根据人体生理解剖的特点,发展了夹板新材料,优化了夹板固定装置,对骨折固定更为有效,患者预后更好。

骨折断端经手法复位后,夹板外固定主要是通过两个方面的作用力来维持。它包括:①扎带、夹板、压垫的外部作用力:以夹板、压垫、扎带的杠杆作用来协调肢体内部的平衡,通过扎带、夹板、压垫和软组织传导至骨折断端,以对抗骨折的侧方、成角移位。②肌肉收缩的内在动力:一方面,肌肉的纵向收缩能加强对骨折断端的挤压,使断端紧密结合;另一方面,肌肉收缩时与外部作用力形成反作用力,能矫正骨折断端的残余移位,加强了骨折断端的稳定性。把肌肉收缩活动使骨折移位的消极因素转变为维持固定、矫正残余畸形的积极因素。

（二）石膏固定研究概论

天然石膏即生石膏为二水硫酸钙($CaSO_4 \cdot 2H_2O$),经加热至120℃,即成粉状熟石膏。

熟石膏遇水,又吸收水分成为含有 2 个分子结晶水的硫酸钙而凝固硬化。利用石膏吸水凝固的特点而用于骨科临床的固定方法即是石膏外固定。时至今日,虽然随着工业的发展,出现高分子"石膏"、热塑夹板等外固定材料,但普通石膏绷带的使用依然不可替代。

石膏绷带的发明人是荷兰医生 Antonius Mathysen(1805—1878),他于 1851 年将石膏粉均匀铺在粗网眼棉布条上制成 5~10cm 宽的石膏绷带,用于创伤的外固定治疗。1903 年柏林召开的德国矫形外科联合会第二次会议上,石膏绷带被称为"将永远是矫形外科的精髓"。

常用石膏绷带分为石膏托、石膏夹板、石膏管型。石膏托是将石膏绷带来回折叠 8~12 层的条状,放到肢体的一侧,用纱布绷带包扎,使之成型而达到固定目的;石膏夹板是两条石膏条带分别置于伤肢的伸侧及屈侧;石膏管型是指用石膏绷带和条带相结合包缠固定躯干的方法。常用的有头胸石膏、颈胸石膏、石膏背心、石膏围腰、髋人字石膏。同时又分有衬垫石膏和无衬垫石膏。有衬垫石膏是在肢体上先用棉纸或其他衬垫物作螺旋形包扎 1~3 层,然后再包扎成石膏管型;而无衬垫石膏是只在石膏型的边缘部和骨的突起部用棉纸作薄层的环形包扎或衬垫,而其他部分和皮肤直接密贴所包的石膏型。

石膏外固定的作用主要在于使包扎的肢体得到较长时间的固定;使肢体保持某一特别位置,制止患部肌肉的不必要收缩和活动;保持肢体间的特别位置,例如交腿皮瓣;靠坚固的石膏支持面减轻或消除身体患病部位的负重;保护患部,避免再度受到外伤;封闭伤口,减少混合感染的机会;利用石膏与肢体表面成型作着力点,以作患部的牵引或伸展。石膏外固定的适应证主要有上肢、小腿以下部位的骨折;关节脱位;开放性骨折清创缝合术后;某些骨折内固定术后,辅助以外固定治疗;畸形矫正后维持位置,如蹋外翻;韧带、血管、神经及肌腱吻合术后;骨与关节急慢性炎症、结核;四肢Ⅱ度或Ⅲ度烧伤的治疗;关节挛缩或神经麻痹后的治疗;成形术后(如血管缝合、皮瓣移植等)须做肢体间特殊位置的固定;先天性或后天性畸形(如小儿马蹄内翻足、脊柱侧弯等)的矫正治疗;制造肢体的石膏模型,以便复制肢体的支具或支持物等等。

(三) 牵引固定研究概论

骨折的牵引固定包括骨牵引和皮肤牵引、布套牵引等等,是一种整复方法,亦是一种固定方法。尽管近年来骨折的临床治疗趋于多样化,不论是石膏固定、夹板固定、手术以及药物治疗均取得了显著的进展,牵引固定技术在临床上使用的频率有所下降,但是牵引在骨伤科治疗中的位置并非其他治疗方法所能完全替代的。

牵引是指持续牵引而言,它是通过牵引装置,沿肢体纵轴利用作用力和反作用力原理,以缓解肌肉紧张和痉挛,预防和矫正软组织挛缩以及骨与关节畸形,辅助治疗骨折、脱位和筋伤的一种方法。其牵引力来自悬垂重力,其反牵引力来自自身重力。骨牵引是牵引中的重要组成部分,也是固定骨折的主要手段之一,本书主要就骨牵引进行讨论,其他牵引方法不展开叙述。

(四) 外固定架固定研究概论

外固定架固定,是指将骨圆针或螺钉钻入骨折两断端后,在皮外固定于外固定架上,利用物理调节使骨折两断端达到良好对位和固定的方法。它既非一种内固定,也非单纯的外固定,实际上是一种两者兼而有之的固定方法。

(五) 内固定材料研究概论

目前认为理想的骨科内固定材料应具备的条件是：①足够的强度以达到坚强的固定；②弹性模量和骨相接近，使骨折端得到足够的应力刺激，促进骨折愈合；③有良好的生物相容性和生物可吸收性；④无抗原性，无排斥反应，无致癌、致畸性，无毒副作用；⑤适当的生物降解性、降解产物可经生理排泄途径清除或成为骨愈合的成分；⑥尽可能减少并发症，易于塑型、消毒、保存。纵观国内外所采用的骨折内固定材料，如金属、生物陶瓷、有机高分子、可吸收高分子材料等，但是都难以同时兼有生物相容性和适当的强度。因此，研究和开发性能更优、生物相容性更好的新型骨折内固定材料依然是国内外研究者共同关注的课题。

二、骨折固定方法研究现状

(一) 夹板固定方法研究现状

1. 临床应用的研究现状　夹板外固定的优势主要有以下几点：①疗程短、价格低廉、操作简便、比起石膏更为轻便，门诊即可实施而不需住院治疗；②夹板材料丰富多样，可以随需要改变形态又不失韧性和强度；③非密闭固定，灵活性高，能够根据伤肢肿胀或松动情况随时调整固定强度；④夹板固定为弹性固定，具有塑性和弹性，有较好的顺应性和透气性；⑤减少并发症的发生；⑥便于摄片观察；⑦促进骨折愈合；⑧不损伤骨折断端的血供，减少骨折断端周围的神经损伤，促进愈合；⑨减少感染风险；⑩能够进行早期功能锻炼，有利于骨折愈合，关节功能恢复快，促进血肿吸收，减少肌腱粘连。

夹板外固定的缺点和局限性，主要有以下几方面：①整复后维持效果较差，容易发生后期再移位。夹板固定一般是未跨关节固定，难以避免由于旋转活动等功能锻炼使断端产生不良应力，造成骨折断端再移位。②不一定能够达到精确的解剖对位。从影像学评价来看，内固定优于夹板固定。③夹板固定无稳定的轴向牵引力，骨折断端可能形成重叠移位而导致骨折的短缩畸形。

2. 目前临床基本认同的适应证与禁忌证及注意事项

(1) 适应证：①四肢闭合性骨折经手法复位成功者，有时需配合牵引；②关节内及近关节骨折经手法复位成功者；③四肢开放性骨折，创面小或经处理闭合伤口者；④陈旧性四肢骨折运用手法复位者；⑤对于功能要求较低，因年老体弱等原因不能手术的患者；⑥希望快速康复恢复肢体功能者。

(2) 禁忌证：①较严重的开放性骨折；②难以整复的关节内骨折和难以固定的骨折，如股骨颈骨折、髌骨骨折、盆骨骨折等；③肿胀严重伴水疱者；④伤肢远端脉搏微弱，末梢血运较差或伴有血管损伤者；⑤部分复杂骨折，难以维持良好的复位，从而导致关节面不平整等，继发疼痛及关节功能障碍者。

(3) 注意事项：①抬高患肢；②观察患肢血运；③适时调整扎带的松紧度；④定期做 X 线检查；⑤防治发生压迫性溃疡；⑥及时指导患者功能锻炼；⑦尽早解除外固定，一般不超过 21～24 天，防止周围软组织挛缩；⑧拆除夹板后尽早采取按摩推拿治疗，以改善局部微循环，解除粘连；⑨第 1 周内如果骨折无移位并且无明显不适就不宜过多调节扎带的松紧；⑩严禁暴力被动活动和强力的牵拉按摩，以防发生创伤性骨化肌炎。

3. 夹板材料的研究现状

（1）传统材料：传统的夹板材料主要有柳木板、竹夹板、杉树皮和纸板等。传统材料具有取材容易，制作方便，费用低廉，轻便舒适的优点。

杉树皮纹理直，有一定弹性，易于采剥，故成为中医正骨传统的局部固定材料。以竹片制成的夹板现代临床仍有运用。临床的纸板夹板主要采用铜板纸、马粪纸等硬纸板，临床运用硬纸夹板外固定治疗前臂双骨折，根据患者前臂长短粗细制做双层夹板，固定稳妥，愈合迅速，治愈率高。

（2）新型材料：传统材料力学性能不稳定，缺乏标准和规范，是造成骨折再移位、并发症、畸形愈合发生率居高不下的重要原因之一，因此近年来新型固定材料不断发展，传承了以往夹板的合理性又具备传统夹板无法具备的特殊功能，这里介绍以下几种：

1）塑形纸质支架夹板：在"动静结合"理念的指导下，以马粪纸和铅丝为材料设计改造而成。该型夹板具有成本低，制作简单，使用方便的特点。能提供良好的弹性、韧性、透气性、可塑性及显影性。有作者进行了生物力学性能测试，发现塑形纸质支架夹板拥有稳定的材料性能，其中塑形纸质铅丝夹板具有更好的力学稳定性。

2）塑形弹力夹板：也是目前临床常用的新型夹板，具有肿胀与疼痛缓解快、重量轻、压迫小、抗弯性能好（桡背侧塑形板在骨折处的跨越部分为圆弧形）、中立位固定，有效限制骨折端的移位等特点。临床观察发现，塑形弹力夹板外固定有利于骨折断端愈合，减少关节僵直，对骨折有良好疗效。

4. 夹板和其他治疗方法的联合应用研究现状　在使用夹板固定的同时联合其他方法，一方面可以提高疗效，另一方面也克服了部分夹板外固定的缺点，拓展了夹板外固定的使用范围。

（1）联合中药内服外敷：据报道不同地区的多组作者分别采用硬纸夹板外固定并结合各自的中药敷贴等治疗桡骨远端骨折，发现明显促进骨折愈合，缩短骨折愈合时间；还有作者报道手法复位加小夹板固定跌打膏外敷治疗老年桡骨远端骨折，对腕关节、指间关节及掌指关节的功能活动影响较小，有利于早期就进行功能锻炼；另一作者用杉树皮夹板固定治疗老年肱骨近端骨折，再根据创伤骨科三期用药原则内服中药，观察发现骨折愈合及肩关节功能恢复均较好。

（2）联合其他外固定：近来不少作者探讨桥式钢丝夹板配合小夹板外固定治疗多种四肢骨折，效果良好。经比较分析发现，治疗 Colles 骨折，U 型石膏夹板加小夹板序贯固定在维持桡骨高度及腕关节功能恢复方面优于单纯的 U 型石膏固定或小夹板固定。也有作者认为，用小夹板固定配合外展架治疗老年肱骨近端骨折，能减小分离移位的可能性、减少肩关节外展角度丢失。

（3）联合内固定：在临床实际工作中，许多临床医生采用经皮钳夹复位配合小夹板外固定，治疗胫骨中下段斜形或螺旋形闭合性骨折，发现可达到解剖对位，且创伤小，不损伤骨膜，能最大限度地保留骨折端的血供。还有作者探讨可膨胀式髓内钉联合小夹板治疗肱骨干骨折的疗效，结果非常满意。

（二）石膏固定方法研究现状

1. 石膏外固定的应用现状　石膏外固定使用前应做皮肤准备，即清洁皮肤，伤口清创包扎,骨突位置保护;其次要做石膏准备,选择厚度应根据石膏固定部位,上肢一般是 12 ~ 14 层,下肢一般为 14 ~ 16 层,以包围肢体周径 2/3 的宽度为宜,同时准备衬垫和绷带。在进行石膏外固定时,需要注意石膏型的开窗和伸侧切开。开窗一般将从窗口切下的石膏块保留再用绷带封上,再加一个外压力,以防止和治疗肿胀,头颈胸石膏须在喉头部开一个小长方形的窗口,以利病人呼吸、下咽及发生意外的急救;躯干部石膏型,需在上腹部开一个 15cm× 18cm 大小的窗口;需继续更换敷料或拆线的部位注意开窗。石膏的伸侧切开适用于需矫正成角畸形者,即于肢体成角畸形的凹侧面,环绕石膏型横形锯开 2/3,在切口缝里嵌入一块木块,使切口撑开到需要的程度,然后石膏封上。

石膏术后应注意维持石膏固定位置,直至石膏完全凝固;搬运时注意勿折断,否则及时修补;抬高患肢,防止肿胀;密切观察远端肢体血运、感觉、运动情况;注意石膏固定部位保暖,防止冻伤;肢体肿胀消退后,如石膏过松,应及时更换。

2. 常用的石膏包扎技术

(1) 手部石膏固定:适用范围为腕或掌骨骨折,应自肘部下方至掌指关节,如指骨骨折,应包到指尖部。位置于手指半屈,腕关节背伸 30°,拇指对掌位。

(2) 前臂石膏固定:适用范围为肘下至掌横纹;位置在前臂中立位,腕关节背伸 25° ~ 30°,手指功能位。

(3) 上肢石膏托:适应证为前臂中 1/3 至上臂中下 1/3 的损伤;包扎范围为肩峰下 8 ~ 10cm 到掌指关节。位置于屈肘 90°,腕背伸 30°,前臂中立位,或根据病情需要。

(4) 小腿石膏托:适用于足部及踝部的固定;适用范围为胫骨结节至趾尖跖侧 0.5 ~ 0.8cm,背侧到跖趾关节;方法为平卧,患肢髋、膝关节屈曲位,前足既不外翻也不内翻,踝 90°。

(5) 下肢石膏托:适用于膝关节疾患,小腿部骨折(青枝),股骨髁部骨折;范围为腹股沟至足趾尖,膝关节、踝关节置于功能位。

3. 石膏外固定的局限性　石膏外固定有其局限性,主要有以下几点:

(1) 范围和时间:石膏固定虽然应用方便,固定作用牢靠,但多需固定邻近关节,限制了关节运动,长时间固定可引起关节僵硬、肌肉萎缩,甚至严重的功能障碍;固定时间太短、范围不够又影响效果,过早拆除石膏会发生骨折移位或影响骨折愈合。近年来石膏固定的方式和范围有向小型化发展的趋势。

(2) 石膏外固定并发症

1) 缺血性肌挛缩及坏疽:石膏固定过紧,影响静脉回流和动脉供血,使肢体严重缺血,导致肌肉坏死、挛缩,甚至肢体坏疽。因神经受压和缺血可造成神经损伤而发生肢体感觉和运动障碍。

2) 压迫性溃疡:多因石膏凹凸不平或关节处塑形不良压迫所致。一般患者表现为持续性局部疼痛不适,以致石膏局部有臭味及分泌物,应及时开窗检查进行处理。

3) 化脓性皮炎:因固定部位皮肤不清洁,有擦伤及软组织严重挫伤形成水疱,破溃后可形成化脓性皮炎,应及时开窗处理。

4) 坠积性肺炎:躯干石膏固定或合并上呼吸道感染,长期卧床而未能适时活动,容易导致坠积性肺炎。一旦出现应积极应用抗生素以抗感染。

5）失用性萎缩、关节僵直、骨质疏松和肾结石：石膏固定后，固定关节失于功能锻炼，易发生失用性萎缩、关节僵直和骨质疏松。骨骼发生失用性脱钙，大量钙进入血流，从肾排出，易导致肾结石。

（三）牵引固定方法的应用研究现状

1. 目前临床常用的骨牵引穿针部位　尺骨鹰嘴：肘关节屈曲90°，前臂居中间位。在肱骨内侧缘的延长线（相当于尺骨鹰嘴顶点远侧2.5～3cm处）画一条与尺骨背侧缘相交的垂直线。再以尺骨背侧缘为中点，向两侧各1.5～2.5cm处画一条与尺骨相平行的直线。相交两点即为穿针的进、出点（正对肱骨远端髁部），由内向外穿针，以防误伤尺神经。

胫骨结节：先自胫骨结节向下1cm画一条与胫骨纵轴垂直的横线；再于纵轴两侧各2.5～3cm处画两条与纵轴相平行之纵线，两线相交处即穿针进出点。

跟骨：踝关节中立位，自内踝尖部和足跟后下沿相连线的中点穿针。

股骨髁上部：患肢置于勃朗架上，或取相应体位。自髌骨上缘向上1cm内，画一条与股骨干垂直的横线（老年人距髌骨上缘稍高，青壮年稍低），再沿腓骨小头前缘与股骨内髁的最高点，各做一条与髁上缘横线相交的垂直线；相交两点作为标志（即牵引针的进、出点），自内侧垂直向外进针。陈旧性髋关节脱位或急性外伤性髋关节中央型脱位，常采用此处穿针。

颅骨牵引：先通过两侧乳突画一连线，再从鼻尖至枕外粗隆画一条连线。自两线相交点向外各5cm处即为牵引弓的入口。

2. 目前临床常用的骨牵引方法　确定牵引针（或钉）出入点后，按常规消毒、铺单、做局部浸润麻醉，深达骨膜下。入口范围稍小，出口处呈伞状浸润。

助手将穿针处皮肤稍向上后牵动（与牵引时方向相反），在进针过程中应密切注意针尖方向，并不断加以校正。一般术者注意水平方向，助手注意高低。

将牵引针的两端妥善安装于牵引弓上（针尖不应外露，以免刺伤或钩破被褥），通过牵引绳、滑轮、牵引支架及重量等进行牵引。

根据牵引重量不同，床脚可抬高10cm。并注意牵引力线，消除阻力。

颅骨牵引：术前剃光头发，麻醉后做一小切口直达骨外板，选用安全钻头钻穿颅骨外板（切勿进入内板，钻孔方向应与牵引弓上钉尖方向相一致），将牵引弓两侧的钉尖插入此孔，旋紧固定螺丝，扭紧固定，以防滑脱。

3. 目前临床常用的骨牵引并发症的处理

（1）关于预防针道感染的护理问题：目前对针道的预防感染研究主要有两种观点，一种观点是要经常使用消毒剂消毒针道，保持局部清洁，防止细菌繁殖。另一种观点是少用消毒剂，减少对针道刺激，敞开引流，保持局部皮肤干燥。2011年Lethaby A等对1973年至2011年期间发表在 *MEDLINE*、*EMBASE*、*CINAHL*、*The Cochrane Central Register of Controlled Trials*（*CENTRAL*）等有关预防经皮骨穿针针道感染随机对照实验性研究（RCT）进行Meta分析。结果显示：现在还没有足够的证据可以证明哪种针道护理方法更能有效地降低针道感染，需要更大样本的随机对照试验去验证。

（2）其他并发症的处理：骨牵引术常见的并发症有足下垂、压疮、便秘、尿潴留和泌尿系统感染、坠积性肺炎等。做好骨折病人骨牵引术护理是减少骨牵引术并发症的主要因素。对牵引的不同阶段采取不同的护理措施极为重要，当牵引出现并发症时，我们应该严密观察病情变化,尽早处理并发症,最终使病人尽早且最大限度地恢复功能。

(四) 外固定架固定方法研究现状

近几十年来,国内外外固定支架的研制和临床应用日趋广泛,具有代表性的有 Hoffmann 四边框式外固定支架(1951 年)、Ilizarov 全环式外固定支架、半环槽式外固定支架(1984 年)、Bastiani 外固定支架(1984 年)、钩槽式外固定支架(1987 年)、钩槽式骨延长器、AO 外固定支架(1973 年)、组合式外固定支架(1989 年)和无针外固定支架等。1992 年夏和桃等开发研制了一系列组合式外固定支架,并将其应用于骨延长和矫形手术,大大促进了外固定支架技术的发展。

1. 骨外固定架的临床应用现状　骨外固定支架是通过穿插在骨内的钢针与体外装置连接对骨施以轴向加压、牵伸(肢体或骨段延长)等诸多力学影响,以及防止骨折部位不良的扭转和弯曲变形。使用外固定支架的操作中基本都应遵循先复位,再穿针固定的原则,这样可避免固定针过分用力,在非自然状态下给固定杆施加过多的压力。复位时应先矫正短缩重叠移位,再矫正侧方和成角移位,最后矫正旋转和分离移位。在矫正较为复杂的移位时,最好借助机械牵引或骨牵引以维持复位后的稳定对位,争取达到解剖复位,如闭合复位不能满意,可以考虑切开复位,但切开复位过程中一定要注意保护骨折断端的血运,尽量少分离软组织和剥离骨膜。

(1) 进针部位的选择:在选择进针的部位时,应根据进针部位软组织的解剖特点,避开重要的血管、神经和肌腱等,理想的进针点应在骨骼贴近皮下的部位。在身体其他部位,一般选择皮肤和骨之间的肌肉软组织最薄弱处进针。

(2) 安装方法:一般要求固定针应离开骨折端 5cm 左右进针,并确保针尖穿过对侧骨皮质固定,安装连接杆时,连接杆离肢体越近,骨折固定越稳定。但过于近则不利于引流和针道护理,一般以 2cm 为宜。

(3) 后期治疗:外固定支架与内固定器械相比有一个显著优势,即其在整个治疗过程中可以很方便地根据病情发展及时调整,且门诊即可完成,无需再次麻醉和手术。然而,在固定后期,外固定支架也需要及时调整以弥补自身不足,减少后期并发症的发生。

(4) 拆除:为避免后期并发症的发生,应根据骨痂成熟情况,及时拆除外固定支架。不同骨折的具体拆除时间要根据外固定支架安装后总的情况来确定。

需要注意的是,用外固定支架治疗骨折时,早期局部要达到坚强固定,随后宜逐渐降低固定强度,让骨折断端承受负荷以促进愈合过程。在治疗几乎所有四肢骨骨折时,都要力求通过这种力的调节使愈合和矫正畸形同步进行。在矫正关节软组织畸形时,宜力求避免或减少畸形反弹,使皮肤瘢痕组织在张应力作用下,出现血液循环改善和组织再生现象。在延长肢体,防止新骨畸形、关节脱位、关节僵直和关节营养障碍时,应该避免关节软骨损伤和骨关节炎样变等并发症发生。

2. 外固定架的应用范围研究　外固定支架在临床上可以用来治疗多种骨伤疾病,如 Pilon 骨折、锁骨中段骨折、股骨转子间骨折等。Pilon 骨折为发生于胫骨远端并累及关节面,由垂直暴力合并或不合并扭转暴力导致的骨折,常表现为干骺端的压缩和关节面的粉碎。外固定支架固定是 pilon 骨折分期切开复位内固定的初期治疗选择。首先进行外固定支架固定,则软组织有机会稳定,一旦软组织损伤恢复再进行解剖复位时,进行内固定可以更好地达到预期目标。其作为分期治疗的一种措施,临时外固定支架固定通常选用三角形外固定支架或者单侧外固定支架。另外,小腿外伤致 Gustilo Ⅲ 型开放性骨折的患者也越来越多,此类骨折不仅涉及软组织严重损伤,且多伴有血管神经挫裂伤,远侧血供障碍,处理较为棘手。有作者探讨负压封闭引流技术(VSD)结合外固定支架治疗下肢 Gustilo Ⅲ 型骨折临床效果,结果发现两者结合效果最为满意。

外固定支架所具有的共同优点有:穿针方便,创伤小,与切开复位内固定相比减轻了病人的手术创伤;闭合性骨折穿斯氏针外固定,几乎没有出血,老弱病残者多能承受此类手术;不剥离骨膜,保护了骨折端的血供,有利于骨折愈合;与小夹板,石膏,支具等相比,利用固定针控制,固定骨骼更为稳定,可靠;外固定支架固定开放性骨折便于伤口冲洗或换药处理,有利于软组织修复使伤口早期愈合,明显优于小夹板,石膏和支具等外固定,也避免了切开复位内固定导致伤口感染的危险;可利用固定针对骨折端施加压力,促进骨折愈合,也可用于治疗骨折延迟愈合或骨折不愈合;可通过固定针对关节施加牵伸撑开力,增大关节间隙,减轻关节面压力,以利于关节面塌陷骨折的复位和愈合,可保证关节的早期磨合,有利于关节内骨折骨痂的形成,促进关节面恢复平整,预防创伤性关节炎的发生;可通过固定针对骨折端施加牵伸力,便于矫正缩短移位;利用外固定支架固定骨折,便于断肢再植手术的尽早实施;可早期进行关节锻炼,避免了关节僵硬的并发症;住院时间短,减轻了患者的医疗费用;骨折愈合后无需任何麻醉,即可很容易地取出固定针,无需二次手术。另外,钩槽式外固定支架还具有稳定性好,不易滑动和松动,进针点不受限制,可根据骨折情况选择最佳进针点等优点;半环槽式外固定支架更加稳定,且固定针小,适用于骨骼细小的青少年、妇女和老年人。

外固定支架的缺点主要表现在:有针眼创伤,针眼对于骨骼和软组织均有一定损伤,需在麻醉状态下实施穿针手术,具有一定危险性。外固定支架需经皮穿针至骨,可能会造成患者的恐惧心理而不愿接受治疗。影响美观;针眼异物反应,表现为针眼渗液、针眼周围皮肤无红肿,分泌物细菌培养阴性;针眼感染问题;影响肢体活动,尤以膝关节受限明显;固定针松动及脱出;固定针折断的问题;针眼骨折,多发生于粗大的固定针固定较细小骨骼的骨折之后,尤其是直径6mm的固定针用于固定胫腓骨骨折或前臂骨折;再次骨折,常见于外固定支架拆除过早或刚拆除后不慎又滑倒等;骨折延迟愈合,主要由于骨折损伤严重,软组织挫伤严重,发生在骨折难愈合部位,外固定支架的应力遮挡,外固定支架固定力欠稳定;骨折再移位的问题;骨折畸形愈合等等。

(五) 内固定材料研究现状

1. 金属材料

(1) 传统金属材料:金属材料具有优异的综合力学性能和抗疲劳特性,特别适用于人体受力部位的骨替代植入。

1) 医用不锈钢:是含有一定铬、镍元素的铁基合金,价格低廉,易加工成型。不锈钢医疗产品包括多种形体,如针、钉、髓内针、三棱钉等器件和人工假体。

2) 医用钛合金:具有纯钛的高耐蚀、高生物相容性,力学性能得到大幅提高。应用领域包括修补颅骨,制成钛网或钛箔用于修复脑膜和腹膜、人工骨关节及人工假肢等。

3) 医用钴合金:其力学性能、耐腐蚀性能及生物相容性均好,多用于制造体内承载受力的长期植入件,还用于制造人工关节及用作齿科材料。

但是目前临床应用的医用金属材料在生物体中一般表现为生物惰性,不具备生物活性,因此往往需要通过对其表面进行改性,来达到其具备一定的生物活性,进而提高其临床使用性能的目的。有相关研究人士提出可以通过在金属材料中融入部分特定金属,通过这种特定元素的持续释放达到其生物医学功能的作用。

（2）新材料

1）镁合金:与传统金属材料相比具有明显优势。首先,金属镁资源丰富,容易获得,价格低廉;其次,金属镁密度低,与人骨的密度基本相同。镁与传统金属植入材料相比,其弹性模量更接近天然的骨组织,使用镁及其合金作为内固定材料对骨折进行修复的过程中可最大程度地避免植入材料的应力遮挡作用。同时镁还是人体不可缺少的元素,镁离子微量释放对人体有益无害,它能够促进钙和维生素的代谢、人体骨骼生长,同时具有调节肌肉和神经活动,在机体内充当催化剂的作用。但与传统材料相比,镁材料脆性较大,可塑性、变形性差,在人体体液环境中易于腐蚀、降解,都限制其在临床上大范围应用。

2）钽:与现有医用金属材料相比,具有更为优异的耐蚀性能和更佳的生物相容性。多孔钽有一定的弹性,当与弹性模量相对较大的皮质骨发生相互作用时,在一定范围内会产生轻微形变而不发生碎裂。多孔钽的摩擦系数比其他多孔材料高,这也有利于植入后的初期稳定性。但是多孔钽理论上的优异生物相容性还需要通过更多的临床实验与其他材料长期植入的治疗效果对比来证实。

2. 生物陶瓷材料　生物陶瓷一般按其生物学性能可分为生物活性陶瓷(如致密羟基磷灰石,生物活性玻璃等)和生物惰性陶瓷(如 Al_2O_3、ZrO_3)。

（1）生物惰性陶瓷:化学性能稳定,生物相容性好,其物理机械性能及功能特性与人体组织相匹配,主要特点是力学强度高,耐磨性好。

1）氧化锆(ZrO_3)陶瓷:是迄今为止强度最高的牙科修复材料,也广泛用于骨科的人工髋关节。

2）氧化铝(Al_2O_3)陶瓷:单晶氧化铝具有相当高的抗弯强度,耐磨性能好,耐热性高,可以直接与骨固定,就强度、硬度、耐磨方面优于多晶,适合负重大、耐磨要求高的部位。制成的螺栓不生锈,也不会溶解出有害离子,与金属螺栓不同,无须取出体外。

（2）生物活性陶瓷:包括表面活性陶瓷和生物吸收性陶瓷,常见的生物活性陶瓷有生物活性玻璃、羟基磷灰石陶瓷、磷酸三钙、硫酸钙陶瓷等。植入后溶解少、刺激小,与骨组织形成稳固化学键合,促进骨生长。

1）生物活性玻璃:生物活性玻璃可以键合到现有的骨组织中,可降解,并通过它们的溶解产物对细胞的作用刺激新骨生长。生物活性玻璃还具有促进血管生成的能力,这样对软组织的修复再生、促进新骨形成具有很大的帮助。但是,生物活性玻璃降解性能还不是很理想,其成分中的硅在体内不能降解,而且材料降解使得局部钠离子浓度和 pH 发生较大变动,影响周边细胞和组织的功能,并有可能影响体内的离子平衡。

2）羟基磷灰石(HA):羟基磷灰石是人和动物骨骼的主要无机成分,结构亦非常接近,呈片状微晶状态。因此,HA 有良好的生物相容性,植入体内不仅安全,无毒,还能传导骨生长。

3）β-磷酸三钙（β-TCP）：TCP（磷酸三钙）比 HA 更易于在体内溶解，其溶解度约比 HA 高 10～20 倍。与其他陶瓷相比，β-TCP 陶瓷更类似于人骨和天然牙的性质和结构。在生物体内，多孔的 β-TCP 陶瓷可以与骨组织直接结合，与成骨细胞有很好的相容性，保证成骨细胞具有活性，可以促进新骨的形成。

4）硫酸钙（CS）：医用硫酸钙为半水化合物晶体，在体内完全降解对生物体血钙水平没有明显影响，与水结合后能够变成固体植入物，可以作为水溶性抗生素的载体。相对于聚甲基丙烯酸甲酯（PMMA）骨水泥，硫酸钙自凝温度低，不会对周围神经组织造成损伤，漏入椎管内也不会引起异位骨化以及卡压症状；硫酸钙还具有潜在的骨诱导性；与其他材料复合使用，可以提高硫酸钙性能。但是也有研究者发现，硫酸钙骨水泥误入血液可引起肺栓塞导致动物死亡。

3. 高分子材料　高分子材料也称为聚合物材料，是以高分子化合物为基体，再配有其他添加剂（助剂）所构成的材料。常用高分子材料如下：

（1）甲壳素：甲壳素是存在于自然界中的唯一一种带阳离子的糖类聚合物，能够被生物降解，产量仅次于纤维素。自然界中甲壳质大量存在于蟹、虾及昆虫等甲壳类动物中，俗称甲壳素。作为低等动物体内的一种纤维成分，兼具高等动物体的胶原和高等植物的纤维素两种生物功能，具有优异的生物相容性。

（2）聚乳酸（PLA）：聚乳酸具有高拉伸强度、低断裂伸长率和高拉伸弹性模量。PLA 的降解速率缓慢，在水解作用下，PLA 在 6 个月内出现力学性能下降现象，但要经过很长的时间后才会出现质量损失现象。

（3）聚乙醇酸（PGA）：聚乙醇酸材料强度最高，初始弯曲强度一般可达 300MPa 以上，但降解太快，8～14 周即失去力学强度，仅可用于松质骨骨折内固定，不能用于皮质骨或承重骨。

（4）聚二恶烷酮（PDS）：PDS 固定螺钉主要用于小骨及软骨的固定与修复。PDS 是无色半结晶高分子，作为聚酯的一员，它的降解也是通过链中酯键的随机断裂实现。

（5）聚羟基脂肪酸酯（PHA）：PHA 类可降解高分子材料包括聚 3-羟基丁酸酯（PHB）、聚 4-羟基丁酸酯（P4HB）、PHB 与聚 3-羟基戊酸酯的共聚物（PHBV）等。PHA 类可降解高分子材料具有抗感染方面的潜在用途，研究表明，PHA 药物运输系统在感染部位能够提供和维持合适的抗生素浓度。PHA 在骨组织工程中广泛运用。

三、骨折固定方法研究进展

（一）夹板固定方法研究进展

近 10 年来兴起的"BO"学派（biological osteosynthesis，生物接骨术）重视局部血运的保护，力求减少由治疗带来的创伤，以"微创化"作为骨折治疗的指导原则，其核心技术是间接复位、生物学固定。夹板外固定不要求严格的解剖对位，因而对局部组织的创伤较小，不损伤血供和神经，夹板固定不会固定关节，因此能够较早地进行功能锻炼，有利于肢体功能的恢复且患者较为舒适。这些特点都符合"BO"理论的治疗原则。

近年来夹板外固定的应用并不普遍，且有减少应用的趋势，主要原因有以下几点：①夹板固定不能达到精确的解剖对位；维持效果差；捆绑松紧难以控制。②夹板的制作和使用缺乏标准和规范，难以大规模生产且临床不易推广。③夹板的经济效益远远低于其他固定方法，医院不愿选用。针对夹板外固定的这些局限性，其未来的发展可向两个方面开展：①继续改良研发新型材料，包括夹板、压垫、扎带，改进其性能克服传统夹板外固定的局限性；②制定相关规范，使夹板材料的生产标准化，从而使之易于临床推广。

（二）石膏固定方法研究进展

1. 石膏外固定与小夹板固定的比较研究　小夹板固定能有效地防止骨折端再发生成角、旋转和侧方移位。固定范围较石膏绷带为小。一般不包括骨折的上下关节，防止发生关节僵硬的并发症。小夹板固定并不妨碍肌肉的纵向收缩。肌肉收缩可使骨折端互相挤压，有利于骨折愈合。肌肉收缩时体积膨胀，使小夹板扎带和固定垫的压力暂时增加，残余的骨折端侧方或成角移位得以进一步矫正。小夹板固定的缺点是不易塑形，不适合关节附近骨折的固定，而绑扎太松或固定垫使用不当会失去固定的作用，导致骨折再次发生移位，或绑扎得太紧会产生压迫性溃疡、缺血性肌萎缩等不良后果。

石膏绷带优点是能够根据肢体的形状而塑型，因而固定作用确实可靠。其缺点是无弹性，又不能随时调整松紧度，也不适合使用固定垫，故固定范围较大，一般须超过骨折部的上下关节，使这些关节在骨折固定期内无法进行功能锻炼。如不注意加强被固定肢体的舒缩活动，拆除石膏绷带后，可产生关节僵硬等后遗症，妨碍患肢功能迅速恢复。

2. 石膏外固定的改良与进展　简单内固定加石膏外固定治疗胫腓骨斜形及螺旋形骨折，比起单纯外固定而言，痊愈时间短、并发症发生少，且一定程度上可预防骨延迟愈合和不愈合，是一种很好的取代疗法；另外先用石膏修复局部软组织，后用小夹板固定的疗法和传统单纯疗法相比有一定的优势，不仅骨折早期1~2周内疼痛减轻，患者耐受提高，而且在骨折愈合后 Cooney 评分优良率有统计学意义的提高。

（三）牵引固定方法研究进展

在颅骨牵引领域，目前常用的颅骨牵引器材有 Crutchfield 牵引弓、Odebode-Agaja 牵引弓、Gardner Well 牵引弓、改良 Gardner Well 牵引弓、Halo-vest 外固定架以及 Mayfield 头架等。国内学者对颅骨牵引弓进行了改良，命名为横杆牵引弓，与传统颅骨牵引弓相比，横杆牵引弓优势明显：相比原来的牵引弓更稳定可靠；在安装时缩短了手术时间，减少了渗血量，安装横杆牵引弓的患者对比传统牵引弓术后患者疼痛评分亦显著降低；术后针道感染方面，术后安装横杆牵引弓的试验组仅2例发生针道感染，而安装传统牵引弓的对照组达18例。

必须看到，虽然骨折的牵引固定法随着现代科学技术的发展，取得了明显进展，但是一旦出现各种并发症，治疗方面仍然没有行之有效的新方法可以使用。我们认为在牵引与外固定以及手术内固定的联合治疗方面也存在着很大的发展空间。

（四）外固定架固定方法研究进展

随着技术的不断革新发展，外固定支架技术也正朝着智能化等方向发展。

1. 外固定支架的智能化　随着数字技术的不断发展，计算机辅助技术和外固定支架的结合提高了外固定支架的通用、可调和精确性。由美国 J. Charles Taylor, M. D 研制的矫正肢体畸形的计算机辅助下多维空间外固定延长矫形器（correction of general deform it with the taylor spatial frame fixator）在不增加附件的情况下基本能满足多种类别的畸形矫正，大大简化了骨科医生组装外固定支架的过程和技术。它主要是在术前测量肢体畸形的各个角度参数并输入计算机,通过计算机输出的指令数字来调节6根斜拉杆的长度而矫正畸形。一些复杂的肢体畸形,术前可在计算机上模拟矫正,模拟调整6根伸缩杆,待各种要求得到满足后,再让支架恢复到有效牵引的形态,肢体畸形也获得满意矫正。

2. 外固定支架螺钉涂层技术　传统的外固定螺钉穿过皮肤、软组织使骨与外界相通,螺钉松动后成为细菌侵入、钉道感染的通道,甚至有导致骨髓炎发生的报道。Ralmmelt 等多位作者报道应用Ⅰ型胶原涂层、精氨酸-甘氨酸-天门冬氨酸复合肽涂层及Ⅰ型胶原硫酸软骨素复合涂层等均能促进骨愈合,加速新骨形成,增强骨内植物与骨的结合,来降低外固定支架螺钉松动和钉道感染的发生率。表面喷涂羟基磷灰石(HA)的外固定支架固定针,可增加固定后界面强度及骨内稳定性,对需长期固定或骨质疏松患者有独特优点。

3. 外固定支架与传统医学方法的结合应用　不同治疗阶段调节固定刚度的问题:外固定支架的力学特征对骨愈合过程的影响巨大,对利用支架技术的治疗满意度有决定性的作用。外固定支架对不能应用外固定器械又不适宜做内固定的骨折患者提供了有效的固定治疗方法,但是,随着骨折愈合需要不断调整固定的刚度,早期高刚度固定,可以减少或避免因断端活动引起的疼痛刺激,充分保护局部血供,有利于血管与新骨的生成,同时也是早期肢体活动的必要条件。到了中后期则需要调整为弹性固定以确保断端间受到一定的应力刺激,使生长的新骨更加坚固,这就需要在同一外固定架的不同治疗阶段能够去调整固定刚度使之适应变化。

稳定度的问题:多方研究发现利用固定针控制骨折端受力方向和持续牵拉角度,对固定骨骼更为重要。如半环槽式外固定支架稳定系数高、Bastiani 架结实轻巧,骨折两端的加压与撑开力很强,牢固可靠,可早期负重活动,这个研究方向的拓展空间巨大。

实用方便的问题:外固定支架应用时需要在不同方位操作进针,而且往往需要复杂的瞄准器配合应用,如何做到可以自如地完成多方位的操作过程,改良进针的瞄准器,简化辅助设备,也是一个重要的研究方向。

应力遮挡问题:应力遮挡其实不光在外固定支架中,在其他骨科坚强内固定、外固定及人工假体植入中都是影响骨折愈合或手术成功的常见问题,因为高强度固定物或假体的存在,使得原作用于骨骼局部的应力大部分为固定物所承受,骨折愈合或骨的生长缺乏应力刺激而导致骨重建负平衡,产生骨密度降低、骨结构紊乱和骨皮质、骨松质疏松等涉及骨材料性能方面的改变,从而带来临床上骨折愈合延迟,甚至不愈合,固定器拆除后易发生二次骨折等严重问题。外固定架需要进一步应用力学原理,更加合理地由钢针发生变形而产生作用力作用于骨折断面上,使骨折端产生轴向挤压力,避免坚强内固定产生的应力遮挡,从而促进骨折更好地愈合。

支架制作材料的问题:更加坚固轻便、刚度与弹性良好结合的合金和碳纤维材料以及各种新兴材料正在不断出现。高分子材料外固定器治疗骨折能明显降低应力遮挡,从而利于应力传导。碳纤维树脂为X射线穿透材料,可允许X射线透过来观察骨折状况,从而为医师判断骨折愈合程度及调整外固定支架提供很大方便。

最后,如何进一步解决针眼创伤、外固定支架固定后的美观问题、针眼的异物反应问题、固定针的滑脱问题、骨折畸形的后期愈合问题,如何使得外固定支架更加标准化等等问题,都需要进一步的研究探讨来解决。

(五) 内固定材料研究进展

传统金属材料因其明显的应力遮挡效应,在未来骨折内固定的材料研究发展空间有限,新型金属材料则受限于其生物相容性不佳而出现停滞。生物陶瓷的优点不言而喻,但对于其存在的脆性大、生物机械性能不稳定以及溶解性问题而常常出现争论,临床应用难以顺利推广。高分子材料在生物相容性、可降解性方面表现出了十足的优势,因此从长远来看,复合材料的研究与临床试验是一个非常好的解决方向。如何控制可吸收聚合物的降解速度,使材料的机械强度和降解速率相匹配,避免材料在体内引起的炎症反应及免疫反应,以及提高材料表面活性等等,这些问题都将是今后研究的重点。

第五节 骨折延迟愈合与骨不连的研究

一、骨折延迟愈合与骨不连研究概论

骨延迟愈合与骨不连为骨折后期常见并发症,一直是临床骨伤科面临的难题。据统计骨不连在骨折后的发生率可达 5% ~ 10%。

骨折延迟愈合是指骨折在正常愈合所需的时间(一般为 4 个月),仍未达到骨折完全愈合的标准,也称为骨延迟连接。

骨不连是指骨的正常愈合过程终止,其全面权威的定义目前为止尚无统一意见。美国食品和药品监督管理局(FDA)定义骨不连:骨折后至少 9 个月,且连续 3 个月无任何愈合迹象。曾炳芳总结认为骨不连有两个基本要素即:①骨折后 6 ~ 9 个月骨折仍未愈合;②已经连续观察 3 个月骨折没有愈合的迹象。

骨延迟愈合与骨不连属中医学"骨痹""骨痿"范畴。

一般认为,骨折延迟愈合与骨不连的主要差别只是程度上的不同。骨折的延迟愈合或骨不连的诊断主要根据临床表现及影像学检查。

骨折的愈合能力非常强,可以说是我们人体中愈合能力最强的器官之一。骨折愈合可以分为血肿炎症期、肉芽形成期、骨化期和重塑期 4 个阶段。骨折愈合是一个相当复杂的过程,其微环境受到多重因素影响,如果这些因素受到侵犯而受损,骨折愈合则会停止导致骨不连。

Dimitriou 等研究发现,骨形成依赖于 3 个条件:①特定的一定数量的干细胞;②有效诱导因子的存在;③有允许骨形成的环境。骨折愈合过程中 1 个或多个环节出现异常,都会导致骨组织修复障碍。

影响这些环节的因素包括全身因素和局部因素。局部因素在骨折愈合中起主导作用,包括:①血流动力学障碍:影响骨折愈合的最根本的因素在于骨折局部的血液供应,一切影响血液供应的因素都会导致骨修复障碍。②生长因子的缺乏:在骨愈合过程中,需要有某些生长因子激活外骨膜细胞和骨细胞,这样它们才能参与骨的修复过程。多潜能细胞本身并无成骨作用,须通过生长因子的诱导作用分化成为成骨细胞才具有成骨能力。③骨传导作用异常:骨传导作用与局部环境中形成的骨模板有关,激活后的成骨细胞在骨模板上产生新

骨。当骨折断端缺损较大或者有软组织嵌入时,影响了成骨细胞、破骨细胞等骨细胞修复骨缺损的正常生理功能,无法形成桥接骨痂。全身因素对骨折愈合的影响主要是通过减少成骨干细胞的数量来进行的。

中医学对成骨机制的阐述分为本虚和标实两个方面:①标实(瘀血痹阻):中医学认为骨折的愈合过程是一个瘀去、新生、骨合的过程,瘀血为骨折的主要病理产物,去留与否直接影响到骨折的愈合,瘀去则新生,瘀不去则新不生、骨不接。②本虚(肾精亏虚):在中医五行学说中,肾与骨相对应。因此骨病多从肾论治。骨的生长发育有赖于骨髓的充盈及其所提供的营养。肾精亏虚则骨折易发生不愈合,甚至骨不连。除此之外肝肾同源,精血皆由水谷之精化生充养,脾为气血生化之源,肝、脾与肾关系密切。中医认为气滞血瘀、肝肾不足、气血虚弱或肝脾肾气血任何一方面失调都会引起骨不连或骨折延迟愈合。

目前公认的骨折愈合的形式包括Ⅰ期愈合和Ⅱ期愈合。Ⅰ期愈合,又被称为原始骨愈合(primary bone healing),是指依靠直接骨形成来实现骨愈合,应用轴向加压接骨板使骨折端紧密接触、达到绝对稳定固定,从而可实现在X线上看不到骨痂形成的骨折愈合过程。其愈合机制是骨折一端的毛细血管及哈佛系统直接跨过骨折线进入另一骨折端,新生骨沿哈佛系统在长轴方向逐渐沉积而进行修复。Ⅱ期愈合,即骨折的自然愈合过程,通过膜内化骨和软骨内化骨形成骨痂以及骨痂改建使骨折愈合,分为3个阶段——血肿炎症机化期、骨痂形成期、骨板形成塑形期。在细胞水平上,骨折的愈合分成以下4个连续的过程:细胞募集、骨诱导、骨调控和骨传导。发生骨折后,邻近及全身的成骨性干细胞募集于骨折处,骨折局部骨形态发生蛋白(bone morphogenetic protein,BMP)等骨生长因子分泌增多,诱导干细胞向成骨细胞分化,出现骨的再生,进而进行骨的改建与塑形。

因此,如果骨折的愈合过程中某一个或多个阶段受到阻碍,比如成骨性干细胞募集的数量过少,或者骨诱导物质的含量过低等,都会影响到骨折的愈合过程。

二、骨折延迟愈合与骨不连研究现状

(一) 骨折延迟愈合与骨不连的病因学研究现状

1. 自身性因素

(1) 全身原因:主要包括年龄、性别、健康因素。研究发现除儿童外,年龄因素与骨不连相关性不明显,因儿童骨折的愈合能力明显强于成人,但青年人与老年人相比,骨折愈合能力的差异不明显。常年患有全身性疾病的骨折患者,全身性疾病影响了机体的钙磷代谢,造成骨折延迟愈合或者不愈合。如糖尿病患者胰岛素缺乏,成骨细胞数目减少、活性下降,并抑制成骨细胞合成骨钙素、骨胶原,且破骨细胞活性增加,从而软骨吸收增加,骨形成减少,影响骨折愈合。因此,除严重营养不良、全身性疾病、恶病质外,全身因素对骨不连的形成不占主导地位。

(2) 局部原因:影响骨折愈合的局部因素主要与骨折类型和数量、局部血供情况、软组织损伤、感染等有关。影响骨折愈合的最根本因素在于局部的血液供应,血供的破坏是骨不连或骨延迟愈合发生的最常见原因。骨折一端大部分丧失血液供应时,只能依靠另一端的血管和骨折愈合部的血运向缺血段进行爬行替代。研究发现骨折发生时断端血供差,经过6个月以上,断端血供才能完全恢复,当骨的滋养血管、骨膜及骨周围软组织创伤破坏严重,骨周围的新生血管形成缓慢,血肿机化时间延长,软骨内成骨过程随之缓慢,骨折愈合时间也相应延长。另外,骨折断端感染可导致骨折端和软组织的坏死,同时延长局部充血时间,骨折端的坏死和吸收更加明显,血管再生和重建血运的替代过程延长,骨痂的形成和转化过程随之受到干扰,造成骨折的愈合过程延迟。在延迟愈合过程中因感染严重,折端骨的滋养血管栓塞出现骨坏死,严重地影响骨折的愈合过程,骨折端吸收明显而形成断端间的缺损,骨折愈合的过程可能停止,导致骨不连的发生。

2. 非自身性因素 除患者自身内在因素外,其他因素均影响着骨折的愈合,这些因素的特点是多样性和可干预性,较自身内在因素来说,非自身性因素对于骨延迟和骨不连的形成影响更大。

有许多学者认为,医源性因素是产生骨不愈合及延迟愈合的主要原因。其中最著名的是英国皇家骨科医院 Wilson 教授的精辟论断:"骨折不愈合往往是由于外科医生无能,而不是成骨细胞无能。"

造成骨延迟愈合和骨不连的医源性原因可以概括为:①不恰当的手法复位,使用粗暴手法复位,或者反复多次整复,损伤局部软组织和骨外膜。②手术操作不当,过多剥离骨膜,破坏了软组织及骨的血供。③清创过程中清除过多游离骨片导致骨缺损。④骨折端固定不确实,干扰骨痂生长,影响骨折愈合,如使骨折端过度活动,采用不合理的外固定器材和方法进行不恰当的固定。外固定范围不够,如小腿中段骨折,长腿石膏仅超过膝关节忽略踝关节,外固定时间过短,不能维持骨折端良好的接触,而且不能消除不利于骨折愈合的应力,加上肌肉收缩力、肢体重力、肢体活动时产生的剪力及旋转应力,使骨折端产生活动,可极大地影响骨折修复过程,而造成骨不连。⑤过度牵引,造成骨折段分离移位,甚至可以使血管变细、痉挛,造成骨折断端血供障碍,肉芽组织长入,造成骨不连。另外,指导患者做过早或不适当的功能锻炼,也影响骨折固定效果,可造成骨折不愈合。

3. 生物力学因素 在骨折愈合期间,生物力学因素的影响也不可忽视,应力和微动是常见的影响因素,它们既是独立的,也是相互联系的。应力能产生微动,同时微动也能改变应力。骨折愈合的生物力学因素基于 Wollf 定律,即通过骨组织的增加或减少以适应施加在骨组织上的应力,也就是说,在一定范围内,需增加承载时可有骨形成,成骨细胞活跃程度大于破骨细胞,不需要或减少承载时有骨吸收,破骨细胞活性大于成骨细胞。骨的重塑就是发生在骨折愈合后,多余的骨痂(不在应力轴线上)承受相对小的应力,会逐渐被吸收,骨折端会逐渐变得更加结实,最终恢复到骨折前的形态。骨组织对应力刺激具有良好的适应性,骨折愈合的好坏与其力学环境密切相关,骨的功能适应性使得骨组织在应力的影响或直接作用下做一定方向的生长,同时应力的作用时机、大小、来源和方向也在不同程度上影响着骨折的愈合。

所以,骨折局部的生物力学环境也是骨折不愈合或者延迟愈合的一个重要成因,但是骨折愈合过程力学和生物学因素之间的相互作用还不清楚,很多理论和研究不能把细胞水平、分子水平的活动与某一组织反应联系起来。究竟是哪些因素可以肯定起积极的作用、如何尽量消除消极的因素,发挥积极因素的作用,缩短骨折愈合时间,减少并发症。其次,是否可以应用研究结果得到促进患者的骨折愈合的最佳环境,把实验结果用于人类骨折治疗的前景还不是十分清楚。

4. 细胞分子生物因素 随着分子生物学技术的发展,近年来发现影响骨折愈合的生长因子众多,其通过各自的调节机制在骨折愈合和改建过程中发挥着十分重要的作用。

一些促进骨折愈合的基因,如 noggin 基因、Smad6 基因、血小板源性生长因子(PDGF)基因、骨形态发生蛋白(BMP)基因群、肿瘤坏死因子(TNF-a)基因等表达,可以启动和调节骨折愈合过程,若这些基因发生变异,则可能从分子层面上影响骨折愈合过程,导致骨折不愈合发生。另外,有研究表明,某些基因如 I 型胶原(COL1 A1)基因、低密度脂蛋白受体相关蛋白(LRP)5 基因等的异型体会增加脆性骨折风险,即在病理层面上易产生骨折和骨不连。Pountos 等近期研究显示,动物模型实验中一些基因表达产物,如 TNF-a、软骨调节素-1、血管内皮细胞生长因子(VEGF)受体、成纤维细胞生长因子受体(FGFR)3 等的缺乏不利于骨折愈合;骨折不愈合组群中 BMP-2、BMP-3、BMP-3B、BMP-4、BMP-6、BMP-7,生长分化因子(GDF)-5、GDF 7 及 BMP 拮抗因子 drm、screlostin、noggin、BMP 与激活素结合抑制因子(BAMBI)等表达明显降低,胰岛素样生长因子(IGF)和 IGF 结合蛋白-6 表达显著升高,还有一些因子如纤维调节素、丛集素、肌动蛋白 a_2 等也明显上调。小鼠双尾 C 同源物(Bicc)1 基因表达产物具有调节成骨作用,其表达影响骨密度及骨愈合过程。

5. 中医病因分析 中医认为,骨折其病位在筋骨,与肝、肾的关系十分密切,《素问·宣明五气》提出"肾主骨""肝主筋"的理论,被广泛运用在骨伤科的骨折辨证治疗上。

《素问·阴阳应象大论》曰:"肾生骨髓……在体为骨。"《素问·六节藏象论》曰:"肾者……其充在骨。"《素问·痿论》曰:"肾主身之骨髓。"《外科集验方》云:"肾实则骨有生气。"肾藏五脏六腑之精,又能生髓充骨,髓濡养筋骨,精髓充足,则骨健壮。肾乃水脏,藏真阴而寓元阳,真阴乃肾精,有濡养滋润生长骨的功能,元阳乃肾气,有温煦生长骨骼的作用,二者是骨质发育的基础。《素问·五脏生成》曰:"肝之合筋也,其荣爪也。"《素问·六节藏象论》:"肾者……其华在爪,其充在骨","肝者……其充在筋"。肝主筋,主藏血,筋束骨,筋骨相连。所以,陈士铎言:"骨伤必内动于肾,筋伤必内动于肝,肾不生髓则不能养骨,血不濡筋则筋松而不能束骨。"

骨折延迟愈合属中医学骨痹、骨痿的范畴,肾主藏精,主骨生髓,肝主藏血,精血充盛则髓满骨壮,骨折患者若肝肾亏虚,精血不足,骨髓无以充养,生骨无力,故出现骨折延迟愈合,甚至骨折不愈合。

骨折延迟愈合及骨不连还与气滞、气虚有一定的关系。气为血之帅,气行则血行经通,精得以充,骨得以养,断得以续。若因气滞或气虚而造成血瘀不行,则首先导致骨折局部气血停滞,精微不布,精亏髓乏,无以生骨;其次导致脏腑失养,脾胃纳滞,运化无力,水谷精微不能输布营养四肢百骸,筋骨失养而骨不能生,断不能续。《疡医大全》述:"血不活则瘀不去,瘀不去则骨不能接也……瘀去则新骨生则合矣。"而筋骨生长、骨折愈合也需要全身气血的充养。正如蔺道人《仙授理伤续断秘方》说:"便生血气,以接骨耳。"

综上所述,肝肾亏虚与血瘀相关并存,共同构成了骨延迟愈合或者不愈合的基本病机,其根本在肾。

(二)骨折延迟愈合与骨不连的诊断学研究现状

1. 临床表现 骨延迟愈合可表现为骨折经过治疗 3 个月后骨折处仍有疼痛、压痛或纵轴叩击痛,甚至可以有明显异常活动。骨不连可表现为骨折经过治疗 6 个月后并且在连续 3

个月内无愈合迹象,断端有压痛,负重后疼痛,或有畸形、肌萎缩,或伴轴向叩击痛。以上为大部分骨延迟愈合和骨不连的局部表现,但这些并不是骨不连的特异性体征,临床上很多骨折愈合的患者也会出现疼痛和功能障碍,有些骨不连可有其他特殊表现,如营养不良性骨不连可伴有营养不良的症状和体征;不完全性骨不连骨折部可无疼痛,无异常活动,基本恢复一般日常活动,不应误诊为骨折愈合;感染性骨不连可表现为局部红、肿、热、痛,常伴有发热、软组织缺损、多处窦道甚至流脓、骨髓炎、骨外露、邻近关节僵硬、多重耐药菌感染、肢体不等长、复杂畸形等,实验室检查可见白细胞计数和中性粒细胞增高;迟发性感染性骨不连早期临床表现较为隐匿,全身情况良好,血常规、血沉、C-反应蛋白等均在正常范围之内,局部无红肿热痛的急性感染表现,只有少数患者有轻微的静息性疼痛,或同时伴有局部皮温稍高于对侧,未形成窦道,无流脓,故临床当中易忽视此种类型骨不连。

2. 辅助检查

(1) X线:骨折延迟愈合:①肥大型,骨折断端呈斑片状,云雾状的骨痂,且过度膨大,骨折线持续存在,长期无明显变化;②萎缩型,骨折断端呈斑片状,云雾状骨痂出现晚而且少,并长期不能连成一片,断端的吸收更为明显,骨折线加宽,边缘模糊呈绒毛状,骨折端变得圆钝,长期无明显变化,无硬化改变。

骨折不愈合:①肥大型,骨折线持续存在,超过预期愈合时间,且在骨折端有不等量的骨痂形成,髓腔封闭。依据骨痂的多少,可分为象足型和马蹄型。象足型骨折端大量骨痂生长,且过度膨大,骨端硬化,且骨折线持续存在,类似象足;马蹄型骨折断端少量骨痂生长,骨折线持续存在,类似马足。②萎缩型,骨折线持续存在而无骨痂,骨端萎缩、疏松,中间存在较大间隙,长期骨端无变化,但可有轻微再塑。假关节形成,骨折端硬化,且被覆一层纤维软骨,相互间形成假关节。

X线检查是患肢骨折后的常规检查和评估骨折愈合过程的重要依据,不仅可以证实临床的诊断,而且能根据X线表现将延迟愈合及不愈合区分开来,为临床上不同的治疗处理提供客观依据。但X线诊断骨不连也有其局限性:并不总能提供骨折愈合状况的所有信息,如骨不连部位的硬化骨和金属内植物不透射X线形成遮挡,尽管可以改变投照的体位,但在X线下都表现为骨折部位模糊,不利于判断骨折愈合与否。

(2) CT:螺旋CT扫描设备采用多排高速螺旋CT,扫描基线与病变部位平行,通过调整扫描层厚度、时间等条件,可满足不同图像要求。CT三维重建技术是借助计算机对生物组织结构影像的连续图像进行后处理,获得三维图像并能进行定量测量的一项形态学研究的技术与方法。

螺旋CT扫描是一种无创伤性的检查手段,可以在手术前明确骨折端间隙情况,骨折间隙的大小,骨不连的位置,并且可以根据骨折端的形态初步判断骨不连的类型,其在骨不连早期诊断中定性和定量研究方面的重要性已逐渐得到认识。

对于骨不连,早期诊断非常重要,如果能够早期诊断就可以根据具体情况采用相应的治疗措施,这对骨折的愈合非常有利。因此,对于怀疑骨不连的患者,只要条件允许,均可行螺旋CT检查。以下是主要的指征:①X线片怀疑骨不连但与临床症状和体征不相符者;②临床怀疑骨不连,但X线片上由于内固定物或植骨块遮盖,骨折端X线片或二维CT无法清晰显示骨折端骨痂生成情况者;③作为骨不连患者手术治疗前的常规检查。

例如张会增对5例符合传统骨愈合标准(X线片示骨折线消失,内固定物固定牢固,骨折部位无疼痛,无异常活动,基本恢复一般的日常活动)的再骨折手术后的病例,在内固定取出之前,应用CT三维重建成像技术,发现连接骨占骨干直径比例大于25%,但小于75%,全部5例均存在不完全性骨不连。因此,提出一个不完全性骨不连患者仅依靠临床查体和X线片是无法明确诊断的。

CT三维成像优点:分辨率高;改善金属伪影的限制;非侵入性;常规X线片不能明确诊断者;不仅能确诊骨不连,也能准确判断骨不连的范围和程度。

(3) 其他

1)MRI增强扫描:可以发现骨折端新生血管及成骨情况,同时了解周围韧带或软组织病变,具备一定优势。在临床上早期诊断骨不连具有重要意义。

2)骨髓腔造影技术:能显示断端骨痂内静脉通过情况,超过10周仍无血管通过或无造影剂通过血管,即提示骨折延迟愈合或有延迟愈合可能,但此检查为有创检查,不能普及。

3)超声检查:可以早期预测骨折愈合倾向,有研究认为超声检查诊断早期骨不连阳性预测值达97%,但此技术过度依赖超声医师的技术和经验。

4)核素扫描:可以反映骨折端血流及骨代谢情况,可以评价骨不连处的骨血运,感染和滑膜假关节形成,虽然此检查敏感性强,但特异性差,难以准确定位,因而只能作为功能性检查。

5)手术探查:是诊断骨不连的金标准,但手术具有创伤性,临床上不可能对每一例怀疑骨不连的患者行手术探查诊断。

国内学者余光书论述定量评价骨折愈合的有效性。骨痂的数量、质量及力学性能均可随骨折愈合过程而发生改变,通过骨痂影像学寻找量化指标监测骨折愈合过程是目前研究热点。通过X线平片、双能X线、定量CT与定量超声等可对骨折愈合进行有效性评价,但这些方法多处于实验研究阶段,由于价格、辐射问题且目前的双能X线、定量CT、定量超声等检查方法在判断骨折的愈合方面均缺乏统一的正常参考值,需同生化检验结果、骨组织的微结构变化等方面进行对比观察,故临床应用中存在一定局限性。随着研究的深入发展,定量评价有望运用于骨延迟愈合和骨不连的诊断。

(三) 骨折延迟愈合与骨不连的治疗学研究现状

骨不连的治疗重点在于维持骨折端的稳定,恢复局部血供,填补断端骨缺损及促进骨生成。无论是手术治疗,还是保守治疗,都是为了使骨折端产生适合的生物力学环境,以利于骨折愈合。

1. 传统治疗

(1) 手术治疗:手术治疗是目前骨不连最主要的治疗手段,包括内固定、外固定、骨移植以及各种治疗方法的综合应用。目前,九成以上的骨不连可以手术治疗,并且其中80%的病例预后很好。

(2) 机械固定:骨不连的治疗可以说是一个力学方面的问题,其目的是在稳定的固定条件下,使骨不连组织转变成正常骨。机械固定应用就是这一原理,首先要将骨折端正确复位并用机械力使其紧密连接,这样就缩短了成骨细胞在断端修复时所要移动的距离,起到了加速骨痂生长和骨化作用,为骨愈合打下了坚实基础。近年来,在各种新式内外固定材料及固定方法的帮助下,骨不连的治疗有了长足的进展。

1) 交锁髓内钉:带锁髓内钉治疗长骨骨折是过去20年创伤骨科的主要进展之一,已广泛应用到四肢长骨骨干骨折固定,且已逐渐成为治疗长骨骨折的金标准。交锁髓内针有以下优点:①轴心固定的方式,两端能安装锁钉,避免了骨折端移位和再次旋转,有利于患者早期功能恢复;②放钉过程中避免了广泛骨膜剥离,对骨折附近组织的血运破坏范围较小;③手术同时可以进行截骨,矫正骨折端畸形;④动力化或者静力化固定,按需选择。应用带锁髓内钉对骨不连治愈率很高,是一项技术和设备要求均较高的修复工程,如果考虑不全或操作不细致,都可能出现失误,应慎重选择合适的病例,规范操作,并指导患者进行正确的功能锻炼。

2) 外固定支架:外固定支架克服了传统治疗中对机体供血功能破坏以达到安放固定物的缺陷。目前临床上使用的外固定支架主要有:单平面、多平面、环形及半环槽式等,为治疗感染性骨不连提供了一种简单而有效的方法。外固定支架是治疗感染性长骨骨折不愈合的标准固定方法,如果使用髓内钉或者钢板螺钉常导致高感染率,若干年来应用Ilizarov全环外固定架较普遍,因为其有创面较小,同时不破坏骨不连周围的软组织,固定针可以避开感染灶固定,减少感染扩散的概率这些独特优势。

(3) 骨移植:很多传统的方法可以治疗骨不连,其中骨移植应用的最普遍,并且疗效也很满意。骨的来源有自体骨、异体骨、人工合成骨替代物等。植骨或者植骨加上内固定可帮助刺激新骨形成,从而促进骨折的愈合。

1) 自体骨移植:自体松质骨具有最强的成骨能力,是临床上治疗骨不连常用的移植骨。自体松质骨在填充骨缺损的同时,还可以起到重新激活成骨的作用,尤其是合并感染的情况下,单纯松质骨移植是比较传统的选择,但是有一定比例的并发症。自体骨移植广泛应用于合并骨缺损的骨不连,需注意的是在骨折端缺损较大,超过6cm时,该方法不容易成功。

2) 带血管蒂游离植骨术:带血管蒂并且加以吻合的游离骨移植,属于活移植骨,愈合速度快,它保证了移植骨在移植后仍然能得到良好的血液供给,骨移植的愈合过程转化为一般的骨折愈合过程,提高了移植的成活率。目前常用的带血管游离移植骨有腓骨、肋骨、髂骨和肩胛骨,它们最大优势是能够修复缺损长度>6cm,局部血运不良或者合并感染的骨不连,与受区的血管吻合,移植骨的血液循环得到重建。腓骨中段2/4可取材作为带血管蒂骨移植,以治疗长管状骨骨折不愈合,特别是骨缺损,如肱骨、尺桡骨骨缺损等。

3) 自体骨髓成分移植:植入体内的骨髓细胞悬液可形成骨组织,这表明骨髓基质细胞在人体内具有转化成骨组织潜能。有学者通过实验证明骨髓中存在具有自我更新和多向分化能力的骨髓基质干细胞,这种细胞分化成成骨细胞能够促进骨修复。

4) 经皮自体骨髓移植:骨髓内含有骨髓基质干细胞,具有成骨潜能,通过移植骨髓可以完成骨的再生。由于骨髓内骨髓基质干细胞数量不多,目前常用的方法是自体骨髓采集浓缩后注入骨不连处。

2. 非手术治疗

(1) 物理治疗

1) 低强度脉冲式超声波(LIUS):LIUS是一种以生物物理学的方式对骨折愈合进行干预的方法,可加速骨痂的形成和新鲜骨折的愈合。Gebauer等,报道LIDS对骨不连的疗效与手术治疗相近,并且无并发症。

2)电磁场疗法:采用无创的电磁场治疗,其适应证广、并发症少、操作简便,对于感染性骨不连也能应用,断端可不予处理;但骨折部位的电流量不能精确控制和测量,对有金属内固定的病人不能应用。

3)超声波疗法:低强度超声产生的声压波是一种机械信号,低强度、高频率的机械信号持续给予骨组织以功能负荷,对骨组织施加强烈而有规律的信号刺激,通过 Wolff 定律促进骨的修复。

4)冲击波疗法:冲击波对骨组织直接作用可以造成骨膜下点状出血,产生微骨折和大量细小的骨碎片,释放骨形态发生蛋白,同时伴有局部血肿形成,从而刺激骨痂形成,促进骨不连愈合。该方法属无创治疗,适应证广、费用低;但有时可引起皮下出血、神经血管损伤、局部疼痛,儿童、伴有感染和凝血机制障碍的病人不宜使用。

5)高压氧疗法:高压氧治疗可以增加局部病灶氧分压,改善缺氧状态,加速成纤维细胞、内皮细胞的增殖以及肉芽组织的生长,取代血肿并形成纤维组织,为骨痂的生成创造条件。高压氧作为治疗骨不连的一种辅助手段,需要先行手术打通髓腔。在治疗感染性骨不连方面具有一定优势。

(2)注射治疗

1)局部注射骨形态发生蛋白(BMP):是具有高度成骨诱导活性的蛋白分子,对促进骨折修复有重要作用,在国内外受到广泛的重视。实验显示人类重组 BMP-2、BMP-7 与载体复合物可在节段性骨缺损的情况,促进软骨内成骨。

2)局部注射金葡液:原名骨折刺激愈合素,是金黄色葡萄球菌代谢产物经处理制成的注射液。金葡液促进骨折愈合的机制主要基于三点:①促进毛细血管向断端长入;②诱导成骨作用;③促进新生骨的矿化和钙盐沉积。许多学者报道应用金葡液治疗骨不连取得满意疗效,但是大多缺乏严格的临床对照研究。由于其含有的活性物质浓度较低,注射次数多,近年来其应用逐步减少。

(3)中西医结合治疗:李晓毅采用中药、针刺结合微创植骨治疗骨折不愈合 15 例,其中胫骨骨折 4 例,病人先行微创植骨术,术后即用接骨丹和针刺治疗,1 个疗程(30 天)后统计疗效,通过长期随访,4 例胫骨近段骨不连采用 KSS 评定疗效,其中优 3 例,良 1 例,优良率为 100%。中药辨证论治单方验方、中药离子导入法也可改善骨折部位的血液供应,促进局部血肿的吸收与机化,促进骨折部位骨基质钙盐沉积,提高骨痂的质量及生物力学性能。

(三)骨折延迟愈合与骨不连研究进展

在临床治疗过程中,骨不连、骨延迟愈合的患者,可能有一种或者几种原因同时存在,明确了病因,并且综合考虑这些因素,可以制订出更有针对性、更个性化的治疗方案,更准确地预测患者的治疗效果。除患者自身内在因素难以改变之外,其他非自身外在因素或多或少均可人为调控,尤其是医源性因素的临床可控程度最高,可避免大量不利于骨生长的诱发因素。针对一些易产生骨不连的创伤情况(如高能量创伤、开放性骨折、特殊部位骨折、粉碎性骨折等),应制订详细预案,采取切实有效的治疗手段。对一些治疗过程中容易出现的问题(如手术操作中过度损伤、误伤、操作不规范等),临床医生应极力避免,尽可能改善患者内在因素,严格控制环境因素,正确评估创伤因素,并结合患者具体情况及医疗条件,运用适当治疗手段,保证其规范实施,以减少骨不连发生。

迄今为止国内外对于骨不连及骨延迟愈合的研究已有相当长的一段历史,然而,仍有一部分骨折患者得不到骨折的完全愈合。近年来,分子生物水平的研究有了很大的进展,明确了许多骨生长因子在骨折愈合过程中的作用,结合中医对此的病机认识,制订出一些行之有效的治疗方案。但是对于骨折局部的力学环境如何造成骨不连或者骨延迟的具体机制还存在争议,需要进一步研究。

骨延迟愈合及骨不连通过患者的创伤史(或其手术史)、临床表现(主要为疼痛、畸形、运动障碍等)可以进行初步诊断,其确诊主要依靠影像检查。X线、CT、MRI、骨髓腔造影术、超声检查等都是诊断骨延迟愈合及骨不连的主要方法,其各具优缺点,在诊断学上具有重要的意义。这些方法能诊断出大部分的骨延迟愈合及骨不连,并且可以根据这些检查结果进行更加细致的分类,从而为临床治疗方案提供依据。但以上均非诊断骨延迟愈合及骨不连的金标准,其金标准——手术探查则因其创伤性大、代价高,实际使用率并不高。

随着影像学技术的发展,骨延迟愈合及骨不连的诊断准确率日益提高,但是早期诊断仍然没有更精确的方法,尤其是对迟发性感染性骨不连的早期诊断。目前通过骨痂影像学寻找量化指标监测骨折愈合过程,X线平片、双能X线、定量CT与定量超声等可对骨折愈合进行有效性评价,结合生化检验结果、骨组织的微结构变化等方面进行对比观察,对于三者结果的综合分析是否能对骨延迟愈合及骨不连进行准确的早期诊断,还缺乏循证医学依据和更深入的研究,有待更多学者的加入。

随着对骨折愈合研究的深入,其宏观和微观机制已经逐渐明了,但仍然有一系列的问题有待解决。如生长因子在骨折愈合的过程中相互作用相互影响,构成复杂的网状系统,而明确各生长因子之间的联系将是今后的研究方向。在骨组织工程领域,将细胞生长因子应用于组织工程技术中,研究其在细胞调节和缓释载体上的调控机制和释放规律,也非常有吸引力。在物理治疗方面,某些治疗手段如LIPU的生物学原理还需要进一步研究,其与生长因子、药物、骨移植等的联合治疗,也很有临床研究前景。

目前,对于骨不连治疗以自体骨移植修复效果最佳,但自体骨移植修复因材料的有限性限制了临床应用;而异体骨移植修复治疗因其排斥反应等一系列并发症问题有待解决。近来有学者提出应用组织工程学原理对骨不连进行治疗修复,不仅提出了一种修复方法,而且提供了一种全新而有前景的思路。在骨折愈合和骨发育过程中起作用的TGF-β以及其他生长因子已被试用。

还有学者提出应该开发应用基因治疗,该方法是在体外将骨诱导因子基因转染到间充质细胞,再植入骨折缺损处,通过短暂的因子表达后,使新骨形成和骨性愈合得到增强。

但是,目前组织工程骨的应用还存在一些问题:种子细胞往往需要体外培养或诱导达到一定的数量后,才能在体内发挥最大的作用,而体外环境无法完全模拟体内环境,因此,种子细胞的安全性问题需要我们更进一步的研究。此外,进行不同类型组织工程骨构建研究,以及具有活力的血管化组织工程骨的构建,是组织工程临床应用所必须解决的关键技术问题。这在临床研究中尚未取得突破。

目前,尽管骨组织工程的临床应用尚处于起步阶段,距离广泛的临床应用还有很长的路要走。随着组织工程越来越受到广大学者的关注,相信不久的将来,组织工程在基础研究及临床应用上将会取得可喜的成果。

相关研究已证实,在骨折的愈合过程中,骨折局部的骨生长因子分泌增多,诱导骨髓间充质干细胞(BMSCs)向成骨细胞分化,出现骨再生,进而依据 Wolff 定律进行骨改造与塑形。其中 BMSCs 起着重要的作用,具有较强的增殖能力和向多种间充质细胞分化的潜能。但 BMSCs 如何被精确诱导分化成骨前体细胞,目前仍不清楚。已知的是微循环状态、缺氧等物理因素可能是其诱导分化的重要因素,而局部微环境是主要影响因素。BMSCs 的定向诱导成骨中已知的具有诱导作用的生长因子有骨形态发生蛋白(BMP)、碱性成纤维细胞生长因子(bFUF)、转化生长因子-β(TGF-β)、胰岛素样生长因子(IUF)、血管内皮生长因子(CVEUF)、表皮生长因子(EUF)。在正常的骨折愈合过程中,BMSCs 在调控因子的帮助下增殖、分化为成骨细胞,最终形成骨而修复骨损伤。BMSCs 在体内存在广泛,对机体损伤小、体外培养增殖力强、易于向成骨细胞分化且成骨性能稳定。经牟哲飞等学者研究,通过 BMSCs 治疗 16 例骨不连患者中 15 例愈合(1 例患者骨折不愈合治疗失败,原因为胫骨骨折,早期下地负重行走,内固定钢板折断而固定失效,经再次切开髓内钉内固定,骨折端取自体髂骨植骨而骨折愈合),表明经皮自体 BMSCs 移植治疗四肢骨折不愈合有效而且安全。

但是在干细胞提取、扩增、培养过程中存在诸如技术、安全风险、伦理学问题,预防移植部位的异位骨化问题,同时明确适应证、最佳施行时间、治疗剂量有待解决。干细胞研究领域在治疗骨不连和骨折愈合治疗策略方而具有巨大的潜力,随着组织工程发现及成骨诱导机制进一步发展,相信在未来干细胞移植治疗骨不连、骨缺损具有非常光明的前景。

关于促骨修复的重组生长因子的研究方面,生长因子是一类通过与特异的、高亲和的细胞膜受体结合,调节细胞生长与其他细胞功能等多效应的小分子多肽类物质。重组生长因子是利用基因工程技术生产的生长因子产品。由于生长因子在骨修复过程中的重要作用以及传统骨移植方法暴露出的一些不良反应和并发症问题,用重组生长因子治疗骨缺损、骨不连以及重组生长因子在各种骨科手术中的应用越来越受到研究人员的重视。但是,其替代自体骨移植的应用仍然需要更进一步的研究。另外,一部分重组生长因子在促进骨修复方面的研究还处于临床前实验阶段,其安全性和有效性也还需要更多的实验结果来证明。

最后,必须谈谈骨延迟愈合及骨不连预防方面的研究展望。骨不连问题的关键在于预防,主要是在骨折处理过程中正确理解并遵循生物学内固定(BO)原则,克服医源性致骨不连的因素。对骨折的治疗要点:①断端处理、直接对合;②有骨缺损时早期植骨重建;③合理固定,开放性骨折强调外固定架应用;④必要时改善周围软组织床的血供;⑤合理的功能锻炼;⑥配合促进骨愈合的其他辅助治疗。上述原则和要点是有效防治骨不连的关键。

骨不连治疗的首要目标是达到骨折愈合,但这并非是唯一目标,对大多数患者来说,如果相邻关节僵硬使肢体缺乏功能,即使骨折愈合了也不是最终的满意结果。因此,在骨不连的临床治疗中,应将现代骨折治疗学与现代康复医学密切结合,才能取得更好的疗效。如果只注重于治疗,而对康复体系缺少理解,将使患者得不到正确的康复指导训练,这正是当前骨伤科领域一个尚未引起足够重视的问题。

随着对骨折基础知识的深入了解和临床研究的深入及生物工程技术的发展,骨不连的治疗方法已经取得很大的进步,目前以机械固定结合植骨治疗为主,而电磁场、冲击波、超声波等物理方法属非侵入式疗法,具有使用方便、并发症少等优点,对骨不连治疗效果好。在未来的研究方向上,骨组织工程领域研究和发展,基因及干细胞的应用,生长因子的发现与临床应用等为骨不连的治疗展示了更为美好的前景。

（童培建　宋敏　周临东）

参 考 文 献

1. 施杞,王和鸣.中医骨伤科临床研究[M].北京:人民卫生出版社,2009.

2. 王和鸣.中医骨伤科学基础[M].北京:中国中医药出版社,2010.

3. 王和鸣,丁建中,周临东.骨伤科基础学[M].北京:北京科学技术出版社,2010.

4. Adam Greenspan.实用骨科影像学[M].第5版.屈辉,王武,白荣杰,主译.北京:科学出版社,2012.

5. 张建.塑性弹力夹板与普通小夹板治疗桡骨远端伸直型骨折的疗效比较[J].临床合理用药杂志,2014(12):88-89.

6. 黄海晶,温建民.钢板内固定与小夹板治疗桡骨远端关节内骨折的效果比较[J].中国组织工程研究,2014,18(4):631-636.

7. 陈大伟,李兵,俞光荣.Pilon骨折的研究现状和外固定支架治疗.[J]中华创伤杂志,2013,29(10):1011-1014.

8. 苏陈颖,苏立雷,苏陈显.苏氏治疗骨折延迟愈合及骨不连经验[J].中医临床研究,2014,6(6):103.

9. 张会增,张同润,睢更义,等.不完性骨不连与骨折术后再骨折的相关研究[J].实用骨科杂志,2014,20(9):861.

10. 余光书.定量评价骨折愈合的有效性研究进展[J].中华实用诊断与治疗杂志,2014,28(10):939-940.

11. 周影,王耀生,毛思,等.钢板加异体骨板固定治疗股骨干骨折髓内钉固定术后骨折不愈合[J].中国骨伤,2015,28(2):174-176.

12. 王龙强,王欢,付松,等.带锁髓内钉动力化治疗胫骨骨干骨折延迟愈合[J].中医正骨,2015,27(1):56-57.

13. 崔光秀,邵忠,张英军,等.Ilizarov技术在胫骨骨缺损性骨不连中的临床应用[J].中国现代药物应用,2015,9(6):73-74.

14. Edwards MH,Dennison EM,Cooper C. Can fracture risk be predicted in the elderly[J]. Aging Health,2013,9(2):131-133.

15. Cooper C,Cole ZA,Holroyd CR,et al. Secular trends in the incidence of hip and other osteoporotic fractures[J]. Osteoporos Int,2011,22(5):1277-1288.

16. Zhu HQ,Liu SR,Qiu J,et al. X-ray and CT image analysis of pelvic fractures[J]. CT Theory and Applications,2011,20(1):83-90.

17. Yoon KH,Lee SH,Park SY,et al. Meniscus allograft transplantation for discoid lateral meniscus:clinical comparison between discoid lateral meniscus and nondiscoid lateral meniscus[J]. Arthroscopy,2014,30(6):724-730.

18. Rupani A,Hidalgo-Bastida LA,Rutten F,et al. Osteoblast activity on carbonated hydroxyapatite[J]. Biomed

Mater Res A,2012,100(4):1089-1096.

19. Pountos I,Georgouli T,Pneumaticos S,et al. Fracture non-union:can biomarkers predict outcome? [J]. Injury, 2013,44(12):1725-1732.

20. Mesner LD,Ray B,Hsu YH. Et al. Bicc1 is a genetic determinant of osteoblastogenesis and bone mineral density[J]. J Clin Invest,2014,124(6):2736-2749.

第四章　脱位的临床研究

脱位为骨伤科临床常见疾病，也有称之为常见伤病，更多的是从关节损伤角度考虑。关节主要包括关节面、关节囊、关节腔3个基本结构，构成关节的骨端接触面称之为关节面，而组成关节的骨端运动因各种原因超过了正常运动范围即发生脱位。从古至今，脱位伴随人类的生产生活而发生。近年来随着人类疾病谱的变化，医学影像学等专业学科的进展，脱位的病因病机、整复方法、固定方法等诸多方面不断出现新的进展。脱位研究主要集中在关节脱位的病理变化规律方面。

凡关节遭受外力作用，使构成关节的骨端关节面脱离正常位置，引起功能障碍者，称之为脱位。古人很早就对脱位有所认识，历来有脱臼、出臼、脱骱等称谓。马王堆汉墓出土的医籍《阴阳十一脉灸经》记载了"肩以脱"，即肩关节脱位。晋代葛洪著《肘后备急方》记载了"失欠颌车"，即颞颌关节脱位，其中记载的口腔内复位法，是世界首创，至今仍采用。唐、宋、元、明、清等朝代对关节脱位的认识逐步深入，对脱位的诊断及处理逐步完善。其中一些理论及方法至今指导着后人。随着与西方医学的碰撞与融合，借助西方先进的诊疗技术（DR、CT、MRI等），中医进一步提高了对脱位的病因病机、诊断、分型分类、整复、固定等方面的认识水平。

对于脱位的治疗，其目的是恢复受损关节的正常解剖位置及功能。《圣济总录·诸骨蹉跌》说："凡坠堕颠扑，骨节闪脱，不得入臼，遂致蹉跌者，急须以手揣搦，复还枢纽。"脱位首先应该明确诊断，确诊脱位的方向、位置，是否合并骨折，把握时机，及时治疗，愈早愈好。关节脱位后，关节周围软组织的撕裂处，被损伤性出血填充，导致局限性血肿，如果复位不及时，会使关节囊内外血肿机化，关节周围组织瘢痕化。对于脱位合并骨折，应先处理脱位，再处理骨折。脱位手法复位重在巧字，要充分利用解剖特点和生物力学特性，通过手法使关节恢复正常解剖位置，将患肢固定在合适的位置，以合适的时间为限，使关节周围撕裂的关节囊、韧带等软组织坚固愈合，维持关节的稳定性。脱位治疗一般分为保守治疗及手术治疗。保守治疗包括手法复位、夹板外固定、药物治疗等。手术治疗依据不同的部位，采取相对应的术式及方案。以急性髌骨脱位为例，目前缺少有力的证据证实保守治疗与手术治疗的区别。许树柴等首选以适应证定方案，急性髌骨脱位应根据损伤的具体情况而定，应对不同程度的损伤采取个体化治疗方案。如果急性髌骨脱位伴有解剖缺陷或软骨损伤等应该首选手术治疗，同时选择最恰当的术式和方案。对于不伴严重损伤的首次髌骨半脱位可以采取保守治疗。若肩关节脱位，芮钢采取旋转复位方法有效固定肩关节，稳定关节周围组织，促进修复及功能康复。部分学者认为关节清理术可以达到很好的疗效，但是也有学者认为肩关节脱位手术治疗可以进一步加重局部损伤，且疗效不显著。

第一节　脱位的病因病机学研究

一、脱位的病因病机概论

组成关节的骨端因各种原因超过了正常运动范围即发生脱位。形成脱位的因素有多方面,但是不外乎内外因作用的结果。

外因主要为外伤性脱位,包括直接暴力(跌仆、挤压、冲撞、坠堕等)和间接暴力(传达、杠杆、扭转暴力等)。暴力作用使关节的骨端超出正常范围,突破了关节囊的薄弱处从而发生两骨端的位置改变,即脱位。导致关节脱位的暴力常较大,首先是两骨端关节面的碰撞,导致关节软骨、关节内软骨盘、韧带损伤,若此时暴力未显著衰减,则可使一侧骨端突破关节囊的薄弱处使构成关节的骨端运动超过正常范围而发生半脱位或完全脱位。

内因包括生理因素以及病理因素两个方面。生理因素主要包括年龄(年龄不同,脱位的好发部位及发生率不一样,如年老体衰者因肝肾亏损、筋肉松弛易发生脱位,儿童则易出现桡骨头半脱位等)、性别、体质(体质弱者关节囊及关节周围韧带松弛,易发生脱位)以及解剖结构特点等。病理因素主要包括先天性关节发育不良(如先天性髋关节脱位)、各种病变(如化脓性关节炎、骨髓炎、骨关节结核、关节退行性变等)损坏骨端或关节面导致的关节结构异常以及关节囊、关节周围其他装置的损伤未得到修复而变得薄弱等。

(一) 外因

损伤性脱位大多由直接暴力、间接暴力及肌肉拉力所致。其中临床以间接暴力多见,包括杠杆力、扭转力、传导力等。以肩关节前脱位为例,患者上肢在外展、外旋及后伸位时,肩关节囊前下方处于紧张状态,手掌或肘部着地,产生的反作用力向上传导,使肱骨头突破关节囊前下方。肘关节脱位大多由间接暴力导致。小儿桡骨头半脱位一般由父母对患儿前臂的牵拉力造成。

(二) 内因

关节脱位与社会化关系密切,包括性别、年龄、职业、生理等。户外活动、竞技运动、工作强度等以男性居多,所以脱位常以男性为主,且成人多见。年老体弱者,因肝肾亏虚,肌肉萎缩,经筋松弛,易发生关节脱位,以颞颌关节脱位多见。小儿因发育未完全,在牵拉力的作用下易造成小儿桡骨头半脱位。

1. 生理特点　因各种户外运动、竞技、高强度工作等,以男性居多,所以创伤性关节脱位多见于青壮年,其中高能量损伤引起的脱位逐年增多。因儿童体重轻,关节软骨富于弹性,缓冲作用大,关节周围韧带和关节囊柔软而不易撕裂,虽遭受暴力机会多但不易脱位,常常造成骨骺滑脱。老年人相对活动较少,遭受暴力机会也少,因其骨质萎缩松弛,遭受外力后易发生骨折,故发生脱位者亦较少。但老年体衰,肝肾亏损,筋肉松弛者易发生颞颌关节脱位。

2. 病理因素　先天性关节发育不良,体质虚弱,关节囊和关节周围韧带松弛,较易发生脱位,如先天性髋关节脱位。若关节脱位,虽经手法复位成功,但未能做充足时间固定,或根本无固定,关节囊和关节周围韧带的损伤,未能很好修复或修复不全,常可导致关节再脱位,或习惯性脱位。

关节内病变，或近关节的病变，可引起骨端或关节面损坏，引起病理性脱位。如化脓性关节炎、骨髓炎、骨关节结核等疾病的中、后期可并发关节脱位。某些关节脱位，只是全身性疾病的局部表现，如脊髓前角灰质炎后遗症、小儿脑性瘫痪、中老年人中风引起的半身不遂等。由于广泛性的肌肉萎缩，患肢关节周围韧带松弛，无力承受肢体下垂的重量，形成关节半脱位，或全脱位，临床上多见于肩关节。

总之，脱位的发生是内、外因素共同作用的结果，不同的暴力会引起不同类型的脱位，同一种外力作用于不同部位及不同内因的个体，脱位的类型、性质及程度又有所不同。不同部位的脱位其病因病机有共同之处，也有着各自的特点。关节脱位不仅导致骨关节的正常对合关系遭到破坏，关节囊及关节周围软组织，如韧带、肌腱等亦有不同程度损伤，甚至合并血管、神经损伤，若暴力强大，则可能伴发骨折。关节脱位后，关节腔隙及创伤形成的软组织腔隙，均为损伤出血所填充，形成局限性血肿，若治疗不及时可形成陈旧性损伤，此时因关节囊内、外血肿机化，结缔组织增生，周围软组织的瘢痕形成，导致复位困难。所以，脱位虽然是局部病变，但对整个机体产生影响，出现伤气血、伤经络等病理变化。

二、脱位的病因病机研究进展

组成关节的骨端运动因各种原因超过了正常运动范围即发生脱位。脱位的发生与关节的解剖结构密切相关，包括组成关节骨性结构的变异、关节附属软组织的异常、生物力学的异常等。外伤包括直接暴力、间接暴力等促使关节脱位形成。关节相关疾患包括骨关节炎、关节软骨病变、全身代谢病变等，为脱位的形成提供了病理基础。

（一）解剖结构因素

关节由关节腔、关节囊、关节面等组成，主要由骨性结构、软组织、神经血管构成。肌肉软组织附着于骨性结构。关节的解剖结构和生物力线出现异常，通常会导致脱位的发生。①急性髌骨脱位的发生与髌骨及股骨的契合度关系密切，髌骨和股骨髁的发育异常、软组织的解剖变异以及各种因素会导致髌骨活动度增大。髌骨异常变异所形成的高位髌骨、股骨滑车的异常变异使 Q 角异常（Q 角是指从髌骨的中心点至髂前上棘的连线与髌骨中心点至髌韧带止点的连线），导致髌骨活动度增大，容易造成髌骨关节不稳。髌股关节内侧支持带的挛缩，股四头肌发育不良，对髌骨活动范围的限制作用减小，亦是髌骨脱位的不稳定因素。通常髌骨脱位的发生伴随内侧髌股韧带的损伤。②小儿桡骨头特殊的解剖结构容易造成桡骨头半脱位。解剖证实，小儿桡骨头尚在发育中，而且桡骨头的关节面并非垂直于桡骨纵轴，当小儿前臂旋前位受到拉伸时，桡骨头容易突破环状韧带进入肱桡关节间隙，形成半脱位。③生物力学研究证实，因寰枢关节处于颈枕部，其寰椎关节侧方关节面比较平坦，关节囊较松弛，给颈部活动度提供了较大的活动空间能力，也为寰枢关节半脱位的形成提供了可能。同时，生物力学研究证实，翼状韧带对寰枢关节的稳定至关重要。如果寰枢椎先天变异，使寰枢关节上关节面解剖不对称，更容易形成寰枢关节半脱位。④肩关节脱位：肩关节又称为盂肱关节，是肩盂与肱骨头构成的关节，属于球窝关节。关节周围缺少骨性结构的约束，关节面的接触面积又少，其稳定主要依赖于关节囊附着的周围软组织、韧带以及肌肉组织。由于肩部解剖结构特殊，活动范围大而稳定性相对较差，易出现脱位。以关节前脱位常见。⑤肘关节脱位：肘关节由肱桡关节、肱尺关节和上尺桡关节所组成。构成肘关节的肱骨远端呈内外宽厚、前后扁薄状,侧方有坚强的韧带保护,关节囊之前后部相对薄弱而松弛,运动主要以屈伸为主,尺骨冠状突较鹰嘴突小,因此对抗尺骨向后移位的能力要比对抗向前移位的能力差。所以,肘关节后脱位最为常见。⑥骶髂关节半脱位/紊乱症:骶髂关节是滑膜关节,由骶骨和髂骨耳状面契合形成,其下 2/3 关节面具有一定的活动度,但是关节间隙狭窄,属于微动关节。容易形成滑膜嵌顿及骶髂关节脱位。⑦膝关节脱位:膝关节接触面较大,关节内外又有坚强的韧带、肌腱维持其稳定性。膝关节在伸直位时,周围的肌肉、韧带均保持紧张,故膝关节相对稳定;而膝关节屈曲时,周围的肌肉韧带则相对松弛,关节稳定性相对较差,较易发生脱位。

(二)外界因素

外力作用包括直接暴力(跌仆、挤压、冲撞、坠堕等)和间接暴力(传达、杠杆、扭转暴力等),暴力作用使关节的关节腔、关节面、关节囊突破正常的结构,使构成关节的骨端突破了关节囊的薄弱处从而发生两骨端的位置改变,即脱位。导致关节脱位的暴力常较大,首先是两骨端关节面的碰撞,导致关节软骨、关节内软骨盘及韧带损伤,若此时暴力未显著衰减,则可使一侧骨端突破关节囊的薄弱处,超过正常范围而发生半脱位或完全脱位。①小儿桡骨头半脱位通常是间接暴力或传达暴力,小儿前臂受到旋前的牵拉力,导致桡骨头突破环状韧带,嵌顿于肱桡关节间隙,形成小儿桡骨头半脱位。外在的牵拉力或传达力通常是小儿桡骨头半脱位形成的外在因素。②髌骨关节半脱位由直接暴力或间接暴力引起,形成创伤性髌骨半脱位,如车祸等高能量复合伤,活动踏空扭转暴力,诱发内侧髌股韧带、髌骨半月板韧带和髌胫束、关节囊、内侧半月板等损伤(亦可引起内侧髁骨折),进而使维持髌骨正常位置的内侧分力减小而向外脱位。其主要病理变化为股内侧肌与四头肌内侧扩张部撕裂,膝关节疼痛、肿胀、活动功能受限。严重者需要手术治疗。③髋关节后脱位多由撞车、塌方等严重暴力受伤而致。例如乘车时跷二郎腿,紧急刹车或追尾碰撞,膝部撞击前面物体,即使受伤时关节没有处于明显内收位,也可因强大暴力作用,造成髋臼后壁或者股骨头骨折,继而股骨头向后脱位。表现为关节囊破裂,股骨头脱至关节外的髂翼后或坐骨后,伴或不伴神经损伤,另外患者在弯腰状态下,受到暴力作用迫使股骨头相对后移,穿破关节囊亦可发生后脱位。④骶髂关节脱位:骶髂关节半脱位可因扭转暴力或高能量创伤导致。通常高能量复合伤如车祸等伴随骨盆或髋部骨折。需要及时进行骶髂关节复位治疗。⑤肩关节脱位:肩关节脱位多数由创伤性暴力引起。在暴力冲击作用下,肩关节关节囊撕裂、肱骨头移位,同时可合并肩关节周围组织不同程度的损伤。

(三)关节疾患

①与肩关节骨发育异常相关的疾患(如肱骨头过度后倾、肩盂发育不良、盂的发育畸形)或患有神经、肌肉系统疾患(如 Ehlers-Danlos 综合征),可引起肩关节非外伤性脱位。②先天性髋关节脱位是临床常见的先天畸形,是髋关节先天发育异常与某些附加因素导致股骨头脱出髋臼之外。目前,多数学者认为胚胎期受遗传因素、药物、孕妇孕期患病或有外伤史影响,致髋臼上缘发育不良或异常是导致本病的主要原因;也有观点认为,关节囊松弛和有关韧带松弛是导致本病的主要因素。包裹新生儿时常将新生儿保持髋部在伸直、内收位,会导致其发病率升高。

三、常见脱位的病因病机研究

(一) 肩关节脱位

由于肩部解剖结构特殊,活动范围大而稳定性相对较差,易出现脱位,以前脱位多见,后脱位甚少,而上、下脱位则十分罕见。肩关节脱位多发生在青壮年,男多于女,初次肩关节脱位的好发人群是 10~20 岁的男性,其次是五六十岁的人群。根据脱位发生的原因,可以分为创伤性肩关节脱位与非创伤性肩关节脱位。约 96% 的肩关节脱位是由于创伤所引起,创伤性肩关节脱位主要病理变化是关节囊撕裂和肱骨头移位,同时合并肩关节周围组织不同程度的损伤。非创伤性肩关节脱位一般没有外伤诱因或由极轻微的外力引起,肩关节多有骨发育异常(如肱骨头过度后倾、肩盂发育不良、盂的发育畸形)或患有神经、肌肉系统疾患(如 Ehlers-Danlos 综合征)。

1. 肩关节前脱位 最为常见的肩关节脱位类型,约占肩关节脱位的 95% 以上。致伤原因包括直接暴力和间接暴力,典型的损伤机制是肩外展、后伸伴外旋的外力,多为间接暴力所致。间接暴力可分为传达暴力和杠杆作用两种。传达暴力:侧向跌倒时肩关节外展外旋,手掌或肘部着地,暴力沿肱骨纵轴向上冲击,使肱骨头冲破肩胛下肌和大圆肌之间较薄弱的关节囊前壁,向前下脱出而形成前脱位。肱骨头被推至肩胛骨喙突下形成喙突下型,是最为常见的类型;若脱于盂下缘则形成盂下型;若暴力较大,肱骨头脱位后向内侧明显移位,至喙突的内侧、锁骨下方,形成锁骨下型,此类型较少见;另外,还有一种更为少见的胸内脱位型,肱骨头移位通过肋间进入胸腔,常合并肺及神经、血管损伤。杠杆作用:当肩关节处于极度外展外旋位或肩关节处于后伸位时,由于肱骨颈部与肩峰相接触形成杠杆支点,故传达暴力作用于肱骨时,形成杠杆支撬力迫使肱骨头向前下方脱至关节盂下,外展作用力越大,则发生盂下型脱位的可能性越大。直接暴力则较少见,为打击或冲撞等外力从后向前直接作用于肱骨近端,患者常是向后跌倒,肩外侧或后外侧着地,或是受到来自肩后方的打击,使肱骨头向前脱位。肩关节前脱位的病理变化主要为前方关节囊破裂和肱骨头脱出,早期可并发肩袖损伤、大结节撕脱骨折或肱骨头和肩盂骨折,偶见腋动脉或腋神经损伤、肩胛下肌损伤以及肱二头肌腱滑脱;晚期则可并发肩关节僵直及复发性肩关节脱位。

2. 肩关节后脱位 较为少见的损伤,好发于 35~55 岁的男性,在肩关节脱位中的发生率低于 3%。肩关节在内收、屈曲、内旋状态下肱骨遭受由下而上的高能量损伤是发生肩关节后脱位的最常见原因,少见于外力从肩前方直接作用于肱骨头而使其向后脱位。此外,癫痫发作和电休克治疗也可以造成肩关节后脱位。癫痫发作、电休克治疗时,肩部肌肉的不平衡收缩会造成肩关节后脱位。肩部内旋肌群的肌力明显强于外旋肌群的肌力时发生后脱位的概率高于前脱位,在肩关节内收、屈曲、内旋时,强大的胸大肌和背阔肌收缩力量超过了较弱的外旋肌肉群,肩关节内旋,移位的肱骨头相对肩峰向上向后移位超过关节盂,造成肩关节后脱位,冈下肌和小圆肌的肌肉收缩力量还会造成肱骨颈骨折。总之,高能量损伤、癫痫发作以及电休克治疗是发生肩关节后脱位的高危因素。在一项系统评价文献研究中,学者发现造成肩关节后脱位的原因分别是创伤(67%)、癫痫发作(31%)和电击伤(2%)。在一项关于肩关节后脱位的系统回顾文献中,34% 的后脱位与癫痫发作有关。

3. 肩关节下脱位　罕见的脱位类型,在肩关节脱位中的发生率低于1%,通常发生于高能量损伤。需要指出的是,脱位后肢体弹性固定和外展也被称为肱骨脱位。一个过度外展的暴力通过前臂杠杆作用将肱骨近端作用于肩峰,致下方关节囊和盂唇受损,肱骨头从关节盂向下移位,被固定在关节盂下区域,形成典型的前臂固定、外展体位。骨骼、软组织、神经血管损伤通常会与肩关节下脱位同时存在。

4. 复发性肩关节前脱位　复发性肩关节脱位一般是指在首次外伤发生脱位之后,在较小的外力作用下或在某一特定位置使盂肱关节发生再脱位,而且在类似条件下反复发生脱位。肩关节脱位复位后的再次脱位发生率在20%～48%,青年人的复发率较高,据文献报道高达66%～94%。复发性后脱位则极为少见。复发性肩关节前脱位病因病机是复杂的、多方面的,既与外伤造成的病理改变相关,又有解剖发育的变异和功能活动的原因。绝大部分患者有明确外伤史和首次脱位史,由于反复创伤致关节囊松弛或破裂,盂唇撕裂,这种关节稳定性复合结构的损伤导致了关节稳定装置的破坏,使脱位容易再次发生。此外,骨性结构的损坏,包括肱骨头后上方压缩骨折形成的骨缺损(Hill-Sachs 畸形)及肩盂骨折缺损,也导致了肩关节不稳定和复发性脱位倾向。上述关节囊复合结构及骨性结构的缺陷是首次外伤脱位或反复脱位损伤叠加的结果,而非原始病因,在这些病理性结构缺陷形成后,将加重肩关节不稳定和增强再脱位的倾向性。有文献报道,94%～97%的肩关节脱位伴有盂肱关节韧带复合体的损伤,尤其是 Bankart 损伤,如果 Bankart 损伤得到良好修复,则可以明显降低肩关节脱位的复发。

(二) 肩锁及胸锁关节脱位

1. 肩锁关节脱位　肩锁关节是位于肩胛骨肩峰端内侧和锁骨外侧的微动关节,由肩胛骨肩峰关节面、锁骨端关节面、关节滑膜及纤维关节囊构成。作为锁骨与肩胛骨之间的唯一关节,肩锁关节承担着相当重要的功能。其中,肩锁韧带和喙锁韧带连接肩胛骨与锁骨,与三角肌及斜方肌的腱性附着部分一起,保持肩锁关节的稳定性。直接暴力和间接暴力均可造成肩锁关节脱位,但临床多为肩峰外侧受到直接冲撞导致。典型的肩锁关节损伤是肩关节内收位时侧向摔倒,肩外侧着地,外力直接作用于肩峰部所致。损伤力量将肩胛骨和锁骨同时推向下内,由于锁骨内端被第1肋抵挡,在局部形成支点,应力集中于肩锁及喙锁韧带,造成不同程度的肩锁韧带和喙锁韧带的损伤撕裂。若暴力较小,关节囊及肩锁韧带因离支点较远,受力较大而断裂,因喙锁韧带保持完整,故锁骨外侧端仅轻度上移而呈半脱位;若暴力强大,肩锁韧带与喙锁韧带同时断裂,三角肌和斜方肌的肩峰、锁骨腱性附着部亦撕裂,上肢及肩胛骨因失去韧带的悬吊作用而下坠,锁骨受胸锁乳突肌的牵拉而向上移位,肩锁关节呈全脱位。间接暴力则较少见,如上肢伸展位摔倒,暴力上传至肩峰,向上内方向推顶肩胛骨,使肩锁韧带和肩锁关节囊过度紧张而撕裂,由于肩胛骨上移时喙锁韧带松弛,故不易损伤而多造成半脱位。此外,强大暴力牵拉上肢或外侧暴力直接作用于肩胛骨是导致肩锁关节损伤的其他非常见损伤机制。肩锁关节脱位时,可伴有关节面、关节间盘不同程度的损伤,严重时可发生肩峰、第1肋骨、喙突等骨折。

2. 胸锁关节脱位　胸锁关节脱位是一个双动关节,由锁骨的胸骨关节面和胸骨锁骨切迹及第1肋软骨构成,是上肢与躯干唯一以真正关节形式相连的结构。与其他肩部损伤相比,胸锁关节脱位是比较少见的损伤,由于有强大的韧带保护,往往较大的暴力才能造成胸锁关节脱位。锁骨胸骨端可向前、下、上或胸骨后脱位,以向前脱位最常见,文献报道约占

73%。后脱位则较少见,常合并纵隔损伤或神经、血管损伤。最常见的致伤原因是交通事故和运动创伤,如橄榄球等。其他原因包括跌倒时臂外展位触地,挤压伤和举重物等。从受伤机制看,直接外力和间接外力均可引起胸锁关节脱位,但后者更常见。间接暴力可以引起前或后脱位。当肩部受到来自后外侧的挤压力发生向前侧滚时,通过锁骨传至胸锁关节,可造成韧带结构的损伤,发生相应的后脱位;反之,来自肩部前外侧的挤压力会造成胸锁关节前脱位。直接暴力通常引起后脱位,外力直接作用于锁骨前方内侧,锁骨近端被推挤向胸骨后方,进入上纵隔。若急性脱位损伤的韧带未经正常修复,则易出现复发性胸锁关节脱位。此外,出生时若胸锁关节的骨或韧带结构发育异常,伴有固定不变的脱位或复发性半脱位,称为先天性胸锁关节脱位。

(三) 肘关节脱位

肘关节由肱桡关节、肱尺关节和上尺桡关节所组成。构成肘关节的肱骨远端呈内外宽厚、前后扁薄状,侧方有坚强的韧带保护,关节囊之前后部相对薄弱而松弛;肘关节的运动主要为屈伸,尺骨冠状突较鹰嘴突小,因此对抗尺骨向后移位的能力要比对抗向前移位的能力差。所以,肘关节后脱位最为常见,前脱位少见,可同时伴有向内侧或向外侧脱位,前脱位多伴有尺骨鹰嘴骨折。

1. 肘关节后脱位　初次创伤性脱位多有明确外伤史,多因传达暴力和杠杆作用造成。患者跌倒时,肘关节半伸直(前臂旋后)位用手撑地,作用力沿尺、桡骨长轴上传,使尺、桡骨近端向上后方移位,传达暴力使肘关节过度后伸,致尺骨鹰嘴尖端急骤撞击肱骨远端的鹰嘴窝,在肱尺关节处形成杠杆作用,使肘关节囊前侧撕裂,同时撕裂止于尺骨冠突的肱肌附着点,而使肱骨远端前移,尺桡骨近段同时滑向肘后方形成肘关节后脱位。由于环状韧带和骨间膜将尺、桡骨比较牢固地束缚在一起,故脱位时尺、桡骨多同时移位。由于暴力作用方向不同,尺骨鹰嘴和桡骨头除向后移位外,有时还可向内侧或外侧移位,如发生侧后方脱位,易并发内上髁撕脱骨折。有时可合并喙突骨折。多数急性脱位是累及尺桡骨的后脱位。

2. 肘关节前脱位　单纯肘关节前脱位在临床上非常少见。常因屈肘位跌倒,肘尖触地,暴力直接作用于前臂后方,由后向前将尺骨鹰嘴推移至前方;或跌倒后手掌撑地,前臂固定,身体沿上肢纵轴旋转,首先产生肘侧方移位,外力继续作用则可导致尺桡骨完全移位至肘前方。由于引起脱位的外力较剧烈,故软组织损伤较重,关节囊及侧副韧带多完全损伤,合并神经血管损伤的机会也较多;肘部后方受到打击,常合并鹰嘴骨折。

3. 肘关节侧方脱位　分为内侧脱位和外侧脱位。内侧脱位由肘内翻应力所致;外侧脱位由肘外翻应力所致。此时,与脱位方向相对的侧副韧带及关节囊损伤严重,而脱位侧的损伤反而较轻。

4. 肘关节爆裂型脱位　临床上非常罕见。其特点是尺桡骨呈直向分开,肱骨远端位于尺桡骨之间,并有广泛的软组织损伤。除有关节囊及侧副韧带损伤外,前臂骨间膜及环状韧带也完全撕裂。分为前后型及内外型。前后型较为常见,尺骨及冠状突向后脱位并停留在鹰嘴窝中,桡骨头向前脱位进入冠状突窝内。此脱位是在内侧副韧带发生撕裂之后,前臂强力旋前所造成的,即前臂在外力作用下被动旋前和伸直,再加上施加于肱骨远端向下的应力,将尺、桡骨分开,环状韧带、侧副韧带以及骨间膜都发生了撕裂。内外型非常少见,属罕见病例。多为沿前臂传导的外力致伤,环状韧带及骨间膜破裂后,尺桡骨分别移向内侧及外侧,而肱骨远端则像楔子一样插入桡骨与尺骨之间。

（四）桡骨头脱位

1. **单纯桡骨头脱位** 临床上非常少见。若桡骨头向前脱位，应首先怀疑是否是 Monteggia 骨折脱位损伤的一部分。若向后脱位，则更像是肘关节后外侧旋转不稳定。推测前臂强力旋前和撞击极可能是创伤性单纯桡骨头后脱位的受伤机制。应注意排除 Monteggia 骨折脱位和先天性桡骨头脱位，才能诊断创伤性单纯桡骨头脱位。

2. **桡骨头半脱位** 又称牵拉肘，多为牵拉致伤，是婴幼儿的一种损伤，好发于学龄前儿童。因儿童肘关节的骨骼、韧带、肌肉发育未完全，前臂在受到牵拉时桡骨头嵌夹在环状韧带内所致。受伤原因多为患儿在肘伸直位时腕部受到牵拉所致，如穿衣或跌倒时，患儿前臂于旋前位被人用力向上提拉造成。儿童桡骨头发育尚不完全，头颈直径几乎相等，关节囊、环状韧带较松弛，在肘关节过伸前臂受外力牵拉时，肱桡关节间隙增大，肘关节囊内负压增高，发育不完全的桡骨头不能良好地将环状韧带嵌于桡骨颈上，使其连同松弛的前关节囊被吸入关节腔内，嵌于桡骨头与肱骨小头之间，桡骨头被环状韧带卡住，不能回归原位，形成桡骨头半脱位。桡骨头向桡侧移位，亦可形成半脱位。也有学者认为是由于桡骨头的后外侧较平，当前臂处于旋前位被牵拉时，部分环状韧带紧张，以致滑越桡骨头而产生桡骨头半脱位。小儿行走时大人握其前臂上提或牵拉，如上楼梯、过沟坎、或跌倒时拉起等，均是引起本病的常见原因。

总之，桡骨头的解剖特点、关节囊松弛、受伤时前臂的体位及关节腔内负压增大、外力作用等是引起桡骨头半脱位的主要因素。

（五）腕部关节脱位

1. **月骨脱位** 月骨脱位是腕骨脱位中最常见者，古称"手腕骨脱""手腕出臼"，分为月骨掌侧脱位及月骨完全脱位两种。月骨掌侧脱位又称月骨前脱位，多由传导暴力所致。跌倒时后手掌着地，在背伸及尺偏暴力的作用下，头状骨与桡骨间掌侧间隙增大，月骨被桡骨远段和头状骨挤压而向掌侧移位，暴力进一步作用可造成掌侧关节囊破裂，使其脱离桡腕背侧韧带束缚，向掌侧脱位。若背侧韧带与掌侧韧带均断裂，则出现月骨完全脱位，较少见。月骨背侧脱位则十分罕见。由于外力作用的大小不同，月骨向前脱出的程度不一，其预后亦有区别：当损伤暴力较小时，桡月背侧韧带断裂，或月骨后角撕脱骨折，月骨向前旋转小于 $90°$，脱于桡骨远端的前部，由于掌侧血供存在，月骨一般不发生缺血性坏死；若暴力强大，月骨向前反转超过 $90°$ 甚至达 $270°$，此时桡月背侧韧带断裂，桡月掌侧韧带扭转或断裂，此时月骨失去血液滋养，易发生缺血性坏死。

2. **月骨周围背侧脱位** 月骨周围背侧脱位指月骨的解剖位置不变，其他腕骨及整个手骨脱向背侧，其损伤机制与月骨掌侧脱位相同，在腕背伸、尺偏暴力作用下桡骨头韧带、舟月韧带、月头韧带、三角头韧带、月三角掌侧韧带和月三角韧带相继断裂，月骨周围腕骨与月骨分离，向背侧脱位。

（六）手部关节脱位

1. 腕掌关节脱位

（1）拇指腕掌关节脱位：拇指腕掌关节由 2 个相对的鞍状关节面所组成。临床上拇指腕掌关节脱位较少见，半脱位多见。其损伤机制是暴力作用于拇指远端，并沿轻度屈曲的第 1 掌骨向近侧传导，迫使基底脱离韧带束缚，向桡背侧脱位。在脱位过程中，由于掌侧韧带及第 1 掌骨间韧带的强力牵拉，第 1 掌骨基底掌尺侧结节常常出现撕脱骨折，即脱位与骨折并存,临床称 Bennett 骨折-脱位。

(2) 手指腕掌关节脱位:第 2~5 掌骨基底与远排腕骨相对,组成腕掌关节。手指腕掌关节脱位,既可源于挤压等直接暴力作用,也可是掌骨传导的间接暴力所致,常伴发有关节内、外骨折和周围软组织损伤。掌骨既可以脱向掌侧,也可脱向背侧,依暴力大小、方向而定。除第 5 腕掌关节可单独发生脱位外,其他关节常是相邻关节联合脱位,2 个或 3 个不等。

2. 掌指关节脱位 掌指关节脱位可分为背侧脱位和掌侧脱位,以背侧脱位多见,其中拇指掌指关节脱位发生率较高。

(1) 拇指掌指关节脱位:拇指掌指关节近似髁状关节,如可屈、伸、内收、外展及少许旋转。拇指掌指关节脱位常由关节过伸位受伤及杠杆作用所致,掌指关节过度背伸时受伤,造成掌指关节掌侧关节囊紧张继而撕裂,掌骨头由破裂处脱向掌侧,移位于皮下,近节指骨脱向背侧,掌板多从掌骨颈膜部撕破,随指骨一起向掌骨头背侧移位,掌板可夹在掌骨头与脱位的近节指骨基底之间,致成复杂性脱位。桡、尺侧侧副韧带常不断裂,但随指骨基底滑向掌骨头背侧。若损伤时外力偏向一边,也可造成一侧韧带断裂。

(2) 手指掌指关节脱位:较拇指掌指关节脱位较少见。第 2~5 指的掌指关节为髁状关节,有屈、伸、收、展及一定程度的环绕运动,脱位以食指掌指关节脱位最常见,亦以背侧脱位多见。常由过伸暴力所致,指节被过度背伸扭曲而发生。关节囊掌板近端从掌骨颈部撕裂,近节指基底脱向掌骨头背侧,掌骨头向掌侧脱位,屈指肌腱被推向掌骨头尺侧,蚓状肌脱向桡侧,掌侧关节囊纤维板移至掌骨头背面,掌骨头掌侧被掌浅横韧带卡住。手指掌指关节掌侧脱位则很少见,具体损伤机制不详,临床所见多为直接暴力所致。

3. 指间关节脱位 临床颇为常见,各手指的近侧和远侧指间关节均可发生。过伸、扭转或侧方挤压等形式的暴力,均可造成指间关节囊撕裂或破裂、侧副韧带断裂,进而产生指间关节脱位。临床以背侧或内侧脱位多见,前侧脱位极少见。

(1) 近侧指间关节脱位:手指近侧指间关节接近合页式关节,只有屈伸活动,结构上比掌指关节稳定。近侧指间关节背侧脱位较常见。多为过伸暴力所致:手指或屈曲或过伸,并向一侧歪斜。近侧指间关节掌侧脱位较少见,脱位后多伴有指伸肌腱中央腱束撕裂。此外,还有近侧指间关节旋转脱位,由旋转暴力所致,近节指骨一侧髁突穿破指伸肌腱腱帽,即从中央腱束与侧腱束之间的间隙突出,手指偏向一侧。

(2) 远侧指间关节脱位:手指远侧指间关节及拇指指间关节单纯脱位很少见,背侧脱位较掌侧多见,常伴有开放损伤。

(七) 髋关节脱位

髋关节为典型的杵臼关节,是人体最大的关节,髋臼比较深,包容股骨头的大部分,二者紧密结合,形成真空,关节囊及周围韧带坚强,构成的关节非常稳定,而且髋关节周围肌肉丰厚,作用于股骨近端使得股骨头牢靠地贴附于髋臼内。故髋关节解剖结构十分稳定,髋关节脱位往往发生在一定的体位和姿势下,遭受一定方向的强大暴力,通常由高能量损伤引起,如交通伤、高处坠落等。常合并有身体其他部位损伤及髋部骨折,多发生于青壮年。临床上根据脱位的方向分为髋关节后脱位、髋关节前脱位以及髋关节中心性脱位,以后脱位最常见。

1. 髋关节后脱位 后脱位是髋关节脱位中最为常见的类型,其发生率远高于前脱位,两者之比超过 10∶1。髋关节处于屈曲、内收位时,股骨头的大部分球面位于髋臼后上缘,此时如有强大暴力从膝前方向后撞击,冲击力沿股骨干纵轴传递至股骨头,便可使股骨头穿破关节囊后壁形成后脱位。如果在暴力纵向传递的同时,伴有髋关节的屈曲内收内旋,股骨头则更易冲破关节囊后壁,因为髋关节处于屈曲内收内旋位时,股骨头部分已越出髋臼后缘,并绷紧关节囊的后壁,同时股骨颈可被髋臼前内缘阻挡,形成杠杆的支点,引起股骨头的杠杆支撑力冲破髂股韧带和坐骨韧带之间的薄弱区而脱出,后关节囊撕裂。

髋关节脱位多由撞车、塌方等严重暴力受伤而致。典型损伤机制为乘车时跷二郎腿,突遇紧急刹车或追尾碰撞,膝部撞击在前排靠背的后面,即使受伤时关节没有处于明显内收位,也可因强大暴力作用,造成髋臼后壁或者股骨头骨折,继而股骨头向后脱位。此外,在弯腰状态下,重物掉落在下腰部或骨盆部,迫使股骨头相对后移,穿破关节囊而发生后脱位。

髋关节后脱位的主要病理改变是关节囊破裂,股骨头脱至关节外的髂翼后或坐骨后,部分病例伴有髋臼后缘骨折;少数患者由于股骨头脱出时挫压或牵拉而致坐骨神经损伤。

2. 髋关节前脱位　前脱位较少见,在髋关节脱位中所占比例不超过10%～15%。多数是强大的间接暴力所致,多以杠杆作用为主,髋关节处于过度外展外旋位时遭受到强大暴力,大粗隆与髋臼上缘撞击,并以此为支点形成杠杆作用,由于杠杆支撑力作用迫使股骨头向前下方穿破关节囊,由髂股韧带与耻骨韧带之间的薄弱区脱出;少数情况下,当髋过度外展、外旋时,暴力由体侧向内下方直接作用于大腿近端,亦可发生前脱位。多为从高处坠落,中途大腿内侧被横杆阻挡,或骑马跌落等骑跨伤而致。

髋关节前脱位的主要病理改变是关节囊前壁破裂,股骨头脱出至闭孔前方,或脱至耻骨上支水平,偶可合并股动脉、股神经、闭孔神经挫伤或拉伤或髋臼前壁骨折。

3. 髋关节中心性脱位　多为传导暴力所致,如车撞、砸伤、侧方挤压暴力等。多为髋臼骨折后发生,股骨头连同骨折片一同向盆内移位;或者髋关节处于轻度外展屈曲位时,暴力沿肢体纵轴传导至大粗隆及股骨头部,再向髋臼底冲击,致髋臼骨折,股骨头连同臼底骨片一起突入髋臼内,严重者可突入盆腔。中心脱位可伴有创伤性、出血性休克等表现。

所谓的髋关节中心性脱位,主要的创伤病理改变为股骨头向中线移位,髋臼底粉碎性骨折,严重者股骨头与骨折片一起进入盆腔,或股骨头被骨折片嵌夹,治疗也主要针对髋臼骨折,其脱位多在处理骨折后而得到纠正。因此准确讲,髋关节中心性脱位并非单纯脱位,而是骨折脱位。此外,部分患者可并发骨盆其他部位如髂骨、耻骨骨折或股骨颈骨折等。

4. 先天性髋关节脱位　先天性髋关节脱位是临床常见的先天畸形,是髋关节先天发育异常与某些附加因素导致股骨头脱出髋臼之外。其发病率随地区、种族不同而异,白种人发病率高,黑种人较低,好发于女性,我国女男之比约为5∶1。本病确切的病因尚不清楚,常由多种因素影响所致,遗传因素起着重要作用。目前多数学者认为胚胎期受遗传因素、药物、孕妇孕期患病或有外伤史影响,致髋臼上缘发育不良或异常是导致本病的主要原因;也有学者认为胎儿在子宫内位置如臀位胎儿、子宫内压力、羊水过多或过少都可诱发本病;还有人认为关节囊松弛和有关韧带松弛是导致本病的主要因素,包裹新生儿时常将新生儿保持髋部在伸直、内收位,会导致其发病率升高。引起先天性髋关节脱位的因素较多,有自身遗传因素,也有外部原因,这些都是发生髋关节脱位的相关因素,在这些因素中哪些是主要原因、哪些是次要原因尚未需进一步研究。

（八）膝关节脱位

膝关节接触面较大,关节内外又有坚强的韧带、肌腱维持其稳定性,因此不易脱位,因造成脱位的暴力相当强大,故损伤较为严重,涉及多组韧带损伤,乃至骨折以及血管、神经损伤。

膝关节在伸直位时,周围的肌肉、韧带均保持紧张,故膝关节相对稳定;而膝关节屈曲时,周围的肌肉韧带则相对松弛,关节稳定性相对较差,故屈曲时膝关节较易发生脱位。临床上只有在遭受强大暴力作用的情况下膝关节才会发生脱位,多为直接暴力与旋转暴力。根据脱位的方向,膝关节脱位可分为前脱位、后脱位、内侧脱位、外侧脱位以及旋转脱位。

1. 膝关节前脱位　膝关节屈曲位时,暴力从前方向后方直接作用于股骨远端,使股骨髁的关节面沿胫骨平台向后急骤旋转移位,突破关节囊后侧,使胫骨近端脱位于股骨远端前方,发生膝关节前脱位。可并发腘部血管损伤、后交叉韧带断裂,较少发生腓总神经损伤。

2. 膝关节后脱位　膝关节屈曲位,暴力从前方向后方直接作用于胫骨近端,使胫骨平台向后脱出,形成膝关节后脱位。这类脱位较少,但损伤极其严重,必然合并交叉韧带、内侧副韧带、内侧关节囊的撕裂伤,并可能发生肌腱断裂或髌骨撕裂骨折,同时也常并发腓总神经损伤,而腘后血管损伤反而少见。

3. 膝关节侧方脱位　膝关节受到来自侧方的直接暴力,或间接暴力传达到膝关节,引起膝关节过度内翻或外翻,造成关节囊侧方破裂及韧带的断裂而形成。外侧脱位较多见,常合并腓总神经损伤。内侧脱位较少见。单纯性侧方脱位时,常合并脱位的对侧发生胫骨平台骨折。

4. 膝关节旋转脱位　为旋转暴力引起,多发生在膝关节微屈,小腿固定,旋转暴力使股骨发生旋转,迫使膝关节承受扭转应力而产生。如小腿固定,股骨相对内旋及膝外翻时,可引起后外侧旋转脱位,此时股骨内髁可嵌顿于关节囊内侧的裂孔或传入股内侧肌。

（九）髌骨脱位

髌骨脱位是指髌骨完全脱出股骨髁间沟之外,髌骨体一般滑移至股骨外髁的外侧,半脱位的髌骨没有完全脱离股骨髁间沟,仅髌骨嵴脱离股骨髁间沟底部向外移,髌骨外缘一般滑出股骨外髁边缘之外。髌骨可向外、向内或向上移位,而以外侧脱位多见,其他类型脱位很少见,内侧脱位多因外伤所致,也可发生在严重膝内翻者。髌骨脱位多在关节结构及周围软组织异常基础上发生,创伤通常是其诱因。

1. 非创伤因素　主要为髌骨和股骨髁的发育异常、软组织的解剖变异以及各种因素导致的关节及其周围软组织结构异常。先天性膝关节结构异常,如股骨外髁、滑车发育不良,髌骨外形异常,高位髌骨,胫骨过度外旋,关节囊松弛,股外侧肌的止点异常,股内侧肌发育不良,髂胫束部分纤维条索附着在髌骨外缘或髌韧带胫骨附着点偏外侧等,可单独或联合构成髌骨脱位或半脱位的病理因素。先天性或病理性因素造成的膝外翻,使伸膝力线异常,易发生脱位。同时,外侧支持带过紧,髌骨外侧软组织挛缩者以及股骨前倾角过大、胫骨外旋畸形所致的下肢生物力学异常者易出现髌骨脱位。

2. 创伤因素　创伤通常是髌骨脱位的诱因,单纯创伤性髌骨脱位并不多见,它有明显的外伤史。创伤性髌骨脱位可在膝关节屈曲情况下,股骨在外旋和固定的胫骨上强力内旋引起。在股四头肌紧张的情况下,牵拉髌骨向外,如果内侧支持带撕裂,髌骨可滑出股骨外髁向外侧脱位。多由直接暴力引起,膝屈曲位跌倒时,膝内侧着地,髌骨内侧受直接暴力冲撞,使髌骨向外反转移位。间接暴力所致者少见,膝关节屈曲外展位跌倒,内侧副韧带、筋膜等受膝外翻暴力的牵拉紧张而撕裂,进而使维持髌骨正常位置的内侧分力减小而向外脱位。

创伤性髌骨脱位的主要病理变化为股内侧肌与四头肌内侧扩张部撕裂,髌骨向外脱位。少数患者为股四头肌腱外侧部分撕裂,髌骨向内侧脱位;偶见股四头肌断裂,髌骨向下脱位。若在有异常解剖结构时发生损伤,或者既往创伤因素处理不当,致使关节囊内侧松弛,股内侧肌力减弱或股骨髁骨折畸形愈合,股骨远端髌股关节面的外侧塌陷等,则较小的暴力即可引起脱位,甚至形成习惯性脱位。

(十) 足部脱位

1. **距骨周围脱位** 距骨周围脱位又称距骨下脱位,是距舟关节和距跟关节同时发生脱位而胫距关节保持正常关系。通常发生于较大暴力损伤,主要是由于足踝关节在背屈位时受到强力的内翻外力所致。如由高处跳下,足处于背屈内翻位,足外侧缘触地,强力使足内翻,距骨颈抵于载距突旋转,致距下韧带以及关节囊破裂,踝部胫距韧带仍完整,此时距骨仍停留于踝穴中,而足舟骨向内侧脱位。内侧脱位最为常见,约占所有距下关节脱位的80%。其次为外侧脱位,系足在强力跖屈及外翻应力作用下所致,距骨头移向内侧,足舟骨和跟骨移向距骨外侧,此脱位约占15%,外侧脱位时损伤暴力更大,软组织损伤严重,开放损伤多。单纯的前、后脱位极为罕见。

2. **距骨全脱位** 在距骨周围脱位的基础上,如果外力继续作用,除造成上述韧带损伤外,因足踝部的内翻又使踝关节内侧韧带和外侧韧带同时断裂,使得距骨不仅和其他跗骨分离而且还从踝穴中脱出,造成距骨全脱位。由于内、外翻应力不同,有内侧全脱位和外侧全脱位。在足极度内翻时,距骨围绕垂直轴旋转90°,距骨头朝向内侧,与此同时距骨还沿足长轴旋转90°,使其跟骨关节面朝向后方,这是一种复合性脱位。由于损伤暴力大,距骨可脱出踝穴将皮肤冲破而脱出体外。

3. **跗跖关节脱位** 跗跖关节又称为 Lisfranc 关节,故跗跖关节脱位又称 Lisfranc 脱位。其发生机制很复杂,多因急剧暴力引起,分为直接暴力和间接暴力。直接暴力多为重物坠落砸伤或车轮碾轧所致,可能合并骨折以及足背动脉损伤。间接暴力可分为前足外展损伤及足跖屈损伤。前足外展损伤即后足固定,前足受强力外展应力,合并第 2 跖骨骨折是外展损伤的病理基础。足跖屈损伤发生在踝关节及前足强力跖屈时(例如芭蕾舞演员用足尖站立的姿势)。此时胫骨、跗骨和跖骨处在一条直线上,因中足及后足有强力韧带及肌腱保护,而跗跖关节的背侧在结构上是薄弱区,其骨性的稳定作用主要是由第 2 跖骨来提供,此时如沿纵轴施以压缩外力,就可导致跗跖关节脱位。临床上跗跖关节脱位并非少见,其脱位程度差别较大,有的仅 1~2 个跗跖关节脱位,有的则 5 个跗跖关节全脱位,这与其解剖特点有关。

4. **跖趾关节及趾间关节脱位**

(1) 跖趾关节脱位:不常见,损伤机制最为多见的是过伸损伤,外力迫使跖趾关节过伸、近节趾骨基底脱出至跖骨头的背侧,若侧副韧带撕裂,则可伴有侧方移位。多发生于高处坠落及足踢重物时。由于第 1 跖趾关节为主要的负重关节,且第 1 跖骨较长,人们习惯用蹬趾踢重物,故临床以第 1 跖趾关节脱位较常见。当较大的纵向应力作用于过伸位置的第 1 跖趾关节时,可使跖趾关节跖侧关节囊撕裂,严重者可导致近节趾骨向背侧脱位,因蹬长屈肌的作用,蹬趾末节呈屈曲状。由于第 1 跖趾关节的过伸损伤常常发生于在草地上运动的一些运动员,故这种损伤又称为草地趾。其他趾的跖趾关节脱位较蹬趾少见,以背侧脱位为主,也可见到跖侧脱位和侧方脱位。

(2) 趾间关节脱位:为远节趾骨近端移位于近节趾骨背侧,临床上较少见,多因碰撞硬物或开放性损伤所致,以跗趾及小趾多见,一旦发生则多合并足的其他损伤。

评述与展望

脱位的发生即关节正常的解剖结构已经发生变化。通过对关节结构解剖、生物力学、关节运动轨迹(肌骨模型、三维动态轨迹捕获系统、表面积分机电等)的研究逐步深入,利用 X 线、CT、MRI 等辅助设备,可以明确脱位的发生机制。随着 3D 技术、关节镜及微创技术的发展,对脱位的机制研究将会更加深入。

第二节 脱位诊断学研究

一、脱位诊断概论

(一) 定义

凡是组成关节的骨端关节面脱离正常位置,导致功能障碍者,即为脱位。关节脱位多发生在活动频繁,活动范围较大的关节,在大关节中以肩关节居多,其次为肘关节,下肢中髋关节多发,头部颞颌关节多发。古代医籍多有记载,称谓较多,如出臼、脱髎、脱臼、骨错缝等。

一个关节是否发生脱位,除了与作用于关节外力的方向及受伤时关节所在的位置相关,主要取决于关节解剖特点。根据关节的解剖结构可以有不同的分类方式,如按组成关节的骨的数目可分为单关节和复合关节;如按运动轴的数目可分为单轴关节与多轴关节,在多轴关节中又可分为球窝关节、杵臼关节、平面关节。例如髋关节的臼窝较深,可以容纳股骨头的绝大部分,关节接触面积大,周围又有强韧的韧带,故甚为稳定,不易脱位。作为球窝关节的肩关节,由于关节盂较小,关节窝浅,不及肱骨头的1/3,又具有多个运动轴,因此容易发生脱位。

除了幼儿关节脱位或半脱位、成人某些关节骨错缝等较难诊断外,脱位的一般诊断并不困难,主要依靠一般临床症状、特殊体征及影像学表现3个方面诊断。

1. 一般临床症状

(1) 疼痛和压痛:关节脱位时,关节周围出现不同程度的疼痛,关节活动时疼痛加重。单纯关节脱位的压痛一般较广泛,若脱位合并骨折则压痛点明显。脱位后关节囊及周围软组织撕裂,局部筋出槽、骨错缝,经络气血运行受阻,是导致疼痛的原因,即《黄帝内经》所云"气伤痛,形伤肿"。例如在肩关节前脱位时,不但肩峰下压痛,而且肩关节前侧也存在压痛。

(2) 肿胀:脱位后由于关节囊及周围软组织的撕裂,血管破裂,离经之血,泛溢肌肉关节周围,导致局部肿胀,甚至瘀血、瘀斑。单纯关节脱位,肿胀多不严重,且局限。若合并骨折时,多有严重肿胀,伴有皮下瘀斑,甚至出现张力性水疱。

(3) 功能障碍:损伤后,关节脱位,关节结构失常,关节周围韧带、肌肉损伤导致关节周围疼痛,出现反射性痉挛,关节完全丧失或大部分丧失其运动功能,包括主动运动和被动运动,有时可影响到协同关节的运动,如肩关节脱位后,会影响肩胛胸壁关节的运动。

2. 特殊体征

(1) 关节畸形:关节脱位后,该关节的骨端脱离了正常位置,关节周围正常骨性标志的关系发生改变,改变了肢体原有轴线,与健侧相比不对称,因而发生畸形。若关节周围软组织较少,结合特有的关节畸形和肢体畸形易于诊断。如肩关节前脱位呈方肩畸形;关节盂空虚,脱位侧肩关节杜加征阳性;肘关节后脱位呈靴样畸形;肱骨内上髁、外上髁和尺骨鹰嘴间的关系改变;又如髋关节后脱位时,下肢呈屈曲、内收、内旋和短缩畸形,患侧膝贴附于健侧膝部,而出现"黏膝征"。

(2) 关节盂空虚:由于构成关节的一侧骨端部分,一部分脱离或者完全脱离了关节盂,造成关节盂空虚,在临床触诊时可触摸到关节盂的空虚感,表浅关节则更容易触摸辨别。如肩关节脱位后,肱骨头脱离开关节盂,肩峰下出现凹陷,触摸时有空虚感。

(3) 弹性固定:关节脱位后,骨端位置发生改变,关节周围未撕裂的肌肉痉挛、收缩,将脱位后的骨端保持在特殊位置上,对脱位关节做被动运动时,虽然有一定活动度,但存在弹性阻力,当去除外力后,脱位的关节又回复到原来的特殊位置,这种体征称为弹性固定。

(4) 触摸骨端:关节脱位后,临床触诊时,触摸关节周围的变化,可发现移出关节的骨端,并位于畸形的位置上。例如肩关节前脱位,在喙突或锁骨下可扪及肱骨头;髋关节后脱位,在臀部可触到股骨大转子;肘关节后脱位时,可以在肘后方触及尺骨鹰嘴。

3. 影像学检查

(1) X 线检查:X 线检查可以明确诊断和鉴别诊断,结合 X 线片可以明确关节脱位的方向、程度、是否并发骨折,结合相关的临床查体,进行鉴别诊断,是否存在相应的神经、血管损伤,从而选择相应的治疗与固定方法。X 线检查应作为脱位诊断的常规检查,如肩关节脱位应常规行肩关节正侧位 X 线片检查。

同时 X 线片也可作为指导手法复位的评价手段,在复位前后进行此项检查,有助于对是否将脱出的骨端恢复原位,是否将合并的骨折一并复位进行评价。

(2) CT 检查:对于特殊部位的脱位,如脊柱小关节脱位、小儿寰枢关节脱位,CT 具有较高的诊断价值。螺旋 CT 加三维重建对于髋关节脱位,及合并有复杂骨折的脱位具有良好的诊断效果,可清楚地显示骨折脱位的情况,为治疗提供好的指导。

(3) MRI 检查:由于 MRI 检查在显示神经、软组织的功能上优于骨组织结构的显示,因此对脱位合并神经功能、软组织损伤的情况,MRI 可用来辅助诊断。

(4) 超声检查:新生儿髋关节超声检查,是一种对新生儿髋关节脱位早期诊断的重要手段,可以清楚地显示软骨性股骨头,从不同角度静态或动态观察髋臼与头的关系和髋关节的稳定性。可以对髋关节松弛、髋臼发育不良、髋关节半脱位进行早期诊断,因其不存在放射性损害,可以作为定量定性检查来应用。另外超声还可针对脱位并发的骨化性肌炎、关节积液积血进行观察诊断。

4. 脱位的分型

(1) 按脱位的病因分型:①外伤性脱位:关节因遭受外伤暴力而导致脱位者。临床上最常见。②病理性脱位:关节结构被其他疾病侵袭破坏而产生脱位者。③习惯性脱位:反复多次脱位者,称为习惯性脱位。大多数第一次脱位的患者皆有明显外伤史,由于脱位后未能良好地固定,关节囊及周围韧带未能完全修复,以后的每次脱位,其外力甚为轻微,或不是因外伤所致,而是在关节活动时,由于肌肉收缩使原来已不稳定的关节突然发生脱位,这种脱位最常见于肩关节和髌骨。④先天性脱位:因先天发育异常,导致先天性骨关节发育不良而发生脱位。如先天性髋关节脱位、先天性髌骨脱位、先天性膝关节脱位。

(2) 按脱位的方向分类:可分为前脱位、后脱位、上脱位、下脱位及中心性脱位。如肩关节脱位时,按脱位后肱骨头所在的位置可分为前脱位、后脱位。髋关节脱位时,按股骨头所在位置可分为前脱位、后脱位及中心性脱位。四肢及颞颌关节脱位以远侧骨端移位方向为准,脊柱脱位根据上位椎体移位方向而定。

（3）按脱位的时间分类:分为新鲜脱位和陈旧性脱位。一般来说,脱位在2~3周以内者为新鲜脱位;发生在2~3周以上者,称为陈旧性脱位。

（4）按脱位程度分类:①完全脱位:组成关节的各骨端关节面完全脱出,互不接触;②不完全脱位:又称半脱位,即组成关节的各骨端关节部分脱出,部分仍互相接触;③单纯性脱位:系指无合并症的脱位;④复杂性脱位:脱位合并骨折,或血管、神经、内脏损伤者。

（5）按脱位是否有创口与外界相通分类:分为开放性脱位和闭合性脱位。

5. 脱位的并发症　脱位的并发症是指构成关节的骨端在脱位时引起其他组织的损伤,分为早期并发症和晚期并发症。早期并发症指与脱位一起发生的损伤,如果能及时诊断,并采取有效的治疗措施,此类并发症多能恢复,因此在脱位诊断时应特别注意并发症的排除,并及时对存在的并发症进行治疗。晚期并发症指在脱位发生的中后期,所出现的周围组织的病变,这些损伤在脱位发生时多不明显,没有相关的症状和体征,随着脱位整复以后逐渐表现出来,此类并发症的疗效欠佳,应积极避免晚期并发症的发生。

（1）早期并发症:①骨折:受伤时,肢体承受较大的暴力,邻近关节的骨端和关节盂出现骨折的情况。脱位并发骨折的因素有两方面:一方面在脱位发生时两骨端间相互撞击所造成,例如在髋关节后脱位合并髋臼后上缘骨折,或髋关节前脱位时股骨头前下方骨折等;另一方面脱位发生时肌肉产生较强大的前拉力,导致关节周围撕脱骨折的发生,如肩关节脱位时常合并肱骨大结节撕脱骨折。由上述两方面原因导致的骨折,骨折块大多较小,骨折线较稳定,不容易发生移位,随着脱位的整复,这些骨折也通常随之复位。在脱位的过程中,由于暴力的作用和肢体关节所处位置的不同,相互作用下脱位还可并发其他类型的骨折,例如肩关节脱位时合并肱骨外科颈骨折,也有少数患者发生同侧肱骨干骨折,例如髋关节脱位合并股骨干或股骨颈骨折。②神经损伤:脱位发生时,暴力牵拉骨端压迫,或者神经干直接被牵拉、被压迫而导致周围邻近神经损伤。例如肩关节脱位时,肱骨头牵拉或压迫腋神经;髋关节后脱位时,股骨头压迫和牵拉坐骨神经。与脱位并发的神经损伤,多为神经干的挫伤,很少为神经干断裂。神经损伤一般在脱位整复后缓解,随着牵拉和压迫的解除,神经症状逐渐解除,肢体的功能逐渐恢复,因而不需要做神经探查手术。若脱位的肢体在受伤时承受的暴力较大,可能会出现神经根的断裂,经过1个月左右的观察,损伤的神经症状无法恢复,应及早进行神经探查术,如果发现神经分离,应行神经吻合术。③血管损伤:血管损伤多由脱位的骨端压迫及牵拉周围重要血管引起。当暴力较大时,可导致血管断裂,引起广泛出血,皮下血肿。骨端移位压迫动静脉,造成血管挫伤。脱位导致静脉损伤时,脱位以下的肢体因血液回流受限,肢体肿胀较甚。大动脉损伤时,则引起患侧肢体远端血运障碍,动脉波动消失,肢体温度降低,如处理不及时,远端可发生缺血性坏死。例如肩关节前脱位时压迫腋动脉,前臂远端肢体可出现苍白、肢体温度下降等表现;肘关节后脱位,导致肱动脉受压;膝关节脱位,腘动脉受压而出现血运障碍。此类动脉损伤,多能随着关节的复位而逐渐恢复。如果复位后肢体远端血运仍无法改善,或发生大出血,应及时手术探查,手术修补或者结扎血管。老年患者由于动脉硬化等疾病,可因动脉损伤而致血栓形成,影响肢体血液循环,可服用改善血液循环药物,促进血液循环,预防血栓形成及栓子脱落。④感染:感染多因开放性脱位,未及时清创或清创不彻底导致。轻者伤口感染,重者可导致关节化脓感染,引起毒血症或感染性休克。另外,开放脱位的伤口多伴有泥土、碎屑等污染物,导致特异性感染,如破伤风、气性坏疽等。体质虚弱者,并有细菌毒素潜伏时,更易发生感染,此类感染较重,可危及生命,应注意预防。

(2)晚期并发症:①关节僵硬:关节中后期,关节活动范围发生严重功能障碍,即为关节僵硬。脱位时产生的关节内、外血肿机化,关节内滑膜反折等处的粘连,以及关节囊及其周围的韧带、肌腱、肌肉等组织的粘连、挛缩而出现关节僵硬。关节僵硬多因长期固定或未进行关节功能锻炼的患者,静脉和淋巴回流不畅,瘀血流注关节所致。治疗应配合关节主动活动,配合热源性理疗及手法整复技术为主。②骨化性肌炎:关节脱位并发生关节骨折,或强力手法的推拿,关节被动屈伸活动,骨膜被剥离,骨膜下血肿与周围软组织血流贯通,随着血肿机化、钙化与骨样组织形成,而发生骨化性肌炎。暴力强大,损伤严重,骨膜下血肿易向被破坏的组织间隙扩散,亦可形成广泛的骨化性肌炎。好发于肘、膝、肩、髋等关节周围,又以肘关节好发。③创伤性关节炎:脱位时,关节面被损伤,造成关节面不平整,或整复时操作不当,关节之间的关系未完全恢复,日久导致部分关节面磨损,关节内无菌性炎症反应,活动时引起疼痛,称为创伤性关节炎。后期可发生关节退行性变和骨端边缘骨质增生。下肢因负重较上肢发生率高,其中以膝关节较为常见。④骨的缺血性坏死:脱位时,因暴力导致关节囊撕裂,关节内、外的韧带亦可断裂,这些组织内的血管,部分或全部受到损伤,发生撕裂,或因损伤而痉挛,从而局部血流阻塞或不畅,骨的血液循环受到破坏,血流供应不足,发生骨缺血性坏死。如髋关节脱位时,股骨头圆韧带断裂,关节囊破坏,可出现股骨头缺血性坏死。骨缺血性坏死的部位有股骨头、月骨、距骨等。肱骨头及胫骨远端有时亦可发生。⑤腱鞘炎:多因脱位是腱鞘和肌腱受牵拉摩擦引起。损伤后腱鞘充血、水肿,长期日久增厚导致粘连,形成腱鞘炎。例如肩关节脱位后,可导致肱二头肌长头腱腱鞘炎;腕关节脱位可并发桡骨茎突狭窄性腱鞘炎。

(二)常见脱位的诊断要点及研究进展

1. 肩关节脱位

(1)诊断依据:多发于青壮年;有外伤史或习惯性脱位;肩部肿胀、疼痛、压痛、功能障碍;上臂弹性固定于外展30°～40°位,呈方肩畸形。查体可见肩峰下凹陷空虚,在喙突、锁骨下或腋窝处可触及脱出的肱骨头。搭肩试验阳性,直尺试验阳性;X线摄片检查可明确诊断、确定脱位的类型及了解是否合并骨折。

(2)分型:①前脱位:盂下型,患侧上肢长于健侧,腋窝下可摸到肱骨头。喙突下型,喙突下隆起明显,可摸到肱骨头。锁骨下型,锁骨下方隆起明显,可摸到肱骨头。②后脱位:肩前方变平,肩向前突出,喙突及肩峰较健侧向前显露,上臂处于中立位或内旋位,上臂内收,肩峰、盂下或肩胛冈下可摸到肱骨头。③肩关节脱位合并骨折:常见合并肱骨大结节撕脱骨折。局部疼痛、肿胀较严重,或有瘀斑,肱骨大结节处压痛明显。

(3)研究进展

1)造影:通过关节腔内造影可以了解关节囊容量、膨胀度、松弛程度及相互连通情况。如造影剂经肩袖溢入肩峰下滑囊则为肩袖破裂的特征性表现。

2)CT断层扫描:可显示肱骨头的前倾角、肩盂倾斜角和大结节处撕脱情况,关节造影CT,则有助于了解关节囊容积、松弛度、盂唇损伤及肩袖破裂等。

3）MRI 检查:对诊断盂肱下韧带撕裂、关节前和下盂唇等软组织损伤、瘀血等敏感度和特异性高。

4）关节镜检查:通过关节镜可直接观察到关节不稳定的关节囊内病理因素及关节囊内损伤。

5）其他特殊检查:肌骨超声对肩袖破裂等软组织撕裂伤、瘀血等的诊断有参考价值。肌电图、肩关节运动分析法则对麻痹性肩关节不稳定的诊断有一定帮助。

2. 肩锁关节脱位

（1）诊断依据:大多数有明确的肩部外伤史;局部疼痛、肿胀、畸形,肩关节功能障碍,特别是外展活动受限;锁骨外端隆起、压痛,弹性固定;X 线摄片可明确诊断。

（2）分型:常用 Tossy 法分类,Ⅰ、Ⅱ度损伤为半脱位,Ⅲ度损伤为全脱位。

Ⅰ度:肩锁关节处肿胀、压痛,肩关节上举功能轻度受限,X 线检查可见关节间隙略有改变。

Ⅱ度:肩锁关节处肿胀,压痛,肩关节上举功能受限,可有浮动感,锁骨远端向上轻度突起,外展时肩锁关节部位疼痛,X 线检查可见锁骨远端向上轻度脱位。

Ⅲ度:肩锁关节处严重肿胀、压痛,肩关节上举功能明显受限,肩部呈"琴键"样畸形,锁骨远端明显向上突起且弹性固定。X 线检查可见锁骨远端向上明显脱位。

肩锁关节脱位应与锁骨远端骨折相鉴别,锁骨远端骨折患者往往局部肿胀疼痛较严重,压痛点明确且严重,有明显的皮下瘀斑,畸形可不明显,骨折处可闻及骨擦音,可触到骨折端,X 线检查可明确鉴别诊断。

在为肩锁关节脱位患者做 X 线检查时,应拍摄双肩前后位 X 线片以对照:摄片时患者双手分别提约 5kg 重物,观察患侧喙锁间隙增宽程度,增宽在 5mm 以下者,则为肩关节半脱位,喙锁韧带只是受到轻度扭伤或牵拉伤;若增宽大于 5mm 则为全脱位,此时喙锁韧带完全性断裂。

3. 胸锁关节脱位

（1）诊断依据:①有外伤或长期劳损史;②胸锁关节疼痛压痛、肿胀、局部畸形,伤肢功能障碍,头倾向患侧,伤肩下垂。拍摄 X 线片有助于诊断,CT 检查可确诊。

（2）分型:①胸锁关节前脱位:锁骨近端向前脱位突出,上肢被动活动时,可扪及脱出的锁骨近端有异常活动;②胸锁关节后脱位:锁骨近端向后移位,关节处凹陷,可摸到锁骨边缘的胸锁切迹。

胸锁关节脱位需与锁骨近端骨折相鉴别,其中锁骨近端骨折肿胀较重甚至出现皮下瘀斑,可闻及骨擦音,畸形可不严重,X 线及 CT 检查可明确鉴别诊断。胸锁关节后脱位严重者,可压迫其后方大血管、气管和食管,引起呼吸急促,吞咽困难等并发症,临床诊疗需特别注意,必要时需与胸科医生协作诊疗。

胸锁关节的 X 线特殊位置投照方法

（1）Rockwood 位:嘱患者仰卧位,球管向头侧倾斜 40°～50°中心线对准胸骨柄,球管靶-胶片距小儿比成人略小。

（2）Hobbs 位:患者坐于摄片床旁,屈颈和胸部于摄片床上方,放低胸部正对暗盒,屈颈使之平行于胶片,球管与之垂直,中心线对准胸骨柄投照。

（3）Heinig 位:患者取仰卧位,中心线水平正切于胸锁关节并平行于对侧锁骨,暗盒横放于对侧肩部,中心对准胸骨柄。

(4) Katta 位:患者取仰卧位,球管向头侧倾斜 35°,做半轴位投照。

4. 肘关节脱位

(1) 诊断依据:有外伤史;肘部肿胀、疼痛、压痛、畸形、功能障碍、弹性固定;肘后三角正常关系改变,肘关节外径增宽。X 线摄片检查可明确诊断及了解是否合并骨折。

(2) 分型:①后脱位:肘关节疼痛、肿胀、功能障碍,弹性固定于 135°左右,肘前后径增宽,肘窝前方饱满,可扪及肱骨滑车部,尺骨鹰嘴过度后突,上方凹陷、空虚,肘后三角关系改变;②前脱位:肘后部空虚,上肢较健侧略长,肘前方可扪及脱出的尺骨鹰嘴,肘后三角关系改变;③外脱位:肘内外径变宽,前臂外移,可触及鹰嘴位于肱骨外髁外侧,桡骨头突出明显;④内脱位:肘内外径增宽,肘关节内侧可扪及突出的尺骨鹰嘴及桡骨头;⑤脱位合并骨折:临床常见合并肱骨内上髁骨折,肘部肿胀严重甚至出现皮肤瘀斑,肱骨内上髁压痛明显,可闻及骨擦音。

青少年肘关节脱位需与肱骨远端全骺分离相鉴别,二者均有肘部疼痛肿胀、畸形及功能障碍。由于肱骨远端骨骺不显影,因此 X 线上也容易混淆,但肱骨远端全骺分离常可见肱骨下干骺端薄层骨折片。触摸肘后三角是鉴别诊断的要点,肱骨远端全骺分离肘后三角关系不变。

5. 小儿桡骨头半脱位

(1) 诊断依据:常见于 4 岁以下小儿;有外伤史(被提拉手臂史);肘关节可无肿胀或伴有轻度压痛,前臂强迫旋前位,肘关节半屈曲位,旋后活动受限,桡骨头压痛,患肢不能上举。X 线检查对诊断有重要意义。

(2) 分型:相关学者认为,患儿受牵拉时前臂所处的位置不同,发生脱位的类型亦不同,应根据受伤时体位不同将小儿桡骨头半脱位分为旋前型和旋后型。当前臂处于旋前位受牵拉时,桡骨头向后脱位,称旋前型,较多见。而前臂处于旋后位受牵拉时,桡骨头向前脱位,称旋后型,较少见。

临床小儿桡骨头半脱位常被误诊为肘关节软组织损伤、肱骨外髁骨折、桡骨头骨折等。误诊原因可能为:①小儿对损伤过程表述不清,甚至因下桡尺关节受牵拉而主诉腕部疼痛;②接诊医师先入为主,未详细询问病史,未做专科查体;③未重视上肢受牵拉病史,对跌仆等其他病史不甚了解或忽略;④对小儿肘关节骨骺出现及愈合时间缺乏认识;⑤过分依赖 X 线等影像学检查,只凭 X 线片无阳性发现而误诊。

6. 腕骨脱位

(1) 月骨脱位:诊断依据:有外伤跌仆史;腕部疼痛、肿胀、屈伸功能障碍,腕关节弹性固定于轻度屈曲位,掌根突出、压痛,中指屈伸受限,可伴有桡侧三手指感觉减退。X 线摄片检查可明确诊断。

(2) 手舟骨月骨周围脱位:诊断依据:有外伤跌仆史;腕关节疼痛、肿胀、功能障碍,手腕背伸畸形、压痛,可触及手舟骨、月骨与桡骨远端关系正常,其他腕骨向后、向上移位。X 线摄片检查可协助诊断。

腕骨脱位临床极易误诊、漏诊,临床医生需要熟知各个腕骨在 X 线投照的正常解剖位置,建立规范的诊疗常规,以减少漏诊误诊。月骨脱位在临床上常合并手舟骨、三角骨、尺骨茎突或桡骨茎突骨折、掌指骨骨折等,也易使医生只注意到骨折而漏诊月骨脱位。

正位腕关节 X 线上,月骨略呈四方形,远端稍凸,若呈三角形,说明可能有脱位存在;正常腕骨间关节间隙宽 1~2mm,关节间隙增宽或消失,也提示可能有骨折脱位存在,这时结合侧位片进一步诊断,腕部侧位片较斜位片对月骨脱位诊断及分型意义更大。

月骨脱位往往合并正中神经损伤,陈旧性骨折者易发生月骨缺血性坏死。

7. 掌指及指间关节脱位

(1)掌指关节脱位:诊断依据:有外伤史;掌指关节肿胀、疼痛、畸形,屈伸功能障碍,手指缩短,掌指关节过度背伸,弹性固定,背侧可触及指骨基底部,掌侧可摸到掌骨头。X 线检查可明确诊断。

(2)指间关节脱位:诊断依据:有外伤史;指间关节肿胀、疼痛,呈梭形,弹性固定于屈曲位,在背侧可摸到远节指骨滑车,掌侧可摸到近节指骨基底部,可同时合并向侧方移位。X 线检查可明确诊断。

8. 髋关节脱位

(1)诊断依据:有严重外伤史;局部肿痛,弹性固定;X 线检查可确诊,并可显示有无合并骨折。①髋关节后脱位:伤者多为青壮年;伤肢呈屈曲、内收、内旋短缩畸形,臀部常可扪及隆突的股骨头;大转子向后上移位,常于臀部触及隆起的股骨大转子。髋关节主动活动丧失;被动活动时,出现疼痛加重及保护性痉挛。若髂股韧带同时断裂(少见),则患肢短缩、外旋。②髋关节前脱位:伤肢呈屈曲、外展、外旋畸形,患肢很少短缩,大转子亦突出,但不如后脱位时明显,可位于髂前上棘与坐骨结节的连线(Nelaton 线)之下,在闭孔前可摸到股骨头;X 线检查可排除髋臼骨折。③髋关节中心性脱位:局部轻度肿痛、压痛,股骨粗隆较平坦,髋关节活动功能丧失,伤肢稍短缩;畸形多不明显,但疼痛显著,下肢功能障碍。脱位严重者,患肢可有短缩,大转子不易扪及,阔筋膜张肌及髂胫束松弛。骨盆分离及挤压试验时疼痛,有轴向叩击痛,X 线检查可确诊。

(2)X 线、CT 检查:患者有外伤史,出现患侧髋部疼痛、肿胀、髋关节活动功能障碍,髋关节弹性固定,即可诊断髋关节脱位,但仍应做 X 线检查,以了解是否合并髋部骨折。CT 薄层扫描及三维重建对鉴别脱位是否合并骨折有重要意义,可了解髋关节脱位、髋臼骨折、股骨头骨折骨片的大小及移位情况,同时还能初步了解损伤后的关节及周围软组织形态变化。能准确地进行髋关节脱位合并骨折的分型,对临床诊断、治疗及预后有重要的意义。

(3)MRI 检查:MRI 在观察关节周围肌肉韧带等软组织损伤、髋臼盂唇撕裂、关节腔内出血的情况较 CT 敏感。晚期可用于观察是否合并股骨头坏死。

(4)分型

1)临床常根据股骨头与髋臼的位置关系分型,可分为前脱位、后脱位和中心性脱位。①前脱位:以 Nelaton 线(髂前上棘与坐骨结节的连线)为标准,位于该线前方者为前脱位。前脱位又可分为前上脱位(耻骨脱位)、前方脱位(髋臼前方脱位)、前下方脱位(闭孔脱位)。②后脱位:脱位后股骨头位于 Nelaton 线后方者为后脱位。后脱位又可分为后上脱位(髂骨部脱位)、后方脱位(髋臼后方脱位)、后下方脱位(坐骨结节脱位)。③中心性脱位:股骨头冲破髋臼底或穿入盆腔者为中心性脱位。

2)根据合并骨折类型分型:髋关节脱位并骨折分型种类较多,下面介绍临床常见的分型。

A. 髋关节后脱位并骨折分型(Thompson-Epstein 分型):该分型缺少髋关节后脱位合并

股骨颈骨折的分型。

Ⅰ型:髋关节后脱位伴有或不伴有髋臼后缘小骨折片。

Ⅱ型:髋关节后脱位伴有髋臼后缘较大单一骨折片。

Ⅲ型:髋关节后脱位伴有髋臼后缘粉碎骨折。

Ⅳ型:髋关节后脱位伴有髋臼后缘及髋臼顶骨折。

Ⅴ型:髋关节后脱位伴有股骨头骨折。

B. 髋关节前脱位并骨折分型:髋关节前脱位发生概率较小,一旦脱位常易致股骨头骨折。①凹陷型髋关节前脱位合并股骨头负重区压缩性凹陷骨折;②经软骨骨折型髋关节前脱位并股骨头负重区骨软骨骨折或关节软骨损伤。

C. 髋关节中心性脱位

Ⅰ型:髋臼底部横行或纵行骨折,股骨头无移位,此型损伤轻,较多见。

Ⅱ型:髋臼底部骨折,股骨头呈半脱位进入盆腔,此型损伤较重,亦较多见。

Ⅲ型:髋臼底部粉碎骨折,股骨头完全脱位于盆腔,并嵌入于髋臼底部骨折间,此型损伤严重,较少见。

Ⅳ型:髋臼底骨折并有髋臼缘骨折或同侧髂骨纵行劈裂骨折,骨折线达臼顶,股骨头完全脱位于盆腔,此型损伤严重,较少见。

3)根据脱位时间长短分型:在3周以内为新鲜性髋关节脱位。超过3周为陈旧性髋关节脱位。

髋关节后脱位可合并股骨干骨折,临床上常注意到股骨干骨折症状而忽略髋关节后脱位的临床表现。髋关节后脱位应表现为大腿内收、内旋、屈曲畸形,但股骨干骨折后骨折远端表现为成角、旋转等畸形,使髋关节脱位体征隐而不显,文献报道漏诊率高达50%～80%,髋关节后脱位伴有髋臼后上缘骨折者易合并坐骨神经损伤,这类损伤多为牵拉或受股骨头、髋臼骨折碎片轻度激惹所致的暂时性功能障碍。

此外,髋关节脱位伴有骨折者对股骨头血供有明显的影响,易引发股骨头缺血性坏死发生,临床应进行长时间的随诊观察并复查 X 线、CT。同时,合并骨折者复位后发生创伤性关节炎的概率明显增加,临床中应注意积极预防。

9. 膝关节脱位

(1)诊断依据:①有严重的外伤史。②伤后膝关节剧烈疼痛、肿胀、功能丧失。③有不同程度的畸形。不全脱位者,由于胫骨平台和股骨髁之间不易交锁,脱位后常自行复位而没有畸形。完全脱位者,患膝明显畸形,下肢缩短,筋肉在膝部松软堆积,可出现侧方活动与弹性固定。④合并十字韧带损伤时,抽屉试验阳性;合并侧副韧带损伤时,侧向试验阳性。

(2)其他辅助检查:①严重者血常规常提示白细胞计数增高,合并骨折大出血时血红蛋白下降。②影像学检查:X 线可明确移位程度及移位方向,并可明确鉴别是否合并骨折。CT 检查可弥补平片对小碎骨片及半月板破裂,前后交叉韧带损伤诊断的不足,还对肌肉等软组织挫裂伤、血肿等有一定的分辨能力。③肌骨超声检查:能通过实时、动态地显示主要血管中的血流方向和速度来检查损伤部位血管有无断裂、压迫,且准确性很高。④神经电生理检查:主要指肌电图检查,可以了解神经肌肉的功能状态。

(3)分型:①前脱位:膝关节前后径增大,弹性固定于微屈膝位,髌骨下陷,可在髌前方扪及隆突的胫骨。X 线见胫骨前移。②后脱位:膝关节前后径增大,呈过伸位,可在膝前方扪及股骨髁部。X线显示胫骨后移脱位。③内侧脱位:膝关节有明显的侧方异常活动,可在膝内侧缘扪及胫骨髁部。X线显示胫骨内移脱位。④外侧脱位:可在膝外侧缘扪及胫骨髁部。X线显示胫骨外移脱位。⑤旋转脱位:膝关节关系改变,X线显示胫骨呈旋转脱位。

10. 髌骨脱位

诊断依据:①外伤性脱位:有外伤史,伤后膝部肿胀、疼痛,膝关节呈半屈曲位,不能伸直。膝前平坦,髌骨可向外、内、上、下方脱出。或有部分患者就诊时,髌骨已复位,仅留下创伤性滑膜炎及关节内积血或积液,在髌骨内上缘之股内侧肌抵止部有明显压痛。可通过详细询问病史以帮助诊断。膝部侧、轴位X线摄片可见髌骨移出于股骨髁间窝之外。②习惯性脱位:青少年女性居多,多为单侧,亦有双侧患病。有新鲜创伤性脱位病史,或先天发育不良者,可无明显创伤或急性脱位病史。每当屈膝时,髌骨即在股骨外髁上变位向外侧脱出。脱出时伴响声,膝关节畸形,正常髌骨部位塌陷或低平,股骨外髁前外侧有明显异常骨性隆起。局部压痛,轻度肿胀,当患者忍痛自动或被动伸膝时,髌骨可自行复位,且伴有响声。平时行走时觉腿软无力,跑步时常跌倒。膝关节轴位X线摄片可显示股骨外髁低平。

11. 踝关节脱位

(1) 诊断依据:①有外伤史,以扭伤多见;②局部疼痛,肿痛,畸形,足踝功能障碍;③踝穴空虚。X线检查可确诊,并可显示有无合并骨折。

(2) 分型:①内脱位:多为外翻、外旋致伤。踝关节肿痛,功能障碍,足呈外翻外旋,内踝下高突,外踝下凹陷,畸形明显,可合并双踝骨折。②外脱位:多为内翻、内旋致伤。踝关节肿痛,功能障碍,足呈内翻内旋,外踝下隆突,内踝下空虚,多伴双踝骨折。③前脱位:局部肿痛,足背伸,跟骨前移,跟腱紧张,跟腱两侧可扪到胫腓骨远端向后隆突,可伴胫骨前缘骨折。④后脱位:局部肿痛,活动功能丧失,足跖屈,跟骨后突,跟腱前方空虚,踝前可扪及突出的胫骨远端,其下方空虚,可合并后踝骨折。

12. 跗跖关节脱位

诊断依据:有明确外伤史;患侧足背肿胀,压痛,弹性固定,局部可触及脱出的跖骨头;功能障碍。X线检查可明确诊断。

跗跖关节是由第1~3跖骨与第1~3楔骨及第4、5跖骨与骰骨组成的关节。其中,第1跖骨与第1楔骨所组成的关节,其关节腔独立,活动性较大;其余部分相互连通,仅可做轻微滑动。跗跖关节是足横弓的重要组织部分。其位置相当于足内、外侧缘中点画一连线,即足背的中部横断面。损伤后若恢复不完全,必然影响足的功能。跗跖关节脱位多因急剧暴力引起,如高处坠下、前足着地,遭受暴力扭转。在直接暴力损伤中足背受暴力直接撞击或挤压,因作用点和方向不同,跖骨基底呈向跖侧、内侧和外侧等不同方位移位,临床中以第1跖骨向内脱位,第2~5跖骨向外、向背脱出为多见,可两者单独发生或同时发生。跗跖关节脱位常伴有严重软组织挫伤、血管损伤可引起骨筋膜室综合征及缺血性坏死。由于足背动脉位于皮下,缺乏软组织保护而多为开放性损伤。

跗跖关节脱位或骨折患者在行X线摄片时,传统足中立侧位片因跗跖关节互相重叠易致漏诊,采用真性侧位像(足正位加外旋60°)检查,较易显示脱位关节或骨折断端。

(二) 躯干关节脱位的诊断要点

1. 颞颌关节脱位

（1）诊断依据：有过度张口、咀嚼硬物或外伤史；颞颌关节部疼痛，轻度肿胀，口呈半开合状态，在耳前方可摸到凹陷，颧弓下可摸到髁状突，压痛，口不能主动闭合或张开。

（2）分型：①双侧前脱位：局部酸痛，下颌骨下垂，向前突出。口不能张合，言语不清，口流涎唾。摸诊时在双侧耳屏前方可触及下颌关节凹陷，颧弓下方可触及下颌髁状突。②单侧前脱位：口角歪斜，颊部也向前突出，并向健侧倾斜。在患侧颧弓下可触及下颌骨髁状突，在患侧耳屏前方可触及凹陷。

2. 寰枢关节单纯脱位

（1）诊断依据：有明确的外伤史；主诉颈部疼痛或酸胀不适，活动受限。

（2）分型：①单侧向前移位：头部离开患侧向健侧倾斜，颈部疼痛和僵直，枕大神经痛等，脊髓压迫症状和体征较少见；②双侧前脱位：头部前倾，张口受影响，颈椎各方向活动均受限制，可触到前脱的寰椎前结节，枕颈区变平而枢椎棘突明显隆起，有压痛及该区疼痛，可压迫脊髓而表现为四肢瘫痪或偏瘫；③严重的陈旧性半脱位，表现为斜颈及运动受限，颈部活动时疼痛，并可导致面部发育不对称。

（3）X 线张口位摄片表现为枢椎齿状突与寰椎两枚侧块间距不对称，侧位 X 线片显示齿状突和寰枢椎弓之间的距离变大；必要时行 CT 三维重建检查可明确诊断。

3. 颈椎单纯脱位

（1）诊断依据：严重有外伤史，如"甩鞭伤"；颈部疼痛，颈部旋转活动不便，活动时疼痛加剧；X 线检查可明确诊断。

（2）分型：①半脱位：症状轻微；颈部肌肉轻度痉挛，头略前倾。棘突压痛，下颌歪向健侧，头自患侧向健侧旋转，伤椎棘突向患侧偏，并向前凹陷，伤椎下一棘突后突、压痛。如有神经根受压，则出现相应的神经损伤症状。②全脱位：头向前倾，症状较重，常伴随脊髓损伤导致高位截瘫。

4. 胸腰椎骨折脱位

（1）临床表现：①除老年椎体压缩性骨折以外，患者一般有外伤史。②局部疼痛肿胀不能坐起或行走，较轻者可双手扶腰挺直行走。③椎旁肌可有保护性肌痉挛，伤椎棘突叩击痛；棘突间距离可增宽，同时有肿胀、瘀斑，在损伤部位棘突可有后突畸形。如果椎体侧方压缩，可有轻度的侧弯畸形。

（2）临床查体：应系统检查有无其他合并损伤，系统检查是否合并脊髓神经损伤，主要靠检查受伤脊髓节段以下的感觉、运动、生理和病理反射，以及大小便情况。

（3）影像学检查：拍摄正侧位 X 线片，必要时加照斜位，或断层摄影；CT 三维重建检查可直观、全面显示损伤类型及程度，可以显示脱位或骨折对椎管的影响。

5. 骶尾关节脱位

（1）诊断依据：有滑倒仰坐摔伤史和产伤史；骶尾部疼痛，不能坐立，常以单侧臀部坐在椅凳上，弯腰下蹲等活动受限，甚则疼痛；骶尾部局部软组织肿胀，皮下瘀血及压痛明显；骶尾交界区有台阶样感或凹陷感；按压尾骨尖时，骶尾区有过度的伴有疼痛的异常活动；肛诊时前脱位可触及骶尾前侧有凸起，压痛。

（2）分型：X 线侧位片可显示尾骨向前脱位、向后脱位或骨折脱位。正位片可能显示有侧向移位，但应除外生理性变异情况。后脱位可触及尾骨向后凹陷，压痛。

二、脱位诊断方法研究进展

对于脱位结合患者的受伤时的情况,所表现的症状及特殊体征,并结合 X 线、CT、MRI、超声检查一般不难诊断。因此,在临床诊断中所运用的方法也应从临床症状、特殊体征及影像学表现入手。

(一) 临床症状诊断

脱位的临床症状与骨折的一般临床症状相同。

1. 疼痛 是关节脱位发生时,由于周围筋肉损伤,气血凝滞,阻滞经络所引起的。西医学一般认为疼痛与损伤局部创伤炎症反应、关节囊撕裂、肌肉挛缩、局部血肿、关节移位导致神经末梢牵拉或刺激有关。不同关节脱位其所表现的疼痛及压痛部位不同,例如颞颌关节双侧前脱位,可在双侧关节周围触及局部酸痛,患者关节主动运动时出现疼痛加重情况,而单侧前脱则可于脱位一侧触及压痛。肩关节前脱位患者常以健手扶持患肢前臂,头倾向患侧以减轻肩部疼痛。当合并肩袖损伤时,可在肩袖区域触及压痛,主动或被动外展肩关节时,出现疼痛加重或外展功能受限。当脱位合并骨折发生时,患者疼痛症状往往会加重,并肿胀明显,可闻及骨擦音。例如肩关节脱位合并肱骨大结节骨折时,除关节脱位一般症状外,往往疼痛、肿胀较明显,可在肱骨头处扪及骨碎片及骨擦音。

2. 肿胀 是损伤局部脉络,离经之血,流于肌肤腠理之间,故而出现血肿;加之局部气血经络受阻,水湿停留而形成水肿。如损伤处出血较多,营血离经流入肌肉筋膜下或溢于皮肤之下,形成瘀斑。西医学认为,脱位后损伤至局部血管破裂出血,或积聚于脱位处,或充填于关节腔内,或渗透入皮肤下形成瘀斑。局部血管破裂后静脉回流障碍引发水肿,如组织压升高较明显,则可产生张力性水疱。例如肘关节前脱位或后脱位时,肘过度后伸或前屈,前后关节囊壁被撕裂,肱骨远端向前或向后移位,如合并侧方外力则易合并,引起肘关节的尺、桡侧副韧带撕脱或断裂,从而引发更严重的肿胀。

3. 功能障碍 是由于关节脱位后,构成关节的骨端脱出原有的位置,关节正常枢纽作用丧失,或者关节周围的肌腱撕裂,失去静力平衡和动力来源,或者因为疼痛引起关节周围肌肉反射性痉挛,或因关节内软骨破裂损伤,关节交锁导致疼痛,或因神经功能受损,肌肉失去支配功能,导致关节出现各种功能障碍,例如屈伸、旋转、站立、行走功能丧失。但某些关节半脱位,或脱位及时还纳,功能障碍可不明显。例如小儿桡骨头半脱位时,可因疼痛而哭闹,并拒绝活动患肢,亦怕别人触动。肘关节呈半屈曲位,不肯屈肘、举臂;前臂旋前,不敢旋后。如在月骨脱位时,腕部活动受限,手指屈曲受限,腕关节不能背伸活动,掌腕横纹处有压痛,并可触到脱出的月骨。腕部向尺偏,叩击第 4 掌骨头时,有明显的疼痛。

(二) 脱位的特殊体征

1. 关节畸形 是脱位后关节脱离原有关节部位,使肢体正常的骨性标志、生理弯曲、肌肉标志或肢体力线发生变化,可表现为肢体的短缩、旋转、成角、侧方移位、凸起、凹陷等。某些关节可出现特殊的畸形,成为诊断的重要参考。例如:肘关节后脱位时,出现"靴形"畸形,肘后空虚凹陷,尺骨鹰嘴后突,肘后三点骨性标志的关系发生改变,与健侧对比,前臂的掌侧明显缩短,关节的前后径增宽,左右径正常。髋关节后脱位时,患肢呈现屈曲、内收、内旋及缩短的典型畸形,患侧膝关节贴附于健侧膝部上,出现"黏膝征"。大转子向后上移位,常于臀部触及隆起的股骨大转子。髋关节主动活动丧失;被动活动时,出现疼痛加重及保护性痉挛。又如肩关节前脱位时,出现"方肩"畸形,是由肱骨头位置的改变,肩峰相对高突所致。

2. 关节盂空虚　为关节脱位重要的体征之一。构成关节的一侧骨端脱离了原有的关节位置,造成脱位关节内空虚,表浅的关节在触诊时很容易触及。

3. 弹性固定　当骨端的位置发生改变,关节周围未撕裂的肌肉痉挛、收缩,可将脱位后的骨端保持在特殊的位置上。在对脱位关节做被动活动时,有一定的活动度,但存在弹性阻力,当祛除外力后,脱位的关节又回复到原位。

（三）影像学检查

1. X 线检查　常规应对患者拍摄正、侧位片,但是某些部位不能用常规拍摄方法显示,必须用特殊体位进行投照,例如手舟骨脱位或骨折时采用碟位片、髋关节后脱位采用谢氏位、寰枢关节的张口位。在对有明显畸形的脱位进行 X 线检查时,应进行适当的固定。X 线所显示的征象不一定代表受伤时外伤的程度,某些隐匿性半脱位经过搬运或整复后,例如颈椎半脱位、暂时性脱位的踝关节外翻损伤,可在保护下,与原始移位一致的位置进行应力位摄片。

对于寰枢关节半脱位开口位是重要的参考依据,但是某些患者在标准开口位片并未见寰枢关节位置改变。有研究者运用左右旋转 15°张口位发现寰枢关节的细微改变,并提出可以作为诊断寰枢关节半脱位的新方法。同样有研究者运用颈椎侧屈 15°开口位发现,齿状突的偏移、寰椎在枢椎上侧滑,经过症手术治疗后,症状均能缓解。在踝关节骨折与脱位的诊断上,除了采用踝关节正侧位外,可以采用踝穴位,内旋 30°斜位,外旋 45°～55°摄片及应力位 CT 用于重叠部位和小撕脱骨折脱位的检查。

某些细小的关节脱位,还可以通过关节间隙的测量来辅助诊断。例如肩锁关节脱位不明显时,可测量其冠状位的关节间隙,通常其在 1～3mm,而当男性大于 7mm 和女性大于 6mm 时均为异常表现。同样,对于喙锁关节间隙越大,肩锁关节脱位的可能越大。喙锁间隙增加 50% 表明肩锁关节完全脱位。

应力位 DR(数字 X 线摄影技术)摄影方法简单、便捷、费用低廉,能够很好地进行关节脱位的鉴别诊断。例如运用应力位 DR,双侧肩锁关节间隙对比直观,对患侧肩锁关节间隙、锁骨肩峰端上抬及喙锁关节间隙增宽显示更加明确,可以作为肩锁关节脱位的首选方法。

对于关节角度的测量也是 X 线检查,辅助脱位诊断的重要方法。例如 Q 角过大是髌骨不稳的因素之一,也是髌骨脱位及反复脱位的重要因素。有学者研究发现,女性膝关节伸直位 Q 角无明显增大,但屈曲位 Q 角较伸直位明显改变时,需考虑复发性髌骨脱位可能;对于女性复发性髌骨脱位患者可通过测量术前手法复位髌骨后的 Q 角,来评估是否需行远端重排术。

由于腕关节结构复杂,损伤类型较多,临床上漏诊、误诊率相对较高,特别是合并有细小骨折的腕关节脱位漏诊的可能性较多。因此对待此种关节脱位,应联合应用 X 线片与螺旋CT,对于诊断及治疗均有益处。

2. CT 检查　关节损伤中运用得越来越多,在辅助诊断、鉴别诊断、指导治疗、制订手术方案上越来越重要。CT 具有一次性扫描可获得多部位检查的诊断信息,并可进行后期图像处理。扫描时可使用高压注射器注入造影剂实现强化扫描,对脏器和血管进行观察。同时检查时不用改变患者体位,方便了因关节脱位导致的特殊畸形不能配合检查的情况。多螺旋 CT 容量扫描的数据量大且能够进行后期图像处理,可进行三维立体图像、多平面重建图像、曲面重建图像。

表面遮盖重建,是通过薄层内插式重建使像素值大于预设 CT 阈值,相邻的像素组合起来的立体雕塑图像。对于脱位、骨折可提供全方位、多角度的观察。可利用表面遮盖重建前面观(包括患者前斜 15°、45°)、后面观(包括患者后斜 45°、60°)、侧面观、足侧观等仔细观察,可使用"切割"软件非相关结构摘除,重现病变区域。

CT 三维重建技术是临床应用较多的技术,研究者多采用 CT 扫描和 CT 三维重建成像,通过 CT 三维重建成像,骨盆、胸肋部图像可任意角度旋转,根据需要摄取骨盆、胸肋部各个方位的图片,临床依据骨折与脱位的程度,选择最佳的治疗方案和手术入路。

Bankart 损伤是肩关节盂最常见的病变之一,是肩关节复发性前脱位的常见病变之一。由于肱骨头脱位及复位时产生的剪切力导致盂唇关节囊韧带复合体的撕裂,成为肩关节疼痛的常见原因之一。研究者运用双排螺旋 CT 扫描,并进行多平面重组(MPR)和表面遮盖显示法(SSD)处理,能很好地显示区域的病损,同时对关节盂下缘骨折、HiLL-Sachs 损伤、关节盂倾斜及一些软组织异常提供很好的诊断。

由于腕关节结构复杂,损伤类型较多,临床上漏诊、误诊率相对较高。例如腕月骨周围脱位的诊断上,也可应用螺旋 CT 进行多平面重建和表面三维成像检查,可以直观清晰地显示骨折脱位的类型,为临床确定骨折分型、选择合适的治疗方案提供可靠依据。在足踝部,有研究者进行了统计发现,DR 对楔骨及骰骨的漏诊率较高,导致其脱位与骨折的漏诊率和错误率较高,采用 MSCT 可以弥补 DR 的缺陷,结合矢状位、冠状位及斜面 MPR,才能多角度观察碎骨及关节脱位的程度。

3. MRI 检查 MRI 检查与 CT 不同,它能利用人体内原子核在静磁场与射频脉冲磁场的作用下发生共振而产生的影像,MRI 既能显示人体形态学结构,又能反映原子核水平的生物化学变化。MRI 现多用于对脊柱骨折脱位合并脊髓损伤的观察、对膝关节骨折脱位及慢性损伤的观察、肩关节损伤、肩关节脱位的观察,具有较好的优势。

国外研究者对肩关节脱位的患者采用手臂内收和内旋位进行开放孔径 MR 成像,随后手臂内收和外旋位再次成像,对急性肩关节前脱位的患者前臂内旋位的 MRI 表现增加了前下方盂唇撕裂诊断的确定性,内收和手臂内旋提高了 Bankart 撕裂 MRI 诊断的准确性。

膝关节在损伤时可出现半月板周缘性脱位,对 MRI 冠状位图像表现为低信号的半月板组织向股骨髁及胫骨平台关节面周缘脱位并超出规定的测量基线进行研究,发现只要测量方法正确、精确,注意除外股骨髁、胫骨平台边缘骨椎的影响,MRI 可准确诊断半月板周缘性脱位。

肩关节脱位时可导致肱二头肌腱的撕裂和脱位,国内学者通过回顾性分析经肩关节镜确诊为肱二头肌长头腱撕裂或脱位的患者的 MRI 资料,发现肱二头肌长头腱半脱位在上表现为肌腱脱离结节间沟,向内移位,位于肱骨小结节前方;肱二头肌长头腱滑脱至肩关节囊内,表现为结节间沟韧带完整,肌腱向内移位至关节囊;肱二头肌长头腱滑脱至肩胛下肌腱内,表现为肩胛下肌腱远端撕裂,肱二头肌长头腱移位至撕裂的肩胛下肌腱内;肱二头肌长头腱滑脱至关节囊外,表现为结节间沟韧带撕裂,肱二头肌长头腱向内移位,位于关节囊外,能够为临床提供参考依据。

4. 超声检查 超声波是超过人耳可听声频率范围的一种机械波。超声波可以动态检查包括肌肉、肌腱、韧带、滑囊、关节及神经在内的表浅软组织,具有空间分辨力好、操作简单方便、无毒副作用以及费用相对低廉等优点。肌骨 B 超可以运用于肌肉肌腱的撕裂伤、肌肉疝、关节炎、滑囊炎、韧带损伤等。

在针对肩锁关节脱位采用 B 超诊断中,可以观察肩锁韧带、关节囊和喙锁韧带的连续性,关节内外有无血肿等,能够对肩锁关节损伤临床正确分级提供依据。

有研究者通过对比高配超声与磁共振对急性外伤性髌骨外侧脱位,发现高频超声可以对急性外伤性髌骨外侧脱位的各种伴随损伤明确诊断和准确分级,是一种简单可靠、快捷并可重复的诊断方法。B 超在先天性髋关节脱位的预防上,具有良好的作用,超声可以较好地穿透尚未完全骨化的髋关节,并能够动态观察髋关节结构,成为早期诊断发育性髋关节发育不良(DDH)的首选检查手段。

5. 关节镜　微创概念及技术逐渐应用到骨折及脱位治疗中,关节镜技术也逐渐应用到脱位的诊断及治疗中,以膝关节镜的应用频率最多。有研究者运用关节镜诊治髌骨脱位并髁面骨折,直接观察关节腔内损伤情况,确定有无骨折并进行相应的治疗,对撕裂的关节囊进行修补,可作为髌骨脱位治疗的有效手段。有研究者同样运用膝关节镜对膝关节后外侧旋转脱位进行探查,镜下撬拨、松解卡入髁窝的内侧关节囊,复位后同时进行侧副韧带的修复,取得了良好的效果。

评述与展望

在脱位的诊断中,结合患者病史、症状、特殊体征及患者 X 线片表现能够诊断绝大部分的脱位,同时 CT 技术及 CT 下造影技术的运用,MRI 技术的成熟,可以对隐匿性脱位,以及脱位继发的神经功能损伤、血管损伤进行更进一步的诊断。随着仿真模拟技术的发展,3D 技术的不断成熟,未来对于脱位损伤关节诊断将更进一步。

第三节　脱位整复方法研究

骨科具有漫长的历史,骨伤疾病尤其是脱位早在文明萌芽之前就已存在,但是对脱位整复方法,无论经验还是理论认识,都经过了漫长的积累过程。中医骨伤科整复技术作为中医骨伤科外治法的一项重要手段,是中医骨伤科对脱位疾患治疗中不可或缺的重要组成部分,所以我们要研究脱位整复方法,必须从脱位整复方法的历史脉络入手,从中医骨伤科对脱位的认识过程入手,层层梳理,将脱位整复方法的发展展现在大家面前。

一、我国脱位整复方法的历史沿革

(一) 脱位整复方法的起源与起步时期

三国两晋南北朝时期是我国历史上一个战乱频仍的年代,长期的战争,使创伤骨折非常多见,所以骨伤科学在这一历史时期,在实践医学方面有了长足的进步。尤其是骨折脱位的固定复位法发明,对后世有着深远的影响。关于脱位整复技术的文字描写也最早见于这个时期的《肘后备急方》。葛洪首先报告了下颌关节脱位,在《肘后备急方》中记载:"治失欠颌车(颊车)磋开张不合方:一人以指牵其颐,以渐推之则复入。推当疾出指,恐误口齿伤人指也。"此文报告了颞颌关节脱位,"磋开张不合"是指下颌关节脱位口不能开合,"以指牵其颐",是指医者用手指放到患者口中牵引下颌骨;"复入"即复位。这一复位方法沿用至今。

葛洪还首次介绍运用牵引等手法整复关节脱位。

（二）脱位整复方法的发展时期

隋唐时期,是我国历史上文化繁荣发展的时期,医学上也出现了总结提高的局面。涌现出巢元方、孙思邈等大量著名医家,并著有很多影响深远的医学著作。巢元方在《诸病源候论·腕伤初系傅候》中说:"夫腕伤重者,为断皮肉、骨髓、伤筋脉。皆是卒然致损,故血气隔绝,不能周荣,所以须善系傅,按摩导引,令其血气复也。"腕部严重损伤,会损断皮肉、骨髓以及筋脉。这都是突然受到外伤,致气血不通,血循不佳,关节运动发生障碍,应在完善包扎固定的同时,运用按摩手法以及功能锻炼方法使血气循行,损伤修复。其中蔺道人的《仙授理伤续断秘方》,是最早的一本骨伤科专著,确立了骨折与脱位的诊断学和治疗学。书中总结运动的整复方法有切开复位法和"相度""忖度""拔伸""搏捺"和"捺正",也即手摸心会、拔伸牵引、端挤提按等主要整骨手法;还介绍了肩关节、髋关节脱位的整复方法。并且首次记载了髋关节脱位有前、后脱位的类型,应用了麻醉方法整复脱位。同时还记载了:"凡拔伸,且要相度左右骨如何出,有正拔伸者,有斜拔伸者。""凡拔伸或用一人,或用两人三人,看难易如何。"提出了拔伸牵引法。还有:"凡肩甲骨出,相度如何整? 用椅当圈住胁,仍以软衣被盛簟,使一人捉定,两人拔伸,却坠下手腕,又着曲着手腕绢片缚之。"记述了背靠椅式整复肩关节脱位的方法。"凡胯骨,从臀上出者,可用三两人,挺定腿拔伸,乃用脚蹬入。如胯骨从裆内出,不可整矣。"记述了手牵足蹬法整复髋关节脱位的方法。

（三）脱位整复方法的进步时期

宋辽金元400余年间,涌现了大量外科学著作。在隋唐时期蔺道人开拓的脱位分类指导复位的诊断法也有了进步。危亦林将关节脱位分类为"六出臼",指四肢肩、肘、腕、髋、膝、踝六大关节脱位。他在《世医得效方》秘论中所讲的"肩胛上出臼,只是手骨出臼,归下;身骨出臼,归上",将肩关节分为前上方脱位和盂下脱位两大类型。分类的明确,更为后期整复手法的发展奠定了基础。但在这一时期,对脱位与骨折的鉴别不甚明确,大部分脱位仍然采用骨折的手法进行整复。

（四）脱位整复方法的成熟时期

明清500余年,医学得到了极大的提高及发展,骨骼解剖也逐渐进步,脱位的整复技术迅速提高,《普济方》《正骨心法要旨》记载了关于关节脱位发生部位的认识,进一步指导了整复方法及预后。

（五）近现代脱位整复方法的发展

到了近现代,随着解剖的完善与成熟,整复方法也逐步以力学和解剖为基准,整复过程中更进一步明确了体位、轴线、角度,并可以在 X 线或 CT 等辅助检查的监控下观察复位是否达到标准,而且将历代发明与运用的手法加以改善,使脱位整复的成功率与效率大大提高。

二、脱位整复方法研究概况

古代对脱位的整复主要是以手法为主。所谓手法,《正骨心法要旨》说:"夫手法者,谓以两手按置所伤之筋骨,使仍复于旧也。"在手法施行时,明代以后已注重手法要轻、巧、稳、准,并将基本复位手法总结为十二法:摸法、拔伸法、搜摇法、动按法、屈曲法、伸舒法、捺端法、拽提法、捏法、接法、按摩法、推拿法。此十二法,也在后世应用于临床并不断发展。

（一）肩关节脱位

《仙授理伤续断秘方》载："凡肩甲骨（指肩关节）出（脱位），相度如何整？用椅当圈住胁，仍以软衣被盛簟（同垫），使一人捉定，两人拔伸，却坠下手腕，又着曲着手腕绢片缚之。"对肩关节脱位，危亦林运用了两种复位法。《世医得效方》载："须用春杵一枚，小凳一个，令患者立凳上，用杵撑在下出臼之处，或低（杵低），则用物垫起，杵长则覆凳起，令一人把住手尾，拽（除）去凳，一人把住春杵，另一人助患人，放身从上坐落，骨节已归窠矣。""若不用小凳，则两小梯相对，木棒穿从两梯股中过；用手把住木棒正棱，在出臼腋下骨节蹉跌之处，放身从上坠下，骨节自然归臼矣。"《普济方》记录复位肩关节脱位的方法："肩脚骨脱落法，令患人服乌头散麻之，仰卧地上。左肩脱落者，用左脚蹬定；右肩脱落者，右脚蹬。用软绢如拳大，抵于腋窝内，用人脚蹬定，拿病手腕近肋（内收），用力侧身扯拽，可再用手按其肩上用力往下推之。"

1. 前脱位

（1）Hippocratic 复位法（足蹬手牵法）：患者仰卧于着地的硬板床上，术者立于患者的伤侧，用两手握住伤肢手腕部，使上肢前伸与躯干成90°，并用足跟伸入患侧腋下（右侧脱位，术者用右足；左侧脱位，术者用左足），然后双手牵引患肢，先使患肢外展外旋，再使患肢内收内旋，利用足为支点的杠杆作用，逐渐用力拔伸牵引3~5分钟，将肱骨头挤入关节盂内。当有肱骨头回纳感觉时，即可感到一声弹响，表示复位成功。优点：只需一人即可操作。缺点：由于肩带诸肌、肱三头肌和肱二头肌等拮抗作用，在牵拉时需很大力量，有发生腋部血管损伤和加重关节周围软组织损伤的可能。Hippocrates 法使肱骨头在关节盂的下缘返纳，此时如果是关节囊前缘破裂很可能造成部分软组织随肱骨头复位而嵌入关节内，复位后肩关节仍有疼痛，关节纤维粘连致肩关节功能受限，且易发生肱骨外科颈骨折。

（2）Stimson 牵引复位法：主要通过患者俯卧于复位床上，患肢自然下垂3~10分钟，并行患肢轻度摇晃及旋转，肩关节多可复位，难以复位的患者可加做前臂皮肤牵引。优点：损伤轻，痛苦少，操作简单。缺点：场地设备要求较高，不适用于现场急救，尤其是合并其他创伤导致窒息昏迷需立即抢救的患者不能同期完成复位，且该法耗时较长，一些肌肉力量较强的年轻患者不易成功。

（3）Kocher 法：利用旋转杠杆原理复位，将患者患肢外旋，然后把其肘关节靠近患者胸前，再内旋患肢，直到患肢可以触及对侧肩部。优点：如应用适当，较为省力。缺点：多难以达到牵引所需力量，并且最终肱骨头返纳是以肱骨干顶于前胸壁作为支点的，此时肱骨干及肩周软组织受力较大，需要大量的体力，患者常有不适感，也有可能由于牵拉肌肉的痉挛而使关节复位更加困难，患者更加疼痛，难以达到预期的复位目的。此外，还有导致肱骨干、肱骨颈骨折或臂丛神经、血管及关节囊等软组织损伤的可能。

（4）牵引推拿法：患者仰卧，第一助手用布单套住胸廓向健侧牵拉，第二助手用布单通过腋下套住患肢向外上方牵拉，第三助手握住患肢手腕向下牵引并外旋内收，三方面同时徐徐持续牵引。术者用手在腋下将肱骨头向外推送还纳复位。二人也可做牵引复位。优点：可有效抵抗年轻患者的肌肉收缩力。缺点：此方法要2~3人配合，因此较烦琐。在整复过程中，患者均表现为精神紧张，疼痛剧烈，肩部受累肌肉处于紧张痉挛状态，加之脱位损伤，局部出血，渗出水肿，更加重了复位的难度。

（5）改良靠背椅复位法：是在传统靠背椅复位法的基础上进行改良，将传统的伸肘位拔伸牵引改为以一手握伤肢腕部,使患者上臂轻度外展并屈肘90°,以另一手虎口缓缓用力下压患者肘窝,同时轻轻左右摇摆前臂,使上臂反复做内外旋动作,在此过程中往往可感到或听到肩关节部"咯噔"弹响,即证明脱位复位。优点:改变了传统靠椅背法易发生损伤腋部血管和加重关节周围软组织损伤以及肱三头肌肌腱缠绕等因素有复位失败的可能,伤肢于屈肘90°位牵引,使肩周肌松弛,较直肘牵引省力,并且术者取立位以虎口缓缓用力下压伤者肘窝,易于用力且易于掌握力量,防止了强力粗暴复位,因此改良椅背法降低了医源性损伤的可能。缺点:患者体位不舒适,可能因疼痛躲避,影响术者操作。

2. 后脱位 应在麻醉下进行。患者仰卧位,沿肱骨轴线方向牵引,如肱骨头与盂后缘有交锁,则需轻柔内旋上臂,同时给予侧方牵引力以松肱骨头与盂后缘的嵌插绞锁,此时从后方推肱骨头向前,同时外旋肱骨即可复位。

3. 下脱位 沿上臂畸形方向向外上方牵引,以折叠的布单绕过患肩向下方做反牵引。术者自腋窝部向上推挤肱骨头,同时逐渐内收上臂以达复位。

4. 上脱位 令患者仰卧于治疗床上。采用臂丛神经阻滞麻醉。一助手双手固定肩部,另一助手握患肢前臂做纵向对抗牵引,并不断小幅度轻手法按摩肌群,使肩关节周围粘连进一步松动。然后术者将双手拇指放于肩峰外前上方用力向内后下方推顶,并嘱远端助手同时将患肢轻度外展内旋,触摸肩峰外上方圆形骨性突起消失,肩部外形正常,说明肩关节已复位。以上复位均需手法轻柔,避免暴力强行复位。如手法复位失败,均需切开复位。

(二) 肘关节脱位

《世医得效方》载:"此骨须拽手直,一人拽(这种骨折,可以伸直牵引),用手把定此间骨,搦教归窠(用另手握抱肘部骨折处,揣按复位)。"《正骨心法要旨》根据肘关节脱位后前臂旋前的移位特点,"用手法翻其臂骨,拖肘骨令其合缝,其斜弯之筋,以手推摩令其平复"。这种复位方法,是首先把前臂旋后,这样鹰嘴的侧方移位即可纠正,然后再行牵引复位,按摩推拿理筋。而且,书中还强调复位后虽即时能垂能举(能伸),仍当以养息为妙,强调必要的固定。钱秀昌介绍的方法,近似现代所用的方法。《伤科补要》记:"肘骨者……其箭若出,一手捏住骱头,一手拿其脉窝(指腕关节部位),先令直拔下,骱内有声响,将手曲转,搭着肩头,肘骨合缝,其骱上矣。"钱秀昌除介绍手法外,还强调要听到关节有响声,并要求屈肘手能搭着肩头,才是成功复位。

1. 后脱位

(1) 闭合复位:患者采取平卧位,对其进行臂丛神经阻滞麻醉。等待患者肌肉松弛、无疼痛后,开始复位。先通过牵拉、屈伸、旋转等,松懈瘢痕组织的粘连。这一过程需从轻到重,从小范围到大范围,在不损伤关节的基础上松懈粘连。开始复位时,先矫正正侧方关节移位,通过双手握住关节上下进行牵引矫正。矫正后双手握住关节保持复位状态,屈曲肘关节,在助手牵引下,整个肱骨向后推移,过程中可听到响声,直到关节和骨性标志回复正常,复位结束。

(2) 切开复位:患者仰卧位,臂丛麻醉后,使用充气止血带。患者取健侧卧位,患肩前屈40°~50°,手托板置于肘前,前臂下垂,皮肤切口选用 Me Conenl 描述的后侧可延长手术入路,以显露肘部伸肌的内、外侧,皮肤切口自肱三头肌后内侧缘向下到达肱骨内上髁下缘,水平转向外侧到达肱骨外上髁外侧,沿肱桡肌后侧缘向前臂延长。将近端的皮肤筋膜皮瓣向后外侧做翻书样掀起,远侧向后内侧掀起。肘关节的显露和复位固定:游离尺神经,用橡皮引流条或一湿布条轻轻将其拉开,显露尺骨鹰嘴和肱三头肌肌腱,接着选用 Campbel 肘后手术入路,将肱三头肌肌腱做成舌状瓣。向下翻开舌状瓣显露肘关节的后部,将腱瓣向下翻开,如为新鲜脱位,只需清除血肿、肉芽及少量瘢痕,再将移位的骨块复位即可。如为陈旧脱位,则需完全清除鹰嘴窝内、滑车部和肱骨内外两侧包括肱骨小头和桡骨头的瘢痕组织,尽量不要破坏软骨面,一边屈肘关节,一边增大切除视野,直至尺骨冠状突,切除所有阻碍复位的瘢痕和挛缩组织。继而整复关节进行屈伸活动,要求屈肘达 110°以上,伸肘达 0°~20°。然后屈肘 70°,前臂呈中立位,保持 0.5cm 的关节间隙,用 1 枚斯氏钉通过鹰嘴和滑车固定肘关节,可行尺神经前置术,冲洗创口后,V-Y 延长间断缝合肱三头肌腱膜,放置负压引流管后关闭切口,棉垫弹力绷带包扎伤口及前臂,石膏后托外固定。

2. 前脱位　对前臂轻柔牵引以放松肌肉挛缩,然后对前臂施加向后、向下的压力,并同时轻柔地向前挤压肱骨远端。若合并鹰嘴骨折,则需切开复位内固定。

3. 内、外侧脱位　在上臂采取对抗牵引,轻度伸肘位牵引前臂远端,然后对肘内侧或外侧直接施压,注意不要使侧方脱位转化为后脱位,否则会进一步加重软组织损伤。

4. 肘关节骨折脱位　治疗肘关节骨折脱位这类复杂损伤的原则首先是恢复肱尺关节,复位肘关节脱位,尺骨近端(冠状突、鹰嘴)骨折的复位内固定;其次是如果肱尺关节不能恢复到正常,通过复位内固定或置换治疗桡骨头骨折,恢复其对肘关节的稳定作用;最后,侧副韧带损伤应该予以修复。

(三) 桡骨头脱位

用轻柔手法即可达到复位目的,手法简单,效果满意。

复位方法:术者一手托起并握住前臂,将肘关节屈曲约 90°,并将桡骨纵轴抵向肱骨远端;另一手掌托住肘内侧,其拇指置于桡骨头部位加压。前臂迅速旋后,通常在扣压的拇指处有一弹跳感,即表示桡骨头已经复位。随后即令患儿活动和使用伤肢。如果一次复位未获成功,则可采用上述步骤重复操作并注意拇指按压桡骨头。

复位后,可用三角巾将上肢悬吊 3~5 天,令其减少活动。防止造成习惯性半脱位。对于经常复发的习惯性半脱位,家长们应注意,防止牵拉伤肢,或手法复位后,用上肢石膏托固定肘关节 90°位,前臂稳定 7~10 天。这种半脱位,待 5~6 岁后即极少再发。但有极个别病例因前臂牵拉力较大,使尺桡骨间膜变松,桡骨头脱位于环状韧带之下方,即环状韧带挤夹于肱骨小头与桡骨头之间,这种病例复位较难,如上手法整复时,将肘关节屈曲 90°位,使桡骨头沿其纵轴方向抵紧于肱骨小头,多旋转几下,常可获得成功。尚无报道需手术治疗者。

(四) 掌指关节脱位

背侧脱位:屈曲腕关节及近侧指间关节,放松指屈肌腱,由背侧向远侧、掌侧推挤近节指骨基底,禁忌暴力牵引手指,以免关节面分离,掌板滑向掌骨头背侧,变简单脱位为复杂性脱位。闭合复位失败需行切开复位。常用掌侧切口,或背侧切口。采用掌侧切口损伤小,能充分暴露。切开皮肤及掌腱膜纤维,将神经血管束牵向两侧,注意保护,勿损伤。可见掌骨头突破关节囊脱出于掌侧,掌板嵌压在掌骨头背侧及近节指骨基底掌侧之间。在掌板的一侧纵行切断掌板,用剥离子将嵌压的掌板挑拨至掌骨头的掌侧,将脱位的掌骨头还纳。复位后应修复被撕裂的关节囊及掌板,如有侧副韧带断裂,应同时修补。掌骨头部伴有稍大骨折块的患者,用克氏针固定。另外,还有针拔法治疗掌指关节脱位的报道。具体操作如下:消毒后,取 1 枚普通锐头克氏针,从掌侧"橘皮样皱纹"处皮肤进针,穿过皮肤,达掌骨头,做成一个软组织戳道。换取1枚钝头撬拨克氏针,沿原戳道插入。透视下(或非透视凭手感),沿掌骨头面轻轻滑入。针头达掌骨头背侧时,可触及坚韧的掌板。这时撬拨针抵住软骨板,向掌骨头背近侧倾斜,正好把掌板推向近节指骨头关节面的表面,保护了关节指骨面勿受针头损伤。这样一来,撬拨针与掌骨关节面、近节指骨关节面共同组成一杠杆系统。轻轻地向近端撬动克氏针,掌板被向下拨出,脱位的掌指关节即可复位。这时,施术者可感到一个明显的弹跳复位声。最后,透视下检查复位情况,可主动、被动地活动该掌指关节。

（五）月骨周围脱位及月骨脱位

占腕部损伤的10%。发生的机制是使腕过伸、尺偏及腕中部旋转的暴力所致。主要表现为局部轻度或中度肿胀,压痛较广泛,月骨及手舟骨处压痛明显,腕关节活动受限,大、小鱼际处可有皮肤擦伤,韧带有松弛感。月骨压迫正中神经,手部功能出现障碍。

1. 月骨周围脱位　较常见,侧位X线片易看出,头状骨在月骨背侧,月骨位置无变化,手舟骨近段向背侧旋转。正位X线征象,近、远排腕骨有重叠,手舟骨、月骨之间可有间隙(称为Terry-Thomas征阳性),同时手舟骨变短,骨皮质呈环影像。

2. 月骨前脱位　如跌倒时腕呈极度背屈位,月骨被头状骨和桡骨挤向掌侧脱位,侧位X线可见头骨与桡骨关节面接触,月骨到桡骨关节面前缘呈倾倒的茶杯状。桡骨与月骨掌侧缘连线不呈C状而呈V形(Taleisnik征阳性)。如头状骨向背侧轻度脱位,月骨部分前倾,正位X线像中头、月骨有重叠,月骨呈三角形。除观察X线片上的表现外,要注意有无正中神经及血管的压迫症状。急性期及伤后数日内者均易于手法复位:用臂丛麻醉,持续牵引5~10分钟,在电视X线机透视下先使腕背屈,继而渐掌屈;同时固定住月骨,使头状骨回到月骨窝内,持续牵引,手旋前。如月骨向掌侧脱位,术者用拇指向后用力推月骨即复位,但不可使腕背伸,防止头状骨再向背侧脱位。如无手舟骨脱位,在腕中立位或微屈腕位用石膏托固定3~4周,并每周X线复查一次,必要时固定8周。手法复位后发现腕部不稳定,则从鼻烟窝处用细(直径0.6mm)克氏针在电视X线机控制下经皮肤固定手舟骨、头状骨及手舟骨、月骨。然后拍X线片,位置良好,用石膏托固定,7~10天后肿消,改用管型石膏8周,然后再换石膏托4周。手法复位不成功时,则施行手术复位,从掌侧或背侧切口,复位视情况而定,复位要完善。

3. 掌侧型月骨周围脱位　即月骨向背侧脱位,此种病例少见。在腕过伸位前臂旋后手部猛然着地后可发生,易漏诊。X线片中可看到月骨掌屈,头状骨向掌侧移位。手法复位一般可以成功,如手法复位失败就需要手术复位。

4. 经手舟骨骨折背侧型月骨周围脱位　经手舟骨骨折的背侧型月骨周围脱位是手舟骨腰部骨折后,远段随同头状骨向背侧移位,近段和月骨相连与桡骨保持正常关系。在完善麻醉下手法复位,2周以内者多可成功。复位完善后,连同拇指用短臂石膏腕微屈位固定8周。若受伤3周后,手法复位困难,需要手术复位,固定需8~12周。

（六）髋关节脱位

《普济方》记载了髋关节脱位损伤"胯骨从臀上出",即髋关节脱位及蔺道人手牵足蹬复位治法。《普济方》指出了骨盆骨折脱位损伤有左右移位,提出用脚踏进,蹲按平正,还认为这种骨折脱位有向内移位,而提出应用盘脚即屈髋,固定肩部,医者用膝抵入。

1. 发育性髋关节脱位

（1）保守治疗：①闭合复位改良蛙式石膏固定：用内收长肌、髂腰肌切断，闭合复位，术前进行双下肢持续水平皮肤牵引1~2周，并注意观察患肢的血运及皮肤情况。全身麻醉下，仰卧位，患侧大腿内侧根部皮肤消毒，将髋关节外展、外旋，使内收长肌呈紧张状态，取内收长肌处体表的横行切口，长约2cm，显露内收长肌，在骨盆附着点处予钳夹切断，缝扎断端；触摸小转子，通过肌间隙，显露确认髂腰肌，行髂腰肌肌腱附着点切断，保留肌性部分。术中注意保护闭孔神经后支及闭孔动脉。复位时在全身麻醉下将髋关节屈曲90°~95°，然后缓慢外展，当股骨头复位成功时有一种弹响声，复位后可见到股三角饱满。复位成功后，将双膝屈曲90°位，髋关节外展外旋约90°起，逐渐内收至发生脱位，这两个角度间为安全范围，取这个角度的中间值（在C型臂透视下完成安全区的测定，最小20°，最好45°）。屈曲患儿髋关节在安全区范围内，将患儿置于石膏架，屈髋90°~95°，外展50°~70°，屈膝90°，双髋外展外旋90°屈曲110°位；用蛙式石膏固定髋关节以下、踝关节以上部分肢体（髋关节和踝关节外露），两小腿之间以木棒、石膏相连，从而保持复位后双髋关节的稳定。术后1天摄骨盆正位X线片，确认髋关节复位成功。可让患儿进行坐、卧、站立、伸等运动以活动髋关节、踝关节等。石膏固定3个月后去除，改穿可调式外展支架，仅固定大腿部分，膝关节和踝关节可以自由活动，髋关节亦有一定的活动度。②Pavlik吊带：适用于Ortolani征阳性的婴儿以及有髋关节发育不良、半脱位或脱位的1~6个月的婴儿。Pavlik吊带的原理在于其前内侧使髋关节屈曲的带子和外侧使髋关节外展的带子能保持患儿髋关节与膝关节非自然的屈曲位，从而使髋关节周围的肌肉很快疲劳，使患儿双髋呈屈曲外展位，在治疗中促进已脱位的髋关节自行复位，并且能够促进髋臼的发育。现一般主张穿戴吊带1个月左右后进行B超及X线检查，需3~4个月的时间，实现髋关节的逐渐稳定。③牵引复位：多用于年龄较小尤其是6个月以下的患儿，其目的在于对抗脱位的持续牵引力作用下，从而使髋关节周围组织松弛，股骨头下移而自动进入髋臼窝，达到治疗目的。牵引复位方法的优点是不需要麻醉下复位，可避免手法复位所造成股骨头创伤而导致股骨头缺血性坏死，缺点是治疗时间长，成功率较低，且只能适用于脱位程度低、髋臼指数超出正常范围较小的患儿。因此现多不主张单独使用牵引治疗DDH，而将牵引与内收肌切断联合应用于手法复位或手术治疗之前，通过松弛挛缩的软组织并减轻穿行于其间的深动脉内侧支受压，改善股骨头的血液循环，从而达到降低股骨头坏死并发症的发生率。

（2）手术整复：可采取Chiari骨盆内移截骨术。该术式是Chiari于1950年设计的，一种以骨盆内移截骨治疗髋脱位的术式。其依据是只通过骨盆截骨远端的内移，在完整的髋关节上方构建一个骨性的顶部支架，以充分覆盖股骨头。手术同样采用Smith-Peterson切口，依次切开缝匠肌、股直肌，分离阔筋膜张肌，暴露关节囊，彻底松解其与周围组织的粘连。对于复位困难的病例，"T"形切开关节囊，切除残留的圆韧带及髋臼横韧带，清除髋臼内的脂肪组织。沿髋臼外上缘紧贴关节囊外侧，用骨刀或线锯做内高外低（10°~20°）、后高前低（5°~10°）的斜形截骨。将下肢外展，推压截骨远端向内移位1.5~2cm，以充分覆盖股骨头。如果覆盖不佳，可在髂骨翼上凿取三角形全厚骨块嵌入截骨间隙，凹面向下，由髂嵴向内、下方用1~2枚克氏针固定植骨块。而后放置引流管，逐层缝合筋膜和肌肉，关闭切口。

2. 创伤性髋关节脱位

（1）髋关节后脱位

1）Ⅰ型后脱位闭合复位方法:①Allis 手法复位:患者仰卧于低平板床上或地上,术者站在患髋侧旁,一助手固定骨盆,术者一手握住患肢踝部,另一前臂屈肘套住腘窝,徐徐将患髋和膝屈曲至 90°,以松弛髂股韧带和髋部肌肉,然后用套在腘窝部的前臂沿股骨干长轴用力持续向上牵引,同时用握踝部的手下压小腿,并向内外旋转股骨,以使股骨头从撕裂关节囊裂隙中回至囊内,此时多可感到或听到股骨头纳入髋臼时的弹响,畸形消失,然后伸直外展患肢,此手术成功的关键是手法轻柔、稳妥,以松解肌肉和减轻疼痛,如肌肉松弛不够好,术者不能把股骨头拉到髋臼附近,另一助手可用手将大粗隆向前下推,协助复位。②Bigelon 手法复位:病人仰卧位,助手置于双侧髂前上棘固定骨盆,操作者一手握住患肢踝部,另一前臂置于病人屈曲的膝关节下方,沿病人畸形方向纵向牵引,然后于持续牵引下,保持内收内旋位,屈髋 90°或 90°以上。然后外展、外旋、伸直髋关节,股骨头进入髋臼内。即画一"问号"的方法,左侧为正问号,右侧为反问号,此方法需十分稳妥,不可猛力,其杠杆作用有发生股骨颈骨折的可能。③切开复位:凡手法未能复位者,应早期施行手术切开复位,手术以后切口为宜(Kocher-Langebeck)。但术中从最初的筋膜切开直至显露出坐骨神经,均需注意防止损伤坐骨神经。坐骨神经可能位于股骨头前方,或者转移至后方。股骨头可能穿入外展肌群,也可能位于短的外旋肌群之间。在切口的起始段首先找出坐骨神经,然后再手法复位髋关节,剥离后关节囊过程中注意保护坐骨神经。另外术中遵循保护股骨头残留血液供应,如切断梨状肌和闭孔内肌时,保留其进入梨状窝的附着部 1cm;保留股方肌的完整性,避免损伤旋股内侧动脉的终末支,防止干扰滑膜下支持带血管,保留附着股骨颈的关节囊。清除血肿,撕裂的盂唇及骨软骨碎片,显露髋臼。最后术者用手指保护坐骨神经,用另一手引导股骨头还纳髋臼内,同时助手在屈髋屈膝 90°位做纵向牵引。修复梨状肌及闭孔内肌的附着部。术后处理同手法复位方法。

2）Ⅱ、Ⅲ、Ⅳ型后脱位:对Ⅱ、Ⅲ、Ⅳ型后脱位,应尽快手法复位,因为超过 12 小时后,产生股骨头缺血坏死可能性明显增高。一旦股骨头准确复位,对于有手术指征的髋臼后缘骨折,可推迟 5~10 天再进行切开复位。此期间通过 X 线片检查及骨盆 CT 像,进一步确定手术方案。对Ⅱ、Ⅲ、Ⅳ型后脱位合并髋臼缘骨折者,如骨折片很小、闭合复位良好者,术后牵引时间应延长至 4~6 周;骨折片复位不良者,系骨折块被向后脱位股骨头挤压到臀肌肌腹之中,该骨块不能通过关节牵拉而复位,或者后壁骨折超过一半以上关节面不稳定。Ⅱ、Ⅲ、Ⅳ型后脱位,关节内遗留有骨块而引起非同心圆复位的骨折,则应采用髋关节后切口,手术取出。对Ⅱ、Ⅲ、Ⅳ型后脱位孤立大骨折块可采用松质骨加压螺丝钉固定。对Ⅲ型后脱位的粉碎骨块,应予切除,取髂骨植骨修复髋臼后壁,然后沿坐骨结节至髂骨外侧应用重建钢板和螺丝钉来固定。对Ⅳ型后脱位合并臼底后柱骨折,可撬拨复位关节面,再行重建钢板及螺丝钉固定。对合并有坐骨神经症状者,应同时探查。手术愈早愈好,最好不超过 3 周。

3）Ⅴ型后脱位伴股骨头骨折:①如果复位成功,经 X 线片及 CT 扫描的观察,股骨头复位后髋臼内同心圆位,移位股骨头骨折块解剖复位,股骨头骨折块较大,复位后髋关节稳定,病人可继续维持骨牵引 6 周,有条件亦可在透视下用空心钉或螺纹针由股骨外侧皮质通过股骨颈固定。②如果后脱位复位成功,但骨折块非解剖复位或股骨头位于非同心圆位时,应切开复位,采用 Smith-Peterson 前切口,于股骨头关节面下拧入拉力螺丝钉或可吸收螺丝钉。③如果后脱位无法复位或闭合复位后大的股骨头骨折块仍留于髋关节后方时,则采用后入路,将影响髋关节复位因素去除,骨折块需从圆韧带附着处剥离,于直视下复位在股骨头上,然后用拉力螺钉或可吸收螺钉软骨下固定,最后将股骨头复位,术后 3 个月,允许患者保护下负重。

4)髋关节后脱位合并股骨干骨折:先做股骨骨折切开复位,髓内针固定,若髓内针固定,在骨折部位用持骨器固定下,然后再对髋关节脱位施行闭合复位,一般多容易复位,若不能复位,对髋脱位亦行切开复位。

5)陈旧性髋关节脱位:对陈旧性脱位多主张手术切开复位,亦可采用中西医结合手法复位或牵引复位,对于某些未超过 3 个月者,有获成功的报道。对于 I 型髋关节后脱位(无髋臼缘骨折),时间<3 个月,因股骨头具有存活能力,可试行闭合复位及外展位大重量牵引方法。

6)手法复位:以右后脱位为例,患者入院后先行股骨髁上牵引,牵引时下肢位置需根据畸形方向而定。在后上脱位时,宜使下肢位于适度内收及内旋位,加重约 5~7kg,抬高床脚,约 5~7 天摄患部 X 线片,待股骨头已下降至髋臼平面或已达其附近,即可考虑在腰麻或全身麻醉下进行手法复位。具体方法是,患者仰卧手术台上,一或两助手分别按压在髂前上棘部,做髋及膝关节屈曲、伸展、外展、内收及内旋、外旋运动;屈曲时尽量使股前侧接近腹壁。以上运动需反复操作,不厌其烦,以游离股骨头粘连及周围软组织瘢痕。其间有时也向下牵引,使股骨头更接近髋臼水平,以后另以助手两前臂提起并托住后部及小腿后上部,将患肢髋、膝两关节屈曲并维持于 90°位置,以后用两腿夹住并使会阴部抵住其踝部,作为支点,将患肢缓和有力地向患者前方牵提,牵提时稍使大腿内收及内旋,术者此时用左手把住患肢大腿根部向外侧拔提,同时用右手将大粗隆部向患者前方或足部推压,待将大粗隆提起时再增强左手提拔力量,右手亦顺势将大粗隆向前方推压即可复位。如果 1 次不成功,可再试 1 或 2 次,若仍不能复位,可采用 Bigelow 手法,若周围粘连已足够松解,挛缩肌肉已充分拉长,复位多可成功。操作过程中应时刻注意用力须轻巧、柔和,充分理解脱位发生之机制,然后沿着与脱位途径相反之道路复位,严禁采用暴力,否则可发生骨折。复位后将患肢平放,若两下肢等长,活动髋关节时亦无阻碍,再经 X 线检查证实已复位,继续牵引固定于外展 15°~20°之位置 3~4 周。

7)切开复位:对于 I 型髋后脱位牵引及手法复位失败、II 型(髋臼后壁大块骨折)、III 型(粉碎性髋臼后缘骨折),脱位时间在 3~12 个月,应考虑切开复位和内固定。如果股骨头有上移,术前先做骨牵引 1~2 周,使用前切口,将髋臼内和股骨头周围的瘢痕组织全部切除,才能将股骨头复位,应避免使用暴力,如术中发现髋臼和股骨头软骨面已大部破坏,则应考虑做关节融合或关节置换术,如果复位后不稳定者,可加髋后切口,行髋臼骨折块复位及重建钢板固定。脱位时间超过 1 年者,如症状不重,仍可参加劳动,可不做处理。反之,则可做粗隆下截骨术以矫正畸形,恢复负重力线,改进功能。

对 IV 型髋关节后脱位(髋臼缘或臼底部骨折)或 V 型髋后脱位(合并股骨头骨折),如果时间超过 3 个月,则行全髋关节置换及髋关节融合术。

(2)髋关节前脱位:对新鲜髋前脱位的治疗,也应尽快手法复位。

整复手法:患者仰卧位,麻醉方法同后脱位,一助手把住骨盆,另一助手握住小腿,屈膝 90°,徐徐增加髋部外展、外旋及屈曲,并向外方牵引即加重畸形手法,使股骨头与闭孔或耻骨上支分离。此时术者站在对侧,一手把住大腿上部向外下按压,一手用力将股骨头向髋臼内推进,同时在牵引下内收患肢,当感到股骨头纳入髋臼的弹响时即已复位,放松牵引后畸形消失,如手法复位失败,应早期切开复位,但一般合并髋臼或股骨头骨折少见。

术后处理与后脱位同,但在术后牵引固定时,应保持患肢于内收、内旋、伸直位。对于上述手法无法复位,可通过 Smith-peterson 入路进行切开复位。造成复位失败的原因,多为嵌入软组织如股直肌、髂腰肌和撕裂关节囊及股骨头嵌入关节囊的"扣眼"引起。在闭孔脱位中,由于股骨头与闭孔前外侧相撞,易发生股骨头前上方压缩骨折,有些作者建议在 CT 片上股骨头压缩>2mm 时,应撬起压缩部位并植骨。

(七) 膝关节脱位

1. 分类　前、后、内、外、后外、骨折脱位。

2. 全脱位与韧带损伤的关系　全脱位必有多组韧带损伤。一般认为,膝关节全脱位时,前后交叉韧带均断裂。韧带损伤提示膝关节不稳定。如发生前后交叉韧带断裂,虽未显示脱位,但可能为已复位的膝关节全脱位。

3. 骨折脱位的特点

(1) 因脱位而骨折(A 类)。

(2) 脱位与骨折同时形成,或先骨折继而脱位(B 类)。

4. 复位　闭合复位是治疗的首要步骤,应尽快进行。充分麻醉;纵向牵引,严禁在腘窝部挤压;骨端间软组织嵌夹时复位困难,禁忌采用暴力;有扣孔交锁体征,X 线证实为后外旋转脱位,应立即切开复位;髌骨鹰嘴化固定。对后脱位者,闭合复位后以斯氏针纵向穿过髌骨内半,经髌韧带后方向下,钉入胫骨平台前部。

5. 韧带重建　目前临床上主张对膝关节脱位多韧带损伤在 2～3 周内早期进行手术。Subbiah 等主张待膝关节可完全伸展且屈曲达 110°时再行关节镜治疗,以防术后粘连。需要注意的是,如需关节镜下重建交叉韧带,最好在伤后 1 周进行,或 2 个月左右膝关节屈曲功能恢复后施行,以便关节囊损伤的恢复,促进关节功能的康复。

(八) 踝关节脱位

《世医得效方》记载了足踝骨折脱位,指出了有外翻和内翻两种类型,介绍了应用牵引,反向复位的方法,即"或骨突出在内,用手正从此骨头拽归外;或骨突向外,须用力拽归内,则归窠",并强调了复位时不能单纯牵引,需用手整顿,即"若只拽不用手整入窠内,误人成疾"。当踝关节遭受到强力损伤时,经常会合并踝关节的骨折脱位,一般单纯踝关节脱位比较少见,通常合并有骨折。以脱位为主,合并有较轻微骨折的踝部损伤,简称踝关节脱位。

1. 踝关节后脱位的治疗　应立即在腰麻或硬脊膜外麻醉下复位。复位方法是先屈曲膝关节,再行足跖屈牵引,当距骨进入踝穴后,即背伸踝关节,并用长腿石膏固定 5 周。合并有严重骨折按踝关节骨折处理。

2. 踝关节前脱位的治疗　伤后立即在麻醉下复位,屈膝关节、足背伸,进行牵引,当距骨与胫骨前下唇解脱,即推距骨向下向后复位。复位后,用长腿石膏固定足在跖屈位 3 周,后更换足踝背伸位石膏再固定 2～3 周。若有严重骨折,固定时间共需 8～12 周。

3. 踝关节向上脱位的治疗　在良好麻醉下牵引复位。复位时膝屈曲,自大腿向上反牵引,握持足向下牵引,当距骨向下至踝穴时,胫腓骨便可复位对合。此时跖屈,背伸踝关节,以矫正踝关节前、后方移位。上短腿石膏,足在微背伸位,内、外踝要用力挤压使之对位。石膏在 2 周时更换,避免肿胀消失后石膏的相对松弛。若伤处软组织肿胀剧烈,复位失败或甚感困难者,可予手术开放复位。手术中对距骨体不需要做内固定,但周围韧带撕裂、断裂伤者必须修补;合并有踝部骨折者,骨折复位后须做相应可靠内固定。

4. **手术治疗** 手术内固定符合踝关节骨折脱位的治疗原则:①直视下进行骨折和脱位的整复,能够达到解剖复位,恢复腓骨的长度,保证胫骨与距骨的正常嵌合关系。②采用钢板、螺丝钉将骨折直接固定于原位,牢固可靠,加快骨折的愈合。③外固定时间短,可以早期进行功能锻炼,减少踝关节的挛缩,提高了疗效。但在手术时应注意以下问题,对内踝骨折,骨折块大者可行螺丝钉固定,骨折块小时用细的骨圆针固定,但骨圆针要有足够的长度,以能达骨折上部胫骨对侧骨皮质为宜,末端折成弯状。对外踝骨折,骨折线低于下胫腓联合水平,用 1 枚螺丝钉与腓骨纵轴线成 10°~15°角斜向内侧,从下胫腓联合水平以上穿出,才能达到牢固可靠的目的。内外踝骨折合并下胫腓联合分离时,先固定内、外踝,然后用 1 枚长松质骨螺钉从腓骨向胫骨固定,术后 4~6 周即可去除螺钉。

三、脱位整复方法研究进展

(一)肩锁关节脱位整复方法研究进展

肩锁关节脱位在肩关节损伤中比较常见,约占整个肩部损伤的 12%,约占全身关节脱位的 3.2%,尤以青年男性较多,男女比例为 5∶1。近年来,对其诊治研究越来越深入,但学者在选择治疗方案上观点不一,对各种病症治疗的方案设计也大不相同。通过对近年来国内外相关文献作一总结,分析单纯肩锁关节的疾病,综合阐述其诊疗的具体方案。

1. **利用杠杆作用复位的方法** 本类方法是利用杠杆原理,用巧力使肱骨头顺利通过关节囊破裂处原路返回而达到复位。例如:①采用不牵引提送法治疗肩关节脱位。此法优点是利用杠杆原理逆创伤机制复位,符合创伤修复过程的自然规律,使脱位的损伤向着稳定、有利的方向发展,有利于患者顺利康复。②采用木棍杠抬法整复肩关节脱位。此法优点是在抬杠前将患者抬臂外展 45°并外旋,使脱位的肱骨头在破损的关节囊中松解出来,并依靠横杠圆径抵住肱骨头部边缘过程中使肱骨头进入关节内。③采用环绕搭肩法治疗肩关节脱位。其优点在于简便易行,不用大力或强力,术者双手配合协调一致,使肱骨头在关节盂周围运动,提高了肱骨头纳入关节盂的概率,并消除了肱骨干剪力作用。④采用旋转提压法整复肩关节脱位。其优点是松解胸大肌的紧张,使肱骨头回到关节盂边缘,再利用杠杆原理使肱骨头回纳。⑤采用患手绕头法整复肩关节前脱位。其优点是操作简便、省力、迅速,可一人操作。⑥采用推顶回旋法整复肩关节前脱位。其优点是巧妙地运用了肩关节在不同体位时肱骨头所处的位置、软组织的紧张与松弛以及杠杆与合力的原理,复位省力,手法轻柔徐缓,损伤轻,痛苦小。⑦采用门捎法治疗肩关节脱位。优点是在门捎的过程中,利用门的上缘作为杠杆的支点,使患肢及其身体作为力臂,并借助于患者自身的体重作为对抗牵引,术者应用较小的力做对抗牵引并控制患肢外展角度,即可复位。⑧采用俯卧位摇晃旋转渐进法整复肩关节脱位。优点是根据肱骨头解剖特点重点应用摇晃及旋转手法,变弊为利,逆受伤机制复位,减少了不应有的阻力。以肩胛骨为支撑,对抗牵引更直接、更有效。⑨采用肩扛法整复肩关节脱位。优点是能够有效迫使肱骨头滑过肱二头肌长腱或肩胛下肌肌腱等软组织的阻挡而复位。⑩采用屈肘过顶快速达肩法整复肩关节脱位。优点是使肱骨头在关节盂周围运动,提高了肱骨头纳入关节盂的概率,消除了肱骨干的剪力作用,改变了肱骨外科颈或肱骨头部的应力点,可避免外科颈骨折或关节软骨的损伤。⑪采用改良椅背法整复肩关节脱位。认为应根据不同的损伤机制,复位牵引时应采用不同的外展角度。采用支点撬提法整复肩关节脱位是以患侧肩峰为支点,上臂、前臂为动力臂,推肱骨头的推力,上提患肢的拉力,关节囊的收缩力,三力使肱骨头滑向关节盂,再内收患肢而复位。⑫采用上臂外旋牵引推按肩峰整复关节脱位,其优点是外旋牵引的同时用力向内推按肩峰,使椅背作为杠杆,对肱骨头起了外撬作用,当解除了关节盂的嵌顿后,因肌肉的牵拉而使肱骨头滑入关节盂中。⑬采用高度外旋外展推顶法整复肩关节脱位,优点是根据肩关节脱位的机制,关节在不同体位时肱骨头所处的位置、软组织的紧张与松弛以及杠杆原理,高度外展外旋,使肱骨头滑至肩胛盂,再通过推顶及患肢内收内旋而复位。

2. 利用牵引复位的方法　本类方法是通过牵拉患肢,同时旋转、运动上肢,使脱位的肱骨头通过关节囊破口处原路返回而达到复位。例如:①采用牵引加肱骨头推顶法整复肩关节脱位。此法优点是运用适度牵引及屈伸、外展、旋转前臂等动作,摆脱软组织的嵌压和松解粘连,易于复位。②采用高举(前屈)内旋外展拔伸推压法整复肩关节脱位。其优点是松解肩关节周围肌肉的紧张和肱二头肌肌腱的短头与喙肱肌肌腱对肱骨颈的压迫,易于复位。③采用袜套持续外展牵引法整复肩关节脱位。其优点是克服了肌肉的张力,从而解除了关节囊、肱二头肌肌腱及撕裂的肩袖对复位的影响,利用与脱位方向相反的牵引原则而复位。④采用肩关节轴位牵引法整复老年性肩关节脱位。其优点是不利用杠杆原理,在牵引过程中对肱骨近段不产生间接或扭转力,不形成应力集中,故复位过程中不易产生骨折及软组织损伤等并发症。⑤采用零度位牵引法整复关节脱位。其优点是避开肱二头肌肌腱的交锁,复位省力,成功率高,方便安全。⑥采用过头直举牵引法整复肩关节脱位。其优点是顺着脱位的原始通道复位,整个过程中无扭转、减少暴力,从而有效地避免了医源性损伤,减少患者痛苦,而且不受场地、器具及麻醉条件的限制。⑦采用反足蹬法整复肩关节脱位。其优点是有利于发挥肩部解剖特点在整复中的作用,肩关节大幅度的活动范围,给患肢在前屈上举过程为肱骨头变换位置提供潜在的空间。⑧采用轴位牵引旋转法整复肩关节脱位。其优点是利用臂力的同时,还利用了身体的重量,达到有效牵引,使肱骨头在牵拉下脱出阻挡,通过旋转由关节囊破裂口处滑入盂内而达到复位。⑨采用牵引画弧法整复肩关节前脱位。其优点是避免了牵引力过大而造成与肱二头肌肌腱发生交锁,而且包含了复位和搭肩试验两个过程,使两者成为一个整体。⑩采用牵引膝顶法整复肩关节脱位。其优点是通过牵引使肱骨头回到关节囊破裂处,利用膝顶肱骨近段的杠杆作用,使肱骨头向心性移动,回到关节囊。⑪采用过顶足蹬法整复肩关节前脱位,其优点是术者没有牵引力内耗,复位时肱骨头的运行方向正好与脱位时方向相反,符合脱位的整复原理。

3. 利用重力复位的方法　本类方法是利用患者自身的重力或医生的重力作为牵引的力量,使脱位的肱骨头通过关节囊破口处原路返回而达到复位。例如:①采用悬吊牵引复位法整复肩关节脱位,疗效显著;认为此法优点能缓解病人的肌肉紧张,减少痛苦,还能减轻术者施行手法时的体力劳动。②采用下蹲牵引治疗肩关节前脱位,疗效显著;认为此法优点是利用术者自身体重,结合病员挺胸动作,加大牵引力,增加关节囊下方破口及关节囊壁的松弛,有利于肱骨头弹性回复,符合生物力学和杠杆原理。③采用垂直下牵外旋前臂法整复肩关节脱位,疗效显著;其优点是对肱骨外科颈及肱骨干的剪力作用极小,大大地降低了骨折发生的概率,尤其适用于年老体弱者。

(二) 肘关节脱位整复方法研究进展

肘关节脱位占全身四大关节脱位总数的一半,多见于青壮年,儿童与老年人少见。多因传达暴力或杠杆作用所造成。跌倒时,上肢外展,手掌着地,关节在半伸直位,作用力沿尺桡骨长轴向上传导,使得尺、桡骨近端向近侧冲击,并向上后方移位。当传达暴力使肘关节过度后伸时,尺骨鹰嘴冲击肱骨远端的鹰嘴窝,产生一种有力的杠杆作用,使止于喙突上的肱前肌和肘关节囊前壁撕裂。肱骨远端继续前移尺骨鹰嘴向后移,形成肘关节后脱位。由于环状韧带和骨间膜将尺桡二骨牢固地夹缚在一起,所以脱位时桡、尺骨近端可同时向背侧移位,由于暴力作用方向不同,尺骨鹰嘴和桡骨近端除向后移位外,有时还可向内侧或外侧移位,有些患者可合并喙突骨折。

1. 摇摆触碰复位法治疗新鲜肘关节后脱位

复位机制:利用杠杆原理,可以认为鹰嘴为支点,腕至鹰嘴的距离为动力臂,冠状突至鹰嘴的距离为阻力臂,动力臂远远大于阻力臂,十分省力,由于冠状突位于鹰嘴窝内摇摆时即能自行寻找触碰肱骨滑车中部的凹沟,由于肘关节周围肌肉肱桡肌、肱肌、肱二头肌、肱三头肌、内外侧副韧带等软组织的张力平衡作用,冠状突一旦进入滑车凹沟即可形成向前滑动的力量使脱位的骨骼复位。

优点:①节省人力,一个人即可操作。②复位巧妙,充分利用杠杆原理,只做轻轻小幅摇摆即可。复位阻力小,因为关节囊和韧带破损,关节不稳定,为摇摆法提供依据,能够使冠状突原路返回,可以避免牵拉过程中造成的剪式应力,因为牵引时肌肉容易痉挛,而且冠状突可能卡在鹰嘴窝内难以牵开,造成复位失败。③复位时间短,确实可以达到"法使骤然人不觉,患如知也骨已拢"的境界。

新鲜脱位经早期正确诊断及适当处理后,不会遗有明显的功能障碍。如早期未能得到及时正确的处理,则可能导致晚期严重的功能障碍。此时无论何种精心治疗,都难以恢复正常功能,而仅仅是得到不同程度的功能改善而已。

2. 复杂性肘关节骨折脱位(肘关节恐怖三联征) 复杂性肘关节骨折脱位定义为肘关节恐怖三联征,即肘关节后脱位伴有桡骨头和尺骨冠突骨折。这种复合性损伤以损伤机制复杂、诊治难度大、并发症多、预后效果差为特征。

复杂性肘关节骨折脱位损伤往往较影像学结果重,因此复位桡骨头及冠突骨折并重建韧带系统、恢复并维持肘关节同轴稳定性,使患者能早期进行无痛性功能锻炼是治疗复杂性肘关节骨折脱位的主要任务。

大部分复杂性肘关节骨折脱位患者都需要手术治疗来恢复肘关节稳定性,部分患者可行非手术治疗,但保守治疗必须满足如下特殊条件:肱尺、肱桡关节必须保持同轴复位;肘关节必须达到可以进行功能锻炼的稳定性;移位的桡骨头或桡骨颈骨折块不影响前臂屈伸、旋转功能。患者平卧位,在良好麻醉下复位桡骨头或桡骨颈骨折,使肱尺、肱桡关节同轴复位。复位后肘关节屈曲90°,石膏托固定,7~10天后可进行避免肘关节完全伸直的伸屈功能练习,并每周对肘关节拍片以了解肘关节稳定性,4~6周骨折初步愈合后加大康复练习。

（三）颞颌关节脱位整复方法研究进展

颞颌关节脱位十分常见,其可导致患者下颌运动障碍、咀嚼障碍和语言障碍等,不及时的治疗可能会导致咀嚼肌痉挛、关节水肿。对于急性的脱位,采取口外复位或口内复位一般能取得成功,脱位后不能及时复位者因肌肉长时间挛缩使得难以手法复位就必须采取手术复位。

1. 颞颌关节脱位复位法

（1）口外法复位:患者取端坐位,下颌低于术者肘关节。术者确定前脱位位置,然后对面部肌肉进行适当力量按摩以使之放松,随后术者确定下颌骨髁状突位置,并要求患者缓慢地做张嘴和闭嘴运动使面部肌肉完全性放松,再是术者用拇指指尖将髁状突向下向后推。同时术者可用食指和中指拖住下颌骨并向上向前拖,以此使髁状突复位于下颌窝内。双侧前脱位术者可双手同时推压髁状突使之复位。当一声弹响并且患者能无阻咀嚼代表复位成功。

（2）口内法复位:双侧脱位时,术者清洁消毒双手后将拇指深入患者口内达磨牙位置,其余手指拖住下颌体,口内的拇指向下后方压下颌骨,口外手指同时适当力量向上推颏部,两手均同时适当力量并逐增力量进行复位。单侧脱位时术者可用食指深入口内,其他手指在口外反方向力配合进行。两种方法复位后嘱咐患者暂时不能过度张口和咀嚼较硬的食物,对再次或多次脱位的患者复位口可采用弹性绷带于面部十字形固定2个月左右。

2. 复位成功与失败标准　①成功:患者能自如张口、闭口;咬合关系正常并能正常咀嚼而无不适;上颌部前突及耳屏前凹陷消失;不能触及髁状突。②失败:未恢复正常解剖结构,不能自如咀嚼;咬合关系不正常。

（四）寰枢关节半脱位整复方法研究进展

寰枢关节半脱位多见于中青年,由于姿势、外力、退变或其他原因引起局部单侧肌肉紧张、痉挛或劳损松弛导致寰枢椎间活动的不平衡,引起椎间关节的错缝,失稳从而发生半脱位。临床表现为颈枕部疼痛及头部异常体位,眩晕或视力障碍,严重者出现颈髓或延髓损害所引起的症状。

1. 仰卧位拔伸旋转复位法　沟通交流取得信任后,患者俯卧位,手法松解肩背部、颈项部、枕颈部肌肉痉挛,特别是第2颈椎横突部肌肉痉挛。松解完成后,患者取仰卧位,施术医生凳子坐位于患者头后,保持与患者身体呈一条直线,施术者双手托住患者颈部,逐渐头部悬空,要求治疗床边缘到达患者C_7水平部,仔细检查颈椎及枕部情况,判断滑脱部位及方向等,松解颈部及颈枕部肌肉,以棘突偏向左侧为例,施术者左手拇指间顶托住偏向左侧的C_2棘突,其余四指托住颈部,右手托住下颌部,头颈部维持前倾位,逐渐持续充分牵引,牵引时左右旋转颈椎,感觉左拇指尖部有移动,即可向右侧顶托C_2棘突即可复位,复位指下回纳感明显,往往伴有声响,同时前屈颈椎,完成复位治疗术后颈托固定限制颈椎活动2~3周。复位时,医患之间必须认真沟通,要求有良好配合,患者有良好的依从性。在复位前要求手法松解肩背部肌肉、颈项部,枕颈部肌肉痉挛,特别是第2颈椎横突部肌肉痉挛。俯卧于颈椎治疗床上,从肩背部逐渐向上松解。松解后仰卧位,施术医生凳子坐位于患者头后,保持与患者身体呈一条直线,施术者双手托住患者颈部,逐渐头部悬空,仔细检查颈椎及枕部情况,判断滑脱部位及方向等。在行颈椎牵引时,要求头颈部维持前倾位,逐渐牵引,牵引时注意防止力度过大,仰卧位拔伸旋转复位法的关键是拔伸,在拔伸状态下进行旋转时拇指推压快速复位,复位强调"稳、准、快",一气呵成。

2. 坐位上颈椎旋转微调法 治疗组采用坐位上颈椎旋转微调手法。姿势:患者坐于凳上,颈部肌肉放松。医者站于其背后,以一手拇指顶住患者枢椎关节突(偏歪侧的对侧)内下侧,另一侧手掌托住患者患侧下颌支及颞枕骨下缘。动作:医者托住患者头颈部之手先将其向上提托,再对患者头颈施加纵向拔伸力量下引导患者头颈向患侧旋转10°左右;觉患者颈部肌肉放松与医者手法操作协调的前提下,再突然加大头颈旋转运动幅度3°~5°,拇指同时向上、向外推冲关节突。每日1次,10次1个疗程。

3. 颈椎小角度复位法 术者立于患者斜后方,一手四指于 C_1、C_2 颈椎关节突区进行定位,拇指放松置于对侧项部,另一手以虎口向上,用前掌部托置于患者下颌部。嘱患者尽量放松,沿颈椎轴向旋转,拇指发力向前推挤,余四指向后轻提,C_1、C_2 颈椎关节突区域出现明显的跳动感并伴有弹响声,完成复位操作。在操作过程中要求术者精力集中,尽量放松腕、肘关节,发力要求轻巧灵准,绝对禁忌暴力及大角度旋转,以免发生危险。

(五) 桡骨头脱位整复方法研究进展

桡骨头半脱位又名牵拉肘,常见于5岁以下儿童,前臂及腕部过度牵拉是常见原因。有观点认为,桡骨头半脱位是由于环状韧带的松弛、部分撕裂或者嵌顿于肱桡关节间隙而造成,也有认为与小儿桡骨头与桡骨颈发育不全有关。

1. 极度旋前复位法治疗桡骨头脱位

(1) 旋后复位方法:术者固定患儿肘关节,拇指按在桡骨头上,旋后患儿前臂并屈曲肘关节。

(2) 复位成功标准:听到桡骨头复位响声,患儿前臂抬高并能拾物、摸耳等动作。

2. 陈旧性桡骨头脱位的手术治疗 陈旧性桡骨头脱位手术方式有多种。总的治疗原则是非常明确的,即矫正尺骨畸形,维持桡骨头的稳定,以恢复肘关节及前臂功能。手术一般采用尺骨截骨、桡骨短缩、桡骨头复位固定。尺骨截骨纠正其短缩和成角畸形是治疗的关键。若伴有桡骨过度生长,应同时进行桡骨短缩术。环状韧带是否需要修复或重建,主要根据术中桡骨头复位后的稳定性。由于重建的环状韧带不能维系桡骨头的充分稳固,故重建的效果并不理想。为降低其并发症,最重要的是有效防止桡骨头脱位,对 Monteggia 骨折早期诊断、早期治疗。避免漏诊的关键在于提高对该病的认识,重视体格检查,熟练掌握儿童肘部的骨骺发育规律。对于任何前臂损伤,不要忽视远近尺桡关节的检查。必要时拍片检查包括两个邻近的关节。并与健侧进行对比,以防漏诊。

(六) 掌指关节脱位整复方法研究进展

掌指关节脱位在临床工作中经常见到,以背侧脱位多见,掌侧脱位少见。掌指关节背侧脱位可分为简单性脱位和复杂性脱位。

1. 手法复位 以右侧拇指掌指关节背侧脱位为例,臂丛神经阻滞麻醉或关节腔内麻醉,术者左手握持患者手掌及第1掌骨背侧,右手握患手拇指近节,屈曲患者腕关节和指间关节,放松指屈肌腱。然后背伸掌指关节,由背侧向远侧、掌侧推挤近节指骨基底,同时屈曲掌指关节。操作时禁忌暴力牵引手指,以免加重卡压。当闻及复位弹响,患指可做屈伸运动,畸形消失,复位成功。简单性脱位用此法多能成功,复杂性脱位患者复位方法同上,部分患者也可获得解剖复位,如果多次复位不成功,可能为屈指肌腱、蚓状肌等缠绕。此时可左右回旋患者拇指近节,使关节周围组织松弛,再推挤指骨。反复多次复位不成功,应尽快行手术治疗。复位后石膏托固定患者掌指关节于功能位,2～3周后去除外固定,进行功能锻炼。

2. 手术治疗

(1) 掌侧切口:采用臂丛神经阻滞进行麻醉,沿着掌指关节掌侧横纹切开,分离并显示出掌指关节,术中注意观察并有效保护血管和神经。术中可以观察到掌骨头突出并穿过前关节囊,掌板嵌压在掌骨头背侧和近节指骨基底掌侧之间,此种情况最为多见。有时也见第1掌骨头被嵌顿于两籽骨、掌板、拇长屈肌腱与近节指骨基底之间,示指则为第2掌骨头被嵌顿于指深屈肌腱和掌腱膜、掌板、掌浅横韧带与蚓状肌之间。牵开手指两侧屈肌腱,纵行切开掌浅横韧带和掌板,撬开掌板,屈曲手指,推动掌骨头穿过关节囊上的裂隙后,复位完成。注意修复好破损的韧带、关节囊和掌板。术后应用石膏固定,做好限制手指过度背伸后,早期功能锻炼。

(2) 背侧弧形切口:手术在臂丛神经阻滞麻醉下进行,于脱位关节背侧正中做弧形切口,观察脱位关节的情况。切开掌板拉向两侧,复位完成后,探查两侧侧副韧带和关节囊,如有损伤,则修复。如患者伴有掌骨头骨折,应用细小螺钉行内固定治疗。采用石膏托行外固定,共3周,如患者伴有骨折,石膏托固定时间为4～5周。

掌指关节简单背侧脱位只要掌握复位方法,多能一次复位,且功能良好。复位力度和手法应适当,避免多次多重复位,不仅加重损伤,还可以引起复杂性脱位。对于复杂性掌指关节背侧脱位的病例也可尝试行手法复位。部分复杂性掌指关节背侧脱位经过及时、恰当的手法复位后,能使掌指关节解剖复位,复位后关节功能良好,从而避免手术治疗,减轻了患者的经济负担,又能达到良好的功能。据统计,约50%的复杂性掌指关节背侧脱位可通过闭合手法复位,但如果复位方法不当,或者反复暴力复位,可加重损伤。也有学者认为复杂性掌指关节脱位在复位失败后,须手术治疗,掌侧切口和背侧切口是最主要应用的切口方式。

(七) 月骨周围脱位及月骨脱位整复方法研究进展

经手舟骨月骨周围脱位是指合并有手舟骨骨折的月骨周围脱位,手舟骨近端骨折块和月骨与桡骨远端关节面关系正常,而远端骨折块和其他腕骨一起发生脱位,可分为背侧脱位和掌侧脱位。经手舟骨月骨周围骨折脱位是腕部少见的严重损伤,占腕部损伤的3%～5%,多以背侧脱位为主,早期漏诊及误诊率极高,后期常发生手舟骨骨不连、手舟骨坏死、腕不稳定、创伤性关节炎等并发症,严重影响腕关节及手的功能,治疗上较为困难。对于治疗不仅要恢复腕关节正常的解剖结构,而且要确保手舟骨骨折的愈合,避免发生手舟骨坏死。

第四节　脱位固定方法研究

关节脱位整复复位后,将关节固定在稳定的位置上,称为脱位的固定。固定时间为2～3周。

常见的脱位固定方法有绷带固定、弹力绷带固定、石膏固定、支具固定、手术内固定等。

1. 绷带固定　绷带固定的常见部位有肘关节脱位、肩关节脱位、肩锁关节脱位、髌骨脱位等。

2. 弹力绷带固定　是用自然纤维编织而成,质料柔软,弹性极高。主要用于外科包扎护理。优点:弹性高,关节部位使用后活动不受限制,不缩水,不会妨碍血液循环或令关节部位移位。质料透气好,不会使伤口凝结水汽,携带方便。

3. 石膏固定　石膏固定的适应证有关节脱位复位后及纠正先天性畸形,如先天性髋关节脱位、先天性马蹄内翻足的畸形矫正等。石膏固定的禁忌证主要指全身情况差,尤其心肺功能不全的年迈者,以及不可有胸腹部包扎石膏绷带者。

石膏固定注意的要点:严格遵守三点固定的原理;充分做到良好的塑形;掌握合理的关节固定位置;防止压疮;严密观察。

术后应密切观察,尤其最初 6 个小时。如有下列情况,应及时切开或拆除石膏:肢体明显肿胀或剧痛;肢体有循环障碍或神经受压;不明原因的高热,疑有感染可能的病例;石膏松动、变软失效,应及时更换。

应鼓励患者活动未固定的关节,固定部位的肌肉应做主动收缩、舒张的锻炼,以促进血液循环,防止肌肉萎缩及关节僵硬。

4. 支具固定　支具是一种置于身体外部,旨在限制身体的某项运动,从而辅助手术治疗的效果,或直接用于非手术治疗的外固定。同时在外固定的基础上加上压点,就可以成为矫形支具,用于身体畸形的矫正治疗。支具按照不同使用部位,可以分为脊柱、肩、肘、腕、髋、膝、踝七大类,其中以膝、肩、肘、踝支具应用最为广泛。现代康复支具完全可以满足术后制动、康复、功能恢复,控制关节液渗出、本体感觉恢复等不同要求。

5. 手术内固定　适应证:严重的骨折合并脱位;陈旧性脱位或非陈旧性但合并血管、神经、韧带、肌腱损伤的;习惯性脱位保守治疗不理想的;发育型脱位难以矫形复位的。

一、脱位固定方法研究概况

(一) 肩锁关节脱位

1. 克氏针固定　应用克氏针固定肩锁关节的方法包括 Phemister 法和克氏针张力带固定法。Phemister 法是用克氏针交叉固定肩锁关节,手术操作简单,理论上骨折可达到解剖复位。但该方法存在以下缺点:①穿针有难度。肩锁关节是由扁平的肩峰内缘与锁骨远端构成,所选的克氏针太细则固定不牢,太粗则穿针时易造成局部骨质劈裂或穿透骨质。②固定后锁骨旋转的范围受限,肩关节外展功能受限,可继发肩盂关节僵硬。肩锁关节的生理性微动丧失,肩锁关节会出现僵硬、疼痛。③破坏了肩锁关节的关节面和纤维软骨盘,术后可继发创伤性关节炎。④肩锁关节脱位时,在垂直方向存在着强大的拉应力,在水平方向存在剪应力,克氏针易松动、脱出,甚至断裂、游走,致内固定失败,进而造成严重的并发症。克氏针张力带固定较 Phemister 法固定牢固,但也无法避免 Phemister 法的缺点。有研究表明,克氏针张力带固定治疗肩锁关节脱位,术后可致肩锁关节的活动功能完全丧失。

2. 锁骨钩钢板固定　锁骨钩钢板固定是目前手术治疗肩锁关节脱位最常用的方法,固定坚强,术后可早期进行功能锻炼,远期随访效果较好。其优点有:①锁骨钩钢板的形态与锁骨"S"形的解剖形态相符合,钢板体部能与锁骨很好地贴合。②钢板放置容易,固定相对稳定,不像传统克氏针一样易向周围组织滑移,可维持骨折的解剖复位。因此,锁骨钩钢板固定治疗肩锁关节脱位,术后并发症的发生率明显低于传统的克氏针张力带固定。③锁骨钩钢板穿过肩峰的钢板钩和置于锁骨近端的钢板在固定后可形成杠杆作用,在锁骨远端产生持续、稳定的压力,从而为喙锁韧带及肩锁关节周围的软组织提供了一个稳定、无张力的环境,有利于韧带及软组织的愈合。④在垂直和水平方向,锁骨钩钢板都具有稳定性,钢板钩可在肩峰下滑动,维持了肩锁关节生理上的微动,且钢板钩位于肩峰后下方不直接接触肩锁关节面,可避免术后发生创伤性关节炎。但锁骨钩钢板固定也有一定的缺点:①应力集中。锁骨钩钢板固定后,肩锁关节的微动减小,当肩关节外展超过90°时,所产生的剪切应力向锁骨延伸,在钢板最内侧的螺钉处会产生过大应力集中区。应用锁骨钩钢板固定术治疗肩锁关节脱位,术后有出现应力性骨折病例。有专家认为,锁骨钩钢板应在术后8～12个月肩部功能完全恢复后取出。②术后易并发肩峰下撞击征、骨磨损及创伤性关节炎。由于钢板钩插入肩峰下,使肩峰下间隙的容积减小,肩关节外展时,冈上肌腱在肩峰下方滑动时与钢板钩发生碰撞所致。观察发现锁骨钩钢板固定术后,钢板可切割肩峰致肩锁关节再脱位。钢板钩直接和肩峰下的软骨面接触会损伤软骨面,从而继发创伤性关节炎。③术后肩部疼痛、活动受限。原因主要有骨折未达到解剖复位、钢板预弯弧度不够、钢板钩放置的位置欠佳、钢板钩在肩峰下勾住过多的软组织、术中未有效清理关节面、术后制动时间过长等。术后肩峰下滑囊内压力增高及肩峰下关节并发创伤性关节炎是锁骨钩钢板固定术后出现肩关节疼痛的主要原因。

(二) 经手舟骨月骨周围脱位

经手舟骨月骨周围脱位治疗的关键是早期诊断、早期治疗、解剖复位、坚强固定。经手舟骨月骨周围脱位的手法复位对于相当部分关节囊,韧带损伤不严重者是一种重要的治疗手段。手法复位的要点主要为对抗牵引和腕背伸,牵引作用一方面松弛腕关节,加大腕关节间隙,关节极度背伸使掌侧腕关节间隙进一步加大,以利于脱出的月骨得以回复,使桡骨与头状骨之间的间隙充分扩大,此乃手法复位成功的关键。复位后予以小夹板,石膏外固定,并在医生指导下进行功能训练。经手舟骨月骨周围脱位早期诊断后,约有50%经手法复位可以达到解剖复位,但由于关节囊及韧带损伤较重,即使手法复位成功,也有部分可能为不稳定骨折。

因此,对于复位后不稳定骨折及手法复位失败者,手术治疗也是非常有必要的。对于新鲜的复位后不稳定骨折及手法复位失败的经手舟骨月骨周围脱位,最佳内固定方法的选择取决于手术医生的技术和可以运用的医疗设备。主要内固定方式有克氏针、可吸收棒、AO空心螺钉、Herbert螺钉等。Herbert螺钉是钛合金的双头螺钉,能缩短外固定时间,抗屈曲旋转,可提供坚强的骨折内固定,在骨折处加压。同时Herbert螺钉是无头的螺钉,位于骨表面下,不用取出。Herbert螺钉还可以和植骨一同纠正骨折成角畸形。术后不用长期的石膏外固定,早期功能锻炼也是取得优良治疗效果的重要因素。AO空心螺钉需在电视监视下,沿导针准确打入,但需特殊导向固定器及较高的手术操作技术。可吸收棒无断端加压作用,不利于骨折愈合。克氏针无断端加压作用,需二次手术尽早取出。因此,应以Her-bet螺钉作为治疗新鲜的不稳定骨折及不能手法复位的经手舟骨月骨周围脱位的首选内固定方式。内固定后修复损伤的关节囊及韧带,对于恢复腕关节的稳定性,血液循环也至关重要。术后2

周拆线,并辅以适当功能训练,3~4周拆除石膏,同时在医生指导下加大功能、力量训练,可进行理疗,中药外敷、熏洗,防止关节粘连,促进功能康复。

（三）肩关节脱位

临床常用的治疗肩关节脱位的复位手法:

1. Kochet 法　Kochet 法是利用旋转杠杆原理复位,将患者患肢外旋,然后把其肘关节靠近患者胸前,再内旋患肢,直到患肢可以触及对侧肩部。但是此法多难以达到牵引所需力量,并且最终肱骨头返纳是以肱骨干顶于前胸壁作为支点的,此时肱骨干及肩周软组织受力较大,需要大量的体力,患者常有不适感,也有可能由于牵拉肌肉的痉挛而使关节复位更加困难,患者更加疼痛,难以达到预期的复位目的。此外还有导致肱骨干、颈骨折或臂丛神经、血管及关节囊等软组织损伤的可能。

2. 手牵足蹬法　也叫 Hippocrates 法。患者仰卧于着地的硬板床上,术者立于患者的伤侧,用两手握住伤肢手腕部,使上肢前伸与躯干成90°,并用足跟伸入患侧腋下(右侧脱位,术者用右足;左侧脱位,术者用左足),然后双手牵引患肢,先使患肢外展外旋,再使患肢内收内旋,利用足为支点的杠杆作用,逐渐用力拔伸牵引3~5分钟,将肱骨头挤入关节盂内。当有肱骨头回纳感觉时,即可感到一声弹响,表示复位成功。由于肩带诸肌、肱三头肌和肱二头肌等拮抗作用,在牵拉时需很大力量,有发生腋部血管损伤和加重关节周围软组织损伤的可能。Hippocrates 法使肱骨头在关节盂的下缘返纳,此时如果是关节囊前缘破裂很可能造成部分软组织随肱骨头复位而嵌入关节内,复位后肩关节仍有疼痛,日后关节纤维粘连致肩关节功能受限。且易发生肱骨外科颈骨折。

3. Stimson 法　主要通过患者俯卧于复位床上,患肢自然下垂3~10分钟,并行患肢轻度摇晃及旋转,肩关节多可复位,难以复位的患者可加做前臂皮肤牵引。此法损伤轻,痛苦少,操作简单,但场地设备要求较高,不适用于现场急救,尤其是合并其他创伤导致窒息昏迷需立即抢救的患者不能同期完成复位,且该法耗时较长,一些肌肉力量较强的年轻患者不易成功。

4. 牵引推拿法　伤员仰卧,一助手用布单套住胸廓向健侧牵拉,第二助手用布单通过腋下套住患肢向外上方牵拉,第三助手握住患肢手腕向下牵引并外旋内收,三方面同时徐徐持续牵引。术者用手在腋下将肱骨头向外推送还纳复位。二人也可做牵引复位。此方法要2~3人配合,因此较烦琐。

5. 改良椅背法　改良靠背椅复位法是在传统靠背椅复位法的基础上进行改良,将传统的伸肘位拔伸牵引改为以一手握伤肢腕部,使伤者上臂轻度外展并屈肘90°,以另一手虎口缓缓用力下压伤者肘窝,同时轻轻左右摇摆前臂,使上臂反复做内外旋动作,在此过程中往往可感到或听到肩关节部"咯噔"弹响,即证明脱位复位。改良椅背法改变了传统靠椅背法易发生损伤腋部血管和加重关节周围软组织损伤以及肱三头肌肌腱缠绕等因素有复位失败的可能,伤肢于屈肘90°位牵引,使肩周肌松弛,较直肘牵引省力,并且术者取立位以虎口缓缓用力下压伤者肘窝,易于用力且易于掌握力量,防止了强力粗暴复位,因此改良椅背法降低了医源性损伤的可能。

（四）踝关节脱位

踝关节是人体负重最大的屈戌关节,当踝关节遭受到强力损伤时,经常会合并踝关节的骨折脱位。一般单纯踝关节脱位比较少见,通常合并有骨折。以脱位为主,合并有较轻微骨折的踝部损伤,简称为踝关节脱位。具体复位治疗方法如下:①踝关节后脱位对患者行腰麻或硬脊膜外麻醉,先屈膝关节然后进行足跖屈牵引,当距骨进入踝穴后,即背伸踝关节,并用长腿石膏固定5周。②踝关节前脱位对患者行腰麻或硬脊膜外麻醉,并屈膝关节、足背伸,进行牵引,当距骨与胫骨前下唇解脱,即推距骨向下向后复位。在复位之后,用长腿石膏固定足在跖屈位3周,然后再更换足踝背伸位石膏,再进行2~3周的固定。③踝关节向上脱位先对患者进行麻醉,先屈膝关节然后自大腿向上进行反牵引,并同时握持足向下牵引,当距骨向下至踝穴时,胫腓骨便可复位对合。然后跖屈,背伸踝关节,以对踝关节前、后方移位进行矫正,然后用力挤压内、外踝使之对位,2周后对石膏进行更换,避免肿胀消失后石膏相对松弛的情况。如果患者有严重的伤处软组织肿胀症状或者复位失败等情况,可以采用手术开放复位,手术中不需要对距骨体做内固定,但是必须要修补周围撕裂、断裂的韧带。

（五）发育性髋关节脱位

发育性髋关节发育不良(DDH)是一种严重影响患者生长发育和生活劳动能力的疾病,其直接的病理结果是发生髋关节脱位。在我国新生儿髋关节脱位的发病率为 $0.91‰~8.2‰$,其中女性患病比例较高(女:男=5:1)。对 DDH 治疗的目的是:增大髋臼覆盖面,避免髋关节半脱位、脱位、股骨头缺血性坏死及髋关节关节炎的发生。通常对 DDH 的治疗要根据患者的年龄、临床表现和髋关节的病损程度来决定,治疗手法有非手术治疗和手术治疗。手术治疗大致分为 3 类:软组织手术、骨性手术和髋关节置换术。①软组织手术:对于早期髋关节发育不良患儿,仅有髋关节软组织病变如关节囊增生肥厚、圆韧带肥大、内收肌痉挛等导致患儿髋关节脱位时,可通过切开复位实现股骨头同心复位,切开复位可以去除影响复位的软组织病因,包括关节囊内及囊外的因素,如挛缩的髂腰肌、紧张的内收肌及髋臼内妨碍复位的纤维脂肪组织、肥厚的圆韧带等,由此实现股骨头中心性复位达到复位与稳定。②骨性手术:出现了骨盆-股骨不稳,需要进行股骨或骨盆截骨,或者联合两者治疗。对于年幼的髋关节脱位的患儿,通过股骨近端截骨纠正股骨颈的前倾角(10°为宜)。如果髋关节韧带等结构已经发生不可逆转性挛缩,髋臼和股骨头的同心圆结构发生改变时,此时需要切开复位。术式包括 Salter 截骨术、二联(Triple)截骨术、Ganz 截骨术。通过手术以恢复髋臼对股骨头覆盖的目的,并建立股骨头的骨性支撑来获得长期稳定。③髋关节置换术:髋关节置换是 DDH 晚期治疗最佳选择,此时,继发髋关节炎至髋关节疼痛已非常严重,髋关节活动明显受限。此期治疗的主要目标是消除髋关节疼痛,恢复其功能。由于 DDH 晚期患者大多有髋臼缺损及股骨畸形,术中需行髋臼及股骨重建;晚期髋关节脱位时,周围软组织、肌肉、骨等结构挛缩,导致结构异常,手术难度较大,股骨头假体选择及周围软组织处理也较特殊。

二、脱位固定方法研究进展

（一）髋关节后脱位合并股骨头骨折

髋关节后脱位合并股骨头骨折又称 Pipkin 骨折。在髋关节脱位中以后脱位最为常见,占全部髋关节脱位的80%~90%。Pipkin 骨折多见于车祸及高处坠落伤中,其损伤的暴力是高速和高能量的,往往在造成髋关节后脱位的同时也容易导致股骨头的骨折。由于髋关节周围解剖结构复杂,且 Pipkin 骨折容易造成多种并发症,正确、及时的诊断与治疗有助于减少并发症的发生,提高患者的生活质量。Pipkin 骨折的治疗:①非手术治疗 Pipkin Ⅰ型和Pipkin Ⅱ型骨折属于单纯的股骨头骨折,行 X 线及 CT 扫描检查后,对髋臼复位后间隙<3mm,未累及负重关节面,无坐骨神经损伤,关节间隙内无碎骨片,关节间隙对称良好者,可行保守治疗。此型髋关节的头臼关系比较稳定,对复位后的骨折块有一定的加压固定作用,使之处于比较稳定的状态,手术会进一步破坏局部的血运,增加股骨头坏死的发生率。但对于不具备上述指征者,应及早手术切开复位内固定。②手术切开复位内固定:由于 Pipkin 骨折属于较严重的骨折,即使对于损伤相对较轻的 Pipkin Ⅰ型和 Pipkin Ⅱ型骨折而言,单纯手法牵引复位也很难达到解剖复位的要求,且容易遗漏关节腔内的碎小骨块或软骨块。研究认为,对 Pipkin Ⅰ型骨折而言,后期髋关节闭合复位的治疗效果不如手术治疗。因此,手术切开复位内固定是目前多数学者主张的治疗方法。切开复位可以清除复位髋关节内的碎骨块,修整关节面,因此可以适当地扩大手术适应证。对于损伤较重的 Pipkin Ⅲ型和 Pipkin Ⅳ型骨折而言,手术治疗则是首选的治疗方法。

(二) 肘关节恐怖三联征

1996 年,Hotchkiss 将肘关节后脱位同时伴有桡骨头和尺骨冠状突骨折,称为肘关节恐怖三联征(terrible triad of the elbow)。"三联征"是一种严重的复杂损伤,并不仅仅是"三个损伤"的组合。治疗时不仅要注意 X 线片可见的损伤,还要特别重视肘部稳定性及软组织损伤。其特点是:肱尺关节向后脱位;上尺桡关节多稳定;冠状突骨折绝大多数在其高度 50%以下(即 Began&Morrey Ⅰ型和Ⅱ型),基本为横断骨折,包括前关节囊的附着(即 O'Driscoll 分型的Ⅰ型)。主要需要与 Monteggia 骨折脱位及经鹰嘴的肘关节骨折脱位相鉴别。治疗肘关节恐怖三联征的目标是:重建肘部同心圆性中心复位及可靠的稳定性;早期活动;争取良好的功能结果;减少并发症。

治疗原则及流程:①急诊尽量先行手法复位并临时制动;②手术先通过外侧 Kocher 入路,如显露或操作困难可考虑加用内侧入路;③重建冠状突稳定性,尽量复位内固定,若骨折块太小或粉碎不能行内固定,则修补前方关节囊;④重建桡骨头稳定性,尽量复位内固定,不能固定者则可考虑金属假体置换;⑤修复外侧副韧带复合体、伸肌总腱止点和(或)后外侧关节囊;⑥经上述操作后,肘部仍不能达到同心圆性中心复位或稳定性仍不能达到早期活动的要求,则使用可活动的铰链外固定架;⑦术后注意功能康复治疗。

(三) 膝关节脱位多韧带损伤

创伤性膝关节脱位多韧带损伤是一种严重损伤。近年随着交通事故增多、剧烈运动损伤增加以及认识的提高,膝关节脱位多韧带损伤发生率随之增高。早期密切观察及早诊断与全面合理评估对治疗膝关节脱位多韧带损伤十分重要,而治疗不当带给患者的风险将会与日俱增。Seroyer 等研究认为,膝关节脱位早期处置原则是复位、全面评估血管神经、固定肢体以缓解疼痛及恢复软组织损伤。如患者血管损伤需行手术治疗,理想的情况是采用MRI 兼容材料外固定支架固定,并尽量保证进针点距离关节线 10cm 以上。膝关节应固定在屈曲约 20°,以防止胫骨后半脱位,固定后应摄 X 线片复查复位情况。经循证医学回顾研究发现,膝关节脱位多韧带损伤患者手术治疗后国际膝关节评分委员会(IKDC)评分分值明显较非手术治疗提高,更多患者术后重返工作和体育运动。Peskun 等回顾性分析近 10 年,916

例膝关节脱位多韧带损伤患者,结果显示手术治疗在术后功能评分、稳定性、术后活动度及重返工作、体育运动方面的效果均优于非手术治疗。必须根据每例患者伴发伤和并发症,考虑手术时机、手术原则、移植物选择、手术技术和术后康复。目前临床上主张对膝关节脱位多韧带损伤在 2~3 周内早期进行手术。手术治疗的重要原则是限制不稳定结构和尽量实现解剖学和生物力学重建,这需要有丰富的手术经验加以衡量。越来越多共识以及单一韧带损伤治疗证据显示交叉韧带功能重建往往优于原韧带修复,但尚无明确证据提示膝关节脱位多韧带损伤重建与修复术后评分差异显著,只是发现修复后膝屈曲受限发生率较高,以及恢复到之前运动水平较难。目前,尚无一种移植物组合证明优于其他移植物组合,一般根据临床经验及费用选择移植物。一般情况下,同侧自体腘绳肌肌腱至少重建一根韧带,需要时甚至使用对侧腘绳肌肌腱。有时为防止潜在损伤,建议保留健侧肢体肌腱。

(四) 踝关节骨折脱位

踝关节骨折脱位是一种严重损伤,往往疗效欠佳,常常遗留严重后遗症。踝关节骨折的分类方法较多,Deis-Weber(即 AO 分类法)分类法的特点是注重腓骨,认为腓骨骨折平面越高,下胫腓韧带损伤越严重,踝穴不稳定的危险也越大。因此,根据腓骨骨折的高低将踝关节骨折分类为 A、B、C 3 型。A 型:外踝骨折低于踝关节水平,此型下胫腓联合无损伤;B 型:外踝骨折位于下胫腓联合水平,此型下胫腓联合有 50% 的损伤可能性;C 型:腓骨骨折高于下胫腓联合水平,此型下胫腓联合均受损伤。按 AO 治疗观点,对 A 型骨折采用非手术治疗如复位失败则行切开复位;对 B 型和 C 型骨折采用手术治疗,恢复踝关节的正常解剖关系,并坚强固定,术后短期石膏固定,以利于韧带修复,尽早行功能锻炼,促进骨折愈合,使踝关节功能迅速恢复。要使踝关节骨折及下胫腓联合达到解剖复位,必须恢复腓骨的长度,保持下胫腓联合以上 5~7cm 的腓骨完整及解剖对位对踝关节稳定非常重要,是保证手术效果的前提条件。在治疗踝关节骨折时必须恢复腓骨长度,外踝与腓骨干有 10°~15° 的外翻角,如果腓骨及外踝骨折复位不良、外踝上移,踝穴势必增宽,使距骨在踝穴内失去稳定性,这是导致以后发生创伤性关节炎的重要原因。下胫腓联合分离也可使距骨向外移位,有学者认为,若距骨外移 1mm,则胫距关节接触面积减少 42%;距骨外移 3mm,则胫距关节接触面积减少 60%。由于接触面积减少而使局部压力增加,必然导致创伤性关节炎的发生。因此,在治疗踝关节骨折脱位时,关键要处理好腓骨远段骨折和下胫腓关节分离,可尽可能地减少创伤性关节炎的发生。

(王平 王琦)

参 考 文 献

1. 马社教,卫武军,贺映波.踝关节骨折和脱位性病变的影像学诊断(附 199 例分析)[J].现代医用影像学,2011,20(6):386.

2. 姜耀忠,胡应举,胡高军.应力位 DR 摄影联合 MRI 诊断肩锁关节脱位的价值[J].中国临床研究,2014,27(2):219.

3. 韦林森,王金屏,张克池.GE Light speed 4 CT 三维重建技术在骨盆骨折脱位中的应用价值[J].医学信息,2011(9):4320-4321.

4. 易雪冰,张德洲,钟鉴.MSCT、MRI联合运用在复发性肩关节前脱位Bankart病损中的应用价值[J].中国中西医结合影像学杂志,2011,9(3):204-205.

5. 杨莹,丁燕萍,唐建伟.螺旋CT多平面重建和表面三维成像在腕月骨周围脱位诊治中的应用观察[J].山东医药,2012,52(6):84-85.

6. 吕永革,谭永良,莫金潮.数字化摄影与多层螺旋CT在足踝部骨折及脱位的诊断价值比较[J].中国骨伤,2013,26(7):553-554.

7. 李润根,郭永明,滕云升.膝关节半月板周缘性脱位的MRI诊断及文献复习[J].中国临床研究,2011,24(5):416-417.

8. 娄路馨,程克斌,于爱红.肱二头肌长头腱撕裂和脱位的MRI表现[J].中医正骨,2013,25(10):43-45.

第五章 筋伤的临床研究

各种暴力或慢性劳损等原因所造成的筋的损伤，称之为筋伤。筋膜、肌腱、韧带、皮下组织、部分肌肉、关节囊、关节软骨等组织损伤都包括在筋伤的范畴中。

筋伤是骨伤科常见疾病和多发病。筋伤的病因很多，除直接暴力、间接暴力和慢性劳损外，体质的强弱也是重要的因素。筋伤的分类有很多种，根据不同形式的暴力，可将筋伤分为扭伤、挫伤两类；根据筋伤的病理变化，可分为瘀血凝滞、筋位异常、筋断裂等类型；根据病程，筋伤分为急性筋伤及慢性筋伤。

筋伤的早期症状较重，患处疼痛肿胀，功能障碍。受伤3～4天后，肿胀逐渐开始消退，瘀斑转为青紫，皮肤温热，疼痛渐减。至伤后10～14天，病情轻者，可获康复；病情重者，肿胀消退亦较显著，疼痛明显减轻，功能部分恢复。2周以后，病情较重者瘀肿大部分消退，瘀斑转为黄褐色，疼痛渐不明显，功能轻度障碍，此种残余症状，约经3～5周，症状全部消失，功能亦可恢复。少数患者恢复期长，或余肿残存，或硬结如块、疼痛隐隐、动作欠利，迁延更多时日，最后发展成为慢性筋伤。对于筋伤患者，要仔细确定主要的压痛点，压痛部位往往就是病灶所在，对于慢性筋伤患者尤为重要。同时要注意检查关节活动功能情况以及关节有无异常活动。对于严重筋伤患者，必要时可做X线等检查，以排除骨折等情况。

在临床中，我们应注意筋伤与相类似症状的骨病相鉴别，如骨痨、骨肿瘤等，在诊断过程中应对全身情况、局部症状及实验室检查等全面考虑，给予明确诊断。

筋伤的治疗方法包括制动、固定、推拿、内外用药以及针灸、练功活动等，可以根据筋伤不同的类型、病程、部位，分别选择应用。根据不同病期的临床特点和患者病情选择上述方法，以综合治疗方案为宜，可促进患者病情的恢复，提高患者生活质量，必要时行手术治疗。

第一节 脊柱筋伤临床研究与发展

一、脊柱筋伤临床研究概论

随着社会的发展、技术的进步、工作强度的增加、生活方式的改变等等，脊柱筋伤疾病呈逐年快速上升趋势，而发病年龄呈下降趋势，其症状严重影响人们的身体健康，困扰人们的生活，因而我们要重视脊柱、保护脊柱，延缓其退变，防其衰老。这样才能预防和控制脊柱筋伤等相关疾病的发生。

目前,临床上常见的脊柱筋伤主要有颈椎病、腰椎间盘突出症和腰椎管狭窄症。

(一) 病因病机

传统医学对脊柱筋伤的认识比较早。《医宗金鉴·正骨心法要旨》把颈骨受伤分作"从高坠下、打伤、坠伤、扑伤"4 种。《黄帝内经》指出"腰为肾之府",同时认为腰痛的病因是外伤劳损、外感风寒湿热,并与脏腑经络有密切关系。隋代以后,提出了"肾主腰脚"的论点,认识到腰痛可牵涉到下肢痛,并与肾有密切关系。

西医学将其病因归纳为椎间盘退变、软组织外伤及慢性劳损、先天性畸形、骨质增生、韧带增生肥厚钙化及有关发病诱因等。

1. 椎间盘退变　椎间盘退变是脊柱疾病(如颈椎病、腰椎间盘突出症和腰椎管狭窄症)的发病基础,是发病的内因。

2. 软组织慢性劳损　软组织病变在脊柱筋伤的发病过程中不但贯穿其发病始终,而且是临床多种症状的主导性病因。

3. 脊柱外伤　脊柱外伤者比不曾有过脊柱外伤者患病率高。所以外伤既是脊柱筋伤发生的主要因素之一,又是加速病情恶化的主要原因。

4. 先天畸形　先天性脊柱畸形主要是由于结构性异常导致脊柱生长的不对称所致,先天畸形因素也是造成脊柱筋伤的一种病因。

5. 有关疾病相关性及发病诱因　正常情况下脊柱动静力学是平衡的,当某些原因造成脊柱动静力学平衡失调就会出现异位压迫或化学刺激或免疫反应而引发脊柱相关疾病。

(二) 临床诊断的研究

1. 症状体征　颈椎病患者大多数无明显外伤史,疼痛、麻木是患者首发症状,部分患者可有头晕、耳鸣、耳痛、心慌、血压不稳等症状。检查时,下段颈椎棘突或患侧肩胛骨内上角部常有压痛点,部分患者可摸到条索状硬结,颈部活动受限、僵硬。以麻木为主者,可有疼痛减退区或握力减弱。

腰椎间盘突出症患者多有不同程度的腰部外伤史。主要症状是腰部疼痛及下肢放射性疼痛麻木。腰椎棘突旁和棘突间有深压痛,并沿患侧的大腿向下放射至小腿、足跟部或足背外侧。病程较长者,其下肢放射痛部位感觉麻木。检查时可有不同程度的脊柱侧弯,腰椎生理曲度减少或消失。腰部肌肉痉挛,直腿抬高试验或股神经牵拉试验阳性。腰椎压痛点的位置有定位意义,皮肤感觉异常对椎间盘突出定位亦有临床意义。

腰椎管狭窄症患者主要症状为长期反复的腰腿痛和间歇性跛行。疼痛性质为酸痛、刺痛或灼痛,有的可放射到大腿外侧或前方等处。部分患者可出现下肢肌肉萎缩,痛觉减退,膝或跟腱反射迟钝,直腿抬高试验阳性。但部分患者可没有任何阳性体征。

2. 影像学检查

(1) X 线检查:脊柱正侧位片可以显示脊柱生理曲度的变化,是否有侧弯畸形,椎间隙变窄以及椎体边缘的情况;腰椎双斜位片可排除腰椎椎弓根不连、小关节病变;动力位片可显示脊柱是否存在失稳。

(2) CT 检查:CT 显示椎间盘突出的部位、大小、形态和神经根、硬膜囊受压移位等情况,具有明显的优势,其诊断敏感性及特异性均很高。对腰椎管狭窄症具有诊断的价值,特别是对侧隐窝和椎间孔的狭窄诊断,更具优势,可清楚显示椎管前后径、横径大小,以及侧隐窝、椎间孔、黄韧带肥厚等情况。

（3）MRI检查：MRI可以准确地显示椎间盘数目、部位、程度、形态、神经根和硬膜囊受压、移位情况及周围硬膜外脂肪等情况，而且对于相关疾病的鉴别诊断也提供了很有价值的信息。

（4）磁共振神经成像：可显示神经根走行、水肿或炎症信号及与相应椎间盘以及其他周围组织结构的位置关系，从而有助于椎间盘突出症的明确诊断。

（5）脊髓造影：能清晰地显示突出的椎间盘对硬膜囊或神经根的压迫部位。

（6）硬膜外腔造影：通过椎管内形态的变化协助诊断的方法。

（7）腰椎间盘造影：将造影剂注射到椎间盘内，通过拍摄腰椎正侧位片来观察髓核形态的诊断方法。

（8）肌电图检查：肌电图检查是通过测定神经根所支配肌肉出现失神经波来判定受损的神经根，进而推断腰椎间盘突出及其部位。对腰椎间盘突出症的诊断准确率只有50%左右，其检查结果只有参考价值。

（9）超声检查：对腰椎间盘突出症的诊断，据报道符合率可达91%，但此项检查还处于开始阶段，其应用价值尚难肯定，有待继续研究提高。

（三）临床治疗的研究

目前，临床上脊柱筋伤的治疗分非手术与手术两大方面。其治疗方式的选择需要根据不同的病程以及不同的类型而有所不同。

1. 非手术治疗方法

（1）手法：推拿手法具有行气活血、舒筋通络止痛的功效，是治疗筋伤有效方法之一。

（2）药物：包括中药内治和外治、西药内服。中药内治法与本病的病因（外伤、感受风寒湿邪、劳损及体虚等诸因素）有关，临床表现多为本虚标实证，以虚为本责之于肝肾，以实为标主要责之于风寒湿邪及外伤瘀血的理论，以"实则泻之，虚则补之"为治则。西药内服主要应用非甾体抗炎药，以缓解神经受压所引起的无菌性炎症，疼痛严重不缓解时可短期应用。

（3）牵引：是临床上治疗最常使用的一种物理疗法，通过牵引使椎间隙和椎间孔增大，减轻对神经根的压迫；解除滑膜嵌顿，纠正椎间小关节的错位等。

（4）针灸：针灸治疗具有舒筋、活络、止痛及扶正祛邪的作用。针灸可以缓解症状，但不能从根本上解除椎间盘突出、神经根受压的基本病理改变，因而只能是一种重要的辅助疗法。

（5）神经根阻滞：是利用利多卡因、普鲁卡因等麻醉药物加激素浸润于神经根周围，以减轻神经根炎症和水肿，阻断疼痛刺激的一种治疗方法。

除上述介绍治疗方法外，还有很多行之有效的方法，如封闭、穴位埋线、拔罐、针刀等非手术治疗方法临床也有很多报道，可根据实际情况单独使用或联合使用。

2. 手术治疗方法　大多数脊柱筋伤的患者，通过非手术疗法可取得良好效果，需手术治疗的仅10%~15%。手术的方法可分为开放式手术和微创式手术（包括介入疗法与有限手术）两大类，但各有其适应证和优缺点。

脊柱手术治疗经历了椎板切除术、开窗术、椎体切除以及椎管成形术等到椎间盘置换和再生术，从有创术到微创、极微创术，在不断地发展和创新。目前，关于手术治疗已有一些前瞻性研究和大量回顾性综述,但是由于患者选择治疗的方法、评价的方法以及随访时间与结论的不同,治疗结果的差异也是比较大的。随着科学技术的不断发展,对疾病认识的不断深入以及临床经验的不断积累,一些具有创伤性小、安全性高、疗效好的治疗方式也会不断地应用于临床。

二、脊柱筋伤临床研究与发展

(一)颈椎病的临床研究与发展

颈椎病(cervical spondylosis)是指单个或多个颈椎间盘的退行性变,及其继发性椎间关节退行性变刺激或压迫相邻脊髓、神经、血管和食管等组织,而引起相应临床症状和体征。

1. 病因病机

(1)中医学认识

1)六淫:六淫邪气可单独致病,亦可两三种邪气相兼致病。在颈椎病中,则多与风寒湿邪有关。

2)痰湿:痰湿内停易阻滞经络,影响气血运行,"不通则痛",从而引起颈项、肢体疼痛、麻木等表现。

3)劳伤:视、卧、坐、立、行,本为人体正常生理活动,但若太过,违反了生理规律,超过生理限度,耗气伤形则易积劳成疾。

4)外伤:是造成颈椎病的一个重要原因。

5)七情:七情内伤属内因,其致病主要是伤及内脏。

(2)西医学认识:颈椎病的病因与发病机制很复杂,主要与退行性变、创伤、劳损、颈椎发育异常、骨质疏松症、咽部急慢性感染和炎症、吸烟、饮酒、风寒湿环境等许多因素有关。

2. 诊断检查

(1)颈型颈椎病

1)年龄:以青壮年居多。个别患者有颈部外伤,大多数患者都有长期低头作业的习惯。

2)症状与体征:颈部、肩部及枕部疼痛,头颈部活动因疼痛而受限制。少数患者可有一过性上肢麻木,但无肌力下降及行走障碍。患者颈部一般无歪斜。颈肌紧张,生理曲度减弱或消失,棘突间及棘突旁可有压痛。

3)影像学检查:X线检查显示颈椎生理曲度变直或消失,甚至出现"反弓",颈椎椎体轻度退变。侧位伸屈动力摄片可发现椎体不稳。

(2)神经根型颈椎病

1)病史:个别患者有颈部外伤,大多数患者都有长期低头作业的情况,以青壮年居多。

2)症状与体征:颈痛不适,棘旁可有压痛。压迫头顶时可有疼痛,棘突也可有压痛。可出现根性痛症状,疼痛范围与受累椎节的脊神经分布区相一致。与根性痛相伴随的是该神经分布区的其他感觉障碍,其中以麻木、过敏、感觉减弱等为多见;椎间孔挤压试验、臂丛神经牵拉试验等阳性。

3)影像学检查:X线检查侧位片可见颈椎生理前凸减小、变直或成"反弓",椎间隙变窄,病变椎节有退变,前后缘有骨刺形成。伸屈侧位片可见有椎间不稳。在病变椎节平面常见相应的项韧带骨化;CT检查可发现病变节段椎间盘侧方突出,或后方骨质增生,并借以判断椎管矢状径;MRI检查也可发现椎体后方对硬膜囊有无压迫,若合并有脊髓功能损害者,尚可看到脊髓信号的改变。

（3）脊髓型颈椎病

1）病史：患者多为40~60岁，发病慢，大约20%有外伤史。

2）症状与体征：临床症状缓慢进行性加重，患者先出现下肢双侧或单侧发沉、麻木，随之出现行走困难，下肢肌肉发紧，重者明显步态蹒跚，双下肢协调性差，打软腿，易绊倒。双足有"踏棉"感。不能做精细动作，部分患者有括约肌功能障碍、尿潴留。除四肢症状外，脊髓受压节段以下感觉障碍，四肢腱反射均可亢进，尤以下肢显著。病理反射阳性，腹壁反射、提睾反射可减弱甚至消失。

3）影像学检查：X线侧位片多显示颈椎生理前曲消失或变直，前后缘骨赘形成，椎间隙变窄。伸屈侧片可显示受累节段不稳，相应平面的项韧带可有骨化；CT检查对椎体后缘骨刺、椎管矢状径的大小、后纵韧带骨化、黄韧带钙化及椎间盘突出的判断比较直观。CT对于术前评价，指导手术减压有重要意义。三维CT可重建脊柱构象，可在立体水平上判断致压物的大小和方向；MRI检查能从矢状切层直接观察硬膜囊受压情况。脊髓变性者可见变性部位也即压迫最重的部位脊髓信号增强，严重者可有空洞形成。

（4）椎动脉型颈椎病

1）病史：患者多为40~60岁，发病慢，大约20%有外伤史，常有落枕史。

2）症状与体征：一般患者会出现头痛和眩晕，头颅旋转时引起眩晕发作是本病的最大特点；猝倒是本病的一种特殊症状；患者有突然弱视或失明，持续数分钟后逐渐恢复视力，还可能出现复视、黑蒙、幻视等现象。

3）影像学资料：X线侧位片多能显示颈椎生理前曲消失或变直，前后缘骨赘形成，椎间隙变窄。动力位片可显示受累节段不稳；椎动脉造影可发现椎动脉有扭曲和狭窄；MRI可判断脊髓状态以及两侧横突孔有无变异，是否对称，内径有无差异，尤其是无损伤的椎动脉成像技术（MRA），对椎动脉的判定既安全又具有诊断价值，MRA技术的清晰度较数字减影血管造影（digital subtraction angiography，DSA）技术为差，但从临床角度来看，90%以上的患者愿意接受MRA检查，而不愿意行DSA检查。

（5）交感神经型颈椎病

1）病史：患者一般无明显的特殊病史。

2）症状与体征：患者可出现以下症状如枕部痛、颈枕痛或偏头痛，有时伴有恶心和呕吐症状；眼部可出现眼球胀痛、流泪、视物模糊等交感神经受刺激的表现；亦可出现交感神经麻痹症状；血管痉挛可出现肢体发凉、发木，遇冷时有痒感或麻木疼痛，有神经血管性浮肿表现；心动过速，有的为心动过缓，也有二者交替出现。有的前区疼痛者相当多见；多汗、少汗。此种现象可只限于头、颈、双手、双足或一个肢体，亦可出现在半身。常伴有半身酸痛、胀麻，尤以手胀为著，且多在夜间或晨起时较重，起床活动后缓解；高血压，有的为低血压，还有的表现为血压不稳；有时急性发作时表现为尿频、尿急、排尿不尽。发作过后，此症状可消失，与脊髓型颈椎病造成持久的排尿障碍不同等。

3）影像学资料：多普勒检查是一种重要的诊断方法。有人提出，对诊断确有困难者，可用高张盐水试验，交感型注射高张盐水可诱发症状加重。这是一种辅助诊断方法，而且无特异性。

（6）混合型颈椎病：合并两种或两种以上症状者称为混合型颈椎病。专业分类法又将此型称为弥漫型。患者多病程长，年龄较大，大多数超过 50 岁。临床上经常发现有些患者早期为颈型，以后发展成神经根型。神经根型与脊髓型并存者亦不少见。单独出现食管压迫型相当少。

3. 治疗方法　颈椎病的治疗分非手术与手术两大方面。

（1）非手术治疗：包括手法治疗、颈椎牵引治疗、药物治疗、针灸治疗、理疗等。

1）手法治疗：通过手法治疗，可纠正偏移的颈椎，解除颈部肌肉、血管的痉挛，恢复颈椎生物力学平衡，改善局部血液循环、加速炎症消退。

2）颈椎牵引治疗：牵引可限制颈椎的活动，能够解除颈部肌肉的痉挛，减轻疼痛，使椎间隙增宽，扩大椎间孔，减少椎间盘压力，有利于退变间盘组织的修复。改善椎动脉由于颈椎不稳或异常颈曲而导致的代偿性扭曲，恢复椎-基底动脉的供血功能，纠正颈椎小关节的半脱位，牵开被嵌顿的关节囊，促使神经根与骨刺或椎间盘退变的压迫关系得到改变。

3）药物治疗：西药常用的药物主要有消炎镇痛类药物、扩血管药物、肌松药物、营养神经药物等。中药主要根据颈椎病的病因，采取辨证施治的原则，给予对症用药，在本病治疗上具有极大的优势。

4）针灸治疗：针灸具有祛风通络，活血通经，调和气血的功效。近年来的实验研究认为，针灸具有调整微循环、解除肌痉挛的作用。

5）理疗：理疗可以改善局部的血液循环，缓解肌肉痉挛。常用的颈部理疗方法有红外线、离子导入疗法、超短波、短波、石蜡疗法等。

6）围颈和颈托：本法主要是缓解肌肉痉挛、颈椎制动以及巩固临床疗效的目的。

7）运动疗法：对于颈椎病患者，医生可以指导患者进行运动疗法，即在运动过程中主要以扩胸运动作为主要的自我运动疗法。该运动可对预防和治疗颈椎病有积极的作用。

除上述介绍治疗方法外，其他诸如封闭、穴位埋线、穴位注射、拔罐、针刀、中药外用等非手术治疗方法临床也有很多报道，可根据实际情况配合使用。

（2）手术治疗：当颈椎病发展到一定程度，必须采用手术治疗方可中止对神经组织的进一步损害。手术治疗包括开放手术和微创手术。

1）开放手术：①颈椎前路减压术：主要指前路颈椎间盘椎体切除术，可结合后纵韧带切除术和椎间融合术。②颈椎后路减压术：包括颈椎后路单开门椎管扩大椎板成形术、双开门椎管扩大椎板成形术、全椎板切除术等。后路减压术可扩大椎管，缓解脊髓所受压迫，且保留了颈椎的大部分后部结构，可维持颈椎的稳定性，对颈椎活动度的影响较小。③前后路联合减压术：主要适用于 3 个以上节段出现突出的椎间盘或骨赘压迫脊髓，且其中 1～3 个节段脊髓受压严重，突出的椎间盘超过椎管矢状径的一半或髓核游离者；突出的椎间盘压迫脊髓腹侧合并或不合并孤立型后纵韧带骨化，合并发育性或退变性颈椎管狭窄者；椎间盘突出、椎间不稳，压迫或刺激脊髓，合并发育性或退变性颈椎管狭窄者；椎间盘突出压迫脊髓或鹅颈畸形，合并颈椎管狭窄者；3 个以上节段出现椎间盘突出压迫脊髓合并脊柱后凸畸形者。

2）微创手术：①经皮穿刺颈椎间盘切除术；②经皮穿刺激光汽化颈椎间盘减压术；③经皮化学溶盘术应用木瓜蛋白酶或胶原酶等化学物质溶解椎间盘组织，仅适用于纤维环完整的患者；④射频消融髓核成形术；⑤椎间盘臭氧分子消融术；⑥显微内镜技术。

（二）腰椎间盘突出症的临床研究与发展

腰椎间盘突出症（lumbar disc herniation，LDH）是临床上的常见病和多发病，系指腰椎间盘的纤维环退变或外伤发生裂隙，在外力的作用下，髓核组织向后方或后外方突出，刺激、压迫神经根或马尾神经，而引起腰痛及下肢坐骨神经放射痛等症状为特征的腰腿痛疾患。腰椎间盘突出症多发于 20～40 岁青壮年，男性多于女性，多数患者因腰扭伤或劳累而发病，少数可无明显外伤史。

对于腰椎间盘突出症的诊断，我们必须要根据病史、临床症状体征和影像学检查，综合分析得出其正确的诊断。治疗方法是根据其病理改变而定，分为非手术治疗、手术治疗（开放手术和微创手术）两大类，各有其适应证。

1. 病因病机

（1）中医病因病机：中医腰痛之发病多由外感六淫病邪侵袭，导致气血涩滞，筋脉气血不和，闭阻不通则引起疼痛，形成痹证。从中医学对腰痛的认识来看，认为本病的发生是腰部经脉气血阻滞、筋脉失养而致腰痛，由内伤而发病者不离于肝肾之虚，而外邪致病者亦以肾虚为本，故本病临床多内外合邪、虚实相兼。其病因可归纳为 3 类：①肾气亏虚；②外邪侵袭；③跌仆闪挫及劳损。

（2）西医病因病理：腰椎间盘突出症是内因与外因共同作用的结果。内因是根本，外因是条件。内在因素是腰椎间盘的退行性改变，腰椎间盘经常受体重的压迫，加上腰部经常进行屈曲、后伸等活动，更易造成椎间盘较大的挤压和磨损，从而产生一系列的退行性变；外在因素是突然的负重、腰部外伤、腹压增高、外受寒湿、妊娠产生等。

2. 临床检查诊断

（1）症状体征：腰痛为腰椎间盘突出症的首发症状，多数患者有不同程度的腰部外伤史，腰部有局限性压痛、叩击痛或放射痛，并向下肢放射；腰椎生理前凸减少或消失，甚至出现后凸畸形，并有不同程度的脊柱侧弯，会出现不同程度的下肢皮肤感觉的异常，马尾神经受压则表现为马鞍区麻木，膀胱、肛门括约肌功能障碍。直腿抬高试验、直腿抬高加强试验、屈颈试验阳性，高位腰椎间盘突出症股神经牵拉试验阳性。

（2）影像学检查

1）X 线检查：腰椎正侧位片可以显示脊柱生理的弧度变化，是否有侧弯畸形，椎间隙变窄以及椎体边缘的情况，后纵韧带钙化或者骨化的情况，腰椎双斜位片可排除腰椎椎弓根不连、小关节病变；在对于腰椎间盘突出症诊断方面，X 线片不能提供诊断此症的直接征象，但 X 线平片检查仍应是首选方法，一是为排除骨病变如结核等；二是为发现有关腰椎退变的征象，避免漏诊和误诊。

2）CT 检查：CT 显示椎间盘突出的部位、大小、形态和神经根、硬膜囊受压移位等的情况，具有明显的优势，其诊断敏感性及特异性均很高。

3）MRI 检查：MRI 对腰椎间盘突出的诊断准确率可达 98% 以上。MRI 可同时获得腰椎的三维影像，对椎间盘数目、部位、程度、形态、神经根和硬膜囊受压、移位情况及周围硬膜外脂肪等能被细致地显示。

4）磁共振神经成像：可直接显示神经根走行、水肿或炎症信号及与相应椎间盘以及其他周围组织结构的位置关系，从而有助于腰椎间盘突出症的明确诊断。

5）脊髓造影：脊髓造影能清晰地显示突出的椎间盘对硬膜囊或神经根的压迫部位。

6）硬膜外腔造影：通过椎管内形态来诊断腰椎间盘突出症的方法。据报道，其准确率达100%。

7）腰椎间盘造影：根据髓核在造影后的形态变异大致可见，髓核膨出与小口径破裂。

8）肌电图检查：肌电图检查是通过测定神经根所支配肌肉出现失神经波来判定受损的神经根，进而推断腰椎间盘突出及其部位。对腰椎间盘突出症的诊断准确率只有50%左右，其检查结果只有参考价值。

3. 临床治疗方法 腰椎间盘突出症的治疗，以手法治疗为主，配合牵引、药物、卧床及练功等治疗。经非手术治疗无效、突出物巨大或中央型突出，有马尾神经症状者，可行手术治疗。

（1）非手术治疗的方法

1）卧床休息：卧床休息及正确卧床体位可减少对脊柱的压力，使腰椎间盘失去重力的影响，紧张的肌肉、韧带、关节囊松弛，改善局部充血，减轻水肿，进而减轻对神经根的刺激，缓解疼痛，阻断疼痛的恶性循环。

2）药物治疗：包括中药内治和外治、西药内服。中药内治法与本病的病因（外伤、感受风寒湿邪、劳损及体虚等诸因素）有关，临床以"实则泻之，虚则补之"为治则给予辨证用药。中药外治法是将药物直接作用于病变部位，具有疏通经络、活血化瘀和消肿止痛的作用，或将药物通过腧穴进入到经络中，以调整人体的阴阳气血及脏腑功能。中药外治法主要有敷贴法、熏洗法、热熨法等方法。西药内服则用镇痛、消肿以及营养神经等药物，常用阿司匹林、乙酰水杨酸类药、B族维生素和甘露醇等。

3）手法治疗：推拿手法具有行气活血、舒筋通络止痛的功效，是治疗腰腿痛的有效方法之一。

腰椎间盘突出症推拿手法大致分为整骨手法和理筋手法两大类。在临床上，只要手法运用得当，多能取得良好的疗效。

4）牵引治疗：是临床上治疗腰椎间盘突出症最常使用的一种简便、经济、疗效肯定的物理疗法，通过腰椎牵引使椎间增大，减轻突出间盘对神经根的压迫，降低间盘内压。

5）针灸治疗：具有舒筋、活络、调和阴阳和扶正祛邪的作用。针灸可以缓解临床症状，但不能从根本上解除椎间盘突出、神经根受压的基本病理改变，因而只能是一种重要的辅助疗法。针灸治疗辨证取穴，急性期用泻法，慢性期用平补平泻法，或加用灸法。

6）中药离子导入疗法：是利用直流电使中药以离子形式进入人体，在局部直接作用于病变组织。本法可促进局部血液循环，以改善病变组织的血供和营养障碍及细胞膜的通透性，从而进一步改善病变组织的慢性炎症、缺血和营养状态。

7）神经阻滞疗法：是利用利多卡因、普鲁卡因等麻醉药物加激素浸润于神经根周围，以减轻神经根炎症和水肿，阻断疼痛刺激的治疗方法。

8）功能锻炼：早期进行功能锻炼对腰椎间盘突出症患者功能恢复，对减轻疼痛与麻木等症状有明显作用，对改善预后，提高疗效，避免复发有重要作用。

（2）手术治疗：大多数腰椎间盘突出症患者，通过非手术疗法可取得良好效果，需手术治疗的仅10%～15%。手术治疗的原则是，用最小的创伤充分减压，达到最大限度地保留腰椎的稳定结构。

手术的方法可分为开放式手术和微创式手术两大类，但各有其适应证和优缺点。

1）开放式手术：包括椎间开窗、半椎板切除、全椎板切除椎间盘摘除术，这是腰椎间盘突出症手术治疗的常用术式。椎间开窗、半椎板切除椎间盘摘除术的优点是，对脊柱骨质破坏较少，对脊柱稳定性影响不大，有利于手术后功能恢复。对于合并椎管狭窄者根据情况可行部分椎板和内聚关节突出部分切除，对于极外侧型突出可采用关节突切除、部分椎板及内侧关节突切除或横突间入路行突出椎间盘切除。椎间开窗虽然暴露较差，但保留了后柱结构，降低了术后腰痛的发生率，可为首选的术式。而半椎板切除术和全椎板切除术破坏了脊柱后柱的结构，虽近期效果较好，但晚期易出现顽固性腰痛、鞍区不适、下肢乏力等症，也逐渐被引起认识和重视。

由于椎间盘摘除术后所引起的脊柱不稳及顽固性腰痛，已引起广泛的关注。当前有开展的椎间盘移植术、人工椎间盘置换术、人工髓核置换术等技术，旨在重建椎间盘生理功能，是关注的新课题。这些脊柱外科新技术，除人工椎间盘置换术已经应用于临床外，其余技术基本处于动物试验阶段，有的在国外的临床刚刚开展应用。人工腰椎间盘置换术是脊柱外科的一种新兴技术，能有效地恢复椎间隙的高度及分布，维持正常的椎间关系，达到稳定脊椎的目的。同时，人工腰椎间盘置换术还能够去除炎症及受损伤的椎间盘，减少因自身免疫造成的疼痛。有报道认为，常规手术可能会切除较多的椎间盘组织，在可能造成患者椎间隙狭窄时可选择人工腰椎间盘置换术。该手术方法优良率较高，但人工腰椎间盘始终与正常腰椎间盘存在一定的区别，且材料较为昂贵，手术创伤也较大，这些因素都限制了其进一步发展。

2）微创式手术：微创治疗是现代手术学发展最快的领域之一。该技术将先进的技术实现"小孔"切口的同时，与可视化技术相结合，从而更好地观察所需的区域。目前，临床上常用的微创手术方法有经皮化学髓核溶解术（CNL）、经皮椎间盘内臭氧气体注射术（PIOI）、经皮穿刺腰椎间盘摘除术（PLD）、经皮激光椎间盘减压术（PLDD）、后路椎间盘镜下椎间盘切除术（MED）、经皮内镜下腰椎间盘摘除术（AMD）等。

（三）腰椎管狭窄症的临床研究与发展

腰椎管狭窄症是指腰椎椎管、神经根管或椎间孔狭窄并引起马尾及神经根的压迫综合征。多见于老年人及体力劳动者，男性多于女性。好发部位为腰 4-5，其次为腰 5-骶 1。

腰椎管狭窄症的治疗方法，根据其病情的轻重分为非手术治疗和手术治疗。

1. 病因病机

（1）中医病因病机：腰椎管狭窄症属于中医学"腰腿痛""痹证""痿证"等范畴。对于该病病因病机的认识，虽因各家临床经验的不同而有所差异，但总体而言，除与先天肾气不足有关外，虚、风、寒、痰、湿、瘀已被广为认同是腰椎管狭窄症的主要病因病机。

（2）西医病因病理：西医学认为，腰椎管狭窄症的病因主要分为原发性和继发性两种。原发性多为先天性因素所致，是椎管本身由于先天性或发育性因素而致的腰椎椎管狭窄，原发性的腰椎管狭窄症，临床很少见；继发性多为获得性因素，退行性变是主要发病原因，中年以后腰椎发生骨质增生、黄韧带及椎板肥厚、小关节突增生或肥大、关节突关节松动、椎体间失稳等退行性改变，使腰椎椎管内径缩小，椎管容积变小，达到一定程度后可引起脊神经根或马尾神经受挤压而发病。原发性和继发性因素常常相互联系、相互影响。

2. 临床检查诊断

（1）腰腿疼痛症状：缓发性、持续性的腰痛和腿痛，是腰椎管狭窄症的主要症状之一。

腰腿疼痛,有单是腰痛,有单是腿痛,也有腰腿同时疼痛;腿痛,有单侧下肢疼痛,也有双侧下肢疼痛。如腰腿同时疼痛,则多是发病早期出现腰痛,逐步出现腿痛,晚期除马尾神经受压之外,同时神经根受压而产生坐骨神经痛。其腰痛的特点,多于站立位或走路过久出现疼痛,若躺下或蹲位以及骑自行车时,疼痛多自行消失,局部多呈现酸胀疼痛,没有固定的压痛点,常强迫于前屈位姿势。

(2)间歇性跛行症状:间歇性跛行是腰椎管狭窄症的特征性症状,80%以上患者有此症状,是此病最突出的症状,也是诊断本病最重要的依据。多在行走时出现单侧或双侧下肢麻木、沉重、疼痛和无力,被迫采取下蹲休息,症状可马上缓解,若继续行走则出现同样症状。此点应与血栓闭塞性脉管炎相鉴别。

(3)临床体征方面:腰椎管狭窄症患者有症状与体征不一致的特点,这是指患者一般症状较重,而体征较轻,其原因有检查时往往多采用卧位,此时体征已有缓解或消失的因素存在。体征方面有脊柱可有侧弯,生理前凸可减小,直腿抬高试验阳性,椎旁有明显压痛点,并向下肢放射痛,这种根性病往往是多神经根受累;肌力有时减弱,感觉变化主要表现在下肢皮肤感觉减弱;有时可出现膝、跟腱反射的减弱或消失;马尾神经受压,可出现马鞍区麻木或肛门括约肌松弛无力。

(4)影像学检查

1)X线平片:可显示腰椎的椎体缘骨质增生,一般椎体后缘有唇样增生可引起椎管狭窄。腰椎可有侧弯或生理前凸加大、减小,其生理前凸加大或移行椎等,有时会有椎体滑脱现象;关节突关节增生肥大,甚至呈球形,小关节间隙狭窄模糊,关节突硬化,可导致左右关节的距离变窄;广泛性腰椎管狭窄,显示椎板密度增高,椎板间隙窄及椎弓根短。

2)CT检查:对腰椎管狭窄症具有诊断的价值,特别是对侧隐窝和椎间孔的狭窄诊断,更具优势。CT可清楚显示椎管前后径、横径大小,以及侧隐窝、椎间孔、黄韧带肥厚等情况。

3)MRI检查:能进行横断面、矢状面、冠状面等多切面的扫描,多方面地了解椎管的解剖结构。利用T1加权像和T2加权像各自的信号特点,不仅可以显示椎间盘的信号改变,而且可直接观察纤维环膨出的程度以及脊髓、马尾神经和神经根的受压情况。

4)椎管造影:椎管造影可以从多方位观察椎管狭窄情况,还可以进行脊髓造影后CT(CTM)横断面的检查,利用对比度的差异,能准确反映侧隐窝狭窄程度和神经根受压的情况。在CT、MRI不能确定诊断时,应用椎管造影检查仍是有益的。

5)神经电生理等其他检查:下肢神经的体感诱发电位(somatosensory evoked potentials,SEP)检查较临床体征更敏感。由于标准的肌电图检查和神经传导研究很少应用于腰椎管狭窄的诊断,电生理检查只是被推荐为排除其他疾病,但是并没有应用于临床诊疗常规中。

3.临床治疗方法 腰椎管狭窄症的治疗,有手法、药物、练功、手术等治疗。经非手术治疗无明显效果,或典型的严重病例,产生持续性压迫症状者应行手术治疗,解除压迫马尾和神经根的狭窄因素。

(1)非手术治疗的方法:目前临床上常用的治疗方法有手法治疗、药物治疗、针灸治疗、物理治疗和封闭治疗等疗法。

1)手法治疗:手法可以运用于腰椎管狭窄症的治疗。手法可以起到活血舒筋、疏散瘀血、松解粘连、温经散寒、滑利关节等作用,使症状得以缓解或消失。根据病情选择应用,但手法宜轻柔,禁用强烈的旋转手法。

2)药物治疗:包括中药和西药内服。辨证论治方面,中医在辨证分型基础上辨证施治,根据不同的病因分型给予不同的中药汤剂。西药治疗一般应用非甾体抗炎药,静脉消肿药物日注射甘油果糖、七叶皂苷钠注射液以及应用营养神经药物。非甾体抗炎药这类药物临床应用较多,除了能减轻神经受压所致的炎性反应外,还具有止痛效果。

3)针灸治疗:有文献报道,针灸促进和加强神经损伤的恢复,促使硬膜囊及周围软组织充血和水肿的消退,有利于缓解对马尾、神经根的压迫和刺激。临床多辨证选穴。

4)物理治疗:治疗腰椎管狭窄症较为有效的理疗方法是拉力疗法、腰肌强度锻炼和无氧健康训练。

用于软组织理疗的方法较多,包括热疗、冰疗、超声、电刺激和牵引等方法,虽较常用但其疗效尚需进一步研究。

5)封闭疗法:目前常用的有硬膜外激素封闭和神经根阻滞封闭等方法。硬膜外激素封闭治疗腰椎管狭窄症的方法仍有争议,一般认为治疗根性痛的疗效较差。

(2)手术治疗:当非手术治疗无效时,严重影响患者生活质量,甚至生活不能自理,有马尾神经受压,出现括约肌功能障碍者,应考虑手术治疗。手术应严格掌握其适应证,症状和体征应与影像学检查结果相一致。手术的目的是恢复椎管容积,解除对神经及其供应血管的压迫,尽可能维持椎体稳定性。手术的主要术式如下:

1)广泛椎板切除减压:主要适用于多种原因造成单一平面的严重椎管狭窄,硬膜囊需要足够的减压;多节段的、多平面的严重椎管狭窄;狭窄节段腰椎不稳,需要行植骨融合内固定。然而,全椎板切除破坏了腰椎后部结构,影响了脊柱的稳定性,瘢痕挛缩可引起狭窄,出现临床症状,远期疗效常下降,且有腰椎不稳等并发症。

2)有限减压:该术式可减少发术后脊柱不稳定。目前主要术式有单侧或双侧椎板间开窗、半椎板切除、开窗潜行减压、桥式开窗减压等多种形式。以上术式虽然保留了脊柱后部结构,减小了手术创伤和并发症,但有减压不彻底的顾虑。因此,许多学者设计了各种椎管成型术,既保留了脊柱后部结构,维护了脊柱稳定,又可以进行彻底减压。

3)植骨融合、内固定术:植骨是纠正原有腰椎不稳和减压后可能出现不稳的重要措施,尤其对广泛的减压术后,有利于改善临床症状。内固定的目的:重建腰椎稳定,以利植骨融合,减少假关节形成;纠正腰椎畸形,恢复正常的椎体序列,使腰椎生物力学和生理功能正常化;保护神经组织;缩短术后康复时间,以利术后腰背肌功能锻炼。

4)非融合性内固定术:也可称为软固定或灵活固定,对腰椎只固定而不是融合。非融合性内固定的植入器械均为后路植入物,可以增加局部的脊柱前突,限制不稳定节段的运动范围,从而解除疼痛。因其允许固定节段有一定的活动度,所以对相邻节段的运动不会有很大的影响,可能会避免邻近节段疾病的发生。

5)腰椎椎弓根延长术:Kiapour等在尸体标本上进行体外实验研究证实双侧椎弓根延长术可以增加椎管和神经根管的面积,但不能显著改变脊柱的正常运动,因此可以用来治疗椎管狭窄症。但是,此技术的可行性、安全性及操作性等诸多问题尚待进一步研究。此技术真正用于临床治疗前,还需评估此项技术的风险及收益情况。

6)内镜下减压术:椎间盘镜手术(microendoscopic discectomy,MED)作为近年来脊柱微创外科较为成熟的技术,其特点是既能解决椎间盘突出、侧隐窝狭窄、黄韧带肥厚等问题,使神经根得以充分减压,又能最大限度地保持正常的脊柱生物学结构,减少传统手术后出现的脊柱失稳、椎管内瘢痕粘连等问题,手术优良率高。术后患者可以早期下床活动,明显减少手术并发症,非常有利于术后康复,因此深受广大患者接受。

三、脊柱筋伤的继承与创新

(一) 颈椎病

颈椎病是临床常见的骨科疾病之一,西医学认为生物力学、解剖学失衡、导致局部微环境中化学、免疫炎性介质释放产生的根性痛应该是其发病的根本。但是导致某些因子释放以及参与颈椎病发病的信号途径又是如何传导的呢?这与传统医学理论中经络、脏腑、气血传变是否存在着某种内在的联系呢?有待我们的进一步研究。

目前,临床上颈椎病的治疗多以非手术疗法为主,这是由于非手术疗法的诸多优势,如其副作用较小,已被广大患者所接受,有很好的应用前景,同时也面临一些临床应用和研究的问题。各种方法的适应证尚不非常明确,造成选择的难题,多重选择又易造成医疗资源和经济的浪费。其次,非手术疗法治疗颈椎病研究规范性、结果可信度仍存在疑问;加之疗效观察指标、评价标准尚不统一,造成目前疗效评价参差不齐。再次,虽然约90%以上神经根型颈椎病可经非手术疗法缓解,但是,临床上多数患者经非手术治疗后存在部分残留症状,愈显率低,复发率高,仍然持续困扰日常生活和工作,其原因和改进措施尚需深入研究。最后,综合治疗属于复杂干预,研究难度比单一疗法更大,目前尚未形成高等级证据支持的成熟的综合治疗方案,综合疗法是否真的能起到协同作用以及如何协同,还有诸多争议;综合疗法研究中组合原则、综合效应评估、各种单一疗法的起效权重、各种单一疗法的加入时机等是研究重点,也是循证医学的难点问题之一,尚需进一步研究。

对于颈椎病的治疗,应遵循"能非手术治疗不进行微创治疗,能微创治疗不进行开放手术治疗,能行简单手术治疗不行复杂手术治疗"的原则;选择治疗方案时按照手术损伤由小到大的顺序,即非手术治疗→单一微创手术→复合微创手术→微创显微内镜技术→脊椎非融合固定手术→单节段脊椎融合固定手术→多节段脊椎融合固定手术的排列顺序,尽量选择损伤小、疗效好、价格廉的方法。

(二) 腰椎间盘突出症

腰椎间盘突出症属于临床骨科常见疾病,随着人们生活方式的改变,近年来该病发病率不断上升,成为"现代病",对人们正常工作与生活造成严重影响。腰椎间盘突出症的治疗与研究已有近百年历史,随着科学技术的发展,无论在病因病机、诊断和治疗方面都有了进一步的研究和认识,但是也带来了更多的问题值得思考和临床实践的考验。如对传统疗法如何评价?如何客观看待和应用新技术?临床医生如何选择治疗方法?如何提高治疗效果以满足病人的需求?仍是医学界必须面对的挑战。当前我们必须以客观科学的态度认识腰椎间盘突出症的诊断和治疗现状,以努力提高腰椎间盘突出症的诊治水平。

腰椎间盘突出症诊断应本着"以体征定痛源"就是依据"有诸内,必形诸外"的症状学原理和"司外揣内"的诊断思路,通过不同类别和节段受累神经(根)所产生的特有临床表现进行疾病诊断与定位,以进一步寻求证据来证实或排除神经受损部位,肯定或否定初步的临床诊断。

　　大多数腰椎间盘突出症患者,通过非手术疗法是可以取得良好的效果,非手术疗法的临床主导地位与有效性也是公认的。其基本方法是围绕活血化瘀、疏通经络、促进血液循环、消炎镇痛、松解粘连、髓核回纳复位、改善突出物与神经根的位置关系、解除对神经根的挤压、恢复已破坏的椎内平衡等方面进行治疗,诸多学者从多学科、多途径对其作用机制进行了多层次、多角度、多方向的综合阐释、探索和研究。

　　腰椎间盘突出症的手术治疗经历了椎板切除术、开窗术到椎间盘置换和再生术,从有创术到微创、极微创术,在不断地发展和创新。但是手术目的均是以减压与融合为主,即解除神经结构的压迫、重建椎间关节的稳定性。在手术方式上,开放手术和微创手术各有优缺点,传统手术虽然较为彻底,但创伤大,恢复慢;微创手术近年来快速发展,治疗方法不断创新,其发展方向是小切口、创伤小、可视化、效果好、住院时间短、患者痛苦小等,为越来越多的医护人员及患者所接受。但是临床使用微创手术应该全方面考虑患者的实际情况,认真分析,掌握手术的适应证与禁忌证,对患者采取个体化的治疗方案,不能盲目扩大手术适应证。

　　综上所述,我们应以客观科学的态度认识腰椎间盘突出症的诊断和治疗现状,非手术治疗应全方位、多渠道综合治疗,以做到优势互补,从而提高治愈率,降低复发率。手术治疗务必诊断准确,严格选择适应证,掌握正确熟练的操作技术,确保治疗的合理性和减少并发症的发生。

（三）腰椎管狭窄症

　　传统医学虽然早在古代就已经对腰腿痛发生的病机有详尽的描述,认为病因不外乎外因或内因,其中肾虚是腰椎管狭窄症发病的始动因素和根本病机,风寒湿邪是腰椎管狭窄症发病的常见诱因,痰湿瘀阻是腰椎管狭窄症发病的重要病理机制。其主要病机是肾虚不固、邪阻经络、气滞血瘀、营卫不和,以致腰腿筋脉痹阻而产生疼痛。

　　腰椎管狭窄症在影像学诊断上,CT 显示各种病变对脊髓产生的继发性改变,则不及MRI。MRI 检查能够进行横断面、矢状面、冠状面等多切面扫描,了解椎管的解剖结构。MRI总体的诊断准确性要略高于 CT;但两者联合检查可提高诊断的正确性,更利于指导手术的进行。

　　在治疗方面,中医治疗腰椎管狭窄症的方法比较多,疗效也确切,值得进一步研究。尽管中医药治疗腰椎管狭窄症有广阔的发展前景,但治疗方案缺乏公认的疗效评定标准等问题,影响学术交流,不利于临床实践的提高。今后应加强从客观方面论证其临床治疗作用,以及从实验角度科学探讨其可能的病因病理治疗作用,确定其统一的疗效评定标准,优化组合各治疗方案等方面进一步加以研究。

　　自手术治疗腰椎管狭窄症以来,广泛性椎板切除一直是首选和标准术式。随着脊柱微创技术发展,脊柱微创技术最大限度地减少脊柱开放手术的侵袭性、破坏性,彻底解除导致临床神经症状的压迫区域,这已成为医学界的共识,其具有创伤较小、疗效确切、术后并发症较少、不破坏脊柱稳定性、患者痛苦少、恢复快等优点,故特别受广大脊柱临床工作者的青睐及患者的接受。但对于复杂腰椎管狭窄症微创手术有一定的局限性,可能因减压不彻底而致术后神经功能恢复不理想或术后再狭窄的发生,我们必须切实掌握好手术适应证,做好术前评估,并且遵循由浅入深、由易到难的分阶段手术适应证选择原则。

第二节　上肢骨与关节筋伤临床研究与发展

一、上肢骨与关节筋伤临床研究概论

上肢骨与关节筋伤包括肩部筋伤、肘部筋伤、腕与手部筋伤三大部分。其中肩部筋伤临床中常见的疾病有肩部扭挫伤、冈上肌肌腱炎、肩峰下滑囊炎、肩关节周围炎等；肘部筋伤常见疾病有肱骨外上髁炎、肱骨内上髁炎、尺骨鹰嘴滑囊炎、肱二头肌长头肌腱滑脱、肘部扭挫伤、旋后肌综合征、肘关节骨化性肌炎等；腕及手部筋伤主要疾病有腕关节扭挫伤、腕管综合征、狭窄性腱鞘炎、指屈肌腱腱鞘炎、尺管综合征等。虽然上肢骨与关节筋伤包括的疾病众多，但多涉及肌肉及韧带的损伤，神经的卡压，从而引起临床症状。

（一）病因病理研究概论

筋伤的发病因素比较复杂，是多方面作用的结果。我国传统医学强调内因及外因在筋伤疾病中发病的重要性。

现代解剖学的发展丰富了筋伤的病因病理的研究，在筋伤学习中要深入了解上肢的解剖构造。

运动医学的发展对筋伤的病因病理的发展也起到了推动作用，如"肌肉起止末端病"概念的提出，肌肉起始末端病肌肉起始部的正常组织结构叫末端装置，也称腱止装置。其结构从肌腱到骨依次为腱纤维层、纤维软骨层、潮线、钙化软骨层、骨层。由于长期异常地对末端装置进行牵拉，可使末端装置各层组织的结构发生变化，也可以并发周围其他组织的变性和无菌炎症反应。上肢骨与关节筋伤中常见的疾病如冈上肌肌腱炎、肩袖损伤、肱二头肌短头损伤、肱骨外上髁炎、跟腱损伤等均属于末端病的范畴。

除长时间固定导致肌肉的萎缩外，关节源性肌肉软弱的提出对筋伤后肌肉及肌力的下降也提出了新的机制。关节源性肌肉软弱（arthrogenous muscle weakness，AMW）是由于关节疼痛、炎症和损伤等原因通过相关节段的脊髓前角细胞传出信号，保护性抑制关节周围肌肉功能活动而造成跨越罹患关节肌肉变弱，并使其肌力下降，将这种由反射抑制所造成的肌肉软弱称之为关节源性肌肉抑制，较长时间的 AMI 可造成肌萎缩。而等长收缩锻炼可以减轻关节源性肌肉软弱，这种西医学的研究同时也旁证了中医学在筋伤治疗中强调导引的意义。

（二）诊断研究概论

大多数上肢骨与关节筋伤的患者都较容易诊断，诊断中结合病史、症状、体征及理化检查等。

但上肢骨与关节筋伤中好多疾病的诊断较宽泛，如肩关节周围炎，大多数临床医生将肩部疼痛、活动障碍的疾病均归入到肩关节周围炎中，这样容易将疾病混淆，只有在诊断中更加明确分析，才能取得良好的治疗效果。

在疾病的诊断中体格检查对鉴别诊断有重要的提示，如在腕管综合征的诊断中，正中神经受压的神经学表现，肱骨外上髁炎的 Mill 征等。

目前，西医学的先进诊疗设备为理化检查提供了更直观的证据。目前，较为常见的理化检查有 X 线、CT、MRI、超声、肌电图、体感诱发电位（SEP）等。

高频超声能清晰显示髋关节组织层次和髋关节暂时性滑膜炎的影像变化,对小儿髋关节暂时性滑膜炎的诊断及鉴别诊断具有一定临床应用价值。

MRI 对关节内的软骨盘、肌腱、韧带的损伤,能够提供矢状面或(和)冠状面图像。

利用电子计算机叠加技术在人体体表检测体感诱发电位(SEP),是近年来在神经生理学和神经病理学上一项重要的技术,其意义在于提供神经系统由外周到中枢的感觉信息,了解其传导通路的功能状态及其完整性,并反映深部感觉系统有无障碍的客观指标,在一定程度上能够判断病变发生的部位和深浅程度。这种研究外周神经和中枢结构之间的联系以及中枢之间的相互关系,是近代电生理方法学上的新进展,并日益受到重视和广泛应用于临床。

(三) 治疗研究概论

1. 治疗原则

(1)筋骨并重:筋与骨在生理和病理上有密切关系,肝主筋,肾主骨,故有"肝肾同源"之说。因此,临床治疗应注重"筋骨并重"的原则,弄清筋与骨关节间的病理变化,既要治疗筋的损伤,又要治疗骨关节的损伤,此即为"筋柔则骨正,骨正则筋柔"。

(2)内外兼顾:人体是统一的整体,无论是跌打损伤,还是外邪侵袭,损伤筋骨,经络受累,将使气血运行紊乱,严重者消耗津液,伤及脏腑。临床上根据损伤的病因病机不同,或外治或内治为主,或内、外并重,灵活运用。通过针对性的治疗,尽量做到内外兼顾。

(3)急慢各异:"病无常形,治无常法,医无常方,药无常品",在临证时常可见病证实中夹虚,虚中夹实,虚实夹杂,变证多端,因此在筋伤治疗之时,辨证分析尤为重要,不拘泥于一方一法。

(4)治养结合:《吕氏春秋》有"形不动则精不流,精不流则气郁"的记载。有效的功能锻炼及健康的生活方式要伴随着治疗过程。合理的肢体关节活动和全身锻炼,能推动气血流通,促进祛瘀生新,使筋骨关节得到滋养,有利于慢性筋伤的修复。因此应将治疗与预防、保健密切结合起来,但是,锻炼必须持之以恒,这样才能达到效果。

2. 筋伤的治疗

(1)内治法

1)中药内服:以辨证论治为基础,贯彻局部与整体兼顾、内治与外治相结合的原则。既要注意局部损伤的变化,又要重视脏腑、气血的盛衰,既要注意内服药物的治疗,又要重视外用药物的运用,并以八纲辨证和经络、脏腑、气血等辨证为治疗依据,根据损伤的虚实、久暂、轻重或缓急等具体情况采用不同的治疗方法。

2)非甾体抗炎药:非甾体抗炎药是一类具有解热、镇痛,多数还有抗炎、抗风湿作用的药物。根据作用机制不同分为非选择性和选择性。常用的非选择性非甾体抗炎药(NSAIDs)药物包括布洛芬、双氯芬酸等,选择性 COX-2 抑制剂主要以西乐葆为代表。但临床应用非甾体抗炎药经常会出现胃、十二指肠溃疡引起的上消化道出血。另外,部分病人出现中枢神经症状如嗜睡、神志恍惚、精神忧郁等。

(2)外治法

1)手法治疗:手法治疗筋伤疾病的方法独特,效果良好。其应用范围十分广泛,不仅适用于各种急性软组织损伤,而且适用于各种慢性软组织损伤。

2)针灸治疗:能宣通气血、舒筋止痛,适用于扭伤及慢性伤筋。另外,近年来针刀的治疗日益丰富,并广泛应用于临床,对上肢的一些筋伤有较好的治疗作用。

3)物理治疗:物理治疗除防治疾病外,还被广泛应用于疾病的诊断,如肌电、超声波、红外线热象图等。根据物理因素的来源,理疗可分为人工与自然物理因素疗法两大类。

拔罐也是物理治疗的一种,包括火罐、竹管及其他局部负压疗法。

4)练功疗法:练功疗法治疗筋伤可以促进气血流通,加速瘀去新生,促进损伤组织的修复和功能恢复,是提高和巩固临床疗效必须重视的一种治疗方法。目前,多数练功活动缺乏临床循证医学证据,如何更好地规范练功疗法,也是目前临床研究中的一个重要课题。

5)手术治疗:上肢骨与关节筋伤手术治疗方法较多,尤其关节镜微创手术在肩关节周围炎及冈上肌腱炎中得到更多的运用,并取得良好的治疗效果。

二、上肢骨与关节筋伤的临床研究与发展

(一)肩部筋伤的临床研究与发展

1. 肩关节周围炎　　肩关节周围炎简称肩周炎,是肩周软组织(包括肩周肌、肌腱、滑囊和关节囊等)病变引起的以肩关节疼痛和功能障碍为特征的疾病。根据其临床表现和古代医籍的描述,可归属于"漏肩风""肩凝"等范畴。目前国内外对肩周炎的发病率都缺乏合理的研究和细致的统计,至今尚缺乏有关普通人群中肩周炎流行病学的研究报告。国外初步研究报道,肩周炎好发于40~70岁的中老年人,在这个年龄段有2%~5%的患病率。大约有10%的肩周炎患者在第一次发病的5年内对侧肩关节也会再次罹患"肩周炎"。

(1)病因病机研究进展

1)中医学对肩关节周围炎发病机制的研究:中医学对本病的发病原因有丰富的认识。中医认为本病属"痹证"范畴,以50岁左右的中老年为多见,其发生有内、外两大因素。早在《黄帝内经》中就有相关记载。《素问·痹论》云:"五脏皆有合,病久而不去者,内舍于其合也。故骨痹不已,复感于邪,内舍于肾。筋痹不已,复感于邪,内舍于肝。脉痹不已,复感于邪,内舍于心。肌痹不已,复感于邪,内舍于脾。皮痹不已,复感于邪,内舍于肺。所谓痹者,各以其时重感于风寒湿之气。"又云:"风寒湿三气杂至,合而为痹也。其风气胜者为行痹,寒气胜者为痛痹,湿气胜者为著痹也。"这说明肩周炎的发病原因有两点:内因是五脏气衰、肝肾不足、筋失濡养、气血两虚,外因是复感风、寒、湿邪。另外,中医学认为随着年龄的增长,脏腑气血逐渐衰退,肝肾亏虚,筋骨失养,再外感风寒湿邪,阻滞经络或过度劳累,伤及经脉,使气血闭阻,经脉不通,可导致肩周疼痛,活动受限。《灵枢·贼风》指出:"若有所堕坠,恶血在内而不去,血气凝结。"首次提出发病与外伤的密切关系,认为外伤后恶血停聚在身体内,导致气血运行不畅,从而易受风寒湿邪等外邪侵犯,恶血与外邪共同作用而导致痹证的发生。

现代医家总结前人经验,认为肩周炎发病与自身气血不足,外感风寒湿及跌仆闪挫有关。

2)西医学对肩关节周围炎发病机制的研究:①软组织退变:其发病机制是人进入中年后,机体会出现一系列的退行性变,如骨密度降低,肌肉萎缩等,使肩关节承受外力时,肌肉和肌腱更容易撕裂、损伤,毛细血管损伤后,渗出增加,导致肌肉肿胀,又压迫小静脉和小动脉,使组织营养供应减少,代谢产物如乳酸等排出减少,这些代谢产物刺激神经末梢进一步引发疼痛和肌肉痉挛,形成恶性循环,导致了一系列的炎症反应发生。②内分泌变化:钙化

性肌腱炎,尤其是钙化性冈上肌腱炎的研究中认为雌激素和甲状腺激素对结缔组织的代谢有广泛作用,内分泌的异常对肌腱炎的发生有重要意义。同时进入更年期后性激素和肾上腺皮质酮减少,打破了性激素的蛋白合成作用与肾上腺皮质酮的抗合成作用的动态平衡,使肩关节周围软组织挛缩、硬化,进而发生无菌性炎症,当这些激素达到新的平衡后,炎症病变才开始消退直至痊愈。③蛋白聚糖代谢变化:蛋白聚糖是结缔组织的主要成分,由结缔组织特化细胞或纤维细胞和软骨细胞产生,位于关节囊、滑囊及腱鞘中滑液内,由透明质酸(HA)、硫酸软骨素(CS)、肝素(HEP)、硫酸角质(KS)等物质组成,具有增加组织润滑、抗过敏、抗炎等能力。蛋白聚糖的代谢变化与年龄有关,随着年龄的增长,蛋白聚糖含量发生变化,可引起肩关节周围组织产生无菌性炎症,如组织粘连、钙化等而产生疼痛,进而影响到关节活动,导致肩关节周围炎的发生。

(2)诊断研究进展:患者多为40~50岁的中老年,女性患者偏多;有明确的肩部外伤或手术史,或无明显诱因,或有肩部受到风、寒、湿等刺激。本病呈慢性发病,主要表现为逐渐加重的肩部疼痛及肩关节活动障碍。根据其发病特点,可以分为原发性和继发性两类。原发性肩周炎又称为特发性肩周炎,尚未发现明确病因。继发性肩周炎指的是继发于患侧上肢创伤和手术之后的肩痛和关节僵硬。根据临床症状的演变,肩周炎可划分为以下3个期。肩周炎急性期:起病急骤,疼痛剧烈,肌肉痉挛,关节活动受限。夜间剧痛,压痛范围广泛,喙突、喙肱韧带、肩峰下、冈上肌、肱二头肌长头腱、四边孔等部位均可出现压痛。急性期可持续2~3周。肩周炎慢性期:疼痛相对减轻,但压痛仍较广泛,关节功能受限发展到关节僵硬,梳头、穿衣、举臂托物均感动作困难。肩关节周围软组织呈冻结状态。年龄较大或病程较长者,本期可持续数月乃至1年以上。肩周炎功能恢复期:患者肩关节隐痛或不痛,功能可恢复到正常或接近正常。

目前,肩关节周围炎的理化检查方法主要有以下几种。①CT及X线片:早期肩周炎患者无明显特异性,多为排除肩部骨折、脱位、肿瘤及其他肩部病变等。中晚期可在CT、X线片上看见肩部关节囊、滑膜囊、冈上肌肌腱、肱骨大结节、关节端等处钙化影及骨赘生成及关节间隙变窄等。②肩关节造影:可客观显示肩关节腔体积的变化,滑液囊是否有破裂,以及肩袖损伤情况。③肩关节镜检查:可在直视下观察肩关节的形态和动态,客观评价肩部软组织病理变化情况,提高了诊断的精确度。④超声检查:操作简便,无创伤,能够很好地显示肩袖的切面解剖,以及对关节囊、滑膜囊及肩部浅筋膜层的增生具有诊断参考价值。⑤放射性核素扫描检查:此检查结果的特异性并不高,实际临床辅助检查项目中较少使用。⑥MRI检查:在检查肩周炎时图像质量上远优于超声影像及X线,尤其在软组织成像方面更优于CT检查。⑦外科探查:本检查并不是单一的检查手段,而是一种治疗性的探查,可客观评价肩周软组织病理变化情况。此外,还有骨密度定量分析和关节囊容积测定等。

(3)治疗研究进展:肩关节周围炎的治疗,根据患者具体情况,有手法治疗、药物治疗、物理治疗、手术治疗等多种疗法,可划分为保守治疗和手术治疗两个方面。肩周炎的治疗主要有两个目的:缓解疼痛和恢复关节活动度。

1)保守治疗:①中药内治:寒湿痹阻证:治法:祛寒化湿,宣痹通络。主方:三痹汤(《校注妇人良方》)加减。血瘀气滞证:治法:活血化瘀,行气止痛。主方:身痛逐瘀汤(《医林改错》)加减。气血亏虚证:治法:补气养血,舒筋通络。主方:黄芪桂枝五物汤(《金匮要略》)加味。②中药外治:舒筋活血类中药熏洗或局部塌渍,适用于血瘀气滞证或寒湿痹阻证。

③手法治疗:在患侧循经或压痛点施以按、揉、擦、摩、抖等手法,对冻结期、肩关节广泛粘连、肩部僵硬、疼痛虽消失而运动未正常的患者,可以用扳动类手法松解肩部粘连。此法在颈丛麻醉或全身麻醉下使肌肉放松,施行手法扳动。④针灸治疗:治疗方法包括毫针刺法、灸法、拔罐法、皮内针(浮针)及火针等。⑤小针刀治疗:通过刀的切割解除了粘连、结疤的机械性压迫、牵拉对感觉神经末梢的作用,切割的机械刺激还能使局部小血管扩张,血液向松解部位渗灌,同时刺激局部末梢神经,使血液和淋巴循环加快加速炎性物质的吸收,从而恢复病变部位的物理与生物化学方面的平衡。⑥穴位注射治疗:采用中药提取物(如丹皮酚注射液),类似于局部封闭治疗。相比封闭治疗,穴位注射对肩周炎的效果更佳。⑦西药:如非甾体抗炎药口服或外用。⑧局部痛点封闭:常用局部麻醉药物配合神经营养药物及糖皮质激素(如利多卡因、复方倍他米松注射液、曲安奈德、甲钴胺注射液等)。⑨理疗:包括温热式低周波、高压氧、激光、放射疗法、磁场和超短波等。⑩神经阻滞:采用局部麻醉药物阻断肩胛上神经和腋神经分布至肩关节周围肌及其附近的感觉、运动神经,目前也有采取星状神经节阻滞配合痛点注射治疗肩周炎的报道。

2)手术治疗:包括开放手术和关节镜微创手术。肩周炎关节镜下松解术主要包括切除肩袖间隙处的炎症滑膜,松解盂肱上韧带、喙肱韧带和前方关节囊,松解肩胛下肌腱,分离肩下方关节囊,术后对于缓解肩周炎疼痛和恢复关节活动度具有明显疗效。关节镜下松解术对于注重生活质量、希望缩短自然愈合时程,或保守治疗无效的肩周炎病例,是一种良好的治疗手段。

2. 冈上肌肌腱炎 冈上肌肌腱炎又称冈上肌综合征,外展综合征,是指劳损和轻微外伤或受寒后逐渐引起的肌腱退行性改变,属无菌性炎症,以疼痛、功能障碍为主要临床表现的疾患。冈上肌被斜方肌和三角肌覆盖,其肌腱与冈下肌、肩胛下肌、小圆肌共同组成肩袖。冈上肌起于肩胛骨冈上窝,肌腱在喙肩韧带及肩峰下滑液囊下,肩关节囊之上通过,止于肱骨大结节。其形状如马蹄形,其作用为固定肱骨于肩胛盂中,并与三角肌协同动作使上肢外展,由于活动频繁又是肩部肌肉收缩力量的交汇点故易损伤。国外相关临床研究有统计显示冈上肌钙化性肌腱炎的发病率为2.7%~20%,好发于中青年及以上体力劳动者、家庭主妇、运动员等。

(1)病因病机研究进展:冈上肌肌腱炎属中医"痹证"范畴,由感受风寒湿邪、劳损、外伤作用所致,引起气血凝滞,脉络痹阻,不通则痛。由于冈上肌腱表面与肩峰之间为肩峰下滑囊,所以冈上肌肌腱炎、肩峰下滑囊炎二者往往同时并存且相互影响,多数肩峰下滑囊炎继发于冈上肌肌腱病变。

冈上肌肌腱钙化的确切病因病机尚不清楚。目前,临床研究认为冈上肌腱肱骨大结节止点近侧1cm范围该肌腱的乏血管区血液供应最差,也受到应力作用,影响最大区域常称为"危险区域",当此区域发生肌腱变性坏死,腱纤维断裂修复过程中局部出酸性环境时可有利于不定型的游离钙离子析出并形成钙盐沉积于肌腱纤维内造成钙化性冈上肌腱炎,继之钙盐沉积缓慢增多可造成对肩峰下滑囊的刺激,表现出肩峰下滑囊炎症状,钙盐沉积可向肌腱表面发展甚至破入肩峰下滑囊内。

(2)诊断研究进展:本病好发于中青年人,一般起病缓慢,症状不明显,常有轻微的外伤史或受凉史。肩部外侧疼痛,肱骨大结节冈上肌止点处或三角肌附着点压痛,"疼痛弧征"即肩外展至60°~120°时出现明显疼痛,超过这个范围后,疼痛明显减轻或消失。这是由于肩外展60°～120°时冈上肌腱抵触肩峰,遭受压挤出现疼痛,超过这个范围后,该肌外旋避开了肩峰摩擦。

在辅助检查中常采用的方法有:X线片:偶见冈上肌腱钙化和骨质疏松,称钙化性肌腱炎(为变性后的一种晚期变化);关节镜检查;MRI检查;外科探查。

(3)治疗研究进展

1)保守治疗:①针灸治疗:针灸可以有效改善肩部血液循环,有利于局部新陈代谢,促进致痛物质和炎性渗出的清除,同时防止病变部位肉芽组织增生,减少粘连。②针刀治疗:针刀疗法可以将治疗的操作点送达病变部位,将冈上肌与周围组织的粘连进行剥离,使骨骼肌肉恢复正常的舒缩功能同时使小血管扩张,加强局部病变组织的营养供应,提高局部新陈代谢,最终达到减轻症状,治愈疾病的目的。进针刀点最好既是压痛点又是钙化灶点,故选用肱骨大结节点或冈上肌肌腹为操作点,将刀口线与冈上肌走行方向平行刺入,深达骨面,纵行疏通,横行剥离,若此点钙化则行通透剥离。③推拿治疗:推拿是治疗冈上肌肌腱炎的有效治疗方法。推拿不仅能够对肌肉进行治疗,同时可以纠正关节错缝,滑利关节。④局部注射治疗:指通过将药物直接注射于病变部位从而阻断疼痛刺激传导,以达到解除肌肉紧张、改善局部循环的目的。⑤物理治疗:物理因子疗法在软组织损伤的治疗中具有明显的消炎、镇痛、改善循环、缓解痉挛、软化瘢痕、消散粘连的作用,疗效理想。

2)手术治疗:①关节镜手术:随着关节镜的发展及普及,其治疗及修复效果可与开放式手术相媲美,具有创口小、痛苦少的特点;②开放式手术。

(二)肘部筋伤的临床研究与发展

肘部筋伤涉及的疾病较多,而以肱骨外上髁炎临床多见。

1. 肱骨外上髁炎　肱骨外上髁炎是以肘后外侧疼痛,前臂旋前及提、拉、端等疼痛加重为特征的一种疾病,又名:肱骨外上髁综合征、肱桡关节外侧滑囊炎、肘外侧疼痛综合征。因多见于网球运动员,又称"网球肘"。

(1)病因病机研究进展:肱骨外上髁炎的病因病机目前达成共识的主要是局部劳损和颈源性肘关节痛,近年来对肱骨外上髁炎病因的研究主要集中在以下几个方面。

1)周围神经通道病变理论:肱骨外上髁周边肌肉、血管等组织受病变通道中的周围神经直接支配,在外伤、劳损及风寒湿侵袭时,由于组织血供减少而导致无菌性炎症,组织粘连,刺激局部感觉神经和运动神经末梢,引起肌肉僵硬甚至痉挛,又反向导致了周围神经通道中的神经受压,神经纤维营养障碍,引起神经炎;神经传导功能减弱,影响肘部的血管肌肉功能。

2)伸肌总腱起始部损伤和桡神经分支受累:外上髁部的肌腱筋膜劳损,引起无菌性炎症,反复炎症导致组织粘连,退行性变,缺血性坏死,出血机化,肉芽增生,长期慢性疼痛挤压刺激使血管处于痉挛状态,管壁增厚,血管阻塞,导致皮下血管神经束的狭窄及桡神经关节支的神经炎。临床病理进行研究,发现伸肌总腱处乳多糖浸润、骨质增生及纤维脂肪变性。病理检查发现有淋巴细胞浸润、钙质沉着、纤维组织囊性变及透明变性等变化。肌腱的附着部有丰富的神经支配,其血液供应相对较差。多由肌肉和骨的血管分支供应血液,是相对的"少血管区"。肌肉反复收缩,血液循环量增加,此时肌腱易发生局部缺血,引起损伤,产生疼痛。虽然肱骨外上髁炎起初被表述为炎症性过程,但目前大多数学者认为,桡侧腕短伸肌起点的微撕裂是本病的病因。

3）环状韧带损伤：桡骨头的结构不规则，其旋转时不围绕恒定的轴转动，且不在同一平面内，被包于环状韧带内，环状韧带周边感觉神经末梢较多，韧带纤维、桡侧副韧带远端及肘关节纤维相结合，前壁伸肌附着此处。桡骨头旋转时冲击这些结构，肌肉收缩对之产生压边，故桡骨头旋转易损伤环状韧带及伸肌总腱，甚至肱骨小头，桡骨头软骨退变。

4）微血管神经束卡压理论：肱骨外上髁炎因穿出伸肌总腱血管神经束的周围是较硬的肌腱组织，肌肉不断收缩与牵拉，有损伤血管神经束的可能。随着年龄增长，结缔组织退变，弹性减退，损伤的机会就大为增加。当穿出伸肌总腱的血管神经束受到挤夹的刺激超过生理范围时，血管神经束发生创伤性炎症，产生疼痛。久之，血管神经束与肌腱裂孔发生粘连，症状加重，持久的卡压刺激使血管经常处于痉挛状态，血管壁增厚乃至栓塞，血管本身的感受器发生退变，此时纤细的神经支反而承受了来自腱膜或肌腱的挤夹。增厚的血管壁起了支持保护作用而症状消失，疾病自愈。

（2）诊断研究进展：患者肘关节外上方活动痛，疼痛向筋肉方向传至前臂桡侧扩展，少数痛累及上臂及肩部，手用力握物时疼痛加重。在肱骨外上髁部有局部压痛点，压痛可向桡侧伸肌腱方向扩散，Mill 征阳性。

近年来，MRI 在临床中对于肱骨外上髁炎的病因诊断起到了重要的作用。使用 Simens 公司的包裹式表面线圈包绕整个肘关节，线圈中心位置定位于内外上髁连线水平后，予以 MRI 检查，诊断准确率高。随着现代诊疗技术发展，浅表超声的技术使用及研究也越来越多，优势越来越明显。

（3）治疗研究进展

1）内服药：①风寒阻络：肘部疼痛麻木屈伸不利，遇寒加重，得温痛减。舌苔薄白或白滑，脉弦紧或浮紧。治宜祛风散寒，通络宣痹，方用防风根汤、蠲痹汤加减。②湿热内蕴：肘外侧疼痛，有热感，局部压痛明显，活动后疼痛减轻，伴口渴不欲饮。舌苔黄腻，脉濡数。治宜清热除湿，方用加味二妙散等。③气血亏虚：起病时间较长，肘部酸痛反复发作，提物无力，肘外翻时疼痛，喜按喜揉，兼有少气懒言，面色苍白。舌淡苔白，脉沉细。治宜补气补血，养血肉筋。方用当归鸡血藤汤加黄芪、桂枝等。④脉络瘀阻：伤后肘部酸痛反复发作，提物无力，肘外翻时痛重，舌质淡，舌苔白，脉弦数。治宜活血化瘀、通络止痛，方用活络效灵丹加减，水煎服。

2）外用药：①中药外敷：现多采用活血化瘀、舒筋通络、止痛消炎的中草药敷在外上髁部位。如用芒硝、生大蒜捣烂成药泥敷贴于患处，或用斑蝥粉，丁香粉等份混以 75% 乙醇溶液调成糊状敷在患处至有灼热感。②中药熏洗疗法：中药煎汤熏洗肘部，每次 30 分钟左右，每日 1～2 次，取得良好效果。

3）推拿疗法：推拿疗法可以缓解疼痛，松解粘连组织。

4）针灸疗法：取患侧阿是穴、阳陵泉、足三里，健侧阿是穴对应穴等。

5）针刀：针刀可将劳损粘连的肌腱松解、瘢痕刮除，达到缓解疼痛的治疗目的。

（三）**腕部筋伤的临床研究与发展**

1. 腕管综合征　腕管综合征（CTS）是正中神经在腕管内受到各种因素的刺激而形成的一系列临床症状和体征。好发于中年女性。

（1）病因病机研究进展：腕管综合征以正中神经缺血、水肿、脱髓鞘及异常冲动为主要病理生理改变。引起腕管综合征的因素包括局部作用因素和全身性作用因素。其中局部作用因素包括局部劳损、局部异物压迫（腕部骨折畸形愈合、腕横韧带增厚、脂肪瘤、纤维瘤、腱鞘囊肿、钙质沉着等压迫正中神经)、局部炎性刺激等;全身性作用因素包括糖尿病、痛风、风湿、类风湿、妊娠、甲状腺功能低下等全身性疾病的作用,以及其他未知因素造成的腕管综合征。

(2)诊断研究进展:本病的临床表现为桡侧3~4个手指麻木、疼痛、手指运动无力。夜间或清晨较明显,活动手腕后减轻。偶有拇指外展无力及不能对掌。疼痛有时放射至肘部、肩部,正中神经分布区感觉迟钝。体格检查:屈腕试验阳性、叩击试验阳性、脉带试验阳性。

辅助检查主要有以下几种:

1)电生理:是目前公认的诊断CTS的金标准。CTS患者正中神经在腕部受到嵌压,远段发生变性,其支配的肌肉出现失神经改变,针电极可收集到失神经电位;由于正中神经脱髓鞘改变和局部可兴奋轴索纤维数目的降低,致感觉传导减慢,末梢潜伏期延长。

2)磁共振成像:以其无创、三维成像、软组织分辨率高、能直观地显示正中神经及其周围组织在腕管内的空间关系的优点,已被公认为诊断CTS的重要方法。

3)超声:可以准确发现正中神经受压的特征以及占位情况,其中豌豆骨水平的正中神经横截面积被认为最具有诊断价值。

(3)治疗研究进展

1)保守治疗:早期治疗主要有:①局部制动:腕部支具固定是最常用的局部治疗方法。Padua等经多中心研究证实,21%患者在不接受任何治疗的情况下,休息10~15个月后临床症状也可改善。②口服药物治疗:主要为类固醇类药物、非甾体抗炎药、营养神经类药物等,主要目的是消炎止痛,营养受损神经,但效果不甚理想。③封闭治疗:封闭疗法可以明显改善组织的炎性反应,缓解疼痛。④针刀疗法:松解腕横韧带可达到良好的治疗效果。⑤温针灸法:具有温通经脉、行气活血的作用。

2)手术治疗,主要有传统开放手术法、小切口手术法和关节镜手术法。具有较好的安全性和临床疗效,但内镜组住院时间更短,近期恢复更快。

2. 桡骨茎突狭窄性腱鞘炎 拇短伸肌腱和拇长展肌腱在桡骨茎突部同行于一腱鞘内,由于腕部或拇指的频繁活动,导致该处肌腱与腱鞘磨损产生无菌性炎症。

(1)病因病机研究进展:拇短伸肌腱和拇长展肌腱出桡骨茎突桡侧的纤维鞘管后呈一折角,当腕关节和拇指屈伸活动时,此折角增大,增加了肌腱与腱鞘之间的摩擦,故日久可引起腱鞘内无菌性炎症,引起鞘管壁变厚,肌腱变粗,造成肌腱在腱鞘内滑动受阻而出现的临床症状。

(2)诊断研究进展:桡骨茎突局部皮肤可见轻度红肿,隆起,局部疼痛、压痛,可向手及前臂放射,拇指活动无力。不能提重物,拧瓶盖等动作时疼痛加重。晨起明显,可发生"弹响"。握拳尺偏试验阳性。本病一般通过临床症状及体征较易诊断,无需借助设备检查。

(3)治疗研究进展

1)保守治疗:适用于症状较短,病情较轻的病例。①针灸:针灸疗法作为中医传统疗法,具有操作简单、安全性高、患者痛苦少、疗效好等优点。尽管针灸治疗桡骨茎突狭窄性腱鞘炎效果显著,但临床并无统一针刺方法和选穴标准。②推拿:推拿疗法可以直接放松肌肉,缓解肌肉痉挛。③体外冲击波:主要通过改善治疗区域的新陈代谢和减轻患处的炎性反应,同时促进组织康复,能够明显改善桡骨茎突处的疼痛和腕关节的活动范围,并缓解腱鞘炎的临床症状。④封闭:封闭疗法可以明显改善组织的炎性反应缓解疼痛。

2）手术治疗：病程较长，桡骨茎突隆起较明显者，或经保守治疗后反复发作者，可考虑手术治疗，疗效确切，治疗彻底，复发率低。

三、上肢骨与关节筋伤的继承与创新

（一）肩部筋伤

肩部是上肢运动的基础，包括4个关节，即肩肱关节、肩锁关节、胸锁关节及肩胛胸壁关节。由于肩关节是人体活动度最大的关节，有多个轴位上的运动，因此肩部筋伤对上肢关节的活动影响加大。

肩部涉及的筋伤主要是肩关节周围炎及冈上肌肌腱炎，但临床上肩袖损伤的患者也比较多。对肩袖损伤的患者应注意的原则：早期诊断，早期治疗；切忌误诊为肩关节周围炎，在肩袖治疗中要充分休息，不宜过早活动，否则会导致肩关节僵硬。

肩周炎是一种特定的肩关节囊疾病，并非肩关节周围不明原因肩痛的统称，较为准确的命名应该是"冻结肩"或"粘连性关节囊炎"。由于对其病因和发病机制至今尚无定论，有关肩周炎的流行病学、病理生理学、治疗学等方面的研究有待进一步深入。有关这种疾病的命名，在术语上长期以来很混乱。早在1872年Duplay即使用"肩周炎"的名称，并被广泛引用；针对肩周炎患者的肩活动度明显下降，Codman于1934年将其定义为"冻结肩"（frozen shoulder）；Nevia-ser于1946年通过组织活检发现，此类病例存在肩关节囊挛缩、关节囊滑膜下层慢性炎症和纤维化，因而提出"粘连性关节囊炎"的概念，并逐渐被广泛接受。目前，国外文献多使用"冻结肩"或"粘连性关节囊炎"这两个名称。

我国至今仍广泛沿用"肩周炎"这一命名，由于其字面的含义及专科化程度不高，常被误认为是引起肩痛的肩关节周围疾病的统称，导致很多肩痛的患者被误诊为肩周炎，延误了肩痛患者的正确诊断和合理治疗。

根据肩周炎的发病特点，可以分为原发性和继发性两类。原发性肩周炎又称为特发性肩周炎，尚未发现明确病因。继发性肩周炎指的是继发于患侧上肢创伤和手术之后的肩痛和关节僵硬。鉴别原发性或继发性肩周炎对于选择合理的治疗方式，至关重要。

目前，非药物疗法被广泛应用于肩周炎的治疗。与药物治疗和手术疗法比较，非药物疗法在肩周炎治疗上有优势。虽然众多肩周炎的疗法同时存在，但是缺乏发病机制以及治疗机制方面的基础性研究，对疾病的程度和治愈程度没有具体的量化标准。由于本病有自愈性倾向，自愈的可能性是否与治疗介入有关？研究自愈性的机制是否能为本病的病理机制研究、预防和治疗给予确切的指导？针对以上问题，目前研究重点在于对本病的病因、病理、及发病机制的研究，应从生理、生化、病理、内分泌等方面有所突破，这样对于本病的预防和治疗方面的问题就迎刃而解。同时在未来的肩周炎研究和治疗中，指标量化、操作规范合理的经验共享和全民诊疗意识提前在肩周炎发病早期就及时分型治疗也将是未来的方向。

冈上肌肌腱炎的病因和发病机制至今尚无定论，且对本病的流行病学、病理生理学、治疗学等方面的研究也有待进一步深入。目前，冈上肌肌腱炎的治疗临床报道很多，包括针灸、针刀、推拿、局部注射、物理治疗及关节镜手术等多种治疗方法，疗效不尽相同，评定标准亦不统一，同时临床治疗经验报道较多，缺少临床随机对照研究，不利于提高循证医学证据等级及制订规范化治疗方案，因此对本病各种治疗方法的适应证应进一步总结、细化，制定详细的诊疗标准，以便更加有效指导临床。

（二）肘部筋伤

肘部筋伤涉及多种疾病,如肱骨外上髁和肱骨内上髁分别为前臂伸肌及屈肌附着点,因此其属于末端病范畴。肱骨外上髁炎由于多见于运动员及长期伸腕的劳损,所以在流行病上有明确的好发人群。目前,肱骨外上髁炎的病因研究集中在周围神经通道病变理论、伸肌总腱起始部损伤和桡神经分支受累、环状韧带损伤、微血管神经束卡压理论等,并且其病因研究也随着西医学的发展,逐步深入。

在肱骨外上髁炎的影像学检查方面,通常手肘的X线检查结果显示正常,但有相关研究显示,采用斜向角度的X线检查,25%患者可以见到肌腱附着于肱骨外上髁处出现钙化。通过超声检查也常见肌腱变宽,肌腱附着处的骨头表面出现不规则状、肌腱局部低回声区。磁共振可以精确地显示骨及软组织病变的程度,目前在临床上应用也日益增多。

肱骨外上髁炎的治疗中,保守治疗依然是目前主要的治疗方法。除中药内服外,中药的外敷以及中药熏洗的疗法也在临床中广泛应用,均取得良好的治疗效果。虽然保守治疗方法可起到消除局部无菌性炎症,修复受损肌腱组织的作用,但对于粘连严重、疼痛较为剧烈的患者疗效欠佳,根据具体病情,仍需接受手术治疗。

（三）腕部筋伤

腕管综合征是临床上常见的神经卡压疾病之一,诊断上主要依靠病史、症状、体征和临床检查。其典型的症状是桡侧3个半指麻木,夜间麻醒史;常用的试验方法有腕部Tinel征或屈腕试验、止血带试验、震动觉检查、前臂正中神经加压试验等;典型的症状合并有Tinel征(+)便可确诊临床症状不典型病例,辅助检查是必要的。MRI、腕管内压力测定、造影检查、超声检测、电生理检查等检查手段提高了临床的准确性,甚至对狭窄卡压部位都能准确定位;同时电生理检查还能区分早、中、晚期,为临床提供了详细和直接的了解。

腕管综合征的治疗方案,主要依据病情的程度,轻型应保守治疗为主,中型及重型则以手术治疗为主。手术治疗主要有封闭治疗、针灸治疗、手法治疗、中药内外治疗和支具外固定等治疗。非手术治疗要达到满意的疗效建议多种综合治疗手段联合应用。手术治疗腕管松解减压术,有切开、窥镜下松解减压之分,目前国内争论较多的是切口的大小及减压是否充分。但有研究表明腕管综合征的两种松解方法疗效无本质差别。但对于腕部结构有损伤及实质占位性病变或需二次松解减压者,最好还是做切开松解减压。

具有中医特色的小针刀等微创手术治疗腕管综合征深受患者欢迎,与目前的小切口切开松解减压术一样,操作简单,易于掌握,但有研究发现小切口减压不充分,是二次手术的主要原因。同时术后早期活动锻炼在腕管综合征的治疗恢复中尤为重要。

对于桡骨茎突狭窄性腱鞘炎的治疗主要以非手术治疗为主,非手术治疗无效者可考虑手术治疗。及时缓解患者疼痛症状,最大限度地恢复患肢功能是未来研究的目标。

第三节 下肢骨与关节筋伤临床研究与发展

一、下肢骨与关节筋伤临床研究概论

（一）病因病理研究概论

髋关节周围的肌肉和韧带比较坚实稳固,因此伤筋的发生率较低。《医宗金鉴·正骨心

法要旨》曰:"胯骨,即髋骨也,又名髁骨。若素受风寒湿气,再遇跌打损伤,瘀血凝结,肿硬筋翻,足不能直行。"

髋关节所涉及的筋伤主要包括髋部扭挫伤、梨状肌综合征、髋关节暂时性滑膜炎、髋关节滑囊炎(股骨大粗隆滑囊炎、坐骨结节滑囊炎、髂耻滑囊炎)、弹响髋等。在本书中主要介绍髋关节暂时性滑囊炎的临床研究进展。

传统医学认为,儿童髋关节滑膜炎在中医学内属于痹证范畴。小儿形气未充,肝肾不足,筋骨不坚,易被外邪所侵,正如《素问·痹证》所云"风寒湿三气杂至,合而为痹也"。风寒湿热痹阻脉络,气血瘀滞,不通则痛,这是对儿童髋关节滑膜炎生成病因病机的最早记载。儿童髋关节滑膜炎是儿童常见病、多发病,尤其在3~10岁儿童发病率高,男多于女。病因尚不完全清楚,可能与外伤及免疫反应有关。如未及时治疗,有可能发展为疾病,严重者影响髋关节运动功能。

膝关节筋伤所涉及的筋伤主要有膝关节侧副韧带损伤、膝关节半月板损伤、膝关节交叉韧带损伤、膝关节创伤性滑膜炎、髌上滑囊炎、腘窝囊肿等。

膝关节是负重较大的关节,其稳定性主要依靠骨、韧带、关节囊、半月板和骨骼肌的完整性,其中韧带显得尤为重要。膝关节韧带在周围有内外侧韧带,在关节内有前、后交叉韧带。它们又和关节囊一起构成一个完整的韧带关节囊网,成为稳定膝关节的基本结构。这些韧带在功能上应视为一个整体,相互协同,相互制约,一旦某一韧带遭受损伤,必将引起失衡。

踝部筋伤主要涉及的疾病有踝关节扭挫伤、跟痛症、跟腱损伤等。

踝关节由胫腓骨远端和距骨组成。踝关节的关节囊前后松弛、两侧较紧,而踝关节的前后韧带较弱,有利于踝关节的伸屈活动。踝关节的功能主要是背屈、跖屈与负重,因此在处理踝部筋伤时,必须考虑到踝关节的功能,既要保持负重的稳定性,又要注意活动的灵活性。在下肢筋伤中,所有足跟疼痛疾病统称为跟痛症,而临床实践中引起跟痛症的疾病有足跟纤维脂肪垫炎、跖腱膜炎、跟骨骨刺、跟骨滑囊炎等。另外,腰臀部软组织劳损、膝关节髌下脂肪垫炎、踝管综合征等一些疾病也可引起足跟部疼痛。解剖学研究进展为跟痛症的病因病理研究提供了依据。

近年来有报道认为,足踝部细小神经、特别是足底小趾展肌神经支卡压是引起足跟痛的主要原因。在正常情况下由于跟骨运动轴的偏心性,即跟骨呈外翻状着地,着力点主要在内侧突部,支撑人体大部分重力。因此,跟骨骨刺、跟下软组织炎及慢性劳损等病变多发生在跟骨的内侧部,提示足跟痛与跟内侧皮神经支有更直接的关系。

(二) 诊断研究概论

在髋部筋伤中,髋关节暂时性滑囊炎根据病程、临床症状和体征及影像学检查,将其分为Ⅰ期、Ⅱ期、Ⅲ期和Ⅳ期。

在鉴别诊断中,MRI检查有助于同急性化脓性髋关节炎的鉴别诊断,而同位素扫描检查及骨内压测定有助于同股骨头骨软骨炎(小儿股骨头缺血性坏死)相鉴别。

在膝部筋伤中,MRI及膝关节镜在临床检查中得到广泛的应用,但基于膝关节镜为有创检查,存在一定的手术风险及并发症。所以在膝关节半月板损伤的检查中不能得到广泛应用和认可。膝关节MRI就成了膝关节筋伤的首选检查方式。但在部分筋伤疾病的诊断中MRI的检查也存在一定的局限性。比如在半月板损伤的诊断中,就存在一定的假阳性和假阴性。膝关节半月板在MRI中出现内部高信号的原因有很多,诸如撕裂、黏液样变性、魔角

效应、软骨钙质沉积和部分容积伪影等。有文献报道,对引起 MRI 上半月板损伤结果表现为假阳性的原因概况有以下几点:

1. 膝关节半月板的纤毛化 膝关节的退变可引起半月板游离缘的毛刷样改变,这样就会在 MRI 上呈现Ⅲ级半月板损伤信号,这样会误认为或者夸大诊断为撕裂。

2. 膝关节出现病变 当膝关节严重病理改变时,如 OA(膝骨关节炎)出现半月板严重磨损变性,外伤出现关节腔积液,半月板长时间浸泡于关节液中而过多地吸收关节液或半月板内钙质沉着时,膝关节 MRI 容易出现误诊为半月板内的异常信号同表面相通,而关节镜下并未探查到半月板损伤位置。

3. 关节内容积效应 半月板体部接近于关节囊的矢状面图像有时会有信号异常,这是由于半月板的内面是凹面向外的,内有脂肪和神经、血管所致。

4. 膝关节结构伪影,形成干扰的因素包括膝横韧带、半月板股骨韧带、冠状韧带、关节内的肌腱及其腱鞘和半月板周围的脂肪滑膜组织及血管。因此在膝关节筋伤的诊断中也不能单纯依赖 MRI 的结果,术前对膝关节进行相关的体格检查是十分必要的,这样可以进一步提高诊断的准确率,降低误诊和漏诊率。

(三)治疗研究概论

在下肢筋伤的治疗中,同样贯彻筋骨并重、内外兼顾、急慢各异及治养结合的原则,具体到各种治疗方法有手法治疗、固定疗法、药物治疗、练功疗法、针刺、理疗、封闭等。这些治疗方法可单独应用,也可配合使用,临床文献报道均取得良好治疗效果。

下肢筋伤所涉及的疾病如保守治疗无效,采用手术治疗。手术治疗中关节镜微创治疗是目前临床应用较多,并具有较好发展前景的治疗手段之一,但在具体临床应用中尚需要结合具体的病人灵活运用。

二、下肢骨与关节筋伤的临床研究与发展

(一)髋部筋伤的临床研究与发展

髋关节暂时性滑膜炎 髋关节暂时性滑膜炎(transient synovitis of the hip,TSH)是一种非特异性炎症引起的暂时性疼痛、肿胀和积液为症状的病症。患儿表现为腿部疼痛、跛行或拒绝行走。本病多见于 3～12 岁儿童,一般为单侧髋关节发病,双侧髋关节发病少见,且男性多于女性。大部分患儿的症状持续时间短,不进行特殊治疗也可在 3 天到 2 周内恢复正常。但严重者可发生股骨头坏死以及发育畸形。

(1)病因病机研究进展

发病因素的研究:髋关节暂时性滑膜炎病因目前可归纳为感染学说,即呼吸道感染有关、病毒感染引起,尤其是肠道病毒为主,或者单一动作超量运动学说及其他有关发病诱因等。

1)感染学说因素:感染学说认为是由上呼吸道感染痢疾或其他感染病灶所引起,多为低毒感染。关节囊内滑膜受到炎性刺激分泌过量滑液,引起肿胀、炎性介质刺激局部组织而引起疼痛,故而渗出越多,关节间隙增宽越明显,疼痛也就越严重,渗出吸收所需时间越长,症状恢复越慢。

2)单一动作超量运动学说:髋关节长时间单一动作超量运动,滑膜组织反复被吸入或挤出关节,造成滑膜组织充血水肿,当渗出速度超过滑膜重吸收速度时,关节内积液,表现为

关节肿胀、周径增粗，关节内压升高及氧分压降低，形成恶性循环，最终发生慢性无菌性炎症改变。

另外，先天因素变态反应都可能与本病有关。总之，该病发病为多种原因所致，既不能排除先天性因素，也存在内外环境因素影响，诱发髋关节滑膜产生炎症反应，从而导致该病的发生。

（2）治疗研究进展

1）保守治疗：①手法治疗：目前，髋关节暂时性滑膜炎的治疗手法种类很多，主要归纳为复位手法、分筋理筋、揉按手法等。手法治疗是本病早期治疗最主要的选择，对本病早期有很好的治疗效果。小儿髋关节滑膜炎早期以疼痛、肢体活动受限为表现，针对其病理，徒手牵引手法复位结合传统中医松解手法，使髋关节内嵌顿的软组织解脱，局部揉按松解痉挛的组织，改善局部的血液循环，起到消肿止痛的作用。②牵引治疗：皮肤牵引是治疗髋关节暂时性滑膜炎一种可靠的手段，对于早期配合手法治疗本病有着很好的疗效。其机制是使患肢制动，减轻关节腔内的压力，解脱嵌夹的滑膜及韧带，缓解肌肉痉挛，恢复关节正常的生理位置，从而减轻对股骨头血液循环的影响，避免后遗症的发生。③中药治疗：气滞血瘀型可用香附、青皮、延胡索等行气止痛，桃仁、红花、土鳖虫等化瘀疗伤。风寒湿痹型可用羌活、姜黄、防风、黄芪等祛除风湿，当归、赤芍等活血化瘀。肝肾不足型可用生熟地、怀山药、山萸肉、炙黄芪等，补肝肾，益脾胃。④物理治疗：特定电磁波谱治疗器超短波具有温经止痛的效应，以及改善局部血液循环、促进炎症吸收、消除致痛化学介质、松解痉挛组织的作用。⑤穿刺疗法：根据其损伤分期适用于Ⅲ期、Ⅳ期髋关节内关节积液较多、张力大的情况，可进行关节穿刺，将积液和积血完全抽净，并向关节腔注射透明质酸钠，它是关节滑液的主要成分。研究表明，关节炎中的各种病理改变与它的减少和理化性质改变有密切关系。注射透明质酸钠有以下作用：覆盖关节软骨表面，可以保护关节软骨，防止或延缓进一步退变；保护关节滑膜、清除致痛质，有明显减轻疼痛的作用；改善关节的挛缩状态，增加关节的活动度；对退变关节的滑液有改善作用。

2）手术治疗：髋关节镜适用于病程发展到Ⅱ期、Ⅲ期、Ⅳ期时。在髋关节镜下观察使手术操作变得更加安全和方便，其适应证逐渐扩大；由于其具有安全性、可视性、准确性，逐渐成为诊断髋关节疾病的"金标准"。在关节镜下观察髋关节内容物病理学表现，清理增生滑膜，冲洗关节腔，清除增生滑膜、脂肪组织、纤维条索，尽可能彻底清理不正常的滑膜。

（二）膝部筋伤的临床研究与发展

1. 膝关节侧副韧带损伤　膝关节侧副韧带损伤（collateral ligament injury of knee joint）由于外伤（包括直接暴力或间接暴力）导致膝关节内侧、外侧副韧带所致。

（1）病因病机研究进展：膝关节侧副韧带损伤，多由暴力外伤、积累损伤、反复劳损等造成。中医学认为，侧副韧带损伤多由跌打损伤，血瘀痹阻，气血运行失畅，"不通则痛"所致。

在膝关节的稳定结构中，内侧副韧带比较薄弱，膝内侧副韧带损伤多发生于膝关节半屈曲位时，此时，韧带松弛，关节稳定性差，可允许小腿有5°外展及轻度旋转活动；而在膝关节伸直位和屈曲位时，内侧副韧带具有限制所受的外力及外旋应力的作用，内侧副韧带就不容易受损。膝内侧副韧带损伤常因强大外力所致，多数是伤者保持足的位置不动，膝部遭受直接碰撞或切线动作致过度外翻（如交通事故中被撞击膝外侧，或搏击时被踢中膝关节外侧），导致膝部应力方向急剧改变形成的；另外，当小腿主动急剧外展活动可造成小腿突然外展、外旋,常使韧带发生撕裂或断裂。

膝外侧副韧带损伤多为膝关节内翻引起。由于受到对侧下肢和同侧髂胫束的有力保护,单独外侧副韧带损伤较内侧少见。只有在暴力作用于膝关节内侧或小腿外侧,造成足够大的内翻暴力时,才能导致此种情况。膝关节外侧副韧带是对抗膝关节内翻应力的主要结构。有研究表明,伸膝位时外侧副韧带、关节囊及股二头肌紧张,膝关节处于"扣锁"状态,膝外侧副韧带不易受损。屈膝时,膝外侧副韧带处于松弛状态,不易受到损伤。而在膝关节屈曲90°时,外侧副韧带最为紧张,处于易于受损的高危状态。

(2)诊断研究进展:膝关节侧副韧带损伤多有明确的外伤史,由强大的内翻或外翻暴力作用于膝关节所致。

临床症状见局部肿胀、疼痛、皮下瘀血及明显压痛。膝关节内侧副韧带损伤后,膝关节呈135°半屈曲位,主动或被动活动受限,小腿外展时疼痛加重。若合并半月板损伤,膝关节出现交锁痛。如合并半月板和前交叉韧带损伤或胫骨棘撕脱骨折,称为"膝关节损伤三联征"。晚期可出现关节不稳定、膝关节积液、交锁及股四头肌萎缩等。一般外侧副韧带损伤症状较轻,多不合并半月板损伤,而易合并腓总神经损伤,可见足下垂和小腿外侧下1/3及足背外侧面的感觉障碍。

查体时胫侧副韧带损伤时,压痛点在股骨内上髁,腓侧副韧带损伤时,压痛点在腓骨小头或股骨外上髁。膝关节侧方应力试验阳性。韧带断裂时可触及凹陷。

辅助检查主要为X线、MRI及高频超声。

X线检查:需要两侧膝关节同时拍摄X线片,以便对照。膝关节胫侧副韧带损伤,患侧膝关节于极度外翻位拍摄X线正位片,可见膝关节内侧关节间隙异常增宽。腓侧副韧带损伤,膝关节极度内翻拍片,可发现外侧关节间隙增宽。若有骨折撕脱者,可在膝关节内见有骨碎片。

MRI检查:MRI是无创性的有效检查方法,可通过观察韧带的形状、信号,以及连续性的变化而进行诊断和鉴别诊断。MRI具有高对比度、高软组织分辨率、多参数、多平面成像等优点,而且可以显示骨骼病变,目前已广泛应用于骨关节病的诊断。

高频超声:高频超声检查具有无创、无射线损伤、便捷、廉价及短期内可重复检查等优点,特别是能够在肌肉、肌腱的运动中进行实时动态观察,并且能双侧对比检查,经常可提供其他影像学方法无法得到的重要诊断信息。但超声对检查关节内的结构如交叉韧带、半月板及骨性结构的损伤不如MRI,对怀疑有上述部位合并损伤时,还应进行MRI检查,以防漏诊。

(3)治疗研究进展:①超声波治疗:可缓解亚急性疼痛,研究表明超声波治疗韧带损伤,可使局部瘢痕组织增生,炎性反应增强,胶原纤维排列规则,从而改善近期软组织愈合。另外,利用阿是穴超声波治疗膝关节内侧副韧带损伤急性期,也取得良好效果。②针刀治疗:小针刀能剥离疏通肌肉和韧带间的各种粘连,使组织恢复原来的位置,同时还可以疏导病区的气血,促进肌肉和韧带修复。膝侧副韧带的损伤,若未得到及时正确的治疗,在恢复的过程中与附近有关的组织发生病理性结疤粘连。使副韧带局部弹性降低而影响膝部功能活动。③膝关节镜治疗:关节镜的应用集诊断与治疗于一体,在急性膝关节侧副韧带损伤中不但可以明确诊断及治疗关节内合并伤,还能对重度膝关节侧副韧带体部断裂的患者进行关节镜下的紧缩术,特别是缝合内侧关节囊及韧带对保证膝关节前内侧稳定性有非常重要的作用。④手术治疗:膝关节侧副韧带急性损伤后如处理不当,损伤部位会在内侧松弛的张力状态下瘢痕愈合、拉长而造成膝关节内侧松弛或不稳定,远期还可因关节软骨磨损而发生继发性骨关节炎,应进行积极的手术修复。手术修复方法主要有静力修复法、动力修复法、静力动力相结合修复法3类。

2. 膝关节半月板损伤　膝关节半月板损伤是指多种原因造成的膝关节半月板撕裂或分层断裂,是膝部最常见的损伤之一。1784年,William Hey将影响膝关节正常运动的机械紊乱笼统地称为"膝关节内扰乱",这一概念被长期延续下来,但范围却越来越局限于原因未查明的膝关节内的功能紊乱。1887年,Annandale首先尝试将撕裂的半月板切除,用于治疗本病。半月板切除术已经成为十分普遍的手术,直至今日仍然是半月板损伤的常用治疗手段。本病多见于青壮年,男性多于女性。

(1) 病因病机研究进展:根据中医学理论,半月板损伤即伤筋,病机的核心是气血与损伤的关系,其主要病机是气滞血瘀。半月板损伤导致的伤筋是以伤血为主,其症状主要是肿胀、疼痛、功能障碍等;肿胀为血脉损伤,离经之血瘀于局部,血为有形之物,故"气伤作痛"。

西医学认为,外伤及半月板退行性改变是本病发病的主要原因。

半月板损伤以内侧半月板居多,最常见者为半月板后角的损伤,且以纵行破裂最多。撕裂的长度、深度和位置取决于半月板后角在股骨与胫骨髁之间的关系。半月板的先天性异常,特别是外侧盘状软骨较容易导致退变或损伤。先天性关节松弛和其他内部紊乱亦可增加半月板损伤的危险。

(2) 诊断研究进展:半数以上的病例有膝关节"扭伤"史,伴有膝关节肿胀、疼痛和功能障碍。疼痛是常见的表现,通常局限于半月板损伤侧,个别外侧半月板撕裂可伴内侧疼痛,有的病人自觉关节内有响声和撕裂感,膝关节不能完全伸直。膝部广泛的疼痛者,多与积液或关节积血使滑膜膨胀有关,这种疼痛可逐渐减轻,但不能消失。肿胀见于绝大多数病人,部分病人有"交锁"现象及走路时有关节不稳定或滑落感。

体征:肿胀、压痛和股四头肌萎缩是常见的现象。麦氏试验及研磨试验常用于半月板损伤的体格检查。

在辅助检查中,常用的影像学检查方法有X线平片、关节造影、MRI检查及膝关节镜检查。

X线平片:对半月板损伤很少有肯定性的意义,其主要价值是除外骨软骨损伤、剥脱性骨软骨炎、游离体、骨肿瘤和应力性骨折。

关节造影:是一种有价值的检查方法,其价值与外科医生的熟练程度有关。向关节内注入碘水作为阳性对比的造影方法,能较好地显示半月板的病损。

MRI检查:检查无创伤性,准确率较高,可以作为临床膝关节半月板检查的主要的手段,对于MRI结果显示半月板Ⅲ级损伤的患者,需要进行关节镜检查以做相应处理,以免误诊或漏诊。

膝关节镜检查:是检查膝关节某些疾病的有效方法,但有文献研究显示MRI和关节镜检查结果所得阳性率并无明显差异。而且因关节镜检查是有创性的,所以使用仍存在一定的局限性。因此,关节镜在临床上应作为一种治疗手段,作为常规诊断手段还不能被广泛接受。高分辨率CT关节造影对诊断膝关节半月板损伤有较高的临床价值,可以用于关节镜前筛查、制订治疗方案及术后评估。

此外,超声也可作为诊断半月板损伤的重要辅助手段。

（3）治疗研究进展:对于半月板损伤的治疗,以往多采用半月板部分或全部切除手术,近期疗效比较满意。但近年来随着对半月板结构、功能及损伤机制研究的深入,多数学者主张尽量非手术保留或手术修复损伤的半月板。急性半月板损伤很少考虑手术,因有些半月板边缘部撕裂,或断裂通至边缘者,常可自然愈合。经过一段休息后,症状和体征可消失,表明已愈合或撕裂呈静止状态,应继续限制活动,如在几周内症状仍明显,则应进一步检查,以便明确诊断。

1）保守治疗:①中医治疗:早期宜活血消肿、通络止痛,慢性期宜祛瘀散结、温通经络,补肝益肾。所以早期采用活血的药物外敷消肿止痛,用针刺的方法疏通经络;慢性期内服温通经络、补肝益肾药物,患处外敷祛瘀散结的中药,佐以针刺推拿祛瘀生新、疏通经络,收到较好的治疗效果。②手法治疗:对病人有交锁现象时,可采用手法解锁,即利用轻度的外翻加旋转活动膝关节,常能解锁,如手法无效时,应用小重量的皮牵引或袜套牵引,当肌肉痉挛缓解后,疼痛减退,稍加活动患膝,多能自行解锁。③制动康复:对半月板边缘撕裂者,应用长腿石膏或膝关节固定器固定伸膝位4~6周,当病人恢复对石膏(或固定器)内肢体的主动控制时,允许病人扶拐杖负重,多能治愈。在固定期间嘱病人行股四头肌锻炼,有助于病人康复,促进关节积液的吸收。

需要注意的是,保守治疗并不适用于所有半月板损伤患者。保守治疗对于 MRI 显示半月板损伤 Ⅰ 级和 Ⅱ 级者,效果满意;半月板损伤 Ⅲ 级且有明显的关节交锁症状者,内服外敷中药、推拿、针灸等治疗效果不甚明显。

2）手术治疗:经非手术治疗无效,可考虑行手术治疗。

A. 臭氧治疗:是近年来新兴的一项微创技术,具有简便、安全、费用低的特点。臭氧冲洗治疗膝关节半月板损伤,止痛迅速,减轻组织充血,并可促进水肿消散,是一种行之有效的方法。

B. 半月板切除术:包括半月板全切除术及部分半月板切除术。鉴于半月板的功能非常重要,尽量不将半月板完全切除的观点已经获得广大临床医生的认同。完全切除若干年后由于关节退行性病变,膝关节不稳定及慢性滑囊炎,满意率逐渐下降。半月板完全切除仅适用于半月板实质部严重损伤而不能愈合者,其碎裂严重造成膝关节严重的功能紊乱者。

C. 半月板修复术:由于半月板全切除术、次全切除术后引起膝关节不稳定、骨关节炎等并发症,半月板缝合修补术开始逐渐应用于临床。修复的方式有4种:开放式、关节镜下全封闭式、关节镜下自外而内式和关节镜下自内而外式。

D. 膝关节镜治疗:关节镜治疗在膝关节半月板损伤的诊疗领域迅速发展。关节镜下半月板切除术以更高的功能评分、更低的术后并发症和较短的住院周期取代了切开关节半月板切除术。

3. 膝关节交叉韧带损伤　膝关节交叉韧带分为前、后交叉韧带。单纯交叉韧带损伤较少见,通常与侧副韧带、半月板损伤、膝关节脱位等同时出现,导致膝关节不稳。

（1）病因病机研究进展:膝关节交叉韧带位置深而稳固,周围有其他肌腱和韧带保护,不易损伤,只有强大暴力时才易引起交叉韧带的损伤和断裂,故单独损伤比较少见,一般是合并损伤。

前交叉韧带损伤多由过伸暴力,或暴力直接撞击胫骨近端的后方,使胫骨向前滑移,或强力外展外旋小腿造成。单独的前交叉韧带损伤较为少见,最常见的合并伤为膝内侧副韧带及半月板同时损伤。前交叉韧带撕裂可发生在韧带附着点或体部,同时可合并胫骨棘撕脱性骨折。后交叉韧带损伤多发生于屈膝位,暴力自前方打击胫骨近端,迫使胫骨向后移动。当后交叉韧带在屈膝位受伤断裂时,有可能合并前交叉韧带部分损伤。后交叉韧带撕裂可发生在股骨髁或胫骨髁间部,关节囊后壁可能同时撕裂。

交叉韧带损伤的发病率女性大于男性,这与女性的解剖特点有关,如女性骨盆宽度、股骨前倾角度、股骨髁间凹的宽度等,但具体机制仍不够明确。

(2)诊断研究进展:交叉韧带的损伤,常是复合损伤的一部分。受伤时,自觉关节内有撕裂感,关节即觉松弛并失去稳定。由于组织撕裂,关节内积血,膝关节可显肿胀疼痛,功能障碍,一般膝关节呈半屈曲状态。

前交叉韧带损伤时,膝部前抽屉试验为阳性。合并内侧半月板破裂时,在急性损伤患者多无法查清。至关节内血肿吸收,方可查到有关体征。前交叉韧带损伤合并内侧半月板、膝内侧韧带损伤时,即为膝关节的"三联征"。后交叉韧带损伤时,膝部后抽屉试验阳性。

膝关节正侧位片,有时可显示胫骨髁间隆突撕裂骨折。有合并伤时,可有髌骨骨折、胫骨平台骨折、股骨髁骨折和膝关节脱位等。

有少数患者在急性损伤疼痛未消除前,由于肌肉保护性痉挛,抽屉试验阴性。此时可以考虑在麻醉下实行关节镜检查。在冲净积血后,可见损伤的交叉韧带断端或所附着的骨片。应注意滑膜下韧带损伤情况。

膝关节 MRI 近年来广泛用于交叉韧带的损伤诊断,具有较好的诊断参考价值。

(3)治疗研究进展

1)保守治疗:①中药:初期宜活血祛瘀、消肿止痛,内服桃红四物汤、舒筋活血汤;后期治宜补养肝肾、舒筋活络,内服补筋丸,肌力不足者可服用健步虎潜丸、补肾壮筋汤。外敷消瘀止痛膏或宝珍膏。②针灸:针灸是中医治疗的重要方法。它通过补法、泻法、平补平泻等方法来调和阴阳、疏通经脉。也有学者认为,针灸治疗使患者的中枢神经系统受到刺激,从而促进血液循环,减轻或消除代谢障碍。其具体治疗方法的不同,主要体现在选穴及针灸手法的不同。③推拿:推拿手法是一种较为单纯的治疗方式,为取得更好的临床治疗效果,应用时常配合针刺、中药、理疗及康复运动等治疗方式。

2)手术治疗:目前,膝关节镜广泛用于交叉韧带的手术治疗中。现阶段,手术治疗进展主要体现在重建材料的更新换代上,虽然采用解剖重建还是单束重建还存在很大争论,但无疑解剖重建将成为临床医师追求的目标。

4. 膝关节创伤性滑膜炎 膝关节创伤性滑膜炎是指膝关节损伤后引起的无菌性炎症反应。临床上主要表现为膝关节肿胀、疼痛、乏力、关节腔积液并有明显膝关节屈伸活动阻碍。被动屈曲时疼痛加重。积液明显者,浮髌试验阳性。近几年,随着体育活动、外伤、交通事故的增多,发病率越来越高。

(1)病因病机研究进展:中医学认为本病主要由外伤或劳损所致。外伤或者劳损致滑膜脉络受损,气滞血瘀,经脉痹阻,或者脾虚湿盛,湿热下注,致使肿胀、疼痛、灼热、筋肉拘挛及关节屈伸不利;或肝肾亏虚,筋脉不荣,不堪负重而致关节受损。

西医学对本病发病机制的研究认为,本病主要是有滑膜受到急性创伤或者慢性劳损刺激而产生的炎症反应。主要病理表现为滑膜组织血管扩张、充血、水肿、产生大量积液而出现患膝关节肿胀、疼痛、活动受限等症状、体征,久之滑膜增厚,纤维沉着,机化粘连,导致关节严重功能障碍。国内有些学者认为,其发生机制可能为损伤刺激感觉神经末梢或传入神经引起初期的炎症反应,而后刺激损伤组织引起代谢及理化方面的转变,表现为原发性变质,并释放和生成某些生物活性物质,最后全身的炎症反应或炎症灶的代谢产物被吸收引起相应器官和神经体液调节作用的改变。国外有研究发现,TNF-α 可促进胶原酶的产生、前列腺素的释放和硬蛋白酶的活性,还可以诱导软骨细胞产生过氧化反应,与 IL-1 共同促进软骨的吸收,从而介导骨关节软骨的破坏。

（2）治疗研究进展

1）保守治疗:①中药内服:清热燥湿、活血化瘀、消肿止痛辨证治疗膝关节创伤性滑膜炎,临床效果满意。另有采用桃红四妙汤加减也有良好的治疗效果。②中药膏散外敷:中药膏散外敷是中医外治法的一种。膏散剂经皮肤吸收后达患部,发挥中药的行气活血、逐瘀通络的功效。③中药灌注冲洗疗法:采用中药灌注冲洗方法,使药物直达患处,一可冲净关节腔内积血液,避免久积成瘀;二可防止酸性代谢产物的有害影响,避免关节进行性器质损伤及关节滑膜粘连,从而使膝关节功能得以恢复;三可消除无菌性炎症,减少滑膜液渗出,消除肿胀和疼痛。④关节腔药物注射:目前常用玻璃酸钠关节腔内注射,治疗效果尚有待评估。

2）手术治疗:外科治疗一般包括滑膜切除术和关节镜手术治疗。滑膜切除术影响股四头肌功能,皮肤损伤大,并且容易引起关节腔的感染。目前,关节镜手术在临床中得到更广泛应用。膝关节镜治疗具有以下优势:①滑膜切除更完全;②不损伤半月板;③不影响股四头肌功能;④皮肤损伤小;⑤可重复手术。但常规关节镜手术术后易出现关节腔肿胀、积液等并发症。

5. 髌骨软骨软化症　髌骨软骨软化症是指髌骨软骨面因慢性损伤而致软骨肿胀、龟裂、破碎、侵蚀、脱落,最后与之相对的股骨髁软骨也发生相同病理改变,从而形成髌股关节的骨关节病。髌骨软骨软化症在临床上较常见,好发于活动强度大的青少年、运动员、中年肥胖妇女和老年人。

（1）病因病机研究进展:对引发髌骨软骨软化症发生的原发因素诸多,目前尚无一种学说能解释所有髌骨软骨软化症的病因,如创伤性因素、膝关节不稳定（关节紊乱）、髌骨内压力升高、自身免疫、软骨溶解、营养障碍、髌骨关节内压力学说等是相对集中的病因学说。大多数研究认为,长期的慢性损伤是"髌骨软骨软化症"的基础病因,而"髌骨不稳定""髌股压力异常""髌内压力增高""软骨营养障碍""软骨溶解"及"自身免疫的改变"是继发于慢性损伤的病理变化过程。

（2）诊断研究进展:发病初期只感觉膝部疲软无力,加重时髌骨深面疼痛,上下楼梯时明显,休息后疼痛消失;屈膝久坐或下蹲下跪时疼痛加重,半蹲痛是本病的重要征象。常见体征为髌骨周缘关节面压痛。患者单腿持重,逐渐下蹲至 90°～135°时,出现疼痛、发软、蹲下后单腿不能起立。检查时,使髌骨与其相对的股骨髁间关节面互相挤压研磨或上下左右滑动,可有粗糙的摩擦感、摩擦声和疼痛不适;或检查者一手用力将髌骨推向一侧,另一手拇指按压髌骨边缘后面可引起疼痛。有关节腔积液时,浮髌试验呈阳性。

辅助检查中主要有以下几种:

1）X线检查:患膝 X 线正侧位及髌骨切线位片示早期无异常;晚期因软骨大部磨损,髌骨与股骨髁部间隙变窄,髌骨和股骨髁部边缘可有骨质增生。

2）CT 检查：CT 在屈膝 20°以内的检查，对诊断髌股排列错乱及股骨髁发育不良有诊断价值，它可作为屈膝 45°髌骨切线位 X 线摄片诊断的补充手段。

3）MRI 检查：除了具有判断有无髌股排列错乱及股骨髁发育不良外，还可较早显示髌骨软骨病损的程度、范围、大小等，以及膝关节腔内其他重要组织结构情况，对此病有较大的诊断价值。

（3）治疗研究进展：髌骨软骨软化症的临床治疗以非手术治疗为主；软骨Ⅲ度以上损伤、反复疼痛、关节肿胀者，可手术治疗。

1）保守治疗：①中药内治：风寒湿证：祛风散寒，除湿通络，蠲痹汤加减。湿热证：清热祛湿，舒筋通络，防己黄芪汤加减。气滞血瘀证：行气活血，通络止痛，身痛逐瘀汤加减。肝肾不足证：补肝益肾，活络止痛，独活寄生汤加减。②中药外治：可选用桑枝、桂枝、伸筋草、透骨草、牛膝、木瓜、乳香、没药、红花、羌活、独活、积雪草、补骨脂、淫羊藿、萆薢等煎水取汁，熏洗患处，每天 1～2 次。功能温经通络，活血止痛。③关节营养药物：氨基葡萄糖对帮助软骨修复有一定的作用，一般为口服剂型。④关节腔内注射疗法：可选用激素类抗炎镇痛注射液或配合玻璃酸钠（透明质酸钠）关节腔注射，可以营养、润滑关节软骨。⑤手法按摩：循经或局部取穴，施以点揉法、推拉法、叩击法等手法。⑥针灸治疗：取患侧梁丘、血海、膝眼、膝阳关等穴以毫针补泻手法或配合艾灸。⑦超声波离子导入等。

2）手术治疗：①局限性软骨切除加钻孔术；②外侧支持带松解术；③人工关节置换术：对严重的髌骨关节骨关节炎患者，可考虑采用髌骨关节人工表面假体置换术治疗；④软骨移植：包括自体软骨细胞移植和自体骨软骨块蜂窝状移植。

（三）踝部筋伤的临床研究与发展

1. 跟腱损伤　跟腱损伤是一种较常见的运动性损伤，分为闭合性和开放性两种，临床上以开放性创伤较多见。

（1）病因病机研究进展

1）肌腱退变理论：由于机体退变，疾病或创伤等因素，损害了肌腱内的血供，导致跟腱的退行性改变。在反复的应力作用下，跟腱发生微小撕裂，由于血供减少，不能有效修复，最后导致跟腱断裂。

2）机械性理论：跟腱断裂的发生是由于机械力的异常作用引起。其他如全身或局部使用激素会使胶原纤维发育不良，减低跟腱的强度，增加了跟腱断裂的危险。

3）药理学理论：喹诺酮类抗生素对跟腱有毒性作用，可引起跟腱炎，最后可导致跟腱断裂。如培氟沙星可减少核心糖蛋白的生成，从而改变了肌腱的结构及其生物力学性状，使肌腱易于疲劳断裂。

4）其他：一些全身性疾病，如强直性脊柱炎，类风湿关节炎，痛风等，可引起跟腱炎症，在外力作用下发生断裂。另有文献报道，O 型血型跟腱断裂的发生率较高。

（2）诊断研究进展：伤后跟后局部疼痛并不能活动，逐渐出现肿胀、瘀血，触之局部有空虚感。跟腱的影像学检查主要局限于超声和 MRI。B 超图像可表现为正常腱结构连续性中断或不连续影像，出现低或无回声区，腱组织肿胀增粗。但超声检查结果受操作者主观判断影响较大，且对于不伴跟腱局灶病变的孤立性跟腱周围炎精确度不如 MRI。超声检查也很难鉴别跟腱部分断裂和散在的跟腱变性。

（3）治疗研究进展：对于新鲜的完全性或开放性断裂伤，应立即施行手术修补缝合。对于跟腱部分撕裂者,可用其他疗法。有关跟腱部分撕裂损伤的治疗,没有统一标准的策略。有很多方法,可是没有任何一种可以证明有明确的优点。现在主要有两种学派思想,一种认为跟腱自愈性较好,主张保守治疗;另一种认为手术可以收到较好的效果。

1）保守治疗:保守治疗仍是跟腱腱病的主要治疗方法。保守治疗手段有多种选择,如手法治疗、内服、外敷中药、休息、离心性训练、夹板、冷冻疗法、电疗法、药物治疗(非甾体抗炎药)、多种药物腱旁注射等。其中大部分治疗手段的疗效均未得到随机对照试验的证实。

药物治疗早期宜活血化瘀之痛,内服续筋活血汤、舒筋丸等,外贴宝珍膏;后期治疗宜补益肝肾,强壮筋骨,内服壮筋续骨丸,配合外用熏洗外擦药物,如海桐皮汤外洗、跌打止痛液外擦。

在理筋手法后,可用夹板或石膏托将踝关节固定于跖屈位,并抬高患肢以利消肿,禁止足部背伸活动,3~4周逐步练习踝关节的伸屈活动及行走锻炼。

在跟腱疼痛急性期,休息和冷冻疗法一直视为是有效治疗手段,此时应及时找到造成疼痛的原因并加以纠正。局部冷冻疗法和机械压迫常可有效缓解疼痛和肿胀,减少局部血供,减慢局部代谢,增加肌腱深部氧饱和度,增加静脉回流。

应用非甾体抗炎药(NSAIDs)治疗跟腱疾病所致疼痛非常广泛,其实却很少有有价值的证据证明此种药物的有效性。有研究报道 32 例临床试验,其中只有 9 个前瞻性对照试验,5个试验证明 NSAIDs 有止痛效果,这可能是临床上广泛应用 NSAIDs 的原因。然而该试验研究并未报道 NSAIDs 对跟腱愈合的影响。Magra 等提出 NSAIDs 可能会减少肌腱的抗拉强度,对肌腱愈合带来有害影响。文献报道的动物模型试验结果往往互相矛盾,有实验认为NSAIDs 可增加肌腱的抗拉强度,也有试验认为 NSAIDs 使肌腱断裂阈值降低。

2）手术治疗:手术方法包括直接缝合术、肌腱成形术(跖肌腱移植和蹈长屈肌腱转位)、筋膜修补术、闭合套扎术。但在临床上一般能保守治疗尽量不采取手术治疗,因为手术治疗有创伤大、瘢痕不易修复等不良后果。

2. 跟痛症　跟痛症是足跟周围疼痛性疾病的总称,多发于 40~60 岁中老年人,以足底后跟部疼痛为主要临床表现的一种常见病。

（1）病因病机研究进展:西医学认为跟痛症的病因目前尚不明确,大部分认为是自发性足跟痛。其发生与骨刺有关,可能是骨刺刺激了跟骨滑囊或脂肪垫,引起局部组织无菌性炎症,卡压该处的血管神经束而引起的疼痛。但据临床观察,骨刺与疼痛并不成因果关系。这表明跟骨痛还可能与劳损、跟骨骨内压增高、类风湿跟骨炎及外伤等有关。

（2）诊断研究进展:放射性核素骨显像诊断跟痛症有较高的灵敏性。正常情况下双侧足跟核素骨显像检查,足跟部无异常放射性分布,而且双侧较对称。跟痛症病人的足跟在核素骨显像图上表现不同程度的放射性浓聚现象。

近年来,高频超声在跟痛症诊断中能提供有价值的客观依据。对一些诊断困难的足跟痛病人,且疼痛和压痛不局限,骨扫描能显示病变的部位而协助治疗,为诊断跟痛症提供客观依据,并可对治疗后的效果作出判断。因此,同位素扫描在跟痛症的诊断及疗效评估中有重要价值。

（3）治疗研究进展:跟痛症的治疗方法有很多种,如中药熏洗、理疗、针灸、小针刀、局部封闭和手术等,大体上可分为两种,即保守治疗和手术治疗。主要治疗目的是缓解疼痛和改善功能受限。

1）保守疗法：①中药熏洗法：本病为肝肾精气不足，又加风寒湿邪入侵，闭阻脉络，气血运行不畅所致。故以补肝益肾、活血祛瘀、散寒止痛的中药熏洗，如透骨草、伸筋草、红花、牛膝、防风、独活、续断等。②针灸配合小针刀治疗跟痛症：依次针灸阳陵泉、阴陵泉、三阴交、承山、昆仑、太溪、阿是穴，得气后采用平补平泻手法，留针30分钟，隔日治疗1次。③小针刀：通过针刀松解，临床文献报道具有较好的治疗效果。

2）手术疗法：顽固性跟痛症在非手术疗法无效的情况下，采用手术疗法。但关节创伤、瘢痕组织形成等是影响术后疗效的主要因素之一。

三、下肢骨与关节筋伤的继承与创新

（一）髋部筋伤

髋关节暂时性滑囊炎早期诊断、早期治疗，方法简单、治疗效果显著。反之，如果治疗不及时、不正规、病情迁延、反复发作，常会导致治疗时间的延长、治疗效果欠佳，甚至可能向股骨头缺血性坏死的方向发展。临床医生应高度重视小儿髋关节暂时性滑膜炎的发病，尽早诊断与及时治疗，争取在Ⅰ期、Ⅱ期内将其治愈，防止并发症的发生。

中医在治疗痹证方面具有诸多优势。中医治疗，尤其Ⅰ期、Ⅱ期内，有很好的疗效，但对于发展到Ⅲ期、Ⅳ期时，治疗过程比较缓慢，疗程周期较长。

西医学仅将髋关节暂时性滑囊炎作为一个症状——滑膜炎症进行描述，治疗方面根据其病因机制，多采用抗炎抗病毒、抗生素及改善局部血液微循环等，严重时采用关节镜技术切除滑膜组织。髋关节镜治疗具有微创、可镜下观察病理学表现、病变清理彻底、效果较明显等特点。但是目前尚没有统一的手术治疗标准，对手术适应证、手术时机和手术方式的看法也不一致。尤其在手术治疗时间的选择上存在巨大的争议。年龄小于5岁儿童时，由于患儿太小增加了对手术技术的要求，术中可能会损伤髋部神经、血管及盂唇等，同时患儿太小对于术后护理也增加了难度，这些方面会影响手术预后，严重者会导致术后并发症，其中小儿股骨头坏死为最严重的并发症。

（二）膝部筋伤

膝关节交叉韧带损伤的病因多为暴力外伤，目前对该病的临床研究正逐渐发展。西医治疗以关节镜下重建术为主，结合术后本体感觉加强康复训练。中医疗法主要针对膝部软组织损伤及术后康复，治疗效果较好。临床通常将中西医疗法相结合，手术治疗在早期交叉韧带重建中发挥优势，而中医治疗在后期重建交叉韧带的恢复中发挥作用，两者扬长避短，相辅相成。

半月板损伤保守治疗主要针对MRI显示半月板损伤Ⅰ级和Ⅱ级者，效果满意，对于半月板损伤Ⅲ级患者建议手术治疗。半月板损伤的手术治疗历经半月板完全切除、部分切除到缝合修补，开放手术到关节镜下手术，移植重建到组织工程化软骨重建等阶段。随着对膝关节半月板生理功能的进一步认识，尤其是发现半月板全切术后膝关节生物力学改变而导致其退变性紊乱，使半月板损伤的处理，开始从单纯的切除式向半月板的修复与功能重建的方向转变。随着生物工程技术的快速发展，大量新技术和新材料的应用使得再造半月板成为可能，并已取得了阶段性成果。但是应用于临床仍需相当长时间。

膝关节侧副韧带损伤治疗中，随着外科技术的发展，采用单一的静力性或动力性修复各自的不足之处逐渐显示出来。单纯的静力修复因韧带的松弛和单纯的动力修复在肌肉放松

时关节仍不稳定而可能导致创伤性关节炎的发生。因此,静力重建基础上辅以动力重建,克服单一修复方法的不足,加强关节的稳定性是今后发展的方向。

目前,对膝关节创伤性滑膜炎的研究多集中在临床疗效观察角度进行比较研究,但多为回顾性研究,缺乏严谨的临床研究数据,同时治疗的具体作用机制研究较少。在中药对创伤性膝关节滑膜炎的疗效机制方面应进一步深入研究。

髌骨软骨软化症发病普遍,其病因病机国内外目前并未形成统一认识,也无髌骨软骨软化症确切流行病学研究及特效针对性诊疗标准。因此,对于本病的目前研究重点应集中于对不同发病因素下,本病发生的病理机制研究,为本病的预防、临床治疗提供理论依据。

(三) 踝部筋伤

跟腱损伤作为一种软组织损伤疾病常见于运动员,随着社会发展,参加体育运动的人不断增多,在经常运动的人群中也越来越常见。目前,对本病研究多认为造成本病的原因是运动损伤。在治疗方面,中医主要是通过对病变部位的按摩、促进局部的血液循环,达到疏经通络的效果,是一种非常好的治疗方法。西医学主要采用局部封闭和手术治疗,但反复封闭的弊端会使跟腱内部的纤维强度减弱,可能有跟腱变性断裂的风险,激素的副作用也不容忽视。手术虽然是不错的选择,但目前手术创伤较大,所以对于本病治疗倾向于微创手术,通过最小的损伤达到治疗目的。小切口切开手术是未来发展的趋势。随着现代医学的不断发展,更安全、更有效、更简单的治疗方法将会出现。目前,生长因子治疗作为跟腱损伤修复的一个新途径,已经逐渐显示出它的优越性,并且有待于进一步研究与发展。

跟痛症病因错综复杂,主要因劳损,或肝肾不足及风寒湿邪驳杂相结所致,本虚标实者居多。中医治疗具有补肝益肾、活血化瘀、散寒止痛等特征,在临床上疗效相对较好,但疗程长、见效慢,且治疗方法局限。大多数跟痛症患者适合非手术治疗,主要是中医药熏洗、小针刀及局部封闭治疗,症状可缓解,仅少数顽固性跟痛症患者真正需要手术治疗。目前,跟痛症的临床研究尚不完善,治疗方法也有待于进一步探讨研究。疗程长、见效慢是该病目前治疗的普遍缺点。因此,探索出一套规范的、起效迅速、疗效确切的治疗方法,是广大医疗工作者提高中医治疗跟痛症水平的重中之重。

(冷向阳　李振华)

参 考 文 献

1. 王峻良.顾非.近十年颈型颈椎病研究综述[J].颈腰痛杂志,2014,(35)3:211-213.

2. 翟明玉.颈椎病治疗方式的合理选择[J].中医正骨,2014,(26)6:6-9.

3. 泮智勇,许茂盛,丁雪委,等.MEDIC 序列在 MR 腰骶脊神经根成像中的临床应用[J].医学影像学杂志,2012,22(9):1528-1530.

4. Chhabra A,Andreisek G,Soldatos T,et al. MR neurography:past, present, and future[J]. AJR Am J Roentgenol,2011,197(3):583-591.

5. Rao MJ,Cao SS. Artificial total disc replacement versus fusion for lumbar degenerative disc disease:a meta-analysis of randomized controlled trials[J]. Arch Orthop Trauma Surg,2014,134(2):149.

6. Rajasekaran S,Bajaj N,Tubaki V,et al. ISSLS prize winner:The anatomy of failure in lumbar disc herniation:an in-vivo,multi-modal,prospective study of 181 subjects[J]. Spine(Phila Pa1976),2013,5(15):246-249.

7. Yu WL,Lu JM,Wei YL,et al. Unilateral pedicle screw fixation and intervertebral fusion for the treatment of far

lateral lumbar disc herniation[J]. Zhongguo Gu Shang,2013,26(1):29-32.

8. Guo JD,Hou SX,Li L,et al. Laminectomy and extraction of nucleus pulposus for treatment of lumbar disc herniation:effect evaluation of over 10-year-followed-up[J]. Zhongguo Gu Shang,2013,26(1):24-28.

9. 唐汉武,林—峰.退行性腰椎管狭窄症的中医病因病机研究综述[J].中国中医骨伤科杂志,2014,22(4):78-80.

10. 侍建霞,李庆敏.醋酸泼尼松龙注射液封闭治疗腕管综合征43例分析[J].中国伤残医学,2014,22(4):74.

11. 胡达鎏,栾召婷,万庆全.针刀治疗腕管综合征40例疗效观察[J].浙江中医杂志,2014,49(3):204-205.

12. 柳逸,沈尊理,沈华,等.局部麻醉下行腕掌部纵形小切口腕管切开减压和正中神经松解术治疗腕管综合征的临床分析[J].上海医学,2014,37(3):235-237.

13. 石平清,杨海梅.拨针治疗腕管综合征108例疗效观察[J].中医临床研究,2014,6(27):108-109.

14. 陈泓鑫,纪双泉,詹瑶璇,等.体外冲击波治疗桡骨茎突狭窄性腱鞘炎的临床疗效[J].中国康复,2015,30(1):43-44.

15. 中华中医药学会.中医骨伤科常见病诊疗指南[M].北京:中国中医药出版社,2012.

第六章　内伤的临床研究

凡暴力引起人体内部气血、经络、脏腑受损或功能紊乱,产生一系列症状者,统称内伤。清代沈金鳌《杂病源流犀烛·跌打闪挫源流》指出:"跌打闪挫,卒然身受,由外及内,气血俱伤病也。""夫至气滞血瘀,则作肿作痛,诸变百出。虽受跌受闪挫者,为一身之皮肉筋骨,而气既滞,血既瘀,其损伤之患,必由外侵内,而经络脏腑并与俱伤。""故跌打闪挫,方书谓之伤科,俗谓之内伤。其言内而不言外者,明乎伤在外,而病必及内。其治之法,亦必于经络脏腑间求之,而为之行气,为之行血,不得徒从外涂抹之已也。"以上说明,皮肉筋骨的损伤可伤及气血,引起脏腑、经络功能紊乱,出现各种损伤证候。

骨伤科的内伤与中医内科的内伤有着根本区别。骨伤科的内伤必须由外力损伤引起,而中医内科的内伤则是由七情、六欲、劳倦、饮食等原因所致。正因为骨伤科的内伤与内科的内伤在病因方面各有所异,因此它们之间的分类、病机、症状及治疗方法也就截然不同,在临床上应加以鉴别。

内伤的分类方法一般有4种:①根据病理的不同,分为伤气、伤血、伤筋络、伤脏腑;②根据受伤的时间,分为新伤、陈伤;③根据受伤过程、外力作用的性质,分为急性损伤、慢性损伤;④根据受伤的部位,分为头部内伤、胸部内伤、腹部内伤、腰部内伤等。

人体遭受外力作用而发生损伤后,由于气血、营卫、皮肉筋骨、经络及脏腑受影响而产生病理变化,出现一系列临床症状,这些临床表现对于诊断内伤的性质、类型、程度及了解内伤的发生、发展过程和预后有重要的价值。所以在诊治过程中,应从整体观点出发,对气血、筋骨、脏腑、经络等之间的病理生理关系加以研究讨论,才能认识内伤的本质和病理现象的因果关系。

内伤之证,不外乎气血,但由于损伤之证,气血亏损,外邪可乘虚而入,故变证多端,因此在临床中必须随证灵活运用,通过辨证方法来认识疾病,这对指导进一步治疗具有重要的意义。辨证方法主要有八纲、气血、脏腑、经络及卫气营血辨证等,其有各自的特点和侧重,但在临床实践中又可以相互联系,相互补充。就其内容说,八纲辨证是总纲,脏腑辨证是基础,而气血辨证则是伤科辨证之关键。《医宗金鉴·正骨心法要旨》强调:"损伤之证,专从血论。"此外,也可根据病理、类型进行分期与分型辨证。在内伤治疗中必须认真进行辨证,根据病情需要,有针对地应用,方能取得良好的效果。

第一节　头部内伤临床研究与发展

一、头部内伤临床研究概论

头部内伤是头部损伤的总称,又称脑骨伤碎、脑骨伤破、脑气震荡、脑海震动,西医学统称为颅脑损伤。颅脑损伤的发病率较高,发病率仅次于四肢损伤,居第二位,约占全身损伤总数的20%,但伤情及后果远比四肢损伤严重。平时主要因交通事故、坠落、跌倒等所致,战时则多因火器伤造成。

头颅内部由内向外分软脑膜、蛛网膜和硬脑膜3层包裹头部内容物。软脑膜紧贴于脑表面且伸入脑沟内,有丰富的血管网。蛛网膜系一层无血管的透明膜,覆盖于软脑膜表面,但不伸入脑沟内。蛛网膜和软脑膜之间,称蛛网膜下腔,内充满脑脊液。硬脑膜为一层厚而坚韧的纤维膜,是保护脑组织抵抗外来直接伤害的屏障。硬脑膜与蛛网膜之间为一潜在间隙,称硬脑膜下腔,硬脑膜下积液或血肿即位于此腔。硬脑膜在颅腔内形成隔膜,将颅腔分为若干部分,如大脑镰将大脑分为左右半球,小脑幕将脑组织分为幕上部分和幕下部分。

头颅内部主要由3种内容物构成,即脑组织、脑脊液和血液,它们相互之间保持着一定的比例,且占满了颅腔,除脑脊液可以有所变动外,其他内容物都无法伸缩和改变。脑组织是中枢神经系统的主要组成部分,可分为左、右大脑半球,以大脑纵裂为分界,每一大脑半球分为额叶(主管运动)、颞叶(主管听觉、嗅觉和味觉)、顶叶(主管感觉)和枕叶(主管视觉)。小脑由左、右小脑半球与中间的小脑蚓部所组成,主要是调节和维持身体在各种姿势中的平衡作用,使身体在运动时协调平稳。

脑干是脑部所有重要神经传导束的共同通道,含有除嗅神经、视神经以外所有脑神经的核,是重要的中枢神经枢纽。脑干可分为中脑、脑桥、延髓三部分,支配呼吸、循环、心脏、胃肠道、吞咽、发音等功能,是一个重要的生命中枢。

脑神经共12对,除嗅神经、视神经进入大脑,副神经由延髓和上颈髓前角共同发出外,其余均发自中脑、脑桥与延髓的同名神经核。

按中医伤科学分类:头皮损伤和颅骨骨折属于"外伤"范畴,脑损伤和颅内血肿属于"内伤"范畴。

头部内伤可发生在头皮无损伤或颅骨完整的患者。按伤势轻重可分为脑震荡和脑损伤(脑挫裂伤、颅内血肿和脑干损伤)。

(一) 病因病机

中医病因病机:头部遭受暴力,脑髓震荡,统摄失司,气机逆乱,闭阻清窍而不省人事;或脑部经络受损,脉络破裂,血溢脉外,瘀血停留,阻闭清窍而昏迷,闭阻经络则偏瘫失语。颅脑损伤的主要病机是脑髓损伤,清窍闭阻。

西医病因病理:头部内伤是常见的损伤,由直接和间接暴力所致。

1. 直接暴力　暴力直接作用于头部的损伤称为直接损伤。

加速性损伤:相对静止的头部突然遭受外力打击,头部沿外力作用方向呈加速运动而造成的损伤,称为加速性损伤,如硬性物体撞击静止的头部时发生的损伤。

减速性损伤:运动着的头部突然撞于静止的物体所引起的损伤,称为减速性损伤,如运动过程中头部碰撞到静止的物体时发生的损伤。

挤压性损伤:两个不同方向的外力同时作用于头部,颅骨发生严重变形而造成的损伤,称为挤压性损伤,如头部两侧同时被硬物挤压发生的脑损伤。

锐器、严重钝器打击、火器损伤:刀斧、钢钎等锐器砍或刺伤头部,铁锤、石头等钝器严重打击头部,造成头皮裂伤或刺伤、颅骨骨折,造成硬脑膜及静脉窦、脑组织等开放性损伤。

2. 间接暴力　暴力作用于身体其他部位,然后传导到头部所造成的损伤称为间接损伤。

挥鞭样损伤:当外力作用于躯干某部使之急骤运动,而头部尚处于相对静止状态时,或头部运动落后于躯干,使头部被甩而发生的脑损伤。

传递式损伤:由高处坠落时足部或臀部着地,外力经脊柱传递至颅底,导致颅底骨折和脑损伤,其机制类似减速性损伤。

胸部挤压性损伤:胸部突然遭受挤压时,胸腔压力升高,经上腔静脉逆行传递,使该静脉所属上胸、肩颈部皮肤黏膜及脑组织毛细血管壁受损,发生弥散性点状出血。

(二) 临床表现与诊断

1. 临床表现　意识障碍是颅脑损伤患者常见的症状,表现为嗜睡、朦胧、谵语、浅昏迷、昏迷。检查方法一般通过观察、提问、测试定向能力(时间、地点、人物)、痛觉试验、反射检查或对照格拉斯昏迷分级法评分来判断意识障碍程度。昏迷时间在 12 小时以上,昏迷逐渐加重提示严重脑挫裂伤;昏迷后一度清醒又出现昏迷,即有"中间清醒期",提示硬膜外血肿;意识障碍、剧烈头痛、呕吐提示颅内压增高;出现颈项后仰、四肢过度伸展强直等"去大脑强直"表现,提示脑干损伤。

临床症状:轻型损伤,头痛头晕不明显,经过适当休息和治疗后即可恢复。严重损伤者可出现头晕头痛、恶心呕吐、烦躁不安、失眠、记忆力下降等,持续时间长,甚至长期存在,不易恢复。

局部损伤表现:头部外伤后一般可见局部损伤灶。闭合损伤者可见头皮血肿、皮下瘀斑等;开放性损伤者可见头皮破损、渗血渗液,有时合并脑脊液从鼻腔、外耳道渗漏,严重者可见颅骨外露,脑浆流出。

生命体征变化:轻度损伤者,生命体征一般无改变;严重损伤者,视损伤程度部位不同而异。脑挫裂伤者在受损时可出现血压下降,呼吸缓慢,但一般恢复较快;脑干损伤者可出现血压持续降低,呼吸节奏紊乱,甚至呼吸骤停;颅内血肿或脑水肿者可引起颅内高压,出现血压升高、脉搏缓慢、呼吸深而缓慢等改变,需要密切观察。

神经系统体征:损伤未涉及神经功能区皮质或神经传导束,一般无神经定位阳性体征;伤及神经功能区皮质或神经传导束,则可出现相应体征和变化,如偏瘫或单瘫、失语、视野缺失、感觉障碍等。

瞳孔变化:自然光线下正常瞳孔直径约 2～5mm,对光反射灵敏。如一侧瞳孔缩小随之进行性扩大、对光反射迟钝或消失、同时有脑受压征象,提示瞳孔扩大的一侧幕上有颅内血肿或严重脑水肿;双侧瞳孔大小多变或形状不圆、眼球活动受限,提示脑干损伤;双侧瞳孔缩小,呈现针尖状,多为桥脑损伤或蛛膜网下腔出血;双侧瞳孔散大、对光反射消失,反映伤情危急,短时间内常发生死亡。

2. 诊查要点

（1）临床检查：仔细询问病史，认真做好局部、全身和神经系统检查，通过床旁观察，视其对外界刺激的反应、客观存在的体征和反射作出比较正确的判断。颅脑损伤病人往往伤情重，常因意识障碍不能配合检查，需要向有关知情人详细询问受伤原因及其经过。

（2）影像学及实验室检查：根据病情、设备条件等选择辅助检查。CT 检查可迅速得出各种颅脑损伤结果，可作为首选；MRI 检查适合颅内血管性损害或实质性病变，对急性颅脑损伤不做首选；X 线头颅摄片能较好地显示颅骨骨折、骨折凹陷深度、有无异位及其碎骨数量，尤其是开放性颅脑损伤应常规检查。

（3）伤情判断：要明确颅脑损伤的部位、类型与轻重，有无颅内血肿等紧急手术指征，有无其他部位的合并伤、休克以及严重的周身器质性病变。

（三）治疗

1. 急救与转送

（1）急救：立即清除口、鼻腔分泌物，保持呼吸道通畅，必要时放置口咽通气管、气管插管或气管切开置管；辨明出血部位，及时给予临时止血及包扎，防止休克。

（2）转送：必须有病史及初步检查记录，在病人呼吸道通畅和休克得到纠正的情况下转送；应备有必要的抢救器材及药品；运输要迅速平稳；保持侧卧位，避免气道阻塞。

2. 分类处理

（1）根据不同伤情，分别紧急抢救、准备手术、住院观察、急诊室观察。

（2）对开放性颅脑损伤、颅内血肿等有手术指征者实施手术。

（3）全面的非手术治疗。包括保持呼吸道通畅，严密观察病情，防治脑水肿，镇痛及抗癫痫药、神经营养药的运用，营养支持，维持水、电解质及酸碱平衡，防治并发症等。

二、头部内伤的临床研究与发展

（一）脑震荡

脑震荡亦称"脑气震动""脑海震动"，属于中医学"头部内伤"范畴，是指头部受到暴力伤害，大脑功能发生一过性障碍而产生的临床症候群。其特点是外伤后即刻发生短暂的意识障碍和近事遗忘。

1. 病因病机

（1）中医病因病机：头部遭受暴力后，脑和脑气受损，扰乱宁静之府，出现神不守舍，心乱气越。使脑的功能发生障碍或紊乱，使诸症皆发。其病理性质为实证，若素体虚弱则虚实夹杂。

（2）西医病因病理：脑震荡发病机制的研究至今仍不明确，过去一直认为是中枢神经系统的暂时性功能障碍而无器质性损害，现有的各种学说都不能全面解释所有与脑震荡有关的问题。对脑震荡所表现的伤后短暂性意识障碍有多种不同的解释，可能与暴力所致的脑血液循环障碍、脑室系统内脑脊液冲击、脑中间神经元受损及脑细胞生理代谢紊乱所致的异常放电等因素有关。近期学者认为，因脑干网状结构受损伤影响上行活化系统的功能才是引起脑震荡意识障碍的重要因素。

2. 临床表现及诊断

（1）临床表现

1）意识障碍：伤后立即出现短暂的意识丧失，持续数分钟至 10 余分钟，一般不超过 30

分钟,意识清醒后可恢复正常。

2）近事遗忘症:意识恢复后,对受伤当时和伤前近期的情况不能回忆,又称"逆行性遗忘症"。多伴有头痛、头晕、疲乏无力、失眠、耳鸣、心悸、畏光、情绪不稳、记忆力减退等症状,一般持续数日、数周,少数持续时间更长。

3）神经系统检查:多无明显阳性体征。生命体征在意识障碍期间可出现变化,清醒后恢复正常。

（2）辅助检查

1）颅脑 CT 检查:一般无异常。

2）腰椎穿刺:颅内压力和脑脊液在正常范围。

（3）诊断:脑震荡的诊断过去主要以外伤史、伤后意识短暂昏迷、近事遗忘、无神经系统阳性体征作为依据,但客观的诊断依据及其与轻度脑挫伤的临床鉴别仍无可靠的方法,因此,常需借助各种辅助检查方法方能明确诊断。如颅骨平片未见骨折,腰穿测压在正常范围,脑脊液没有红细胞;脑电图仅见低至高波幅快波,偶尔有弥散性 δ 波和 θ 波,1~2 天内恢复,或少数病人有散在慢波,于 1~2 周内恢复正常。

3. 治疗

（1）一般治疗:脑震荡轻者一般无需特殊治疗,一般休息 5~7 天恢复正常。对症状较重者应给予及时治疗,使之迅速恢复。在急性期密切观察其神志、生命体征、瞳孔、头痛、呕吐等情况。头痛可予镇痛药;恶心、呕吐者给予止吐药;焦虑失眠者可予镇静药等。做好解释工作,消除病人的畏惧心理,多数病人在 2 周内恢复正常,预后良好。在治疗过程中还需防治并发症,如颅内血肿等。

（2）中医辨证治疗:根据中医不同分期进行辨证论治。

昏迷期:脑震荡短时间昏迷不醒、瘀阻气闭者,以开窍通闭为主。方药可选用苏合香丸灌服。

苏醒期:脑震荡苏醒后,头痛、头晕、恶心或呕吐,夜寐不宁,治以疏肝活血安神为主。方药用柴胡细辛汤,并可随症加减。

恢复期:主要症状基本消失,但仍感头痛、头晕、健忘,精神不振,耳鸣,腰膝酸软,治以补肾益气健脑为主。方药用可保立苏汤,或归脾汤、杞菊地黄汤。如因外伤而致脑外伤性神经症者（脑外伤综合征）,可按脑挫裂伤后期方法辨证施治。

（3）针灸治疗:在中医药辨证论治同时,可配合针灸随症治疗。昏迷者:针刺人中、十宣、涌泉等穴。眩晕者:针刺内关、百会、足三里,配风池、三阴交等穴。头痛者:①偏头痛:针刺太阳、外关,配风池、四渎;②前头痛:针刺印堂、合谷,配上星、列缺;③后头痛:针刺哑门、后溪,配昆仑、风池;④顶头痛:针刺涌泉,配太冲、百会;⑤全头痛:针刺印堂、哑门,配足三里、合谷、四渎。呕吐者:针刺内关、足三里、天突等穴。呃逆者:针刺天突、内关、中脘等穴。失眠者:针刺足三里、哑门或神门、内关、三阴交等穴。

（二）脑挫裂伤

脑挫裂伤属于中医学"头部内伤"范畴,是指暴力作用于头部所造成的脑组织器质性损伤。包括脑挫伤和脑裂伤,这两种病理类型常同时存在。它是颅脑损伤中最常见的一种原发性脑损伤,可多发或伴有其他类型的颅脑损伤。既可发生于着力部位,也可发生于对冲部位。

1. 病因病机

（1）中医病因病机：中医认为，头部遭受暴力，脑髓损伤，清窍闭阻。病理性质多为实证，伤势严重者也可出现脱证，后期有部分病人出现虚证。

（2）西医病因病理：西医学认为暴力作用于头部，在着力点和对冲部位均可引起脑挫裂伤。脑实质内的挫裂伤，则因为脑组织的变形和剪性切力所造成，见于脑白质和灰质之间，以挫伤和点状出血为主。如脑皮质和软脑膜仍保持完整，即为脑挫伤；如脑实质破损、断裂，伴软脑膜亦撕裂，即为脑裂伤。二者往往并存，合称脑挫裂伤，严重时均合并脑深部结构的损伤。

脑挫裂伤的主要病理损害是脑组织的碎化、出血、坏死、水肿和脑微血管栓塞，继而导致脑伤灶及周围组织进行性缺血、缺氧、酸中毒及脑细胞变性坏死。显微镜下可见神经元胞质空泡形成，尼氏体消失，胞核碎裂、溶解，神经轴突肿胀。

2. 临床表现及诊断

（1）临床表现：脑挫裂伤病人的临床表现可因损伤部位、范围、程度不同而各异，轻者可没有原发性意识障碍，而重者可致深度昏迷，严重功能损伤，甚至死亡。

1）意识障碍：是脑挫裂伤最突出的临床表现之一，伤后多立即昏迷，由于伤情不同，昏迷时间由数分钟至数小时、数天、数月乃至迁延性昏迷不等。长期昏迷者多有广泛脑皮质损害或脑干损伤存在。一般常以伤后昏迷时间超过30分钟为判定脑挫裂伤的参考时限。

2）生命体征改变：多有明显变化，一般早期都有血压下降、脉搏细弱及呼吸浅快，这是因为受伤后脑功能抑制所致，常于伤后不久逐渐恢复，如果持续低血压，应注意有无复合损伤。反之，若生命体征短期内迅即自行恢复且血压继续升高，脉压差加大、脉搏洪大有力、脉率变缓、呼吸亦加深变慢，则应警惕颅内血肿或脑水肿、肿胀。脑挫裂伤病人体温，亦可轻度升高，一般约38℃，若持续高热则多伴有下丘脑损伤。

3）头痛、呕吐：脑挫裂伤最常见的症状之一，病人清醒之后才能陈述。如果伤后持续剧烈头痛、频繁呕吐，或一度好转后又复加重，应完善检查，以明确是否有蛛网膜下腔出血、颅内压增高或颅内血肿等。对昏迷的病人，应注意呕吐时可能误吸，有引起窒息的危险。

4）神经系统体征：根据损伤的部位和程度而不同。如果仅伤及额、颞叶前端等所谓"哑区"，可无神经系统缺损的表现；若是脑皮质功能区受损时，可出现相应的瘫痪、失语、视野缺损、感觉障碍以及局灶性癫痫等征象。脑挫裂伤早期没有神经系统阳性体征者，若在观察过程中出现新的定位体征时，即应考虑到颅内发生继发性损害的可能，及时进行检查。

（2）辅助检查

1）颅骨X线平片：虽然不能显示脑挫裂伤，但对了解骨折，对着力部位、致伤机制、伤情判断有一定意义。

2）颅脑CT：能清楚显示脑挫裂伤的部位、范围和程度，是目前最常应用、最有价值的检查手段。CT检查可见脑挫裂伤区域的点、片状高密度出血灶，或混杂密度影，以及低密度的脑水肿区。

3）MRI：一般很少用于急性颅脑损伤的诊断。但对于较轻的脑挫裂伤灶的显示要优于CT，且MRI对小的出血灶、早期脑水肿、脑神经及颅后窝结构显示较清楚，有其独特优势。

4）腰椎穿刺：有助于了解脑脊液中情况，可以与脑震荡鉴别，同时能够测定颅内压及引流血性脑脊液。另外，对有明显颅内高压的病人，腰椎穿刺应谨慎或禁忌，以免促发脑疝。

（3）诊断

1）头部遭受暴力受伤史。

2）伤后立即出现意识障碍，时间多在半小时以上。

3）脑功能区损伤者有相应的局灶性征象。

4）颅脑 CT 检查显示有脑挫裂伤灶。

5）腰椎穿刺脑脊液呈血性。

3. 治疗

（1）非手术治疗

1）一般治疗

A. 严密观察病情变化：密切观察意识、瞳孔、生命体征和肢体活动变化，必要时应做颅内压监护。对颅内压增高、生命体征改变者及时复查 CT，排除颅内继发性改变。轻症病人通过急性期观察后，治疗与脑震荡相同。重者应送入重症监护室（intensive care unit, ICU）监护。

B. 保持呼吸道通畅：是脑挫裂伤处理中的一项重要措施。昏迷患者必须及时清理呼吸道内的分泌物。昏迷时间长，合并颌面骨折、胸部外伤、呼吸不畅者，应尽早行气管切开，必要时行辅助呼吸，防止缺氧。

C. 对症治疗：高热、躁动、癫痫发作、尿潴留等，给予退热、镇静药物。

D. 防治脑水肿及降低颅内压。

E. 卧床：如无明显休克，头部应抬高 15°～30°，以利静脉回流及减轻头部水肿。

F. 严格控制出入水量：通常给予每天 1500～2000ml，以等渗葡萄糖盐水和半张（0.5%）盐水为主，不可过多。另外，每天入量应在 24 小时内均匀输入，切忌短时快速输入。

G. 脱水利尿治疗：目前最常用药物有渗透性脱水药和利尿药两类。

H. 改善微循环：严重脑挫裂伤后，病人微循环有明显变化，表现血液黏度增加，红细胞血小板易聚积，因此引起微循环淤滞、微血栓形成，导致脑缺血缺氧，加重脑损害程度。可采取血液稀释疗法，低分子右旋糖酐静脉滴注。

I. 外伤性蛛网膜下腔出血（SAH）病人：伤后数天内脑膜刺激症状明显者，可反复腰椎穿刺，有助于改善脑脊液循环，促进脑脊液吸收，减轻症状，另可应用尼莫地平，防治脑血管痉挛，改善微循环，减轻脑组织缺血、缺氧程度，从而减轻继发性脑损害。

J. 保持呼吸道通畅：此类病人昏迷均较严重，伤后常有剧烈呕吐、舌后坠，咳嗽及吞咽功能障碍亦可发生，故极易出现呼吸道机械性阻塞，造成脑缺氧和加重脑水肿，应立即清除呼吸道分泌物，牵出舌头，将病人改为侧卧位。估计昏迷时间较长，合并严重颌面伤及胸部伤，或伤后有呕吐物误吸者，为确保呼吸道通畅，减少肺部并发症，应及时行气管切开。

K. 亚低温疗法：目前，国内外亚低温治疗方法已比较规范，主要包括全身降温和局部降温。头部局部降温通常难以使脑温降至亚低温水平，而全身降温方法比较可靠。病人躺在降温冰毯上，通过体表散热使中心体温和脑温降至所需温度，通常为 32～35℃，根据病情需要维持 2～14 天。

L. 肾上腺皮质激素：目前常用的药物为地塞米松、甲泼尼龙。本药能抑制脂质过氧化反应，稳定细胞膜的离子通道，改善血脑脊液屏障，增加损伤区血液循环，减轻脑水肿的作用。

M. 其他药物治疗：主要有三磷腺苷（ATP）、辅酶 A（CoA）、细胞色素 C、镁制剂、大剂量维生素 C(200mg/kg)、尼莫地平(nimotop)、脑活素(cerebrolysin)、胞磷胆碱(citicoline)、神经节苷脂(gangliosides)、纳洛酮(naloxone)、吡拉西坦和吡硫醇注射液等。

N. 对症治疗:包括控制癫痫发作,制止躁动,可应用抗癫痫药物,如苯妥英钠、苯巴比妥钠、丙戊酸钠、地西泮等口服或注射。极度躁动时,可适当采用冬眠药物,有精神症状可用氟西汀、奋乃静或三氟拉嗪等。整个治疗中,尚需用抗生素或磺胺类药预防和治疗感染。

2)中医辨证论治

A. 中医中药:对脑挫裂伤患者术后和非手术患者根据其病情轻重、症状的同异行中医辨证分型后,再给予不同的中药治疗。①气闭脑窍型:相当于脑挫裂伤西医分型的轻、中型,伤后有昏迷,但在 12 小时内清醒,伤后可有不省人事、牙关紧闭、面赤气粗、喉间痰鸣、双手握固甚或四肢拘急抽搐,苏醒后有头晕头痛、恶心呕吐、烦躁不安、心慌少寐、近事遗忘等,或兼有二便不通、舌质红绛、苔黄腻厚、脉弦滑数等气阻窍闭之证候。治则为理气散瘀,通闭开窍。急性期除给予相应西药治疗外,主要给予双香开窍散、牛黄醒脑散口服。②瘀血阻脑型:相当于脑挫裂伤西医分型的中、重型,伤后持续昏迷 12 小时以上,或偶有清醒后复又昏迷,多在 3 天内苏醒,有神昏谵语、肢体瘫痪或颈项强直、角弓反张,甚则呼吸浅促或深慢、二便失禁等,苏醒后有头痛呕吐、躁动抽搐、性格改变、辨识人物不清等,舌质红紫晦暗或有瘀斑点、苔黄黑厚腻脉沉涩。治则为活血逐瘀,开窍醒脑。急性期给予回神丹、牛黄醒脑散。③气脱神散型:相当于脑挫裂伤危重型,伤后昏迷不醒、面青舌萎、冷汗淋漓,或有七窍流血、口开目合手撒肢软或肢厥抽搐、呼吸气微、二便自遗,舌紫黑失津,脉微欲绝。治则为回阳益气,固脱安神。投以参桂救逆饮、五龙固脱饮。

B. 针灸:在中医药辨证施治过程中可配合针灸治疗。昏迷,选用人中、十宣、涌泉等穴位;呃逆或呕吐,选用内关、足三里、天突等穴位。

(2)手术治疗:原发性脑挫裂伤一般不需要手术治疗,但当有继发性损害引起颅内高压甚至脑疝形成时,则有手术必要。手术方法包括脑挫裂伤灶清除、额极或颞极切除、颞肌下减压或骨瓣切除减压术。下列情况应考虑手术治疗:①继发性脑水肿严重,脱水治疗无效,病情日趋恶化者;②颅内血肿清除后,颅内压无明显缓解,脑挫裂伤区继续膨出,而又除外颅内其他部位血肿者;③脑挫裂伤灶或血肿清除后,伤情一定好转,此后又恶化出现脑疝者。

(三) 颅内血肿

颅内血肿属于中医学"头部内伤"范畴,是颅脑损伤中常见的最严重的继发病变。当脑损伤后颅内出血聚集在颅腔的一定部位而且达到相当的体积后,造成颅内压增高,脑组织受压而引起相应的临床症状,称为颅内血肿。发生率约占闭合性颅脑损伤的 10% 和重型颅脑损伤的 40% ~50%。外伤性颅内血肿形成后,其严重性在于可引起颅内压增高而导致脑疝;早期及时处理,可在很大程度上改善预后。

1. 病因病机

(1)中医病因病机:中医认为,头部遭受暴力外伤后,脉络受损,血溢脉外,瘀血停聚。扰及神明者,头晕头痛、烦躁不宁;闭阻清窍,心神受郁,则嗜睡、昏迷不醒;阻滞经络,则偏瘫失语。瘀血攻心,元神失散,气无所主,气脱不固,则出现口开手撒、呼吸微弱、脉微欲绝之候。病理性质为实证,重者可发展为脱证,或虚实夹杂。

(2)西医病因病理:受伤的方式与打击着力点和形成血肿的部位有密切的关系。减速性损伤,血肿可发生在损伤部位,也可发生在对冲部位;加速性损伤,血肿多发生在着力点部位。正常状态下,颅腔容积等于颅内血容量、颅内脑脊液量和脑组织体积三者的总和。由于颅骨缺乏伸缩性和脑组织缺乏压缩性,故维持正常颅内压需依赖颅内血容量和脑脊液量的增减所起的代偿作用,但颅腔可供代偿的容积仅为8%～10%,当血肿进一步增大,超过代偿限度,即引起颅内压增高。当血肿增大及颅内压继续增高,颅内静脉系统受压,则使脑静脉血流回流迟缓,脑脊液吸收减少和脑循环受阻,进一步加颅内压力,如此恶性循环,直至发生脑疝死亡。

2. 临床表现及诊断

（1）临床表现

1）头痛、恶心、呕吐:头部外伤后出现剧烈头痛、恶心、呕吐频繁时,应当考虑有颅内血肿的可能。

2）进行性意识障碍:为颅内血肿主要症状之一。颅内血肿出现的意识变化过程,与原发性脑损伤的轻重有密切关系。临床上常见3种情况:一是若原发性脑损伤较轻时,伤后无原发昏迷,待血肿形成后始出现意识障碍(清醒→昏迷);二是原发性脑损伤略重时,则常能见到典型的"中间清醒期"(昏迷→清醒→再昏迷);三是原发性脑损伤严重,则常表现为昏迷程度进行性加重(浅昏迷→深昏迷),或一度稍有好转以后又很快恶化(昏迷→好转→昏迷)。总之,原发性昏迷时间的长短取决于原发性脑损伤的轻重,而继发性昏迷的迟早主要取决于血肿形成的速度。

3）瞳孔改变:颅内血肿所致的颅内压增高达到一定程度,便可形成脑疝。一侧瞳孔进行性散大、对光反射消失,是小脑幕切迹疝的征象之一,系脑疝挤压脑干时,动眼神经受大脑后动脉压迫所致。单侧瞳孔散大多出现在血肿的同侧,若继续发展,脑干受压更加严重,中脑动眼神经核受损,则两侧瞳孔均散大,说明病情已进入垂危阶段。

4）生命体征变化:以急性颅内血肿生命体征变化比较显著,表现为血压升高,脉搏满而有力,呼吸深而缓慢。脑疝晚期则血压下降,脉搏及呼吸加快,甚至呼吸心跳停止。

5）神经系统体征:伤后立即出现的局灶症状和体征,系原发性脑损伤的表现。单纯硬脑膜外血肿,除非压迫脑功能区,早期较少出现病理体征。硬脑膜下血肿和脑内血肿则立即出现偏瘫等征象,是因脑挫裂伤所致。当血肿增大引起小脑幕切迹疝时,则可出现对侧锥体束征。脑疝发展,脑干受压严重时导致去脑强直。

（2）辅助检查

1）头部X线检查:注意观察有无骨折线通过脑膜中动脉和静脉窦沟,一般可以帮助早期诊断。可显示颅骨骨折的部位和类型,对可能发生的血肿部位有帮助。

2）CT扫描:不仅可以直接显示血肿大小和部位,还可以了解脑室受压和中线结构移位的程度及并存的脑挫裂伤、脑水肿等情况,应及早应用于疑有颅内血肿患者的检查。硬脑膜外血肿CT表现为颅骨内板与硬脑膜之间的双凸镜形或弓形高密度影;急性或亚急性硬脑膜下血肿CT表现为脑表面新月形高密度、混杂密度影,多伴有脑挫裂伤和脑受压;脑内血肿表现为脑挫裂伤区附近或脑深部白质内类圆形或不规则高密度影。

（3）诊断

1）头部外伤史。

2）继发性颅内压增高征象。

3）有继发的脑受压局灶征象,甚至脑疝征象。

4) 颅脑 CT 检查等显示颅内血肿的具体部位和征象。

3. 治疗

（1）非手术治疗：凡伤后无明显意识障碍，病情稳定，CT 所示血肿量少于 30ml，中线结构移位小于 1.0cm 者，可在密切观察病情的前提下，采用非手术治疗。

1) 保持呼吸道通畅，密切观察神志、瞳孔和生命体征变化。

2) 运用止血药：对血肿小、无明显脑受压和颅内压增高表现者，防止血肿增大；清除血肿术后患者，防止再出血。

3) 根据脑损伤的情况及病情轻重进行综合治疗：包括吸氧、防止脑水肿、防治感染，维持营养、水、电解质及酸碱平衡，促进脑与神经恢复，对症处理。

4) 中医药治疗：符合非手术治疗指征的患者，根据伤情辨证论治。头痛、恶心、呕吐，烦躁、术后仍嗜睡或昏迷，或肢体偏瘫，舌黯或有瘀点，脉弦或涩者，治宜祛瘀通窍，方用通窍活血汤加减。

5) 针灸治疗：神志昏迷者针人中、十宣、涌泉穴等；呃逆者针天突，配内关、中脘；呕吐者针内关，配足三里、天突。

（2）手术治疗

1) 适应证：有明显颅内压增高症状和体征；小脑幕上血肿超过 30ml，或颞区血肿超过 20ml，或小脑幕下血肿超过 10ml；CT 扫描提示明显脑受压的颅内血肿。

2) 治疗：可根据 CT 所见采用骨瓣或骨窗开颅，清除血肿，妥善止血。血肿清除后，如硬脑膜张力高或疑有硬膜下血肿时，应切开硬膜探查。对少数病情危急，来不及做 CT 等检查者，应直接手术钻孔探查，再扩大成骨窗清除血肿。

（四）脑干损伤

脑干损伤属于中医学"头部内伤"范畴，是指中脑、脑桥和延髓的严重颅脑损伤。常分为两种：①原发性脑干损伤：外界暴力直接作用下造成的脑干损伤；②继发性脑干损伤：继发于其他严重的脑损伤之后，因脑疝或脑水肿而引起脑干损伤。约有 10%～20% 的重型颅脑损伤伴有脑干损伤。原发性脑干损伤较少见，常与脑挫裂伤或颅内出血同时伴发，复合伤比例高，临床症状相互掺杂，预后很差，致残率、死亡率甚高。本节主要探讨原发性脑干损伤。

1. 病因病机

（1）中医病因病机：中医认为，头部遭受暴力外伤，脑髓损伤，清窍闭阻。病理性质多为实证，伤势严重者可出现脱证。经脉受损，脉络破裂，血溢脉外，积而成瘀，痰阻清窍而昏迷，瘀阻经络则偏瘫失语；脑髓损伤严重，元神失散，气无所主，成为脱证，而出现神昏肢软、气弱脉绝之危候。

（2）西医病因病理：当外力作用在头部时，不论是直接还是间接暴力都将引起脑组织的冲撞和移动，可能造成脑干损伤。脑干位于脑的中心，其下为斜坡，背负大小脑，当外力作用于头部时，脑干除了可直接撞击于坚硬的斜坡骨质外，还可受到大脑和小脑的牵拉、扭转、挤压及冲击等致伤，其中以鞭索性、扭转性和枕后暴力对脑干的损伤最大。通常额部受伤时，可使脑干撞击于斜坡上；头侧方暴力作用使脑干嵌挫于同侧小脑幕切迹上，枕后受力使脑干直接撞击于斜坡和枕骨大孔上；扭转和牵拉运动致伤可使脑干受到大小脑的作用受伤。头部因突然仰俯运动所致鞭索性损伤中，延髓受损机会较多；双脚或臀部着力时枕骨发生凹陷骨折，则可直接损伤延髓；此外，当头部受击引起颅骨严重变形，通过脑室内脑脊液冲击波亦可造成中脑导水管周围或四脑室底的损伤。原发性脑干损伤的病理改变常为挫伤伴灶性出血和水肿,多见于中脑被盖区,脑桥及延髓被盖区次之,以及脑干受压移位、变形使血管断裂引起出血和软化等继发病变。

2. 临床检查诊断

(1) 临床表现

1) 意识障碍:原发性脑干损伤病人,伤后常立即发生昏迷,轻者对痛刺激可有反应,重者昏迷程度深,一切反射消失。昏迷为持续性,时间多较长,很少出现中间清醒或中间好转期。

2) 瞳孔和眼球运动改变:中脑损伤时,初期两侧瞳孔不等大,伤侧瞳孔散大,对光反射消失,眼球向外下倾斜;两侧损伤时,两侧瞳孔散大,眼球固定。脑桥损伤时,可出现两瞳孔极度缩小,对光反射消失,两侧眼球内斜,同向偏斜或两侧眼球分离等征象。眼球活动和瞳孔调节功能由动眼、滑车及外展等脑神经管理,它们的神经核均位于脑干,脑干损伤时可有相应变化,临床上有定位意义。

3) 去大脑强直:是中脑损伤的重要表现之一,表现为伸肌张力增高,两上肢过伸并内旋,下肢亦过度伸直,头部后仰呈角弓反张状。损伤较轻者可为阵发性,重者则持续发作。

4) 锥体束征:是脑干损伤的重要体征之一,包括肢体瘫痪、肌张力增高,腱反射亢进和病理反射出现等。在脑干损伤早期,由于多种因素的影响,锥体束征的出现常不恒定。但基底部损伤时,体征常较恒定。如脑干一侧性损伤则表现为交叉性瘫痪,包括肢体瘫痪、肌张力增高、腱反射亢进及病理反射阳性。严重损伤处于急性休克期时,全部反射可消失,病情稳定后才可出现。

5) 生命体征变化:多在伤后早期发生变化,呼吸节律紊乱,心跳及血压明显波动。脑干损伤常在伤后立即出现呼吸功能紊乱。当中脑下端和脑桥上端的呼吸调节中枢受损时,出现呼吸节律的紊乱,如陈-施呼吸;当脑桥中下部的长吸中枢受损时,可出现抽泣样呼吸;当延髓的吸气和呼气中枢受损时,则发生呼吸停止。在脑干继发性损害的初期,如小脑幕切迹疝的形成时,先出现呼吸节律紊乱、陈-施呼吸,在脑疝的晚期颅内压继续升高,小脑扁桃体疝出现,压迫延髓,呼吸即先停止。

(2) 辅助检查

1) 颅骨 X 线平片:颅骨骨折发生率高,亦可根据骨折的部位,结合受伤机制推测脑干损伤的情况。

2) 颅脑 CT、MRI 扫描:可显示脑干损伤灶的点片状出血和密度的改变,脑干肿大,环池消失。同时可显示脑挫裂伤、脑水肿和颅内血肿情况。

3) 颅内压监测:有助于鉴别原发性或继发性脑干损伤,继发者可有颅内压明显升高,原发者升高不明显。

4) 脑干听觉诱发电位(BAEP):是通过短声刺激,在中枢神经系统脑干部位不同水平收集信息的一种非损伤性诊断技术;为脑干听觉通路上的电生理活动,经大脑皮质传导至头皮的远场电位。它所反映的电生理活动一般不受其他外在病变的干扰,可以较准确地反映脑干损伤的平面及程度。

(3) 诊断

1) 头部遭受暴力外伤史。

2）伤后立即深度昏迷并进行性加重。

3）较早出现呼吸循环功能紊乱。

4）CT 或 MRI 检查显示脑干损伤灶。

3. 治疗

（1）非手术治疗：脑干损伤的病情重，目前的治疗效果尚不满意。对于轻度脑干损伤的病人，可按脑挫裂伤治疗，部分患者可获得良好疗效，而对于重者，其死亡率很高。

1）保护中枢神经系统：酌情采用冬眠疗法，降低脑代谢；积极抗脑水肿；使用激素及神经营养药物。

2）全身支持疗法：维持营养，预防和纠正水、电解质紊乱。

3）积极预防和处理并发症：最常见的是肺部感染、尿路感染和压疮。加强护理，严密观察，早期发现，及时治疗。对于意识障碍严重、呼吸功能紊乱的病人，早期实施气管切开甚为必要，但气管切开后应加强护理，减少感染机会。

4）对于继发性脑干损伤应尽早明确诊断，及时去除病因。若拖延过久，则疗效不佳。

5）恢复期应着重于脑干功能的改善，可用苏醒药物，高压氧舱治疗，增强机体抵抗力和防治并发症。

6）中医辨证论治：恢复期可参考脑挫裂伤辨证论治。

（2）手术治疗：脑干减压术方法简单，时间较短，对患者影响较小，然而由于这类患者病情往往危重，因此在选择病例时或术前要注意以下几点：①因脑干或小脑水肿致病情恶化者首先考虑手术减压，这样不但效果好，而且可预防因加大脱水剂量带来的严重并发症；②已有循环障碍，甚至出现休克的患者，首先是积极抗休克治疗，这样可以避免低血压加重脑缺氧损害，待循环系统平稳后再行减压术；③对呼吸紊乱患者要尽快施行减压术，减轻继发损伤对呼吸功能的影响，而对呼吸停止者则放弃手术；④为了避免手术全身麻醉插管时头部后仰可能加重脑干损伤，同时确保呼吸道通畅，纠正缺氧，患者入院后即行气管切开。

三、头部内伤的继承与创新

头部内伤是常见的损伤，由直接或间接暴力所致。对预后起决定作用的是脑的损伤。随着国民经济和交通的发展，我国颅脑外伤的发生率和因颅脑伤致残、致死的伤员也逐年增加。虽然颅脑外伤的总体死亡率逐渐降低，但是存活的患者中，轻度损伤患者10%会遗留永久残疾，而中度和重度患者可达到66%和100%。临床上头部内伤的病因多因暴力外伤引起。西医学认为，颅脑损伤与下列机制有关：

1. 颅骨变形致颅脑损伤　当头部遭受巨大外力后会使骨产生变形内凹，间接作用后就会造成脑组织损伤。然而颅骨自身存在一定弹性恢复力，当它对抗外力回弹复位后，局部脑组织在复位而产生的负压吸引力作用下出现二次损伤；当然颅骨的弹性恢复力是存在于一定限度范围内的，当骤然而至的外部破坏力其压力强度超过颅骨的弹性限度时，颅骨在外力作用下会立即破裂骨折，一旦骨折产生的碎片刺入脑组织，会进一步导致脑组织挫裂伤。

2. 生物力学作用后效应　生物力学对颅脑的损伤，首先是接触作用，它是一种直接作用力，构成的脑损伤是由颅骨变形与骨折所形成的；其次，当外部作用力使得脑组织在颅腔内发生震动位移时也会一定程度地对脑组织造成损伤，这种情况叫做脑组织的惯性负载。

3. 脑组织移动致伤　这种移动表现为短暂的脑组织与颅骨的相对位移，带来的摩擦和冲撞作用直接作用于脑组织与颅骨内壁,同时造成柔软的脑组织的牵拉伤与剪切伤,对脑组织的破坏力会因存在于脑组织内部位的不同、影响结构的不同而造成轻重不一的脑损伤。

4. 直线运动引发的脑损伤 这种损伤方式与外部作用力作用于头颅的位置有关。脑组织的重心存在于脑内松果体相当的位置,当外部猛然而至的暴力作用方向指向该处时,脑组织在颅腔内的震动位移表现为水平直线运动,这种直线运动的加速过程和减速过程均会对脑组织造成损伤。

5. 对细胞及其亚结构的影响 相对于以上情况,对细胞的影响涉及一个更加细微的层面,它包括外部暴力作用下神经细胞凋亡现象、血-脑屏障损伤、轴索迟缓性阻断等。

6. 非直线作用力致伤 包括特定情况下出现的旋转致伤、成角加速度致伤等情况。

7. 关于神经递质的影响 兴奋性神经递质如乙酰胆碱、天冬氨酸、谷氨酸及抑制性神经递质如氨基丁酸会在神经元损伤的时候释放出来,这导致神经元细胞进一步受到损害。此外,细胞活素类增加、氧化自由基过多、细胞壁受体的损害、炎症反应的加重、神经递质系统(乙酰胆碱、儿茶酚胺、5-羟色胺等)的改变等都能引起弥漫性神经损伤。

CT、MRI 等影像学的应用,使术前能及时准确诊断颅内伤情,明确手术适应证,对预先估计和设计手术提供很大帮助。及时、准确地诊断病情,采取有力的抢救措施是提高急性脑损伤患者生存率、降低病死率的关键。临床颅脑损伤诊断结果显示,CT 检查对颅脑损伤后的脑水肿改变存在一定的漏诊率,同时对病变范围较小(<15mm)的脑内非出血灶也难以显示,这是因为以病理改变为脑水肿而导致 CT 值的差异变化需要一定时间。MRI 恰好能准确显示这一病理变化,因此临床上常用 MRI 作为 CT 检查的一种重要补充手段,在急性脑损伤的诊断中被广泛认可。MRI 比 CT 有明显的优越性,可以提高脑挫伤的检出率。MRI 脑挫伤检出率高于 CT 检查结果;MRI 显示的脑挫伤的范围比 CT 检查大,可以显示较小的出血灶。另外,MRI 可以清晰显示少量积液或积血,并且可以通过多序列推断到底是积血还是积液。因此,在为颅脑损伤进行常规 CT 检查外,有必要进行 MRI 检查,通过两种结果对比,作出正确诊断。研究结果发现,在诊断硬膜下血肿、硬膜外血肿、蛛网膜下腔出血及颅骨骨折等方面,CT 检出阳性率高于 MRI 检查,MRI 对急性脑损伤异常部位的检出优于 CT,因此临床两种研究方法的联合使用,相辅相成,可以有效提高急性脑损伤的诊断效率,给患者争取宝贵的治疗时间,降低病死率,具有一定的临床应用价值。

原发性脑损伤主要是神经组织和脑血管的损伤,表现为神经纤维的断裂和传出功能障碍以及不同类型的神经细胞功能障碍甚至细胞的死亡。继发性脑损伤包括脑缺血、脑血肿、脑肿胀、脑水肿、颅内压升高等,这些病理生理学变化是由原发性损伤所导致的,反过来又可以加重原发性脑损伤的病理改变。绝大多数轻、中型及重型颅脑损伤病人多以非手术治疗为主。非手术治疗主要包括颅内压监护、亚低温治疗、脱水治疗、营养支持疗法、呼吸道处理、脑血管痉挛防治、常见并发症的治疗、水电解质与酸碱平衡紊乱处理、抗菌药物治疗、脑神经保护药物等。在必需手术治疗的颅脑损伤中,目前仍以单纯颅内血肿的手术治疗效果较好,而血肿合并有广泛性脑挫裂伤、脑干损伤、丘脑下部损伤、伤后短期并发严重弥漫性脑肿胀、脑水肿或出现脑疝者,术后死亡及伤残率仍然较高。影响手术效果和预后的因素主要取决于颅脑损伤的部位、范围、程度、脑疝出现与持续时间、手术策略与操作技巧以及术后综合处理水平。为了降低颅脑损伤的死亡率和致残率,提高手术效果,应当正确掌握和处理好手术中常遇到的问题。

临床实践中,通过对脑外伤患者进行辨证分型,运用中药及针灸治疗,确实能降低死亡率,改善预后。目前,中医参与脑外伤的治疗过程,多数在脑外伤后期及脑外伤后遗症阶段,可以早期干预,辨证施治;除按照颅脑损伤诊治指南进行西医的标准治疗外,中医参与可以联合应用中药、针灸及中医康复理疗各种措施,提高我国脑外伤抢救成功率,减少死亡率及后遗症。

第二节 胸腹部内伤临床研究与发展

一、胸腹部内伤临床研究概论

胸位于膈之上,内有心、肺两个阳脏,所以胸是清阳汇聚之处,故又称清旷之区。胸为肺之分野,除肺经与心经外,肝经之脉由下而上布胸胁,胆经之脉由上而下循胸胁。胸部的骨性胸廓支撑保护胸内脏器,参与呼吸功能。胸部内伤是指整个胸廓及其内脏受到外力打击或用力屏气而致内部气血、经络或内脏损伤。内脏受伤属于重伤,胸廓受伤属于轻伤。内伤时骨性胸廓的损伤范围与程度往往表明暴力的大小。胸部内伤往往引起气血失和而致胸胁疼痛、胀满、咳逆甚而咯血等证。胸骨或肋骨骨折可破坏骨性胸廓的完整性,并使胸腔内的心、肺发生碰撞、挤压、旋转和扭曲,造成组织广泛挫伤。正常双侧均衡的胸膜腔负压维持纵隔位置居中。一侧胸腔积气或积液会导致纵隔移位,使健侧肺受压,并影响腔静脉回流,而胸骨上窝气管的位置有助于判断纵隔移位。起始于降主动脉的肋间动脉管径较大,走行于背部肋间隙中央,损伤后可发生致命性大出血。上腔静脉无静脉瓣,骤升的胸内压会使上腔静脉压力急剧升高,导致上半身毛细血管扩张和破裂。膈肌分隔两个压力不同的体腔,胸腔压力低于腹腔。膈肌破裂时,腹内脏器和腹腔积液会疝入或流入胸腔。《医宗金鉴·正骨心法要旨》云:"伤损胁肋胀痛之证,如大便通和,喘咳吐痰者,肝火侮肺也……若胸腹胀痛,大便不通,喘咳吐血者,乃瘀血停滞也。"《金匮翼》卷二云:"劳伤吐血者,经所谓用力太过,则络脉伤是也;盖络脉之血,随经上下,往来不休,若络脉有伤损之处,其血因得渗漏而出矣。"以上说明胸部伤损有轻重之别,轻则气血内损,导致气滞血瘀,引起胸胁胀痛,甚则脉络破损,导致血蕴于肺,引起咯血气逆;重则脏器破裂流血不止,则可出现气随血脱而亡。

腹部内伤乃指腹壁及腹腔脏器(包括肝、胆、胰、脾、胃、肠、膀胱、子宫等)的闭合性损伤。腹部体表面积较大,受伤机会较多,同时不如胸部有肋骨、胸骨等保护,故腹内脏器易遭损伤,尤其是肝、脾两脏较脆弱,容易因外伤而发生破裂。

腹部前壁上界为剑突、肋弓、第11及12肋游离缘;下界为耻骨联合、腹股沟韧带、髂嵴。腹腔的上壁为向上隆起的膈肌,后壁为腰椎和肌肉(躯干伸肌、腰方肌和髂腰肌),前壁主要为腹肌(腹直肌、腹外斜肌、腹内斜肌、腹横肌),下界为小骨盆腔。由于膈肌的左、右侧可分别达到第4、5肋间水平,小肠等腹内脏器也常位于小骨盆腔内,因此腹腔的实际范围远较腹前壁的界限为大。胸下部的外伤,除损伤胸部器官外,腹上部的器官可同时遭受损伤;反之,腹上部的外伤亦有引起胸下部器官损伤的可能。因此,对胸下部及腹上部的外伤,应考虑胸腹联合伤之可能。

为了便于描述腹部损伤的部位,通常采用2条横线和2条垂直线将腹部分区。上水平线为经过两侧肋弓下缘最低点(相当于第10肋)的连线,下水平线为经过两侧髂嵴最高点的连线;两条垂直线分别为左、右锁骨中点与腹股沟韧带中点的连线。上述诸线将腹部分为三区九部:腹上区为中间的腹上部和左、右季肋部,腹中区为中间的脐部和左、右腰部;腹下区为中间的腹下部和左、右腹股沟部。

(一)病因病机

1. 中医病因病机　中医认为,胸腹部内伤是由于外来暴力直接作用于胸腹部,如跌打、碰撞、殴打、踢踩、堕坠、打击、压轧、刀刃、高处坠地时撞击坚硬物体(如木头、石块等)等,以伤血为主。轻则脉络破损,营血溢于胸壁腹壁肌肤之间,或阻于经隧内外,以致出现肿胀疼痛之症;重则肺部震荡而产生气机闭塞,关窍不通,导致昏迷、不省人事,更严重的是实质性器官破裂出血,形成危重之症。

2. 西医病因病理　胸部内伤根据损伤暴力性质的不同,可以分为钝性伤和穿透伤;根据损伤是否造成胸膜腔与外界沟通,又可以分为开放性胸部损伤和闭合性胸部损伤。钝性胸部损伤多由减速性、挤压性、撞击性或冲击性暴力所致,损伤机制复杂,多有肋骨或胸骨骨折,常常合并其他部位损伤;器官组织损伤以钝挫伤和裂伤多见,心肺组织广泛钝挫伤后继发的组织水肿常导致急性呼吸窘迫综合征、心力衰竭和心律失常;伤后早期容易误诊或漏诊,钝性伤病人多数不需要开胸手术治疗。穿透性胸部损伤多由火器或锐器暴力致伤,损伤机制较清楚,损伤范围直接与伤道有关,早期诊断较容易;器官组织裂伤所致的进行性出血是伤情进展快、病人死亡的主要原因,相当部分穿透性胸部损伤病人需要开胸手术治疗。依据危及生命的严重程度,胸伤可分为快速致命性胸伤,包括心脏压塞、气道梗阻、进行性或大量血胸、张力性气胸、开放性气胸和连枷胸;潜在致命性胸伤,包括食管破裂、膈肌破裂、肺挫伤、心脏钝挫伤。对于快速致命性胸伤应在院前急救和医院急诊时给予快速有效的处理,并警惕和搜寻是否存在潜在致命性胸伤的证据。

腹部内伤常因撞击、挤压等直接外力或由冲击作用等间接外力所造成。①直接外力:殴打、踢踩、棍棒打击、车祸、房屋或坑道倒塌、高处坠地时腹部撞击坚硬物体(如木头、石块等)。②间接外力:劳动或体育运动时,骤然用力过猛可致屏伤;高处坠地时冲击作用或爆炸物引起的空气或水的冲击波,均可引起腹部脏器损伤,后者又称为爆震伤。

在饱食、膀胱胀满、腹肌松弛未做防御性收缩以及腹腔脏器原有病变(如肝、脾肿大)等情况下,腹部内伤更易发生。

(二)临床表现与诊断

1. 胸部损伤临床表现与诊断

(1) 气血损伤:胸部气血损伤在临床上极为常见。单纯伤气者,其主要症状以胸胁疼痛、闷胀、痛点走窜而不固定为特征,伴有深呼吸、说话或咳嗽时牵掣作痛,甚至不能平卧、气急;严重时可出现昏厥之症。单纯伤血者,其主要症状以胸胁肿胀、疼痛、痛点固定不移为其特征,伴有不思饮食、大便秘结,甚则胸满气促,咳血吐血;严重时可出现神志昏迷,汗出肢冷,四肢厥逆,口唇发青等凶险之症。

(2) 脏器损伤:胸部脏器损伤在临床上较少见,倘若一旦出现,则可对生命造成严重的威胁。例如心包破裂,可造成心气迅速耗散而尽,致使伤员立即死亡,此症一向来不及急救。又如心包络破损,可使伤员伤后立即出现昏厥,面色苍白,心胸紧痛,胁下痛满,咳呛气促,咯血口渴等危重之症。再如肺叶破损,即可产生气胸或血胸等凶险之症。

2. 腹部损伤临床表现与诊断

(1)全身情况:腹部损伤后,患者常处于精神紧张状态,但一般无意识障碍。严重者,面色苍白,出冷汗,皮肤发凉。呼吸多浅表而急促,且以胸式呼吸为主,腹式呼吸减弱或消失(系因腹膜受刺激所致),呼吸困难多见于合并胸部损伤者。若无内脏损伤,早期由于剧烈疼痛刺激可出现脉搏加快、血压升高,但经休息后可逐渐恢复正常;若伴有肝、脾等实质性脏器破裂出血,随着出血量的增加,脉搏逐渐加快、变弱,血压也逐渐下降,最后发生休克。胃、肠等空腔脏器破裂,由于腹膜受到强烈刺激,早期出现脉搏快、血压下降、全身出冷汗等休克表现,但短时间内可暂时好转,随后因细菌性腹膜炎而再度恶化,导致中毒性休克。

(2)局部症状

1)腹痛:腹痛是腹部内伤的首要表现。疼痛的部位、性质和范围与受伤的部位、作用力的大小和伤情的严重程度有关。多数情况下,病人所指的疼痛最重部位,往往与损伤组织、脏器的解剖部位相一致。腹壁损伤,仅在受伤部位有疼痛、压痛及肌紧张,且症状逐渐减轻、局限或消失;空腔脏器破裂,由于胆汁、胃肠道内容物等对腹膜的刺激,腹痛剧烈,并遍及全腹;实质性脏器破裂,腹痛相对较轻,而以失血性休克为主要表现。

2)恶心、呕吐:腹部损伤后,因腹膜受刺激,引起反射性恶心、呕吐。外来暴力作用于腹部时,偶可使胃肠道变位、扭转而引起肠梗阻,或使膈肌破裂引起膈疝,从而引起剧烈呕吐,吐出物多为胃内容物及胆汁。空腔脏器破裂引起细菌性腹膜炎时,因肠麻痹而频发呕吐。

3)腹胀:常在腹部损伤晚期出现,多因腹膜感染引起肠麻痹所致。腹腔内出血或腹膜后出血,亦可引起腹胀。

4)胃肠道出血:呕血常见于胃、十二指肠损伤,往往伤后即出现。便血新鲜,说明结肠或直肠损伤;伤后数小时排出柏油样血便,说明出血位于上消化道。伴随右上腹疼痛而出现呕血或便血,说明可能肝、胆管损伤。

5)血尿:系因泌尿系(肾、输尿管、膀胱、尿道)损伤所致。如腹部创伤后经过一段时间观察后仍无尿,膀胱部叩诊无实音区,可能为膀胱破裂。

6)肩部疼痛:肝、脾损伤后,刺激膈肌可发生放射性疼痛。左肩疼痛表示可能脾损伤;右肩疼痛表示可能肝损伤。

7)右侧大腿放射性疼痛:腹膜后十二指肠损伤,十二指肠液流入腹膜后间隙,刺激右侧腰神经,可引起右侧大腿放射性疼痛。

(3)体征

1)腹膜刺激征:表现为腹肌紧张、压痛及反跳痛,是空腔脏器破裂而致急性腹膜炎的典型表现。腹膜刺激征在腹内出血时亦可出现,但较轻。

2)肝浊音界缩小或消失:胃肠道破裂后,消化道内气体进入腹腔,游移于膈下,可造成肝浊音界缩小或消失,X线透视可见膈下游离气体。

3)移动性浊音征:若腹腔内出血、渗液量超过500ml,当病人体征由平卧转为侧卧时,可在腹部查出移动性浊音征。

4)肠鸣音减弱或消失:因腹腔脏器破裂,腹膜受刺激所致。晚期则由于腹膜炎造成肠麻痹而引起。

（三）治疗

1. **胸部损伤的治疗**　有下列情况时应行紧急开胸探查手术：①心脏大血管损伤。②急性心包压塞，有学者主张对急性心包压塞行心包穿刺后严密观察，症状改善后又复恶化者重复穿刺，多次穿刺可能达到治疗的目的而避免手术。但另外有学者认为，急性心包压塞时积血随时有可能冲破心包上的裂口而发生致命性大出血，因此仍以积极考虑开胸手术为宜。③严重血胸初次穿刺或闭式引流后立即排出积血 1000ml 以上，或闭式引流后 3~4 小时引流管排出血液的速度仍在 120~150ml/h 左右，病人有失血征象，经输血后情况未能明显改善者。④压力气胸经闭式引流后持续有大量气体排出，伴皮下气肿及血痰，经纤维支气管镜检查疑有气管支气管损伤者。⑤液气胸。口服 1% 亚甲蓝溶液后，胸膜腔穿刺液或闭式引流瓶内有蓝染，证实有食管破裂者。

胸部内伤损伤较重时，需要进行紧急处理。胸部内伤的紧急处理包括院前急救处理和院内急诊处理两部分。

院前急救处理：包括基本生命支持与快速致命性胸伤的现场紧急处理。原则为维持呼吸通畅、给氧，控制外出血、补充血容量，镇痛、固定长骨骨折、保护脊柱（尤其是颈椎），并迅速转运。快速致命性胸伤，需在现场施行紧急处理，气道梗阻需立即清理呼吸道，必要时人工辅助呼吸；张力性气胸需放置具有单向活瓣作用的胸腔穿刺针或闭式胸腔引流；开放性气胸需迅速包扎和封闭胸部吸吮伤口，安置上述穿刺针或引流管；对大面积胸壁软化的连枷胸有呼吸困难者，需有效镇痛，必要时给予人工辅助呼吸。

院内急诊处理：正确及时地诊治快速致命性胸伤并排查潜在致命性胸伤至关重要。有下列情况时应行急诊开胸探查手术：①进行性血胸；②心脏大血管损伤；③严重肺裂伤或气管、支气管损伤；④食管破裂；⑤胸腹或腹胸联合伤；⑥胸壁大块缺损；⑦胸内存留较大的异物。

2. **腹部损伤的治疗**　单纯的腹壁损伤，可按一般软组织损伤进行处理，如为开放性腹壁损伤，应清创缝合，视伤口污染的程度，适当使用抗生素和破伤风抗毒血清预防感染。闭合性腹壁挫伤，多属气血凝滞，经络阻塞。内治法以活血祛瘀、行气止痛为主。偏于伤气者，以行气止痛为主，方用顺气活血汤、复元通气散；偏于伤血者，以活血化瘀为主，方用膈下逐瘀汤、桃仁承气汤等。后期可用参苓白术散、八珍汤加减调治，早期局部外敷定痛膏。

腹部内脏损伤治疗包括急救处理、一般疗法和手术处理。

（1）急救处理：腹部损伤有时合并其他重要器官损伤者，首先将病人迅速就地抢救。急救时如遇呼吸困难、开放性气胸、明显的外出血等即刻威胁生命者，应迅速予以包扎，压迫处理。有四肢骨折者，应在搬运前初步固定。

腹部伤口要妥善包扎。如遇有内脏从伤口脱出，原则上不应送回腹腔，以免造成或加重腹内感染，可用纱布盖好后罩以大口碗保护，再加以包扎。如脱出之肠管已有穿孔，则可用止血钳夹住穿孔处，再将其包扎于敷料内。如有大量内脏脱出加重休克或脱出内脏有狭窄的可能时，应立即设法送回腹腔。

（2）一般疗法：主要是防治休克。对于失血性休克的伤员，应快速输血，以维持伤员足够的血容量。如暂时无输血条件，可给予右旋糖酐或乳酸复方氯化钠。腹部有内脏损伤的伤员，不应进食或口服药物。为了减轻腹胀或减少胃肠道液体外漏，须做胃肠减压。所有腹部脏器损伤的伤员，都应及早使用抗感染药物预防感染。对诊断肯定，准备施行手术的伤员,可以使用止痛药,但对诊断不明确者,一律禁止使用止痛药,以免影响继续观察。

(3)手术原则:腹部内脏损伤一旦成立,应尽早行剖腹探查,如能在伤后6小时内进行效果最好,时间越长效果越差。对于未能确诊而又疑有内脏损伤的伤员,要严密观察,积极治疗,必要时可行诊断性剖腹探查术。对腹腔内脏损伤伴有休克的伤员,一般应积极地进行抗休克疗法,待休克得到纠正后,再进行剖腹探查术。

二、胸腹部内伤的临床研究与发展

(一)气胸

气胸是指胸腔积有游离空气而言,常因胸部外伤或肺部疾病而使空气经胸部伤口或肺、气管的破裂口进入胸膜腔所致。因为进入的此种气体不是体内的清阳之气,故谓之为"邪气"或"浊气"。

1. 病因病机 闭合性胸部损伤时,如有气管、支气管或食管破裂,或因肋骨骨折断端穿破肺组织,则均可发生气胸。而当开放性胸部损伤时,如刀、子弹、弹片等由皮外穿破胸膜,由于胸膜腔内的压力低于大气压力,故空气很容易由伤口进入胸腔,以致发生气胸。

2. 临床表现及诊断

(1)闭合性气胸:闭合性气胸的临床表现取决于胸膜腔积气量的多少和发生的快慢。小量气胸肺萎陷在30%以下,对呼吸循环功能影响较小,多无明显症状,空气可逐渐吸收,不需特殊治疗。中量气胸指肺萎陷在30%～50%左右。肺萎陷在50%以上则为大量气胸,可出现限制性通气障碍。病人有胸闷、胸痛和气促等症状。气管向健侧移位,伤侧胸部叩诊呈鼓音,听诊呼吸音减弱或消失。X线胸片见肺萎陷,胸膜腔内积气伴少量积液。治疗需进行胸膜腔穿刺抽气或行胸膜腔闭式引流术。

(2)开放性气胸:胸壁有开放伤口,并随空气进入而出现响声,同时有胸胁疼痛,胸满气促,端坐呼吸,面色苍白,口唇发青,汗出肢冷,血压下降,甚则神志昏迷,脉弦细而数。体检除有闭合性气胸的体征外,尚可发现气管与心脏均移向健侧。X线检查除肺有压缩外,尚有纵隔移位和扑动等。

(3)张力性气胸:伤员胸胁胀痛,气闷欲死,出气短促,鼻翼扇动,口唇发青,甚则神志昏迷。体检可见伤侧胸部饱满,常有皮下气肿,叩诊呈高调鼓音,听诊呼吸音消失。X线胸片见胸膜腔大量积气,肺完全萎陷,纵隔明显向健侧移位。体检除有一般气胸体征外,患侧胸壁有显著膨隆,气管明显移向健侧。胸腔穿刺抽出部分气体后,压力减低,但不久又增高,这是张力性气胸的明显体征。X线检查胸腔内有大量气体和瘀血存在,纵隔明显推向健侧,有时尚有纵隔气肿。

3. 治疗

(1)闭合性气胸:若胸腔积气较少,一般不需特殊处理,可让患者卧床休息,其胸膜腔积气将会自行吸收。如积气较多,为了减轻气体对肺和纵隔的压迫,促使肺的扩张,可自第2肋间锁骨中线处行胸腔穿刺抽出积气,同时应用抗生素预防感染。对中量以上的气胸应警惕张力性气胸发生。内治的原则以顺气化痰、宽胸宣肺为主,佐以活血化瘀,可投入木香顺气汤加苏木、三七。若仅气逆,可服清肺饮或苏子降气汤。若出现发热、咳嗽痰多、苔黄、脉数等肺热证候时,治宜宣肺清热,用苇茎汤加减。后期可内服沙参麦冬汤调理。

(2)开放性气胸:先急救处理。用无菌凡士林纱布,外加棉垫封盖伤口,再用胶布或绷带包扎固定,变开放性气胸为闭合性气胸,然后穿刺胸膜腔抽气减压,并给予吸氧和输血、补液,纠正休克,待病人呼吸循环改善后,在气管内插管麻醉下行清创术,缝闭胸壁伤口,行胸膜腔闭式引流。疑有胸膜腔内脏器损伤,活动性出血或异物存留时,需剖胸探查。术后应用抗生素预防感染。中药内治在急救时可投入独参汤或二味参苏饮以益气宁血,继服玉真散以防破伤风,再服逐瘀护心散以防瘀血攻心。经上述处理后,治宜活血清肺、行气散结,内服清肺饮加活血化瘀之剂。若发热,可内服清心药。若仍感胸闷不适,可内服调经散或复元通气散。日后宜八珍汤调理。

(3) 张力性气胸:急救时,在前胸第2肋间插入一针头排气,暂时降低胸膜腔内的压力,以后插入引流管进行水封瓶引流。中药内治以活血祛痰、顺气散结为主。先予十味参苏饮加枇杷叶冲服逐瘀护心散,继服小柴胡汤合二陈汤加枳壳、杏仁、苏木、红花以疏肝肃肺,宽胸利气。若发热、咳逆痰喘,可内服丹栀逍遥散合苏子降气汤以清肺降逆。日后内服益气养荣汤加天冬、贝母、紫菀、款冬花以补益气血,散郁润肺。

(二) 血胸

胸部脏器损伤出血或血管破裂出血,血液流积于胸膜腔者则称为血胸。血胸是胸部创伤严重并发症之一,常与气胸并存,是创伤早期死亡的一个重要原因。胸部创伤伤及胸壁或胸内任何器官,且有伤口与胸膜腔沟通者,均可产生血胸或血气胸。

1. 病因病机　在胸膜和肺的损伤中,致伤物如刀、子弹、弹片均可损伤血管;闭合性肋骨骨折折断的骨端也很容易刺伤胸壁和肺的血管,产生血胸。因此,几乎在每一胸膜和肺损伤的病人都有血胸存在。

出血的来源有三:①肺;②心脏或大血管,包括主动脉及其分支,上、下腔静脉和肺动、静脉;③胸壁的血管,即胸廓内动、静脉和肋间动、静脉。上述3个来源临证必须加以区别。

血胸形成后,如果破裂的血管被血块阻塞,出血停止,称为非进行性血胸;如破裂的血管继续出血,症状逐渐加剧,则称为进行性血胸。由于肺、膈和心脏的不断搏动而有去血纤维蛋白的作用,因此胸腔内的积血在短期内不易凝固,但胸膜受到刺激后,常渗出纤维素,时间较久则在胸膜覆盖成层,且呼吸动作减弱或消失后又可失去血纤维蛋白的作用,而造成凝固性血胸。

盖于胸膜的纤维素和血块,逐渐有成纤维细胞和成血管细胞侵入,形成一纤维层,逐渐增厚。这一纤维层无弹性,压迫肺脏,并使胸壁活动受到很大限制。在初期,此纤维层和胸膜易于分离,到后期,纤维组织侵入胸膜和肺,就失去胸膜和纤维层的界限。当胸膜上纤维素和血块成为厚层纤维组织覆盖肺和胸壁时,则称为机化血胸。如胸膜间空隙完全为纤维组织所填塞,又称为纤维血胸。血液是良好的培养基,经伤口或肺破裂口侵入的细菌,会在积血中迅速滋生繁殖,引起感染性血胸,最终导致脓血胸。

2. 临床表现与诊断　胸部有明显的外伤史。胸腔内积血少于500ml者为小量血胸,可无明显自觉症状,仅感到胸部轻度闷痛不适,眼内出现少量瘀斑。立位X线检查时可见肋膈角消失,下肺野欠清晰。为了进一步确诊,可借助超声波行胸腔探测,其结果与临床符合率可达96.3%。超声波探查定位,能提高血胸穿刺抽液的成功率。CT扫描精确度更高,对小于250ml的胸腔积液即能分辨并可据密度判断是否为血液。积血500～1000ml为中量血胸,患者有明显大出血表现,如面色苍白、脉搏细弱、血压下降,呼吸困难,伤侧胸部呼吸运动减弱,叩诊为浊音,X线检查可见积液达肩胛下角平面或肺门平面。积血在

1000ml 以上为大量血胸。短期内胸腔内积血达 1000ml 以上时，患者可出现休克，面色苍白，呼吸浅促，脉搏细弱，心率加快，眼内出现大量瘀斑（眼内瘀斑的多少与胸腔积血量的程度成正比）。如果肺和纵隔被积血压迫，可出现呼吸困难、发绀等征象。体温正常或有低热，如有高热且白细胞计数增高，可能有继发感染。体检时发现患侧胸廓下方饱满，肋间隙充盈，呼吸运动抑制；叩诊呈浊音，合并气胸时，则上胸部叩诊为鼓音，下胸部叩诊为浊音；呼吸音及语音震颤减退或消失，纵隔移向健侧。胸腔穿刺可明确诊断，并可从检查抽取血液中红、白细胞的计数及细菌培养来确定有无感染存在。X 线检查：小量积血仅有肋膈角消失，下胸部不清晰；伴有胸膜腔内积液的明显体征：伤侧呼吸运动明显减弱，肋间隙变宽，胸腔饱满，气管向对侧移位，呼吸音减弱以至消失。胸腔穿刺仍是诊断血胸传统的直接方法，床边超声学检查可明确诊断。如出血为进行性，则上述自觉症状和体征将随时间延长而加剧。

应注意患者是否继续出血，下列 3 种情况表明患者胸内尚继续出血：①患者有可能出现逐渐加深的休克，或经输血后情况好转，但不久又恶化；②经胸腔穿刺抽出部分积血，积液又迅速增加，则抽液检查可发现其红细胞计数降低，若计数不变，则证明是进行性出血；③如胸穿抽出血液有凝固性者，表明仍有活动性出血的可能（因为胸内积血初期凝固，一般在 5 小时后才失去其凝力）。

具备以下情况应考虑感染性血胸：①有畏寒、高热等感染的全身表现；②抽出胸腔积血 1ml，加入 5ml 蒸馏水，无感染呈淡红透明状，出现混浊或絮状物提示感染；③胸腔积血无感染时红细胞、白细胞计数比例应与周围血相似，即 500：1，感染时白细胞计数明显增加，比例达 100：1 可确定为感染性血胸；④积血涂片和细菌培养发现致病菌有助于诊断，并可依此选择有效的抗生素。

当胸腔闭式引流量减少，而体格检查和放射学检查发现血胸持续存在的证据时，应考虑凝固性血胸。

3. 治疗

（1）手术治疗

1）非进行性血胸：于伤后 12～24 小时施行胸腔穿刺术，在腋后线第 6～7 肋间抽出积血，一次尽量多抽，但一般一次不超过 1500ml。若患者出现心慌不适或胸痛咳嗽，则应停止抽吸，以免纵隔器官移动过速。如积血较多，可分几次吸出，每日 1 次，每次抽吸后应注入青霉素 20 万 U。如失血较多，应适当补充血液。

2）进行性血胸：应争取时机，在抗休克给予静脉或动脉内输血的同时，积极准备剖胸探查。如为胸壁血管破裂，可缝扎止血。有时肺撕裂伤的出血创面大且组织脆弱，无法修补或缝合止血时，必须做肺部分切除或肺叶切除才能止血。术后需插入引流管做水封瓶引流，以免血液再积聚于胸膜腔内。

3）凝固性血胸：少量凝固性血胸，早期可向胸膜腔内注入链激酶，24 小时后将已溶解的积血抽出，可据情况重复注射及穿刺。如已放置引流管，注药后应将引流管钳闭，嘱平卧 8 小时后再行开放。大量血胸闭式引流无效时，主张伤后 2～3 天行血块清除术。伤后未及时治疗，一般在 2 周左右行纤维板剥脱术。术后鼓励咳嗽和做深呼吸运动，促使肺扩张。

机化性血胸一般在血胸形成 3～5 周内施行胸膜外纤维层剥离术。过早则纤维层尚未形成，不能做整片的剥离；过晚则纤维组织深入肺组织，剥脱时易于伤及胸膜和肺，而且肺组织有广泛的纤维变性后,即使无外来的束压,肺亦不能舒张。剥离术后将引流管连接于吸引器,进行持续性负压吸引24小时,必要时可酌予延长吸引时间。

（2）中医辨证论治:首先防治休克,对于大量出血而气随血脱者,急投独参汤或参附汤以固气救脱,并内服十灰散、云南白药以止血。若仍出血不止,宜凉血止血,可用犀角地黄汤加三七、仙鹤草、藕节、蒲黄等。血止后,用清上瘀血汤冲服逐瘀护心散以逐瘀护心,继服橘术四物汤以活血祛瘀。若出现微热、舌质红、脉细数等阴虚瘀热证候者,宜降火祛瘀,内服沙参麦冬汤加赤芍、红花、桃仁、三七。若症见发热、恶寒、舌质红、苔黄、口干、脉数等肺热证候时,宜清热解毒,内服苇茎汤加鱼腥草、黄芩、金银花、连翘等。后期宜补气养血,可内服八珍汤或益气养荣汤。

（三）腹壁挫伤

腹壁遭受撞、挫、击等外力作用,出现瘀肿疼痛证候,而腹部皮肤仍完整无缺者,称为腹壁挫伤。腹前壁由浅入深分为:皮肤、皮下组织、肌层、腹横筋膜、腹膜外脂肪及腹膜壁层。在腹前壁各层中,通常肌层最厚,但肥胖者皮下脂肪层最厚。临床中单纯性腹壁挫伤较多见,但应注意排除是否合并内脏损伤。

1. 病因病机

（1）中医病因病机

1）直接暴力:如拳打、脚踢、棍棒打伤、物体撞击、车祸、塌方等,腹壁受到机械性、钝性暴力的打击、压迫或碾压。

2）间接暴力:气浪、水浪等冲击波损伤腹壁。

（2）西医病因病理:腹壁挫伤后,各层组织解剖连续性仍然完整,整个腹腔仍处于一个完整的封闭状态。腹壁软组织除挫伤后,可能发生腹直肌断裂、腹直肌或腹直肌鞘血肿等病理变化。

腹壁挫伤与外力轻重有关,轻则气行阻滞,壅聚络道,不通则痛,甚则络脉破损,营血离经,溢于肌肤之间,出现瘀肿;重则气滞血瘀,肿痛并见,且范围较广泛。

2. 临床表现及诊断　患者感腹壁钝痛,检查见受伤腹壁局部皮肤瘀血或皮下血肿。受伤部位有压痛,有时可扪及血肿或腹壁包块,此与腹壁肌肉纤维断裂和出血有关。

单纯腹壁挫伤,一般症状较轻,无发热、内出血等全身症状。腹痛、肌紧张、压痛常局限于受伤部位,且随时间推移而逐渐缓解。患者一般无恶心、呕吐等消化道症状和腹膜刺激征,体温、脉搏、呼吸、血压常维持在正常范围,生理功能无异常变化。

根据其临床表现,通常可分为下述3型:

（1）伤气型:表现腹部胀闷,疼痛走窜,腹部喜按,嗳气或矢气痛减,脉浮弦。

（2）伤血型:表现腹壁刺痛,瘀肿拒按,重者腹壁坚硬,辗转不安,行动牵掣,日晡发热,脉多沉涩。

（3）陈伤型:多因病程迁延或处理不当,气血凝滞,经络壅闭不通所致。多属虚证,症见形羸消瘦,面色无华,纳呆腹胀,舌淡苔白腻,脉弦紧或濡细。

3. 治疗

（1）非手术治疗

1）中医药治疗:①新伤伤气型:宜理气活络,佐以活血止痛。方用四物汤加人参(或党参)、黄芪、白术,或服理气止痛汤、和营通气散等。外治可用跌打油、红花油外搽或定痛膏外贴。②新伤伤血型:宜活血化瘀,佐润肠通便之剂。方用加味承气汤、膈下逐瘀汤、云南白药等。外治可用消瘀止痛膏、三色敷药、紫荆皮散等外敷。③陈伤虚证:宜攻补兼施,用益气养血、化瘀生新法。应用八珍汤、十全大补汤、理气补血汤、参附汤等。④陈伤实证:宜破瘀散结,润肠通腑,方用三棱和伤汤,或腹部逐瘀汤和黎洞丸送服。外治可用狗皮膏、宝珍膏等膏药温贴患处。

2)加压包扎:腹壁挫伤出现血肿者,可采用早期冰敷、后期湿热敷以及加压包扎等方法,一般血肿都能自行消失。较大的血肿可穿刺抽吸后,加压包扎患部。

(2)手术治疗:腹壁巨大血肿,经非手术治疗无效者,需切开排除血块,结扎出血血管,缝合撕裂的肌肉。

三、胸腹部内伤的继承与创新

胸部内伤在临床十分常见,包括胸部屏伤和挫伤两大类。《黄帝内经》云:"气伤痛,形伤肿。"胸部屏伤多以伤气为主,因气机阻滞导致运化失职,经络受阻,不通则痛;胸部挫伤则以瘀血为主,多因络脉受损,血溢于外,以致瘀血停滞。气血是相辅相成、相互联系、相互影响的,有气先伤而后及于血,亦有血先伤而后及于气。在临床实践中,首先需对治疗病例排除胸肋部骨折、肿瘤与其他疾患,然后分型辨治,常可取得满意疗效。有人认为,伤瘀停积为胸部内伤最常见的证型,因此诊治也比较容易;如果是气瘀互阻型内伤则症状比较重,治疗宜行瘀利气并重。对于气滞作痛及宿伤,因外无瘀肿,易与某些内科疾患相混淆,必须有一明确之受伤经过,并须与劳倦内伤、鸡胸、肋软骨炎、胸膜炎等病相区别。因宿伤之症状多变,故治疗应着重于辨证论治。在诊治络脉破裂时,亦应查明有无其他宿疾,如有原发病变,则治疗应以原有宿疾为重点。至于单纯之经络损伤,治疗可以针灸为重点。

损伤后治疗越早,治愈率就越高。根据统计,在伤后1小时内就诊的60例中,除2例心脏破裂未及抢救死亡,其余均获救;而在伤后6小时以上就诊的20例中,有2例因院外失血性休克时间长抢救无效死亡。同时,必要的院前抢救是救治成功和减少并发症的关键。胸部外伤患者多表现为胸痛、胸闷、呼吸困难、咳嗽、咳血、痰中带血,引起通气和换气功能减低,导致呼吸窘迫综合征等严重后果,因此及时诊断并采取积极有效的治疗措施具有特别重要的临床意义。CT具有扫描速度快、分辨率高的优越性,可较全面地观察肺、纵隔、胸膜及胸壁改变,对少量血气胸的诊断更具优势。对病变的部位、性质、损伤程度、并发症及预后,均可作出正确判断。胸部创伤致肋骨骨折后,处理的重点是解除疼痛,而解除疼痛的方法在于有效固定。往常用宽胶布固定法,但胶布固定限制了患者的胸廓运动,加重了呼吸困难,可采用的固定法是以疼痛点为中心,局部用膏药贴敷(一方面起局部固定作用,另一方面可消肿止痛),然后再用弹性胸带固定,效果良好。同时伤后即给予镇痛泵镇静止痛,48~72小时局部水肿减轻,疼痛明显缓解。对于胸部内伤中气胸的治疗,闭式胸腔引流术一直是经典的治疗方法。

闭式胸腔引流术的适应证:①中量气胸、大量气胸、开放性气胸、张力性气胸。②胸腔穿刺术治疗下肺无法复张者。③需使用机械通气或人工通气的气胸或血气胸者。④拔除胸腔引流管后气胸或血胸复发者。⑤剖胸手术:根据临床诊断确定安置引流管的部位,气胸引流一般在前胸壁锁骨中线第2肋间隙,血胸则在腋中线与腋后线间第6或第7肋间隙。消毒后在局部胸壁全层做局部浸润麻醉,切开皮肤,钝性分离肌层,经肋骨上缘置入带侧孔的胸腔引流管。引流管的侧孔应深入胸腔内 2~3cm。引流管外接闭式引流装置，保证胸腔内气、液体克服 3~4cm 水的压力能通畅引流出胸腔，而外界空气、液体不会吸入胸腔。术后经常挤压引流管以保持管腔通畅，记录每小时或 24 小时引流液量。引流后肺膨胀良好，已无气体和液体排出，可在病人深吸气屏气时拔除引流管，并封闭伤口。

　　剖胸探查手术可能会带来以下几个方面的问题：①在观察过程中病人继续丢失大量的血液，手术时多数病人血流动力学不稳定，为手术带来了很大的风险；同时需要大量输血，增加了因输血而引起各种相关并发症的可能性。②单纯依靠传统的剖胸探查指征，可能会延误诊断（如膈肌裂伤等），给治疗带来不必要的麻烦。③单纯胸腔闭式引流术可以治疗大多数血气胸，但是引流管放置时间相对较长，可能会引起胸腔内继发感染甚至脓胸，增加了治疗周期。④受伤早期胸腔内快速大量出血，使得一部分血液来不及被去纤维化而凝固，形成凝固性血胸。另外，Helling 等发现，采用胸腔闭式引流的病人 18% 发展为凝固性血胸，其中 39% 需行纤维板剥脱术。⑤如引流不畅引起残余血胸，则会更进一步增加形成脓胸的可能性，早期清除血胸对于防止脓胸发生是十分重要的。⑥因各种原因造成的胸腔闭式引流不畅，会造成"胸腔内出血量小"的假象，从而导致临床医生采取错误的治疗方案。

　　随着科技的发展，胸腔镜越来越多地运用到胸部内伤的探查中，特别是 20 世纪 90 年代，电视胸腔镜技术（video-assisted thoracic surgery，VATS）的出现，使胸腔镜在胸部内伤中的应用由诊断跨入到治疗阶段。1993 年，Smith 报道了成功实施 23 例胸部外伤的电视胸腔镜手术治疗，VATS 在胸部创伤的应用是电视胸腔镜技术在该领域的重大进展。胸腔镜探查术能对胸部损伤进行早期诊断、早期处理，避免了不必要的开胸探查，尤其对术前临床表现及 X 线或 CT 检查考虑胸腔有大量持续性漏气和进行性血胸者，具有较大的治疗价值。外伤性血气胸使用胸腔镜治疗优点颇多，具有创伤小、恢复快、安全微创、并发症少等优点，是外伤性血气胸首选的治疗办法，且可明显减少引流管留置时间及住院天数。但是，胸腔镜探查术并不能完全替代传统的胸腔探查手术，而且在行胸腔镜手术时，应遵循以下原则：①胸腔镜探查本身其局限性，因为胸腔镜操作时通过镜头只能看到脏器表面结构，且为二维成像，对其深层结构无法进行触诊；另外，由于目前器械、技术所限，镜下有不能操作的部位，结果仍无开胸探查术那么确切，故不能完全取代开胸探查术。对血压不稳定，考虑探查时间较长，或镜下操作困难，且合并伤严重者，仍应首选开胸手术。②进行探查时必须仔细、全面。合并膈肌穿透伤者，探查一定要请普外科医师会诊。VATS 术中发现心脏及大血管损伤，胸腔镜的局限性更为突出，此时应毫不犹豫开胸处理以免贻误抢救时机。③如必须开胸手术，可根据胸腔镜探查所见，选择一个较合理的开胸探查手术切口，避免因盲目探查而做大切口、延长切口或断肋骨的手术。采用胸腔镜探查手术，患者术后切口疼痛轻，恢复快，胸腔及切口感染率低，减轻受伤后"二次打击"。

　　腹部内伤时因情况复杂，需要快速准确作出诊断，一般均经过详细询问病史、体检、腹部反复的理化检查、诊断性腹腔穿刺及其他辅助检查，从而得到正确诊断与及时治疗。但是，腹部脏器损伤的临床表现无特异性，多为腹部疼痛、腹肌紧张、压痛、反跳痛、面色苍白、心率快、呼吸急促、低血压、休克和腹部移动性浊音等，且各脏器损伤的表现相互重叠，故应注意鉴别诊断。

腹腔内脏器损伤按损伤部位分为实质性脏器损伤及空腔脏器损伤。最常见的是实质性脏器的损伤。一般患者发病急骤,随着病因的改变,复合性损伤的比例亦在增加,容易掩盖患者腹腔内脏器损伤的体征,使其不易诊断,甚至漏诊;又或早期症状不明显,易被忽略。因此,迅速、准确判断是否有腹腔内脏器损伤,损伤的定性、定位分析显得非常重要。

目前,临床上常用的诊断方法为超声和CT检查。超声检查对实质性脏器破裂比较敏感,亦可大致判定空腔脏器损伤部位。超声具有操作简便、费用低,无创伤的特点,在腹部闭合性损伤中应用广泛。超声诊断腹部闭合性损伤,首先应确定腹腔内有无脏器破裂,仔细观察腹、盆腔内有无积液及游离气体,外伤后一旦发现腹、盆腔内有积液或游离气体存在,均应高度怀疑存在腹腔内脏器破裂出血;然后根据患者外伤时的受力部位进行重点扫查,观察空腔脏器有无节段性增厚及扩张,实质脏器轮廓线是否完整以及实质内部有无不规则不均质混合回声区,以确定为脏器破裂部位及程度。如积血量不多,受伤早期,应仔细探查积血部位周围的腹腔脏器,因受伤早期积血往往积聚于受伤脏器周围或局部。若可见大量腹腔内积血,有时甚至可见肠袢在其中飘浮,则多见于腹腔实质性脏器的破裂。而CT有其独特的优势:①几乎不受患者体位等因素影响,而且CT图像信息丰富,腹部脏器毗邻关系清晰;②图像信息能客观反应损伤情况;③院内网络的应用使临床医生能够及时查阅CT图像,有助于疾病的早期诊断、早期治疗。Buhne等认为伴腹部损伤的多发伤病人应常规行CT检查。

在诊断中需要注意:①单纯性腹壁挫伤与有腹腔内脏器损伤的鉴别。因腹壁挫伤,特别是腹直肌鞘内挫伤致成血肿,常可出现腹肌紧张。如血肿不明显,似有腹腔刺激症状,易误认为腹腔脏器损伤。②骨盆骨折腹膜后血肿应注意是否合并脏器损伤。骨盆骨折常伴有腹膜后血肿,因血肿扩散的张力压迫周围神经末梢而产生疼痛。同时腹膜也可因血肿的化学刺激而出现压痛及反跳痛。另外,附着于耻骨上支骨折处的腹直肌,可因骨折引起保护性的痉挛,以致腹肌紧张,易误认为腹膜刺激征而行剖腹手术。③延迟性脾破裂的早期诊断。脾位于左上腹深面,其位置较固定,活动受限而易破损。脾破裂腹腔内出血的诊断一般比较容易。但下列情况下容易误诊:外伤造成的脾脏内部或包膜下出血,当时并无血液进入腹腔;因脾包膜限制而出血不多,外伤时脾的裂隙较小,出血量不多,当时血液凝结,堵住裂口而止血;因网膜堵塞裂口而止血。在上述情况下临床症状不明显,易造成误诊,延迟治疗。④注意延迟性肠穿孔。腹部内伤导致的延迟性肠穿孔,常见的原因为:穿孔部位被邻近组织堵塞,以后因某种因素又裂开;或肠壁浆肌层被挫裂,而使黏膜失去生机,经过一段时间坏死穿孔,或因挫伤肠系膜血肿,血管内血栓形成引起继发性的坏死。因此,易给早期诊断造成困难。⑤多发性损伤要警惕腹腔内实质性脏器损伤的漏诊。多发性损伤,伤情重而复杂,易于漏诊。而尤其要警惕腹腔内实质性脏器损伤的漏诊。造成漏诊的主要原因:有些体征掩盖了另外一些体征,表面现象掩盖了实质问题。而这些表面现象又可能是造成患者痛苦的直接因素,实质性问题因时间关系尚未充分暴露,因此给正确诊断造成了困难。这就要求我们加强责任心,对每一例多发性外伤进行认真、细致、全面的体格检查,施行必要而可能的辅助检查手段,并进行综合分析,方能得出正确诊断,并抓住主要矛盾进行正确的处理。

胸腹部严重钝挫伤的特点：①受伤过程一般比较猛烈，交通伤往往车速较快，坠落致伤往往坠落位置较高，挤压伤往往力量较大，伤情严重；②胸腹部损伤伤情相互影响，对患者生理干扰更大；③胸部伤、腹部伤伤情相互掩盖，容易误诊、漏诊；④涉及多专业，需多科室积极密切配合救治。

胸腹部严重钝挫伤的诊断：①交通伤、坠落伤、挤压伤后伤者出现胸闷、胸痛、呼吸困难，同时出现腹胀、腹痛或腹膜刺激征；②左下胸部严重钝挫伤要警惕有脾破裂的可能，右下胸部严重钝挫伤要警惕肝破裂的可能；③胸背部严重钝挫伤要警惕有胸主动脉破裂和肾损伤的可能；④前胸部严重钝挫伤要警惕有心包压塞及纵隔血肿的可能；⑤下胸部及上腹部严重钝挫伤要警惕胃及胰腺破裂的可能，中下腹部严重钝挫伤要警惕肠道损伤的可能；⑥胸部 X 线检查发现血气胸或腹腔脏器疝入胸腔者，胸腹部 B 超及 CT 检查发现胸腹腔积血者，对生命体征不稳定、不宜搬动的患者，应行胸腹腔穿刺以明确诊断。

腹腔镜探查的准确性高达 90% 以上，既可诊断又能治疗，患者创伤轻，术后康复快。腹部外伤行腹腔镜探查的优点有：①确诊率高：腹腔镜在腹腔内可多角度探查，视野开阔、清晰，能直接观察脏器受损处，确定损伤程度，作出无需手术处理或必须手术处理的决策；②诊断和治疗一体化：显著减少了手术创伤及术后腹腔粘连，缩短了术后恢复时间，不仅符合腹部外伤治疗的基本原则，而且优于传统开腹手术的疗效，体现了现代外科的微创特点，其优越性得以充分体现；③指导作用：腹腔镜探查明确诊断后如需中转开腹可指导术者选择最佳切口或辅助小切口，有助于顺利完成开腹手术，降低了因手术切口选择不当导致手术难度增大及创伤增加的风险。

腹部外伤行腹腔镜探查术的适应证：①有明确的腹内脏器损伤依据，血流动力学稳定，或经一般补液处理后血流动力学保持稳定、正常者；此类伤者腹内脏器损伤相对较轻，短时间内出血不多，生命体征正常、稳定，行腹腔镜探查或处理相对安全。②怀疑有腹内脏器损伤但常规检查方法不能确诊者。有些腹部外伤，尤其早期，腹膜炎体征不明显，X线片、B 超或 CT 检查均未发现异常，但不能排除腹内脏器损伤，腹腔镜探查很有必要，而且优势明显。

腹腔镜探查术的禁忌证：①伤后早期即出现血流动力学不稳定，估计内脏损伤严重，出血凶猛，术野不清者。此类伤者腹内脏器损伤严重，短时间内出血凶猛，生命体征不稳定，而腹腔镜探查或处理相对开腹手术而言处理严重脏器损伤的速度较慢，可导致病情恶化，甚至危及生命；为确保患者生命安全，我们严格遵守此禁忌证。②年老体弱合并严重心肺功能不全、无法耐受气腹者。③有开腹手术史，估计腹腔粘连严重者，因无操作空间且易损伤腹内脏器，应慎重考虑。

中转开腹的指征：①内脏损伤部位镜下暴露不佳、难以进行有效处理者，如肝脏膈面或后面的损伤，胰腺严重损伤，2、3、4 段十二指肠损伤等；②术中出血多，影响术野观察和操作，或导致血流动力学不稳定者；③肠胀气明显，腹内操作空间明显受限者；④肠管破裂范围大或多处破裂，镜下修补难度大或需行肠段部分切除吻合者；⑤伤情严重，术者能力有限或器械缺乏估计难以处理时，应根据术中及医院具体情况而定。综上所述，术者具有熟练的腹腔镜技术，并灵活掌握上述适应证、禁忌证，腹腔镜技术诊治腹部外伤安全、有效、微创，相对传统开腹手术，具有十分明显的优势，值得临床推广应用。

第三节　腰背部内伤临床研究与发展

一、腰背部内伤临床研究概论

在骨科门诊病例中,腰背痛就诊的患者超过 1/3。在西方发达国家,腰背痛是劳动力丧失及工伤赔偿的一个重要原因。

腰者,要也。腰上接胸椎,下连骨盆,是一身活动之枢纽,内涵骨髓,纳藏两肾,并通过经络与深部脏腑密切相联;是足太阳膀胱经、足少阴肾经以及督脉必经的要道,又是带脉环绕的部位,全身经络从上至下、从下走上都要经过腰部,对人的劳动、生活至关重要。因此,腰为一身之要,腰为肾之府。

腰与肾关系密切,《素问·脉要精微论》说:"腰者,肾之府,转摇不能,肾将惫矣。"《灵枢·邪气脏腑病形》说:"有所用力举重,若入房过度……则伤肾。"《素问·生气通天论》说:"因而强力,肾气乃伤,高骨乃坏。"从腰与肾的解剖关系,以及从生理、病理上的联系,论述了腰与肾之间关系。

肾主藏精,生髓养骨。肾精不足,骨为干的支撑力也减弱,首先影响到作为躯干中枢的腰,使其力量减弱而产生病变。肾精是主生殖功能的,生殖器官的病变,影响到肾,也影响到腰。总之,肾气的平衡及肾精的亏损与否,可在腰的功能上反映出来。"肾气一虚,腰必痛矣。"

腰部损伤亦可内动肾气,致使肾脏功能失调;更严重者,是肾损伤,导致危重证候。腰部内伤在骨伤科临床中极为多见,其中以壮年和老年居多。因腰部支持着人体上半部,是躯干运动的枢纽;又下承骨盆,是下肢运动力量的中心,为运动、受力、磨损最多的部位之一,较易受伤。同时,腰部内藏肾脏,外络经络,因此腰部伤后,不仅表现出腰部局部组织的病变,而且还可以累及经络、气血、脏腑,导致全身病变,并使腰部病变加重。

腰部损伤在临床上可分为急性损伤与慢性损伤。急性损伤是由跌仆闪挫等引起;慢性损伤是因劳动过久,腰肌劳累所致。无论急性或慢性损伤,均会引起气血、经络、脏腑的功能紊乱,而产生一系列症状,形成腰部内伤。腰部内伤,轻者气滞血瘀,引起气血不和,经络阻滞,而致腰痛和功能障碍;重者可内动于肾,致使肾功能失调;更严重者,是肾破裂,导致危重证候;肾脏的损伤,又可导致全身的进一步变化。腰部内伤的各种病证,如未及时治疗,或治疗不当,或治疗不彻底,均可造成宿伤,反复发病。

(一) 病因病机

1. 中医病因病机　　中医认为,腰背部内伤有外感寒湿和先天不足两大原因。

外感寒湿、湿热之邪,均可引起腰痛。久居湿冷之地,或涉水冒雨、湿衣裹身,或劳作汗出当风,衣着冷湿等,均可导致寒湿入侵,留着腰部,寒邪凝滞收引,湿邪黏聚不化,导致腰部经脉阻滞,气血运行不畅,因而发生腰痛。如岁气湿热行令,或长夏之际,湿热交蒸,或膀胱湿热,由腑及脏,或寒湿蕴结日久,郁而化热,转为湿热。湿热蕴结,阻遏经脉,伤及腰府,都可以引起腰痛。

先天禀赋不足,加上劳累过度,或久病体虚,或年老体衰,或劳欲过度,以致肾精亏损,无以濡养筋脉而发生腰痛。《景岳全书·杂证谟·腰痛》强调肾虚腰痛的多发性，认为"腰痛之虚证十居八九，但察其既无表邪，又无湿热，而或以年衰，或以劳苦，或酒色斫伤表，或七情忧郁所致者，则悉属真阴虚证"。

2. 西医病因病理

（1）强力任重：在日常的生活与运动中，由于运气过度或用力超过本身负担能力，强力忍受，致使气力平衡失调，气机骤阻，即可造成闪腰、岔气等损伤。大量调查显示，腰背部损伤的严重程度与物体的大小、初始位置、重量及搬运次数呈正相关。一项猫实验亦证实，负荷量大小和持续时间是腰背部损伤的危险因素。Zwerling 等在一项调查中将被调查者按体力劳动强度分类，结果发生腰背痛的危险性随劳动强度而明显上升。Matsui 等在对一家大工厂 3042 名工人的调查中证实，从事办公室工作及轻、中、重体力劳动的男性腰背痛流行率分别为 18.3%、27.1%、40.9% 和 39.0%，女性则分别为 13.1%、24.8%、32.0% 和 38.8%。在与腰背痛有关的重体力劳动中，一次提举重物被认为与急性腰背痛的发作关系最为密切，而急性腰背痛的危险性又随所提举重物的增加而增大。一般认为，当重物重量超过 11.34kg（25 磅）时发生腰背痛的危险性将明显增加。Frymoyer 等报告在无腰背痛症状、轻度腰背痛及重度腰背痛患者中从事反复提举重物职业者所占比例分别为 44.4%、47.7% 和 53.8%。

（2）姿势不良：长期的姿势不良可导致腰部受力不平衡或增加腰部受力，致使腰部肌肉过度牵拉劳损，骨开缝错，气血受阻，发为腰痛。某些工作体位明显影响腰背痛的患病率：土耳其地下矿工的腰背痛患病率是 78.0%，而地上矿工仅为 32.4%。Bakker 等的研究显示，脊柱在屈曲位的负荷越重、时间越长，患急性腰背痛的风险越大。关于坐位职业对腰背痛的影响争论不一。Hartvigesn 等系统回顾 14 种坐位工作和 21 种坐位职业的相关文献，发现阳性结果的报道很少，认为坐位工作和职业不是腰背痛的危险因素。Hestbake 等于 2000 年对丹麦 1711 位入伍战士分别进行入伍时和入伍后的问卷调查，结果显示坐位工作对腰背痛有保护作用，从事体力劳动后保护作用消失。Macfarlane 等报道，当坐位或立位工作超过 2 小时后，因腰背痛症状而就医者无论男、女性均明显增多。

（3）外来暴力：如拳打、足踢、撞击、挤压，暴力直接作用于腰部；或从高处下坠，肩背或足臀部先着地，腰部受到间接暴力伤，均可引起局部组织不同程度损伤，造成气血经络阻滞而发为腰痛。《诸病源候论·腰背病诸候》云："四曰臀腰，坠堕伤腰，是以痛。"《证治准绳·杂病·诸痛门腰痛》云："瘀血为病，其脉必涩，转侧若锥刀之刺，大便黑，小便赤黄或黑，日轻夜重，名沥血腰痛。"《医学入门》载："闪挫跌扑坠堕，以致血瘀腰痛，日轻夜重，宜行血顺气。"

（4）慢性劳损：一种是外力所致，如长期从事弯腰负重劳动的搬运工、翻砂工、掘进工等，因腰背、臀部肌肉长期处于紧张状态，组织充血水肿，长期反复劳损，致使腰部气血瘀滞，发展为腰痛。另一种是内力所致，称为静力性劳损腰痛，多发生于久坐久立，或从事腰臀部持续用力的静力性运动的患者，因为腰背部肌肉长时间处于静力性紧张状态，久而久之，就可造成损伤，致使气血不通而产生腰痛。不良生活习惯可引发腰痛。研究显示，吸烟短期内可引起椎间盘周围血管痉挛，长期可引起动脉硬化，从而减少椎间盘的血供，降低营养和代谢产物的交换，引起椎间盘退行性变和腰背痛。Frymoyer 报道腰背痛的患病率与吸烟的数量、频率和烟龄呈正相关。生活方式的改变也会引起腰背痛发病率增加。20 世纪 90 年代以来,青少年腰背痛的患病率明显增加。世界卫生组织 1993—1994 年在数个国家对 11～15 岁少年进行横断面调查,结果有 1/5 的少年 1 周内患有腰背痛;1997—1998 年再次调查,同一年龄组腰背痛的患病率增加到 1/3。与 1991 年相比较,2001 年芬兰男孩和女孩的腰背痛周患病率分别增加 123% 和 150%。Hakala 等对 14～18 岁年龄段人群进行调查,结果显示经常使用电脑是腰背痛的危险因素之一,且使用电脑时间越长,患腰背痛的风险越高。

(二)临床表现与诊断

腰部内伤一般症状表现为腰部局部疼痛,如压痛、叩击痛、牵掣痛及放散痛,腰部局部肿胀、青紫、瘀斑,活动功能障碍。特殊症状多见于肾脏、膀胱、尿道、直肠、睾丸、阴囊以及瘀血贯脊等合并损伤。

脊髓震荡:是脊髓损伤最轻的一种损伤,其与脑震荡相类似,主要是由于强大暴力作用于腰部,督脉之阳气受到强烈的震荡,而致气壅血凝,瘀血贯腰脊,督脉不通,阳气不能上下通达,而出现数分钟至数十小时的短暂性功能丧失,症状可包括肢体麻木不仁,或感觉过敏,或刺痛、灼痛,甚至痿软不用,二便障碍等症状。其在临床上多见。此型恢复时,一般先从下肢开始,于组织形态上无可见的病理改变,因此其生理功能紊乱多可以得到恢复,属于可逆性损伤。

肾损伤:肾损伤的临床表现与损伤类型和程度有关,常不相同,有时可同时存在多种病理类型损伤。在合并其他器官损伤时,肾损伤的症状有时不易被察觉。其主要症状如下:①休克:严重肾裂伤、肾蒂血管损伤或合并其他脏器损伤时,因损伤和失血常发生休克,可危及生命。②大多有血尿:肾挫伤涉及肾集合系统时可出现镜下血尿或轻度肉眼血尿。若肾集合系统部位裂伤伴有肾盏肾盂黏膜破裂,则可有明显的血尿。肾全层裂伤则呈大量全程肉眼血尿,有时血尿与损伤程度并不一致。如血块阻塞尿路或肾蒂断裂、肾动脉血栓形成、肾盂、输尿管断裂等情况可能只有轻微血尿或无血尿。血尿时间延长常与继发感染有关。③肾包膜下血肿、肾周围软组织损伤、出血或尿外渗可引起患侧腰、腹部疼痛。血液、尿液进入腹腔或合并腹内脏器损伤时,可出现全腹疼痛和腹膜刺激征。血块通过输尿管时易发生肾绞痛。④腰腹部肿块:血液、尿液进入肾周围组织可使局部肿胀,形成肿块,有明显触痛和肌强直。开放性肾损伤时应注意伤口位置及深度。⑤发热:肾损伤所致肾周血肿、尿外渗易继发感染,甚至造成肾周脓肿或化脓性腹膜炎,伴全身中毒症状。

输尿管损伤:根据损伤的性质和类型,其临床表现不尽相同,如有其他重要脏器同时损伤,常可掩盖输尿管损伤的症状。①血尿:常见于器械损伤输尿管黏膜,一般血尿会自行缓解和消失。输尿管完全断离者,不一定有血尿出现。血尿有无或轻重并不与输尿管损伤程度一致。②尿外渗:可发生于损伤时或数日后,尿液由输尿管损伤处渗入腹膜后间隙,引起腰痛、腹痛、腹胀、局部肿胀、肿块及触痛。如腹膜破裂。尿液漏入腹腔,则会产生腹膜刺激征。一旦继发感染,可出现脓毒症,如寒战、高热。③尿瘘:如尿液与腹壁创口或与阴道、肠道创口相通,形成尿瘘,常经久不愈。④梗阻症状:输尿管被缝扎、结扎后可引起完全性梗阻,因肾盂压力增高,可有患侧腰部胀痛、腰肌紧张、肾区叩痛及发热等。如孤立肾或双侧输尿管被结扎,则可发生无尿。输尿管狭窄者可致不完全性梗阻,也会产生腰部胀痛及发热等症状。

膀胱损伤:膀胱壁轻度挫伤仅有下腹部疼痛和少量终末血尿,短期内可自行消失。膀胱全层破裂时症状明显,依腹膜外型或腹膜内型的破裂不同而有其特殊表现。①休克:骨盆骨折所致剧痛、出血常发生休克。②腹痛:腹膜外破裂时,尿外渗及血栓可引起下腹部疼痛、压痛及肌紧张,直肠指检可触及直肠前壁饱满并有触痛。腹膜内破裂时,尿液流入腹腔常引起急性腹膜炎症状;如果腹腔内尿液较多,可有移动性浊音。③排尿困难和血尿:膀胱破裂后,尿液流入腹腔和膀胱周围组织间隙时,病人有尿意,但不能排出尿液或仅能排出少量血尿。④尿瘘:开放性损伤可有体表伤口漏尿;如与直肠、阴道相通,则经肛门、阴道漏尿。闭合性损伤在尿外渗感染后破溃,可形成尿瘘。⑤局部症状:闭合性损伤时,常有体表皮肤肿胀、血肿和瘀斑。

尿道损伤:可分为前尿道损伤和后尿道损伤。前尿道损伤临床上可见:①尿道出血:损伤后即有鲜血自尿道外口滴出或溢出,为前尿道损伤最常见的症状。②疼痛:局部常有疼痛及压痛,也常见排尿痛,并向阴茎头部及会阴部放射。③局部血肿:尿道骑跨伤可引起会阴部、阴囊处肿胀、瘀斑及蝶形血肿。④排尿困难:尿道裂伤或断裂时,可引起排尿困难或尿潴留。因疼痛而致括约肌痉挛也可引起排尿困难。⑤尿外渗:尿道裂伤或断裂后,尿液可从裂口处渗入周围组织间隙,如不及时处理或处理不当,可发生广泛皮肤及皮下组织坏死、感染及脓毒症。开放性损伤则尿液可从皮肤、肠道或阴道创伤口流出,最终形成尿瘘。后尿道损伤临床症状可见:①休克:骨盆骨折所致后尿道损伤,一般较严重,常因合并大出血,引起创伤性、失血性休克。②疼痛:下腹部痛,局部肌紧张,并有压痛。随着病情发展,会出现腹胀及肠鸣音减弱。③排尿困难:尿道撕裂或断裂后,尿道的连续性被中断或血块堵塞,常引起排尿困难和尿潴留。④尿道出血:尿道外通常无流血或仅有少量血液流出。⑤尿外渗及血肿后尿道损伤:尿外渗一般进入到耻骨后间隙和膀胱周围,但是,当尿生殖膈撕裂时,会阴、阴囊部也会出现血肿及尿外渗。

腰部陈伤:腰部陈伤是腰部急性损伤未及时治疗,或治疗不当,或治疗不彻底,以致气血凝滞经道,久聚不散,再加之伤后肾气亏损,六淫之邪乘虚而入,造成宿伤反复发作而致。正如《诸病源候论·卒腰痛候》中所说:“夫劳伤之人,肾气虚损。而肾主腰脚,其经贯肾络脊,风邪乘虚,卒入肾经,故卒然而患腰痛。”腰部陈伤与肾脏关系密切。

(三)治疗

1. 手术治疗 腰部内伤合并肾、睾丸、膀胱、尿道、直肠损伤,经中西医保守疗法处理无效,应考虑进行手术治疗。手术后按中医进行辨证用药。

(1)肾损伤

1)开放性肾损伤:几乎所有这类损伤的病人都要施行手术探查,特别是枪伤或从前面腹壁进入的锐器伤,需经腹部切口进行手术,包括清创、缝合及引流,并探入腹部脏器有无损伤。

2)闭合性肾损伤:一旦确定为严重肾部分裂伤、肾全层裂伤及肾蒂血管损伤需尽早经腹进行手术。若肾损伤病人在非手术治疗期间发生以下情况,则需施行手术治疗:①经积极抗休克后生命体征仍未见改善,提示有内出血;②血尿逐渐加重,血红蛋白和血细胞比容继续降低;③腰、腹部肿块明显增大;④怀疑有腹腔脏器损伤。手术方法:经腹部切口施行手术,先探查并处理腹腔损伤脏器,再切开后腹膜,显露并阻断肾蒂血管,而后切开肾周筋膜和脂肪囊,探查伤侧肾,快速清除血肿,依具体情况选择做肾修补、肾部分切除术或肾切除。必须注意,在未控制肾动脉之前切开肾周筋膜,往往难以控制出血。只有在严重肾全层裂伤或肾蒂血管损伤,无法修复,而对侧肾功能良好时,才可施行患肾切除。

3)医源性肾损伤:根据损伤程度应及时在原有手术基础上改变手术方式,如经皮肾镜穿刺损伤,出血较多时,可改变穿刺部位,或停止手术,或改为其他手术方法。

(2)输尿管损伤:外伤性输尿管损伤的处理原则应先抗休克,处理其他严重的合并损伤,而后处理输尿管损伤。只要病情允许,输尿管损伤应尽早修复,以利尿液通畅,保护肾功能。

尿外渗应彻底引流,避免继发感染。①输尿管逆行插管所致的黏膜损伤出血,常不做特殊处理。但是,如输尿管镜检查或治疗时引起输尿管黏膜损伤面积较广,则宜置入输尿管内双 J 形输尿管支架引流管,引流 10 天左右再拔除。②输尿管钳夹伤或轻度裂伤:宜从输尿管切口置入双 J 形输尿管支架引流管,留置 2 周后拔除。③输尿管被误扎:术中发现误扎,应立即松解,如该处缺血坏死,则需切除该处输尿管缺血段,做端端吻合,并留置双 J 形输尿管支架引流管 3~4 周。④输尿管断离、部分缺损:若输尿管断离部位较高,两断端对合后无张力者可施行端端吻合术。下 1/3 段损伤,部分缺损宜做输尿管膀胱吻合术或膀胱壁瓣输尿管下段成形术。若输尿管缺损过多,按具体情况选做输尿管皮肤造口术或自体肾移植术甚至回肠代输尿管术。

(3)膀胱损伤:膀胱破裂伴有出血和尿外渗,病情严重,须尽早施行手术。如为腹膜外破裂,做下腹部正中切口,腹膜外显露并切开膀胱,清除外渗尿液,修补膀胱裂口。如为腹膜内破裂,应行剖腹探查,了解其他脏器有无损伤,并做相应处理。吸尽腹腔内液体,分层修补腹膜与膀胱壁。也可行腹腔镜膀胱修补术,由于腹腔镜具有创伤小等特点,利用孔道即可观察上腹部其他脏器有无损伤。若发生膀胱颈撕裂,须用可吸收缝线准确修复,以免术后发生尿失禁。膀胱修补术后应留置 Foley 导尿管或耻骨上膀胱造瘘,持续引流尿液 2 周。

(4)前尿道损伤:①紧急处理:尿道球部海绵体严重出血可致休克,应立即压迫会阴部止血,并进行抗休克治疗,宜尽早施行手术。②尿道挫伤:因尿道连续性尚存在,不需特殊治疗,可止血、止痛,同时应用抗生素预防感染,必要时插入导尿管引流尿液 1 周。③尿道裂伤:如导尿管插入顺利,可留置导尿管引流 2 周左右。如插入失败,可能有尿道部分裂伤,应立即进行会阴尿道修补术,并留置导尿管 2~3 周。④尿道断裂:球部远端和阴茎部的尿道完全性断裂,会阴、阴茎、阴囊内会形成大血肿,应及时经会阴切口予以清除,然后行尿道端端吻合术,留置导尿管 3 周。条件不允许时也可做耻骨上膀胱造瘘术。

(5)后尿道损伤

1)紧急处理:骨盆骨折病人须平卧,勿随意搬动,以免加重损伤;损伤严重伴大出血可致休克,须抗休克治疗。

2)早期处理:①插导尿管:对损伤轻,后尿道破口较小或仅有部分破裂的病人可试插导尿管,如顺利进入膀胱,应留置导尿 2 周左右。尿道不完全性撕裂一般会在 3 周内愈合,恢复排尿。对损伤较重,一般不宜插入导尿管,避免加重局部损伤及血肿感染。②膀胱造瘘:尿潴留者可行局部麻醉下耻骨上高位膀胱穿刺造瘘。经膀胱尿道造影明确尿道无狭窄及尿外渗后,才可拔除膀胱造瘘管。若不能恢复排尿,造瘘后 3 个月再行尿道瘢痕切除及尿道端端吻合术。③尿道会师复位术:为早期恢复尿道的连续性,避免尿道断端远离形成瘢痕假道,一部分病人被采用尿道会师复位术,而休克严重者在抢救期间不宜做此手术,只做高位膀胱造瘘。手术方法:下腹部纵行切口,清除耻骨后血肿,切开膀胱,用食指从膀胱颈伸入后尿道,将从尿道外口插入的尿道探子引入膀胱,在尿道探子尖部套上一根普通导尿管,跟随探子引出尿道外口,然后用线将它与1根三腔水囊导尿管的尖端连在一起,将其拉入膀胱。再选1根膀胱造瘘管,一端与三腔水囊导尿管顶端缝连在一起,防止术后水囊破裂致导尿管脱落,另一端引出膀胱作膀胱造瘘。然后充起三腔导尿管水囊,向尿道外口方向牵拉使断裂的尿道尽量对接,再将三腔导尿管用胶布固定于股内侧做皮肤牵引。2周左右松开牵引继续留置导尿管1~2周,若经过顺利,病人排尿通畅,则可避免第二期尿道吻合术。

(6)阴茎损伤:阴茎由于血液循环丰富,愈合力较强,因此在伤后初期外科处理时,应尽可能保留尚有生机的组织,更要尽量保存海绵体。对阴茎单纯皮肤伤,清创后可做初期缝合。如阴茎皮肤缺损较大,而阴囊皮肤完整,可利用阴囊带蒂皮瓣进行修补。海绵体断裂时应彻底止血,在清除无生机的组织后将肌膜缝合。如缝合后可能造成屈曲畸形,就不要勉强缝合,仅做皮肤定位缝合。外伤后阴茎皮肤缺损无法修复时,可在清创后将阴茎埋藏于用阴囊壁所做成的隧道内,露出阴茎头,过3~4周后再进行整形手术,以减少畸形。阴茎损伤常同时有尿道损伤,在处理时必须先插入导尿管,防止尿液浸湿敷料和伤口引起感染。阴茎损伤后应给予乙烯雌酚,以减少阴茎勃起和海绵体出血。

(7)阴囊、睾丸损伤:单纯的阴囊闭合性损伤,常可采用休息、抬高、冷敷得到消除。如血肿不断增大应及时切开减压引流,以免产生大片阴囊坏死。阴囊皮肤收缩性大,血运良好,如缺损较大,无明显感染的病例,可在初期外科处理后行早期疏松对位缝合,但必须彻底止血,并于低位用橡皮条引流,防止术后出现阴囊血肿。阴囊内容物睾丸及其附件的损伤,可分为开放性与闭合性两种,均可继发睾丸萎缩。处理睾丸损伤时首先应解除疼痛,纠正原发性休克,控制出血。睾丸部分损伤时可清除坏死失去活力的组织,彻底止血,并将睾丸白膜缝合,开放鞘膜囊回置阴囊内,并做低位引流。如阴囊广泛损伤缺损,不能容纳睾丸时,可将睾丸埋藏于会阴部或大腿内侧皮下,留待后期处理。如早期创面污染较轻,条件允许时也可采用在大腿内侧带蒂皮瓣包藏方法。

2. 并发症的处理

(1)肾损伤并发症:由于出血、尿外渗以及继发性感染等可导致肾损伤后并发症。腹膜后尿囊肿或肾周脓肿要切开引流。输尿管狭窄、肾积水需施行成形术或肾切除术。恶性高血压要做血管修复或肾切除术。动静脉瘘和假性肾动脉瘤应予以修补,如在肾实质内则可行部分肾切除术。持久性血尿可施行选择性肾动脉栓塞术。

(2)输尿管损伤并发症:①输尿管狭窄:可试行输尿管插管、扩张或留置双J形输尿管支架引流管,依不同情况决定留置时间长短。狭窄严重或置管不成功,应视具体病情决定下一步手术,即进行输尿管周围粘连松解术或狭窄段切除端端吻合术。②尿瘘:输尿管阴道瘘多发生在伤后3个月左右,待伤口水肿、尿外渗及感染所致炎性反应消退后应进行输尿管修复,或与膀胱吻合。③输尿管完全梗阻:对输尿管损伤所致完全性梗阻暂不能解除时,可先行病侧肾造瘘术,3个月后再行输尿管修复。④肾功能重度损害或丧失:对损伤性输尿管狭窄所致严重肾积水或感染,肾功能重度损害或丧失者,若对侧肾正常,可施行患侧肾切除术。

(3)膀胱损伤并发症:早期正确的手术治疗以及抗生素的应用可减少并发症的发生。盆腔血肿宜尽量避免切开,以免发生大出血并招致感染。若出血不止,可用纱布填塞止血,

24 小时后再取出。出血难以控制时可行选择性盆腔血管栓塞术。

（4）前尿道损伤并发症：①尿外渗：应尽早在尿外渗的部位做多处皮肤切开，切口深达浅筋膜以下，置多孔引流管引流。必要时做耻骨上膀胱造瘘，3 个月后再修补尿道。②尿道狭窄：晚期发生尿道狭窄，可根据狭窄程度及部位不同选择不同的方法治疗。狭窄轻者定期尿道扩张即可。尿道外口狭窄应行尿道外口切开术。如狭窄严重引起排尿困难、尿流变细，可行内镜下尿道内冷刀切开、对瘢痕严重者再辅以电切、激光等手术治疗。如狭窄严重引起尿道闭锁，经会阴切除狭窄段、行尿道端端吻合术常可取得满意的疗效。③尿瘘：如果尿外渗未及时得到引流，感染后可形成尿道周围脓肿，脓肿破溃可形成尿瘘，狭窄时尿流不畅也可引起尿瘘。前尿道狭窄所致尿瘘多发生于会阴部或阴囊部，应在解除狭窄的同时切除或清理瘘管。

（5）后尿道损伤并发症：后尿道损伤常并发尿道狭窄。为预防尿道狭窄，去除导尿管后先每周 1 次尿道扩张，持续 1 个月以后仍需定期施行尿道扩张术。对于膀胱造瘘病人，3 个月后若发生尿道狭窄或闭锁，行二期手术治疗，经尿道切开或切除狭窄部的瘢痕组织，或经会阴部切口切除尿道瘢痕组织，做尿道端端吻合术，现在多采用激光尿道狭窄切除术。尿道长度不足者，可切除耻骨联合，缩短尿道断端距离，吻合尿道。后尿道若合并直肠损伤，早期应立即修补，并暂时性结肠造瘘。尿道直肠瘘需要等待 3～6 个月后再施行修补手术。

二、腰背部内伤的临床研究与发展

（一）瘀贯腰脊（脊髓震荡伤）

瘀贯腰脊是指腰部筋络损伤而瘀血贯入腰脊之中，因腰脊为督脉经循行之道，当强大暴力作用于腰部，督脉之阳气受到强烈的震荡，而致气壅血凝，瘀血贯腰脊，督脉不通，阳气不能上下通达，造成肢体麻木不仁，或感觉过敏，或刺痛、灼痛，甚至萎软不用，二便障碍等症。

瘀贯腰脊，俗称腰痪，实际上是脊髓损伤较轻的一种，即脊髓震荡伤，亦称脊髓休克。临床上单纯的瘀贯腰脊不太常见，多合并有腰椎骨折，必须予以及时治疗。

1. 病因病机

（1）中医病因病机：多因直接暴力打击、撞碰、压砸腰部或腹部（暴力强，接触时间短暂），或间接暴力所致，如从高坠下臀部或足部先着地，外力作用腰背部而致脊髓发生强烈激荡，造成脊髓充血、瘀血，或蛛网膜下腔出血，或使与脊髓相连的神经根受到牵拉损伤，或脊髓在髓腔中撞碰而造成的，如《杂病源流犀烛·跌仆闪挫源流》所说的"震则激，激则气壅，气壅则血凝"。

（2）西医病因病理：此种损伤，轻者脊髓本身无解剖学上显著变化，仅有功能上的暂时性传导中断；重者局部可有一定程度的出血、瘀血，或周围组织、神经根等损伤，一般可在伤后数小时即开始恢复，数日至数周即可完全或大部分恢复。

2. 临床表现及诊断　有明显的外伤史，伤后症见受伤平面以下肢体麻木不仁，或萎弱不用，或感觉过敏，或灼样疼痛，常伴有脊柱骨折或脱位，腰背瘀血肿胀，少腹胀满，大便不通，小便癃闭或二便失禁，脉弦数或弦紧，舌红有瘀斑。

3. 中医辨证治疗　初期当以活血化瘀、行气通络、通利二便为主，可服消下破血汤、膈下逐瘀汤、活血舒肝汤等加减，外敷可选用消瘀止痛膏、三色敷药、定痛膏、消肿散、活血散等消瘀以及止痛、消肿药物;中后期当调补气血、补益肝肾为主,可内服补中益气汤、六味地黄汤、健步虎潜丸等加减,外敷可选择舒筋活络膏、宝珍膏、温经通络膏等温经通络、舒筋活络药物。

(二) 肾挫伤

肾挫伤是指具有泌尿功能的肾实质损伤。肾挫伤常与其他器官损伤合并存在,如腰背软组织伤、脊柱骨折、脱位等。

肾位于腰部腹膜后,前面有腹膜、腹腔器官和肋弓,后面有脊柱、肋骨、腰肌等保护,故受伤机会一般较少,但较大的暴力直接或间接作用于肾区时,常可使肾受伤。

肾的主要功能是主骨、藏精、生髓。肾主纳气,其华在发。肾在上开窍于耳,在下开窍于二阴。肾与月经、生育有关。《灵枢·本神》说:"是故五脏主藏精者也,不可伤。伤则失守而阴虚,阴虚而无气,无气则死矣。"《素问·上古天真论》说肾能"受五脏六腑之精而藏之"。肾为先天之本,所以肾损伤必然危害生命。

肾又主气化,为水脏,其经脉下络膀胱,与膀胱相表里。所以肾损伤以后,除局部表现肿痛外,均有泌尿病变。泌尿病变包括排尿障碍(尿频、尿急、尿痛、尿少、无尿、多尿、排尿困难)和尿液性状改变(血尿、脓尿、蛋白尿),对伤后排尿障碍和尿液性状改变的辨别,对肾损伤的诊断、鉴别诊断和治疗,均大有裨益。

肾挫伤主要属于中医外伤腰痛和血淋范围。

1. 病因病机

(1) 中医病因病机:中医认为肾挫伤有直接暴力和间接暴力两种因素。直接暴力多因腰背部或胁肋部受暴力撞击、挤压引起肾损伤,常伴有肋骨骨折、脊柱骨折、脱位等。间接暴力多为从高坠下,足跟或臀部着地,肾受到强烈震荡,或因腰部猛烈扭转时肾受腰部肌肉或腹部肌肉强力收缩的挤压而损伤。肾挫伤多为闭合伤,体表皮肤完整。轻者气滞血瘀,经脉不通。因为腰为肾之府,故可引起腰部疼痛。又因肾与膀胱相表里,故伤后可引起排尿障碍和尿液的改变。又因肾藏精,精为气之舍、神之舍,损伤严重者,肾不藏精,神不守舍,气不归宿,心肾不交,水火不济,导致命火衰竭,而出现神昏气乱,甚则死亡。肾损伤后,若复感邪毒,则可出现发热,寒战,尿急、尿频等症,而加重症状。

(2) 西医病因病理:肾损伤,轻者为肾挫伤,肾被膜和肾盂均尚完整,仅肾实质轻微损伤,有少量血液流入肾盂,一般能自行愈合。重者为肾破裂,肾实质、肾被膜或肾盂均破裂。如被膜破裂、血液流入肾周围组织,则能引起腰部血肿;如肾盂黏膜破裂,则有较多血液流入肾盂,出现血尿。肾全层裂伤时有尿外渗。若肾蒂血管裂伤造成大出血,常在短时间内致命。

2. 临床表现及诊断

(1) 临床表现:肾挫伤有轻有重,有单纯和复杂伤的区别。通常临床表现为:

1) 晕厥:单纯的肾挫伤为肾损伤中较轻的一种,腰痛和气血瘀阻而引起的轻度晕厥,表现为烦躁不安,耳目失聪,卧床不起,脉细涩。

2) 血尿:血尿是肾挫伤的主要表现。血尿的程度与损伤的程度成正比关系。多见肉眼血尿,重者混有血块,轻者仅有显微镜下血尿。

3) 肿痛:腰部常有持续性疼痛、肿胀及压痛、叩击痛,腰背肌肉紧张,腰部活动障碍,若血块堵塞输尿管时,可发生绞痛。

4)腰部肿块:肿块可为瘀血停积于肾周或腹膜后或腰部皮下而引起,也可为肾破裂,尿液外渗,在肾周围形成肿块。不论何种因素,均为损伤较重的见证。

5)腹膜刺激征:腹膜后尿外渗,或腹膜后血肿可引起恶心、呕吐、便秘、腹胀、腹肌紧张、压痛、反跳痛、肠鸣音减弱等症状,当腹膜有破裂、血液和尿液流入腹腔时,腹膜刺激征更为明显。

6)昏厥:若肾脏全层破裂,则可出现严重的内出血,腹痛剧烈,面白气短,肢端冷厥,昏不识人,脉细微等休克表现。

(2)辅助检查:X线造影片:轻微的肾挫伤一般肾无异常改变,肾被膜下血肿可见肾影增大,肾周围血肿可见肾影不清或腰大肌阴影消失及脊柱弯向伤侧等,肾破裂可见大量造影剂外溢。

3. 治疗

(1)中医辨证治疗:肾挫伤的治疗宜凉血止血、利水化瘀,方选小蓟饮子加琥珀末、田七末、白茅根等,亦可内服清热凉血汤、凉血地黄汤、犀角地黄汤加减;血止后,可继服丹栀逍遥散加瞿麦、萹蓄、木通以疏肝清热利尿,日后服六味地黄汤调理。肾挫伤气滞血瘀腰痛者,治宜逐瘀定痛、利尿清热,内服木香顺气散、地龙散;昏厥者,气闭宜通闭开窍,服苏合香丸;气脱宜益气固脱,回阳救逆,服独参汤;烦躁不安,心神不定,宜养心安神,服养心汤;合并感染、尿频、尿急、发热者,当清利湿热,内服八正散加减。若吐血,可内服二味参苏饮,冲服三七粉。若便秘者,可选用桃仁承气汤加杜仲、续断。

(2)手术治疗:若经治疗内出血不止,并具有下列情况时,当请泌尿外科会诊,考虑手术治疗:①持续性休克;②腰腹部肿块迅速增大;③血尿不止;④腹膜刺激征明显;⑤感染严重;⑥开放性肾损伤;⑦有明显尿液外渗现象;⑧肾蒂裂伤,出血严重,输血不能使伤员完全脱离休克者。

三、腰背部内伤的继承与创新

《黄帝内经》对腰背部内伤的部位、性状,以及兼证、病因病机进行了比较详细的论述,并且提出治疗原则和治法。《素问·刺腰痛》详尽地论述了十二经脉和奇经八脉病变引起腰背内伤痛的部位、性状,并且阐明不同的经络病变所致的腰背内伤有不同的兼证,提出相应的针刺穴位。文中写道:"足太阳脉令人腰痛,引项脊尻背如重状。刺其郄中太阳正经出血,春无见血……"《素问·标本病传论》指出肾病、少腹腰脊痛的病证特点,并论述肾病腰脊病传入膀胱,再入于胃,至肝而死的疾病传变和预后规律。《素问·气交变大论》认为"岁火不及,寒乃大行"是腰痛的一个病因。《灵枢·百病始生》认为腰痛的病机是虚邪侵入肌体,深入经络,导致经气不能通达四肢。《灵枢·本脏》明确地指出腰痛,肾病而生,"肾小则脏安难伤;肾大则善病腰痛"。《素问·至真要大论》提出太阴在泉,湿淫过盛是腰痛的主要病因。其病特点是:"目似脱,项似拔,腰似折,髀不可以回,腘如结,腨如别。"纵观《黄帝内经》对腰背内伤的论述,在性状方面有折、重、强;牵及的部位有背、臀、股、胁、胫;在病因病机方面提出寒、湿、虚和经气不通;还比较详细地论述了治疗腰背部内伤的针刺疗法。汉代张仲景《伤寒杂病论》对腰痛的论述又进一步,在《黄帝内经》针刺治疗基础上提出方药治疗,首创八味肾气丸和甘姜苓术汤。隋唐时期对腰背内伤的病因认识渐趋全面。如隋代巢元方《诸病源候论》在腰背痛篇中阐述腰背内伤的病因有 5 个方面：一为少阴经病，二为风痹络阻，三为肾虚失养，四为跌仆劳损、动伤经脉，五为寝卧湿地、寒湿内袭；并且还提出腰痛突然发作者为猝腰痛，反复发作经久不愈者为久腰痛，这就为后世医家对腰痛分类奠定了基础。这个时期的另一个特点是在治疗上增加导引正骨的新疗法。另外，还提出治疗腰背痛必须重视护理。如唐代王焘《外台秘要》倡导补养宜宣导，提出"饮食了勿即卧，久坐气病，令人腰痛……大便勿强努，令人腰痛目涩……笑过多，即肾转动，令人腰痛"。宋代注重方药治疗腰痛。王怀隐等合著《太平圣惠方》，提出治疗腰痛的有关方剂 130 多首，其中所载杜仲、续断、狗脊、肉桂、附片、菟丝子、桑寄生、五加皮、秦艽、牛膝等至今仍为治疗腰背内伤痛常用的有效药物。陈无择的《三因极一病证方论》在方药治疗方面又创制中药酒剂，如杜仲酒、橘核酒等，进一步丰富了中医药治疗学。金元时期，《丹溪心法》把前人的论述分析归纳，将复杂的腰背内伤病因分成湿热、肾虚、瘀血、挫闪、痰积 5 类。朱震亨还认为腰背痛以肾虚为本，六淫为标。《丹溪心法·腰痛附录》写道："肾气一虚，凡冲寒、受湿、伤冷、蓄热、血涩、气滞、水积、堕伤与失志、作劳，种种腰痛，叠见而层出矣。"主张治疗不可过用寒凉，宜用温散；不可用参，补气则痛愈甚。明清时期医家，已经能从多方面考虑病因病机。明代张介宾对朱震亨治疗腰痛不可峻用寒凉之药，不可用参提出商榷。《景岳全书·杂证谟·腰痛》指出："此言皆未当也。盖凡劳伤虚损而阳不足者，多有气虚之证，何为参不可用？又如火聚下焦，痛极而不可忍者，速宜清火，何为寒凉不可用？但虚中挟实，不宜用参者有之；虽有火而热不甚，不宜过用寒凉者亦有之。"清代程钟龄《医学心悟》对腰痛所见脉证进行全面分析，详细阐述了寒、湿、湿热、瘀血，气滞、痰、虚等因素造成腰背内伤痛的脉证，条理清楚，层次分明。张璐《张氏医通》、沈金鳌《杂病源流犀烛》等把腰痛分为风腰痛、寒腰痛、湿腰痛、痰腰痛、肾虚腰痛、气滞腰痛、瘀血腰痛等，使腰痛的分类更加系统完整。

　　闭合性脊髓损伤包括原发性脊髓损伤和继发性脊髓损伤。

　　原发性脊髓损伤分为脊髓震荡伤、脊髓挫裂伤和脊髓压迫伤；继发性脊髓损伤指脊髓伤后由于脊髓缺血水肿等而导致的进一步脊髓损伤。

　　脊髓震荡伤是直接或间接暴力造成的脊髓暂时性功能障碍。其特点为临床辅助检查难以找到实质性脊髓损伤变性的证据，但有"损伤平面"以下脊髓功能障碍，并在短期内可以恢复。一般认为其恢复时间不超过 24～48 小时。致伤原因多见于交通事故、工矿事故、殴打敲击、自然灾害等。脊髓震荡（spinal concussion）的概念最早由 Obersteiner 于 1879 年最早提出，系指脊髓损伤后发生的一种可逆性功能紊乱。有人曾提出"神经元分子紊乱"学说，也有人认为脊髓震荡伤可能是间接暴力所导致的一种脊髓功能紊乱。

　　1992 年，美国脊髓损伤学会（ASIA）根据 Frankel 分级修订的脊髓损伤标准分 5 级：①A 级，完全性损害。在脊髓损伤平面以下，包括骶段（$S_4～S_5$）无任何感觉和运动的功能保留。②B 级，不完全性损害。在损伤神经平面以下包括骶段（$S_4～S_5$）存在感觉功能，但无运动功能。③C 级，不完全性损害。在损伤平面以下存在感觉和运动功能，但大部关键肌的肌力<3 级。④D 级，不完全性损害。损伤平面以下存在感觉和运动功能，且大部分关键肌的肌力≥3 级。⑤E 级，正常感觉和运动功能正常。临床上脊髓损伤患者尽管均表现为脊髓损伤平面以下的功能障碍，但其蕴含的病理本质却可能不尽相同。尽管脊髓震荡伤没有脊髓

器质性改变的证据,但一时性脊髓功能的障碍却部分在 B 级、C 级、D 级之间。经过及时妥善的治疗能够完全恢复,证明它仅仅是脊髓受到震荡以后发生的一种一时性功能障碍,或许是脊髓的一种自我保护功能。

不少学者认为,脊髓震荡与脊髓休克是同一概念,如认为脊髓震荡,又称脊髓休克,脊髓遭受强烈震荡后,可出现暂时性功能抑制,发生传导障碍,伤后立即发生迟缓性瘫痪,损伤平面以下的感觉、运动、反射及括约肌功能丧失。可为不完全性,即使表现为完全性者,常在数小时至数日后大部分恢复,最后可完全恢复。吴祖尧认为,脊髓震荡也称脊髓休克,这是脊髓损伤初期的临床表现,表现为一过性的神经传导功能中断,损伤平面以下感觉、运动、反射及括约肌功能完全或不完全丧失,但脊髓无实质性的病理变化,常在数小时至数天内逐渐消退,最后可完全恢复。脊髓休克也同样存在于实质性脊髓损伤的早期,因此后者的早期临床征象被脊髓休克所遮盖,要待休克消退后才出现的征象。有学者认为脊髓震荡与脑震荡相似,是最轻微的脊髓损伤。近年来,更多的学者趋向认为这两者并不相同,认为脊髓震荡是暴力由脊柱传到脊髓,造成脊髓暂时性功能障碍,脊髓可有轻度水肿或点状出血,但神经元和传导束无破坏,伤后损伤平面以下立即出现弛缓性瘫痪,但脊髓功能障碍多为不完全性,部分感觉和括约肌功能仍可存在。伤后数分钟至数小时或更长时间脊髓功能即可逐渐恢复,常不留任何功能缺失。

脊髓休克是脊髓损伤后立即在损伤平面以下出现迟缓性瘫痪,肌张力消失,各种感觉和反射消失,出现括约肌症状。与脊髓震荡不同,脊髓休克是脊髓损伤平面以下突然失去高级中枢调节的结果,一般持续 2 ~ 4 周。脊髓休克早期也很难与脊髓震荡相鉴别,但脊髓震荡常为不全性功能障碍,多迅速恢复并不遗留损伤平面以下的神经功能障碍。有学者认为,脊髓震荡系脊髓的功能性损害,是由于脊髓神经细胞遭受强烈刺激而发生超限抑制,脊髓功能暂时处于生理停滞状态。24 小时内开始恢复,且多在 3 ~ 6 周内完全恢复,不残留任何神经系统后遗症,其早期表现与不完全性瘫痪难以鉴别,所以脊髓震荡系回顾性诊断,即在 6 周内获得完全恢复者的最后诊断。脊髓休克不是单一独立的临床诊断,是脊髓挫伤和断裂伤早期伴发的一种病理现象。主要表现为在横断面以下脊髓支配的骨骼肌紧张性减退甚至消失,外周血管扩张,血压下降,括约肌功能障碍及发汗反射消失。也有学者提出脊髓震荡和脊髓休克是完全不同的概念,二者之间有本质的差别:①含义不同;②临床表现不同;③组织病理学不同;④预后不同。

泌尿系统的解剖部位和解剖结构的特殊性,奠定了泌尿系创伤常伴随其他器官的损伤,具有隐蔽性,容易漏诊,且多见于重度创伤病人。有学者统计了 45 例合并其他器官损伤的泌尿系损伤患者,首诊主诉均为非泌尿系创伤而在诊治过程中发现泌尿系器官的损伤。建议对于严重创伤的急诊病人应常规留置导尿,一方面有利于记录尿量,了解创伤病情,更重要的是有可能提供是否存在泌尿系创伤的重要证据,甚至在导尿过程中就能发现这些重要证据,留置导尿这是下尿路损伤的重要治疗措施之一。泌尿系创伤多见于各种骨折病人,尤其是肋骨骨折和骨盆骨折。而对于头部、胸部或腹部外伤等主要受伤部位而言,合并泌尿系创伤的概率基本相等。许多肾损伤病例均经专科非手术治疗有效,包括抗炎、止血、严格卧床休息 2 周以上而治愈出院,恢复后 1 个月内禁止重体力劳动和剧烈活动。专科非手术治愈率达 92.7%,所以有学者主张已确诊的肾损伤,因病情需要专科手术治疗的病例很少,对那些不直接危及生命的较严重的肾挫裂伤患者,如无继续活动性出血或严重的尿外渗,应尽量采用专科非手术治疗方法。肾周筋膜的束缚作用可使肾出血受到一定的限制,而开放手术本身对损伤的肾是一种更进一步的破坏,甚至会导致不得已切肾的后果。但在专科非手术治疗过程中要严密监护,一旦发现难以纠正的休克或再休克,血尿不减反增多,血红蛋白或红细胞计数或血细胞比容进行性下降,肾血肿逐渐增大等情况之一,则需当机立断,及时手术。

在泌尿外科的发展中,内镜占有特殊地位。1876 年,Nitz 制成实际可用的膀胱镜,泌尿外科才能逐渐发展成为专科。膀胱镜既可直接观察膀胱的内部,处理其中的一些病变,又可经膀胱镜从输尿管口插入导管,分别收集两侧肾的尿、注入造影剂做逆行造影(肾盂输尿管 X 线造影)以了解两侧肾在形态和功能上的变化。一般来说,这一工具使泌尿外科的诊断,比腹部其他器官病变的诊断更为方便和准确,而且在治疗上有独特之处,即可经膀胱镜治疗某些病变,如膀胱结石、肿瘤、前列腺部梗阻等。内镜的发展从泌尿系统开始,而这一工具在各个系统的应用又反过来为泌尿系统内镜的发展创造了条件。20 世纪70 年代之前,膀胱镜对上尿路病变在诊断上虽有帮助,但只能提供间接证据,在治疗上更是只能进行有限的、带有一定盲目性的处理。近年创制的输尿管肾盂镜和经皮肾镜完全改变了这种状况,可以直接观察输尿管或肾盂腔内的病变,并在直视下进行某些处理。输尿管肾盂镜经尿道、膀胱插入输尿管,在直视下继续向输尿管上段深入,直至肾盂。可以观察腔内病变,采取活组织,钳取或粉碎结石等。输尿管肾盂镜有硬性和可曲性两种,此种内镜在肾盂中的视野是较局限的。经皮肾镜经腰背部的小切口放入,进行观察和操作。放置内镜之前要先穿刺肾盂,穿刺针依靠超声波或 X 线的定位,刺入肾盂。经 X 线造影证实穿刺针已进入肾盂后,自穿刺针中放入导丝,以导丝为引导将穿刺的通道逐渐扩大,直至能放入肾镜。肾镜中所能观察的肾盂、肾盏范围远较输尿管肾盂镜中所见为大。由于定位很准确,肾镜可有选择地直接自肾外进入某一个肾盏,而且在肾镜中也可观察肾盂输尿管相连接部位,插入导管或进行操作。

目前,经皮肾镜最多用于肾结石的治疗。输尿管肾盂镜和经皮肾镜把原来只能观察尿道和膀胱内腔的范围扩大到了整个泌尿系统,同时也相应扩大了经内镜治疗的范围。这是泌尿外科近年的一大进展,并因而在泌尿外科中形成了一个腔道泌尿外科学专业。伴随并促进腔道泌尿外科发展的是各种新的导管和腔内操作器械的研制,如各种对组织刺激最小的多聚化合物导尿管支架管、双猪尾式导管、带有气囊或刷子的输尿管导管等都有助于诊断和治疗。利用精巧的活组织钳、取石钳以及超声和液电粉碎结石的新器械,提高了治疗效果。膀胱镜的不断改进和许多配件的创制为内镜的发展提供了重要经验。随着光导纤维技术的成熟,内镜在胃肠、呼吸以及许多其他系统得到了迅速的发展。现在内镜已成为临床诊治工作中的重要工具。目前,内镜正向着检查镜的方向成为管径小、可屈性软镜并发展为可以在荧屏上显示出的、放大的清晰影像,预期内镜检查和治疗将进入一个对病人侵入性更小,医务人员更易于操作以及诊断和治疗更为可靠的新阶段。

综上所述,在处理腰背部内伤时,不可忽视极有可能发生的脏器和脊柱脊髓损伤。对有泌尿系统损伤的患者,要注意相应体格检查,还有必要的辅助诊断方法,常用的包括尿液分析、膀胱镜和 X 线检查、超声、CT、MRI、内镜等,这些辅助检查的使用提高泌尿系损伤的诊断率。对有脊柱脊髓损伤的患者,在搬运过程中要注意保护受伤的脊柱脊髓,应使用木板或硬板搬运,以避免脊柱脊髓的进一步损伤。对查明原因的腰背部损伤采用相应的手术或非手术治疗。

(侯德才　周红海)

参 考 文 献

1. 王和鸣. 中医骨伤科学[M]. 北京:中国中医药出版社,2012.

2. 王忠诚. 王忠诚神经外科学[M]. 武汉:湖北科学技术出版社,2005.

3. 陈孝平,汪建平. 外科学[M]. 北京:人民卫生出版社,2013.

4. 吴孟超,吴在德. 黄家驷外科学[M]. 北京:人民卫生出版社,2008.

5. 陈怀民. 腰痛病证古代文献研究[D]. 北京:北京中医药大学,2013.

6. 陈孝平,汪建平. 外科学[M]. 北京:人民卫生出版社,2013.

7. 牛强. 多层螺旋 CT 对胸部损伤的诊断价值[J]. 现代中西医结合杂志,2011,20(19):2426-2429.

8. 安文博,姜劲挺. 中医药治疗腰腿痛相关研究进展[J]. 中医药临床杂志,2012,24(5):485-486.

9. 黄德安,陈华,黄龙. 螺旋 CT 增强及延时扫描在泌尿系损伤及畸形诊断中作用[J]. 现代医用影像学,2015,24(1):108-109.

10. 姜京城,朱立强,叶超群,等. 423 例脊髓损伤住院患者特征分析[J]. 中国康复理论与实践,2012,18(7):665-668.

11. MacKenzie JD,Siddiqi F,Babb JS,et al. Brain atrophy in mild or moderate traumatic brain injury:A longitudinal quanti-tative analysis[J]. American Journal of Neuroradiology,2002,23(9):1509-1515.

12. Gowda NK,Agrawal D,Bal C,et al. Technetium Tc-99m ethyl cysteinate dimer brain single-photon emission CT in mild traumatic brain injury:a prospective study[J]. American Journal of Neuroradiology,2006,27(2):447-451.

13. Bakker EW,Verhagen AP,Lucas C,et al. Daily spinal mechanical loading as a risk factor for acrte non-specific low back pain:a case-control study using the 24-Hour Schedule[J]. Eur Spine J,2007,16(1):107-113.

第七章 骨病的临床研究

骨病是中医骨伤科疾病中的非创伤性疾病的总称,有别于"骨伤"及"筋伤"。骨病包括骨与关节风湿类疾病、感染性疾病、代谢性疾病、骨关节畸形和骨与软组织肿瘤等。

中医"骨病"病名模糊、范围广,不利于现代中医骨伤科学的发展,因此目前研究多采用"病证结合",此"病"应属于西医学的病名,即机体在一定条件下,在与病因相互作用的过程中,体内一系列功能、代谢和形态的改变,临床表现出许多不同的症状与体征,机体与外界环境间的协调发生障碍。由此可以认为"病证结合"是在辨西医学之病的基础上,再辨中医之证,两者相互结合从而达到辨证论治的目的,这也成为目前中医药临床的重要研究方向。

针对骨病之"证",目前很多学者从影像学、生化指标、蛋白质组学、基因组学、代谢组学、免疫学等各方面进行了相关研究,并取得了一定的成绩。但是所有研究均停留于不同证型间各研究指标的差异,缺乏系统性、特异性和重复验证,无法从客观上建立一个"证"的相关模型,如何使"证"规范化,是否可以通过客观指标将"证"标准化,从而提高中医药对骨病的认识,提高中医药疗效。

发病机制的研究是骨病临床研究的前提,虽然对风湿类疾病、骨关节炎和股骨头坏死等骨病进行了大量的研究,并提出不同的假说,但确切的发病机制还不明确。生物标志物的检测是早期诊断的重要手段,理想的标志物可用于预测疾病的发生和判断疾病的活动程度,并以此制订有效的治疗方案,取得良好的临床疗效。

近年来,新的治疗方法逐步广泛应用于临床。如生物制剂用于风湿类疾病的治疗已取得让人满意的效果,包括肿瘤坏死因子-a抑制剂、IL-6抑制剂、T-淋巴细胞活性阻断剂、B-淋巴细胞杀伤剂等。

免疫治疗历来是学者研究的热门之一,希望其能用来提高综合治疗的疗效。卡介苗(BCG)、转移因子、干扰素、淋巴因子激活的杀伤细胞(LAK细胞)和肿瘤疫苗等均被试用过,但并未获得公认的疗效。

骨肉瘤的基因治疗更是现在的研究热点。尽管基因治疗尚处于实验阶段,但似乎前景乐观。目前骨肉瘤的临床难题,如克服化疗多药耐药(multidrug resistance,MDR),高选择性地杀伤骨肉瘤细胞而不损伤正常组织,部分甚至全部取代目前的化疗,都有希望通过基因治疗而得到解决。

干细胞治疗是近年来逐渐兴起的治疗方法,间充质干细胞和造血干细胞是常用的种子细胞,均在骨病领域进行了尝试,如用于治疗早期股骨头缺血性坏死。干细胞移植治疗在实验研究中,可以建立新的、自身相容的免疫系统,可用于风湿类自身免疫性疾病的治疗。

总之,随着现代诊疗技术的进步,骨病的基础研究取得了显著进展,但还有诸多疑难骨病的病因、病理还不明确。中医辨证论治在治疗骨病方面具有特色,但不同医家、不同患者用药完全不同,体现了中医的个性化,但不利于中医、中药的系统研究和推广,需要从中发掘具有显著作用的药物或单体,开展深入研究,提高疗效,开发新的中药,继承和发扬中医药优势。

第一节　骨风湿类疾病临床研究与发展

一、风湿性关节炎

(一) 风湿性关节炎临床研究概论

风湿性关节炎是风湿热的一种临床表现。西医学认为,风湿热与 A 组 β 型溶血链球菌感染有关。风湿性关节炎是一种自身免疫性反应性关节病,临床及流行病学和免疫学已有证实。目前,本病发病率整体呈下降趋势,新西兰政府预计到 2017 年左右,风湿热发病率将会比目前的发病率降低约 2/3,控制在每 100 000 人中 1.4 例。印度医学研究理事会的一项调查显示,2000—2010 年间,在 10 个不同国家发现风湿热的主要城市,风湿性心脏病发病率为每 1000 人中 0.2 ~ 1.1 例,风湿热的发病率为每 1000 人中 0.2 例。

1. 中医临床研究概论　中医古籍中无"风湿性关节炎"病名的记载,目前比较公认是属于"痹证"范畴。1973 年长沙马王堆汉墓出土的《阴阳十一脉灸经》及《足臂十一脉灸经》中,有关于"踝足界""疾界"及"足小指界"等病名文字,并描述"痹证"的症状,如"足大小指废""手痛""膝肿""四术痛"等。

根据"痹证"的致病特点,不同医家赋予其不同的病名,如《金匮要略》提出"历节"的病名,"病历节不可屈伸疼痛,乌头汤主之";巢元方在《诸病源候论》中称"骨痹"为"历节风";王焘《外台秘要》论述"骨痹"的症状,"痛如虎咬,昼轻夜重",并命名为"白虎病"。并根据其致病邪气的偏盛,可以分为"行痹""痛痹""着痹"及"热痹"。《素问·痹论》曰:"风寒湿三气杂至,合而为痹也。其风气胜者为行痹,寒气胜者为痛痹,湿气胜者为着痹。"《素问·四时刺逆从论》载:"厥阴有余病阴痹,不足病生热痹。"首次提出"热邪"可与"风邪""湿邪"夹杂滞留于关节筋骨,壅遏经气,痹阻血脉,发为风湿热痹。《华氏中藏经·论痹》论述了暑热致痹,最早提出"热痹",谓痹证大抵"有风痹、寒痹、湿痹、热痹、气痹"。《症因脉治·痹症论》对"热痹"的病因、症状做了详细的论述:"热痹之因,阴血不足,阳气偏旺,偶因热极见寒,风寒外束。《内经》云:炅气相薄,则脉满而痛。此热痹之所由生也。"治疗上提出:"热在经络者,四味舒筋汤;热已深入者,潜行散。气分热者,苍柏二妙丸;热在血分者,虎潜丸。"痹证致病的预后方面也有记载:"其入脏者死,其留连筋骨者痛久,其留连皮肤者易已。"综合古籍对"热痹"的论述,及其易"内合于心",与西医学"风湿性关节炎"症状类似。

中医认为本病多系劳逸失当,精气亏损,卫外不固,或过食腥热肥腻,湿热痰浊内生,或久病体虚,或外伤致经脉痹阻,复感风湿热邪,客于肌腠、经络,内侵于筋骨、关节、内脏,正虚邪恋,致使经气凝滞,脉络痹阻而发病。

　　患者正气虚弱,营卫失和,卫外不固,风、湿、热等邪气乘虚而入,滞留于筋骨、关节、内脏,痹阻气血,不通则痛,从而发生肢体酸楚疼痛,或肢体活动受限。此外,内生痰浊、瘀血或水湿是"热痹"发病的重要病理因素,痰浊、瘀血痹阻经络,则关节屈伸不利;深入骨骸,郁久化热,则致关节红肿、疼痛、畸形及僵硬。总之,正气不足和风湿热邪乘虚侵袭是"热痹"的致病因素,经脉痹阻,气血不通是"热痹"致病的病机所在。

　　"热痹"治疗宜清热为主,兼顾宣痹通络,"治风先治血,血行风自灭",治疗时还应重视养血活血;对于久痹致虚者,应兼顾补肝肾、益气血,扶正祛邪。

　　2. 西医临床研究概论　　西医学发现人体感染 A 组 β 型溶血性链球菌会引起自身免疫性炎症反应而产生风湿热(rheumatic fever,RF),导致机体心脏、关节、脑及皮肤等部位的损害。风湿性关节炎(rheumatic arthritis,RA)是风湿热的主要表现之一。本病多发于学龄期儿童,表现为关节炎、心脏炎、舞蹈症、皮肤红斑及皮下结节。随着抗生素的发展应用,其致病率显著下降。

　　风湿性关节炎的发病机制仍不明确,临床报道能够引起 RF 的主要为血清型 M1、M3、M14、M19 等菌株,但机体是否发病存在宿主遗传易感性的倾向。RF 所致心脏损害主要为 CD4$^+$ 细胞浸润,提示细胞免疫参与 RF 发病过程。还有研究报道,单核细胞和 NK 细胞会对心肌细胞产生较强的毒性损害。体液免疫导致风湿性关节炎的机制主要为目前比较公认的免疫复合物沉积学说:SH 细胞壁 M 蛋白与人体组织(如心脏、关节、脑及皮肤等)存在交叉抗原性。当其侵袭人体,机体免疫 B 细胞发生免疫保护,在攻击致病菌的同时,也使自身组织成为抗原,诱导抗体产生,形成抗原-抗体复合物,沉积于关节部位而发病。

　　风湿性关节炎主要累及膝、踝、肘、肩、指(趾)等关节部位,呈对称性分布,表现为游走性致病特点,通常一个关节出现红肿热痛及活动受限等症状,持续 1~2 日,最长也有持续 1~2 周,然后侵犯另一关节。本病的预后相对较好,关节炎常可痊愈,一般不残留肢体畸形、功能障碍。本病常合并隐匿性心脏瓣膜病变,临床诊治时需要加以重视。

　　本病的治疗应遵循以下原则:①早诊断、早治疗,预防疾病进展;②选择合适的抗生素有效清除致病链球菌,预防疾病复发;③选择适当的抗风湿药物,如非甾体抗炎药、糖皮质激素等;④观察和及时处理药物副作用。

（二）风湿性关节炎的临床研究与发展

　　1. 中医关于风湿性关节炎的临床研究与发展　　当代医家对于痹证的认识亦有不断的发展。石印玉认为本病病位在筋、骨,因气血等痹阻不通而表现为以疼痛为主症,并称之为"筋骨痹"。随着临床技术的发展,循经治疗风湿类疾病重新成为临床研究焦点并得到了证实,以经络为切入点,循经辨证,治疗风湿类疾病。王为兰认为风湿热以发热、咽痛、关节红肿、游走性疼痛、结节红斑为主要临床表现,从卫气营血立论,兼顾"痰""瘀"等致病因素,重视疼痛、肿胀的辨证论治。张荒生认为外邪致痹并非"风寒湿"三气杂至,任一六淫之邪侵袭人体均可诱发本病。其结合《素问》"风雨寒热,不得虚,邪不能独伤人""正气存内,邪不可干"的观点指出,外因只是发病条件,正气不足是发病之根本。

　　2. 西医学关于风湿性关节炎的临床研究与发展　　人们普遍认为风湿热由 A 组 β 型溶血链球菌感染所引起,但是 A 组链球菌引起风湿热发病的机制至今尚未明了。种种迹象表明,风湿热并非 A 组 β 型溶血链球菌直接感染所致。因为风湿热的发病并不是与链球菌感染同时发生的,而是在感染后 2~3 周起病。并且在风湿热病人的血液培养、心脏瓣膜组织中从未发现过 A 组链球菌。据统计,链球菌性咽喉炎病人中,仅 1%~3% 的病人发生风湿热。目前由于风湿热发病率在发达国家普遍呈下降趋势,因此对风湿热发病机制相关的研究正在有限地进行。

风湿性关节炎的病理检查可发现滑膜充血、增厚,纤维蛋白的渗出。组织学上有明显的水肿、充血、血管扩张、分散和局部浸润的淋巴细胞和多晶型物形成。关节炎是一种自限性症状,可持续 2~3 周,症状消失后不遗留任何组织器官损害。

免疫学研究显示,急性风湿热的免疫调节存在缺陷。其特征表现为 B 细胞数和辅助 T 细胞数不同程度的增高,致体液免疫、细胞免疫增强。慢性风湿性心脏病同样出现持续存在的 B 细胞增多。

2011 年的一项回顾性研究表明,急性风湿热具有较高的遗传倾向。Mark E. Engel 等从 6 个独立临床研究的 435 对双胞胎中,估计遗传度为 60%。急性风湿热是一种具有高遗传性自身免疫性疾病。

3. 诊断标准的更新　迄今为止,风湿热尚无特异性的诊断方法,临床上沿用修订 Jones 诊断标准,主要依靠临床表现,辅以实验室检查。如具有两项主要表现,或一项主要表现加两项次要表现,并有先前链球菌感染的证据,可诊断为风湿热。

修订 Jones 诊断标准(美国心脏病协会 1992),如表 7-1 所示。

表 7-1　1992 年修订 Jones 风湿热诊断标准

主要表现	次要表现	链球菌感染证据
心脏炎	临床:发热	ASO 或其他抗链球菌的
游走性多发性关节炎	关节酸痛	抗体增高,咽拭子培养
舞蹈病	风湿热既往史	A 组溶血性链球菌阳性
皮下结节	瓣膜病	近期猩红热等
环形红斑	实验室:血沉增快	
	C-反应蛋白(CRP)阳性	
	白细胞增多	
	P-R 间期延长	

注:①是否为风湿热:在风湿热的诊断指标中任何两个主要表现、或一个主要表现加两个次要表现并有近期链球菌感染依据者,均须排除与风湿热类似的其他疾病后方能诊断为风湿热。②是否伴有心脏炎:这对于估计预后,选择治疗方法具有重要意义。③风湿活动性判断:凡具有发热、乏力、苍白、脉搏增快等风湿的临床表现;血沉增快,CRP、黏蛋白增高以及进行性贫血;心电图检查显示 P-R 间期持续延长等均提示风湿活动。④常见误诊:关节痛误诊为关节炎;P-R 间期延长或情绪激动的心率快误诊为心脏炎;生理性杂音误诊为病理性。许多其他疾病亦符合诊断规则,如类风湿、细菌性心内膜炎、红斑狼疮等,故应强调病前有链球菌感染。

4. 治疗方法进展

(1) 中医治疗

1) 内治法:从整体上动态地观察病程各个阶段的不同病情,辨证与辨病结合,不可因症状好转终止治疗,恢复期时应继续治疗 3 个月。

本病初起是感受风热病邪,温毒上受,属中医的"温病"范畴;游走性身痛、关节痛属"行痹";急性关节炎属"风湿热痹";慢性关节炎属"风寒湿痹"或"瘀血痹";心脏炎则属"心痹"。根据"热者寒之"的治疗原则,风湿热总的治疗大法以清法为主,但热邪内着,必然导致气血痹阻,故亦当疏通气血,开其痹闭。朱良春认为痹证的辨证,需辨实证与虚证,实证是风、寒、湿、热、顽痰、死血;虚证是指脏腑、阴阳、气血亏虚。虚补实泻乃施治大法,同时可以运用于其他内科疾病。在辨证基础上使用虫类药进行治疗,如穿山甲配当归,露蜂房配地鳖虫,地龙配僵蚕等。

张荒生认为痹病的根本原因是正气虚,脾胃为气血生化之源。注重顾护胃气,常配伍药性平和之补脾益气护胃之品,如黄芪、党参、太子参、大枣、莱菔子、炒二芽、焦三仙等。

金明秀治疗风湿类疾病多用风药如羌活、独活、防风;藤类药如祛风通络用青风藤、海风藤、丝瓜络等,清热通络用忍冬藤、络石藤、桑枝等,补虚活血通络用鸡血藤;虫类药如水蛭、地龙、全蝎、穿山甲、蜈蚣、僵蚕等。此外,还有祛湿药:湿邪在上、在表,治宜祛风胜湿,如羌活、独活、防风;湿邪在里,治宜苦温燥湿,如二陈汤、平胃散之类;湿邪在下,治宜淡渗利湿,如猪苓、茯苓、泽泻、薏苡仁等;湿与热和,治宜清热祛湿,如黄柏、苍术。

关于佐用热药的配伍规律,以清热通络为主,佐以温通之品,如制川乌、桂枝等。李宇中根据病程新久、病性之寒热虚实总结出临床常见的风寒湿阻、风湿热阻、肝肾亏虚、气血亏虚、痰瘀互结、气阴两虚、脾肾两虚7个证型。雷正科将其分为风热侵袭、湿热蕴结、风湿化热、痰瘀热结、阴虚热盛、正虚邪伤。

2)外治法:①生地、金银花、紫花地丁各15g,丹皮、赤芍、黄柏、丝瓜络各9g,木通6g,煎汤,浸泡外洗,每日2～3次。用于关节红肿疼痛。②四黄水蜜调敷:大黄、黄连、黄芩、黄柏等分研末,加温开水及蜜糖调成糊状,外敷患处,每日1次。适用于关节红肿热痛者。

3)其他疗法:①体针治疗:适用于关节痛;②灸法:采用温和灸法,可用于寒湿型关节疼痛;③推拿:适用于发热、肢体与关节疼痛。

(2)西医治疗:风湿性关节炎治疗以清除链球菌感染、控制临床症状为目标。

1)一般治疗:注意保暖、避免潮湿和受寒,有心脏炎者应卧床休息,待体温恢复正常、心动过速控制、心电图改善后,继续卧床休息3～4周后恢复活动,急性关节炎早期亦应卧床休息至血沉、体温正常后方可开始活动。

2)消除链球菌抗感染:目前公认苄星青霉素是首选药物,对初发链球菌感染,体重27kg以下可肌内注射苄星青霉素60万U,体重在27kg以上用120万U一个剂量即可。对再发风湿热或风湿性心脏病的继发性应给予预防用药;对青霉素过敏或耐药者,可改用红霉素0.25g,每日4次,或罗红霉素150mg,每日2次,连续10天。近年有提出阿奇霉素5天疗程方案,16岁以上患者第1天500mg分两次服,第2～5天250mg顿服。

3)抗风湿:对单纯关节受累,首选非甾类抗炎药,常用阿司匹林,开始剂量成人3～4g/d,小儿80～100mg/(kg·d),分3～4次口服。亦可用其他非甾类抗炎药,如萘普生、吲哚美辛等。对已发生心脏炎者,一般采用糖皮质激素治疗,常用泼尼松,开始剂量成人30～40mg/d,小儿1～1.5mg/(kg·d),分3～4次口服,病情缓解后减量至10～15mg/d维持治疗。为防止停用激素后出现反跳现象,可于停用激素前2周或更早一些时间加用阿司匹林,待激素停用2～3周后才停用阿司匹林。对病情严重,如有心包炎、心脏炎并急性心力衰竭者可静脉滴注地塞米松5～10mg/d或氢化可的松200mg/d至病情改善后,改口服激素治疗。抗风湿疗程,单纯关节炎为6～8周,心脏炎疗程最少12周,如病情迁延,应根据临床表现及实验室检查结果,延长疗程至病情完全恢复为止。

4）舞蹈病的治疗：舞蹈病为急性风湿热侵犯神经系统所表现的症状。病变主要影响大脑皮质、基底节及小脑，由锥体外系功能失调所致。临床特征主要为不自主的舞蹈样动作。多见于儿童和青少年，尤以 5~15 岁女性多见。青年期后发病率迅速下降，偶有成年妇女发病，主要为孕妇。常规药物疗效不佳，用镇静剂如苯巴比妥。

5）亚临床型风湿热的处理：既往无心脏炎病史，近期有过风湿热，只需定期追踪及坚持长效青霉素预防，无需特殊处理。对曾患心脏炎或现患风湿性心脏病者可根据实验室检查、心电图和体征三方面的变化决定治疗方案。实验室检查基本正常、心电图无特殊者，无需抗风湿治疗。实验室检查如白细胞计数和中性粒细胞百分比升高，并有核左移现象，也可见轻度贫血。血沉增快，C-反应蛋白（CRP）的升高等，心电图无明显改变者，进行 2 周抗风湿治疗（一般用阿司匹林），复查有关项目仍不转阴，同时又有可疑体征，高度怀疑风湿热。实验室及心电图检查变化均明显，但体征不明显，仍应治疗。

5. 预防　包括初次发作和复发的预防两种。

（1）初次发作的预防（一级预防）：防治上呼吸道感染。如急性扁桃体炎、咽炎、中耳炎、淋巴结炎、猩红热等。

（2）复发的预防（二级预防）：风湿热患者，再次发生链球菌感染，风湿热复发的危险性很大，初发年龄越小，复发机会越多。第一次发病后 5 年之内，复发机会较多。预防药物首选长效青霉素、苄星青霉素。应视病情每 1~3 周肌内注射上述剂量 1 次，至链球菌感染不再反复发作后，可改为每 4 周肌内注射 1 次。对青霉素过敏或耐药者，可改用红霉素 0.25g，每日 4 次，或罗红霉素 150mg，每日 2 次，疗程 10 天，或用林可霉素、头孢类或喹诺酮类亦可。但有人认为 3 周注射一次最安全。Rakesh Gopal 等研究表明，每周 500mg 的阿奇霉素不能有效预防链球菌感染。

6. 预后　风湿性关节炎预后较好，一般发病后可自愈并不遗留后遗症，但对于心脏炎诸如瓣膜的病变却是不可逆的。

（三）风湿性关节炎的继承与创新

当代中医学者认为，风湿性关节炎属于"风湿热痹"范畴，治疗上以经络为切入点，循经辨证治疗；有从卫气营血立论，兼顾"痰""瘀"等致病因素，重视疼痛、肿胀的辨证论治；还有的学者观察到风湿性关节炎具有"风温"病的特点，治疗上运用风温治法治疗风湿热痹初期患者，叶天士"在表初用辛凉轻剂"，吴鞠通"太阴风温，但咳，身不甚热，微渴者，辛凉轻剂桑菊饮主之"。

随着生活条件的改善和早期及时的治疗，风湿热目前发病率呈明显下降趋势。由于风湿性关节炎本身很少遗留强直或者活动障碍，且经过治疗症状可以得到缓解，甚至治愈，因此对于关节炎的研究相对较少。由于其对心脏产生严重不良的后果，因此临床上主要集中在对风湿热的预防、早期诊断、系统有效的治疗以及对其免疫机制的研究方面。已有多项临床及流行病学研究显示，A 组 β 型溶血链球菌感染与风湿热密切相关，链球菌咽部感染是风湿热发病的必要条件，但是其引起风湿热发病机制至今不清楚。由于链球菌细胞壁上存在 M 蛋白结构与人体心脏瓣膜细胞表面蛋白多糖类似，形成了"自身免疫假说"。相关研究显示，急性风湿热的免疫调节存在缺陷，其特征表现为 B 细胞数和辅助 T 细胞数不同程度增高，致体液免疫、细胞免疫增强。也有回顾性研究表明，急性风湿热具有较高的遗传倾向。

对于风湿性关节炎的诊断和治疗仍参考风湿热的诊断标准和治疗方案。风湿热治疗目标是彻底清除链球菌感染,积极地抗风湿治疗,控制临床症状,消除心脏炎症,防止心瓣膜病的形成,使病情迅速缓解,提高患者生活质量,预防风湿热的再度复发。目前多种 M 蛋白血清的疫苗正在研究进展中,这些疫苗研究为将来预防链球菌性咽炎带来了新的希望。

二、类风湿关节炎

(一) 类风湿关节炎临床研究概论

类风湿关节炎(RA)是一种以累及周围关节为主的多系统性、炎症性的自身免疫性疾病。临床上以慢性、对称性、周围性多关节炎性病变为其主要特征,可表现为受累关节疼痛、肿胀以及功能下降。本病好发于中年女性,儿童和老年人也有发病。

1. 中医临床研究概论 中医学认为类风湿关节炎(RA)属于中医学"痹证"范畴。早在《黄帝内经》中已有与本病近似的一些特点和性质的记载。《素问·逆调论》云:"肾者水也,而生于骨,肾不生则髓不能满,故寒甚至骨也……病名曰骨痹,是人当挛节也。"《素问·痹论》中记载"所谓痹者,各以其时重感于风寒湿之气也""风寒湿三气杂至,合而为痹也",指出了外受风寒湿邪是致痹的关键因素。东汉时期,医圣张仲景在《金匮要略·中风历节病脉证并治》中讲述"诸肢节疼痛,身体魁羸,脚肿如脱","寸口脉沉而弱,故曰历节",为中医学历史中首次明确指出"历节"是痹病中以多个关节为患、以疼痛为主症的一个独特类型,不仅对该病引起关节肿胀、疼痛、畸形等临床症状进行了详尽描述,还记载了如桂枝芍药知母汤、乌头汤等治痹的专方。另外,在《金匮要略·痉湿暍病脉证治》中还最早提出了"风湿"的概念与证治方药:"病者一身尽疼,发热,日晡所剧者,名风湿。此病伤于汗出当风,或久伤取冷所致也,可与麻黄杏仁薏苡甘草汤。"

张介宾在《景岳全书》中首次提出了"鹤膝风"的病名。他指出:"凡肘膝肿痛,腿细小者,名为鹤膝风,以其象鹤膝之形而名之也。或止以两膝肿大,腿枯细,不能屈伸,俗又谓之鼓槌风,总不过风寒湿三气流注之为病也。"(《景岳全书》卷之四十七)已初步认识到了区别于其他痹证的特点。清代温病学说的迅猛发展,使清代医家对痹的认识也有了很大提高。如吴鞠通从寒与热两个角度立论,指出"痹之因于寒者固多,痹之兼乎热者,亦复不少",不仅运用加减木防己汤治疗暑湿痹,还创立了治疗清热化湿、宣痹通络的名方宣痹汤。《临证集要·痹证》提出"一为风湿挟寒邪为痹者,为风寒湿痹;二以风湿挟热邪病痹者,为风湿热痹",这种划分标准至今仍为临床沿用。痹证范围广泛,为了区分其他风湿性关节炎,1981年 12 月,焦树德首先提出"尪痹"病名,与类风湿关节炎相对应。

中医药治疗本病不但积累了丰富的经验,而且还形成了不同的辨证体系,按邪正虚实分型辨治,将本病分为外虚内损、湿热互结、痰瘀交阻、阳虚寒胜 4 型;按毒分型辨治,分为湿热毒型、燥热毒型、湿寒毒型、燥寒毒型;从瘀论治,分为痰湿互结型、瘀血阻络型等。焦树德提出尪痹以寒湿之邪侵入肾为疾病之本,不同程度的化热之证为疾病之标。总结了临床常见的 5 种证候,即肾虚寒盛证、肾虚标热轻证、肾虚标热重证、肾虚督寒证及湿热伤肾证。焦树德根据以上理论创制的补肾祛寒治尪汤系列方药已经成为临床治疗的常用方剂。总的来说,历代多数医家认为本病是本虚标实之证。其特点是虚实夹杂,以气血不足、肝肾亏虚为本,以外邪侵袭、湿邪壅滞及痰瘀互结为标。其中湿滞、痰瘀既是病理产物又是致病因素。虽然,众多医家在类风湿关节炎病因病机研究上有了许多深入认识,但目前仍缺乏统一认识,未来值得我们进一步研究。

2. 西医临床研究概论　类风湿关节炎确切的病因至今尚不清楚。它有可能是多因素作用的结果，如遗传、感染因素、内分泌等。明确类风湿关节炎的病因还需一个漫长的过程。

类风湿关节炎的基本病理改变是滑膜炎以及血管炎，主要表现为滑膜的血管增生和炎性细胞浸润以及滑膜炎导致的滑膜、软骨乃至软骨下骨破坏。

类风湿关节炎临床表现多样，全身症状包括：早期的全身表现如低热、倦怠、乏力、全身肌肉酸痛、纳呆、消瘦、贫血等；局部症状伴有关节肿胀疼痛、功能障碍、晨僵及关节僵硬现象，午后逐渐减轻；晚期可出现关节畸形。因 RA 为弥漫性结缔组织疾病，除关节外，还可见血管炎、皮肤、眼部、肺部和其他病变，如末梢神经损害，晚期可继发肾、脾、肝及心等脏器病变。诊断方面，目前临床上常沿用美国风湿病协会 1987 年的诊断标准。

药物治疗方面，治疗类风湿关节炎的常用药物传统上分为四大类，即非甾体抗炎药、改善病情的抗风湿药（DMARD）、糖皮质激素、免疫调节剂。

非甾体抗炎药为治疗本病的常用药物。改善病情的抗风湿药（DMARD）发挥作用慢，临床症状明显改善大约需要 1~6 个月，故又称慢作用药。一般认为 RA 诊断明确都需使用DMARD 药物，而具体药物的选择和应用方案要根据患者的病情活动性、严重性以及进展而定，目前一般首选甲氨蝶呤并将其作为联合治疗的基本药物。糖皮质激素，因其能迅速减轻关节疼痛、肿胀，有关节炎急性发作或伴有心、肺、眼和神经系统等器官受累的重症患者，可根据病情选用及调整。

外科治疗方面，类风湿关节炎患者经过正规药物治疗，大部分患者病情能得到控制和缓解。对于晚期患者，累及关节并造成关节的畸形、功能障碍，可考虑行外科手术治疗。常用的手术主要有滑膜切除术、关节置换、关节成形术和关节融合术等，但是患者术后仍需继续进行药物治疗。

（二）类风湿关节炎的临床研究与发展

类风湿关节炎基本病理特点是血管炎和滑膜炎。关节内滑膜血管增生，形成血管翳，导致滑膜增厚，渗出增多，分泌多种细胞因子，侵犯软骨并引起骨质损害。对其周围的肌腔、韧带、腱鞘以及肌肉等组织也均可侵蚀，从而影响关节的稳定，容易发生关节畸形而出现功能障碍。血管炎亦可侵犯周身各脏器组织，形成系统性疾病。

1. 发病机制研究　临床上 RA 在疾病的进展、严重程度等方面是由遗传和环境因素共同决定的，其发病原因常由以下因素导致。

（1）感染因素

1）细菌因素：有研究表明，A 组链球菌及菌壁有肽聚糖可能为类风湿关节炎发病的一个持续的刺激源，甚至 Ebringer A 等发现在尿路感染中，奇异变形杆菌与类风湿关节炎的发病率存在相关性，但在类风湿关节炎患者的关节液和滑膜组织中从未发现过细菌或菌体抗原物质，提示细菌可能与类风湿关节炎的起病有关，但缺乏直接证据。

2）病毒因素：类风湿关节炎与病毒，特别是 EB 病毒的关系是国内外学者关注的问题之一。在约 80% 的患者的血清中可检出高滴度 EB 病毒抗体，提示 EB 与类风湿关节炎密切相关。但在 RA 患者的关节液滑膜组织中 EB 病毒的检出率则极低。与类风湿关节炎致病相关的其他病毒如乙型肝炎病毒、丙型肝炎病毒、腮腺炎病毒、人细小病毒 B19 等均有所报道。

3）支原体与衣原体：类风湿关节炎患者检测到血清抗体或是病原体基因，感染的患者也会出现多关节痛或多关节炎等症状,表明支原体或衣原体与类风湿关节炎发病有一定的联系。

(2) 基因遗传因素:本病在某些家族中发病率较高,现已知人类白细胞抗原(HLA)是一个重要的遗传基因系统,HLA-DRB1、PTPN22、TRAF1-C5、OLIG3-AIP3、STAT4 等有强烈的证据支持与类风湿关节炎相关。Filková M 等通过提取总 RNA 发现早期类风湿关节炎患者特异性表达 miR-223 和 miR-16,建议将此作为标志物和预测因素。

(3) 内分泌因素:类风湿关节炎发病率男女之比为 1:(2~4),提示女性内分泌失调在发病过程中起着一定的作用。其主要依据为:①给动物注射大量生长素和去氧皮质酮后,发生了与类风湿关节炎相似的关节病变。但切除肾上腺的动物(因其能产生一定的去氧皮质酮)则不发病。②类风湿关节炎病人的肾上腺皮质分泌氢化可的松的高峰时间可明显延迟。③患本病的妇女月经期及妊娠 2~3 个月后症状可缓解,而月经过后及产后其关节炎又恶化。④用肾上腺皮质激素治疗该病获得较好的疗效。所有这些都有力地支持了内分泌学说。但也有人持否定意见,因为经过对类风湿关节炎病人的垂体-肾上腺系统的功能和形态学研究,证实与正常人并无不同。

(4) 免疫系统及细胞因子因素:类风湿关节炎是免疫系统调节紊乱所致的炎症反应性疾病,不仅有体液免疫紊乱,细胞免疫紊乱亦参与作用。应用免疫荧光技术发现滑膜组织中有免疫球蛋白、补体及免疫复合物沉积,滑囊液中补体活性降低,并有冷球蛋白存在。在类风湿关节炎发病过程中,无论是 T 细胞反应还是滑膜细胞反应,均有大量的细胞因子产生,其细胞因子网络极其复杂。目前已证实 IL 和 TNF 在类风湿关节炎的发病过程中起着重要作用。多数研究显示,关节滑液中 IL-6、IL-1、IL-10 的浓度与 RA 的疾病活动性有关。

(5) 危险因素:类风湿关节炎是多因素致病性疾病。研究表明,吸烟、接触矽尘、接触矿物油、超重儿、非母乳喂养、出生在低纬度、社会经济因素等为本病的危险因素。Sandberg ME 等通过大量的流行病学研究表明肥胖明显降低 RA 的早期阶段取得很好控制疾病的机会。

2. 诊断标准的更新　临床上,目前应用较多的是美国风湿病协会 1987 年的诊断标准。2010 年,美国风湿病协会(ACR)及欧盟抗风湿联盟(EULAR)提出了新的分类标准,并逐渐得到了广泛的运用,新标准包含 4 个部分:病程时间、受累关节数目、血清学、急性反应物。主要用于早期 RA 的诊断。其改进之处在于抗-CCP 抗体(ACPA)的出现能明显提高 RA、尤其早期 RA 诊断的特异性;计数病变关节数对于高风险、慢性、持续性关节炎的诊断举足轻重。

3. 诊断技术的进展　实验室检查方面,血沉加快、C-反应蛋白和其他急性期蛋白升高,是目前评价类风湿关节炎活动性有效的实验室指标。同时,也可有血红蛋白减少、白细胞计数正常或降低、淋巴细胞计数增加。

RF 是诊断类风湿关节炎的血清学标准之一,大约 70% 病例 RF 可出现阳性。与单独检测 RF 相比,联合检测 RF 和抗-CCP 具有更好的 RA 诊断价值。

在影像学方面,X 线平片是最普及的方法,MRI 是目前最有效的影像学方法,对早期病变敏感,尤其是观察关节腔内的变化非常有效。对早期 RA 患者来说,高频超声检查能发现更多双手 1~5 掌指关节(MCP)和腕关节存在的亚临床滑膜炎。

早期诊断是早期治疗的基础。临床上,对于无明确病因出现对称关节炎或手、腕部关节炎表现,症状持续的病人应考虑类风湿关节炎的可能。对于怀疑类风湿关节炎的患者要及时行双手的 X 线检查。

4. 治疗进展 类风湿关节炎的治疗目的:缓解关节疼痛,防止关节破坏,保留和改善关节功能。

(1) 中医治疗

1) 辨证分型:多数医家认为本病是本虚标实之证。其特点是虚实夹杂,以气血不足、肝肾亏虚为本,以外邪侵袭、湿邪壅滞及痰瘀互结为标。依据 1995 年《中医病证诊断疗效标准》中的相关证候分型,可将类风湿关节炎分为 6 型:风寒湿阻型、风湿热郁型、痰瘀互结型、肾虚寒凝型、肝肾亏虚型、气血亏虚型。

内治法:

风寒湿阻型:治宜祛风散寒,除湿通络;方用麻黄附子细辛汤合桂枝汤加减。

风湿热郁型:治宜清热祛风,利湿通络;方用白虎汤合宣痹汤加减。

痰瘀互结型:治宜活血祛瘀,化痰通络;方用身痛逐瘀汤合二陈汤加减。

肾虚寒凝型:治宜温阳补肾,散寒活络;方用桂枝汤或真武汤加羌活、独活、补骨脂,或右归丸、补肾祛寒治尪汤加减。

肝肾亏虚型:治宜补益肝肾,强壮筋骨;方用补肾壮筋汤、独活寄生汤加减。

气血亏虚型:治宜补益气血,温经通络;方用十全大补汤合薏苡仁汤加减。

2) 中药制剂治疗:目前,中药制剂治疗主要研究中药的有效成分,其中以苷类为主要有效成分的中药为主,大量实验证实多种含生物碱的药也可用于类风湿关节炎的治疗。

3) 中药外治:中药温热外治疗法(熏蒸法、药浴法、熏洗法、热敷法、热熨法等)、中药贴敷疗法(外敷法、薄贴法、发疱法等)、拍打疗法、中药离子透入法皆在临床有所应用并取得一定效果。

4) 推拿康复治疗:推拿康复训练均可疏通经络,活血化瘀,消炎消肿,行气止痛。急性期手法采用补益肝肾、补益气血、通经活络、祛风散寒为主,多选取关节周围的穴位和压痛点;缓解期以补益正气、扶正祛邪、提高机体免疫力为原则,以揉、搓、擦、按压为主。

5) 针灸治疗:针灸在类风湿关节炎的治疗取得了一定的进展,具有疗效肯定、副作用小、不良反应少的优点。治疗方法有针刺(毫针、温针等)、灸法、火针、电针、埋线、蜂针、穴位注射等多种疗法。

(2) 西医治疗

1) 药物治疗

"金字塔"治疗方案:①一线药:非甾体抗炎药(NSAIDs),包括阿司匹林、美洛昔康、布洛芬、塞来昔布等。②二线药:改善病情的抗风湿药(DMARDs),包括甲氨蝶呤(口服和经皮注射)、来氟米特、柳氮磺吡啶等。来氟米特、柳氮磺吡啶具有疗效显著、副作用少、长期应用耐受性好、价格便宜等特点,目前已成为治疗类风湿关节炎的一线用药。另外,四环素类抗生素(青霉胺、金制剂、环孢素和米诺环素)和抗疟药(临床上常用的是羟氯喹和氯喹)等亦是用于 RA 治疗的 DMARDs。③三线药:皮质激素类,如糖皮质激素。

"下台阶"方案:起病初期即用小剂量泼尼松以控制急性炎症,即以几种药物的联合应用,包括 NSAIDs 及一种以上的 DMARDs。

"锯齿形"方案:是指使用 DMARDs 一旦失效或病情加重,即换用其他的 DMARDs 使病情再逐渐缓解。

2）生物及基因治疗：生物制剂主要分为两类——肿瘤坏死因子（TNF）阻滞剂和白细胞介素受体拮抗剂。TNF-α 抑制剂包括依那西普（etanercept）、英夫利昔单抗（infiximab）、塔西单抗（tocilizumab）、利妥昔单抗（rituximab）和阿巴西普（abatacept）等，通过特异性、靶向性拮抗 TNF，以达到治疗目的。依那西普（益赛普）是重组人可溶性 TNF 受体抗体融合蛋白，分别于 2005 年及 2007 年获得我国国家食品药品监督管理总局（CFDA）批准治疗类风湿关节炎及强直性脊柱炎。禁忌证包括活动性感染、心功能Ⅲ级或Ⅳ级的充血性心力衰竭、恶性肿瘤、既往有脱髓鞘综合征病史或多发性硬化病史。用法为每次 25mg 皮下注射，每周 2 次，或每周 1 次 50mg 皮下注射。不良反应包括注射部位反应、结核感染、肝炎病毒感染、其他感染、恶性肿瘤发生率增加等。塔西单抗的使用经 FDA 推荐为每 4 周静滴 4mg/kg，每 2 周皮下注射 162mg，随后增加至 8mg/kg，根据临床反应再做调整。利妥昔单抗是单克隆抗体类药物，与 CD20 分子相互作用，从而抑制免疫，缓解症状。白细胞介素受体拮抗剂包括阿那白滞素（anakinra）等，经临床试验已证明有效并且安全。阿那白滞素最大的优点是不仅可以控制关节症状，同时还可以减低骨结构的破坏，因此亦被推荐为治疗 RA 的另一种新的 DMARDs。常见的不良反应为注射部位反应，严重的不良反应主要为严重感染和中性粒细胞减少。另一方面，Katz-Agranov N 等认为对于抗细胞因子阻滞或利妥昔单抗效果不确切的人群，静脉注射免疫球蛋白治疗 RA 也可供选择，疗效还需进一步观察。

3）手术治疗：主要包括人工关节置换术和关节滑膜切除术。人工关节置换术适用于较晚期的畸形并失去正常功能的关节。这种手术一般只适用于大的关节如髋关节、膝关节，但手术并不能改善类风湿关节炎的病情且并发症多，必须慎重。关节滑膜切除术适用于四肢关节病变，应用系统综合治疗 18 个月以上，关节肿痛仍无明显改善者，术中应尽可能多地切除肿胀肥厚的滑膜，同时尽可能少地破坏关节的稳定性，以便术后早期开始功能锻炼。

（三）类风湿关节炎的继承与创新

类风湿关节炎在中医学中属于痹证范畴，《金匮要略》称"历节"。目前以"尪痹"作为类风湿关节炎的中医病名已被国家中医药管理局"十一五"重点专科诊疗方案及临床路径所采纳。尪痹的病机基本可以概括为正虚为本、邪盛为标、气血瘀滞、筋骨失养。对于其具体理解则有不同的观点。正虚目前主要从肾虚及脾虚来认识。邪盛主要集中在风寒湿邪，但最近也有人认为"伏邪"为类风湿关节炎的重要致病因素，并对此进行相关论证，但目前尚无统一定论。对于类风湿关节炎的分型尚无统一标准。治疗主要从以下几方面论治，从尪痹论治、从肾论治、从气血论治、从毒论治、从瘀论治。对于中药治疗，部分学者将中药复方或活性成分对类风湿关节炎的治疗效果作为方向进行研究，如生物碱类、苷类、萜类、酚类、单味中药、中药复方等。相关研究表明，中药复方或活性成分对于类风湿关节炎均有一定的治疗效果，但其作用机制复杂，目前临床研究仍以动物实验为主，临床较少。

中医药对于类风湿关节炎的研究存在很多不确定性，对于类风湿关节炎的中医病机、分型有待进一步完善。因病机及分型的不明确，中医药在类风湿关节炎的治疗上呈现多样性。未来从众多药物中筛选出特效药物，或从复方中提取有效成分进行研究，同时将研究西药作用机制的方法引入中药的研究，阐明中药多环节、多靶点的作用机制，可能是其突破口。

西医学认为类风湿关节炎是一种系统性、自身性免疫性疾病，对其研究目前已经深入到了细胞、分子乃至基因水平，但对于其发病机制目前尚未清楚，病因也尚无定论。对于其诊断以前多沿用美国风湿病学会 1987 年修订分类标准,但随着美国风湿病学会(American College of Rheumatology, ACR)/欧洲抗风湿病联盟(European League Against Rheumatism, EULAR)2010 类风湿关节炎分类标准的问世,为 RA 的诊断、治疗提供了新的参考依据。新标准采用积分形式对疾病进行诊断,要求确定是否具有关节炎证据,并增加了 ACPA 检测。废除了原标准中晨僵、皮下结节、对称性关节炎及 X 线平片等项。较之 1987 年标准,新标准更加注重 RA 的早期诊断。MRI 对早期病变敏感,采用 MRI 可以提高 RA 的诊断准确性。

目前,类风湿关节炎的诊疗仍遵循 2013 年诊疗指南,继续强调传统合成缓解病情的抗风湿药物(conventional synthetic disease modifying antirheumatic drugs, csDMARDs)的重要性,仍将 csDMARDs 单药或联合治疗列为一线方案,甲氨蝶呤(MTX)作为基础药物,可单用,亦可与生物制剂连用。csDMARDs 治疗无效的 RA 患者应用二线药物。不同的是目前对于 RA 的治疗策略不仅限于病情临床缓解,而是达到影像学缓解和功能缓解。虽然诊治指南无明显变动,但对于药物的具体临床应用,一些研究可能对于临床应用起到一定的指导作用。

1. csDMARDs 的应用 MTX 在临床引用中常出现消化道不良反应,且部分患者不能耐受。皮下注射 MTX 较口服没有出现明显全身药物浓度稳定波动及不良事件,这提示当口服 MTX 出现不良反应或效果欠佳时,可以尝试予以皮下注射;对于难治性幼年特发性关节炎,应用 MTX 效果不佳时可给予来氟米特单药或联合治疗;长期随访研究显示,靶向合成—DMARDs—托法替尼常见和严重的不良反应有上呼吸道感染、尿路感染、支气管炎、肺炎、恶性肿瘤等,但他的疗效和安全性与其他合成 DMARDs 单药或联合应用相似,这对于临床中应用托法替尼提供一定的理论支持。

2. 生物 DMARDs 的应用 生物 DMARDs 的短期疗效和安全性是可以肯定的,但是价格昂贵,且存在恶性肿瘤发病率增高等不良反应,其使用时间目前仍存在争议。长病程 RA 达到临床缓解后停用生物 DMARDs,单用 MTX 仍有 48% ~77% 的患者可以维持低疾病活动度或临床缓解状态;亚临床炎症根治彻底的患者不易复发,但其临床效果还待进一步观察。

3. 糖皮质激素的应用 糖皮质激素因其长期应用的不良反应在临床应用过程中一度被忽视。2013 年 EULAR 指南推荐无论采用合成 DMARDs 单药还是联合治疗,初始治疗的 RA 患者均应考虑是否联合低剂量激素治疗。针对具有高危因素的 RA 患者给予低、中剂量的糖皮质激素降阶梯疗法治疗更有利于目标治疗。

4. 预防 RA 患者心血管风险 RA 患者随着年龄的增大,心血管的风险显著增加。目前研究显示 HCQ 及抗环瓜氨酸(CCP)抗体对于预防 RA 患者的心血管事件发生有着一定作用,但其临床效果还有待长期观察。

随着诊断及治疗水平的提高,RA 的延诊率明显下降,基本可以实现早期诊断及治疗。但仍有部分患者出现延诊及失治,对于晚期 RA,关节破坏严重时需要手术治疗,但对于手术介入的时机仍需进一步研究。中医药在治疗类风湿关节炎上有一定的疗效,但缺少系统的基础与临床相结合的研究,将研究西药作用机制的方法引入中药研究,开发有效药物或单体,可能是中药治疗 RA 的重要研究方向。类风湿关节炎目前没有明确其发病机制,未来将需在免疫学、病理学、基因学上进一步研究以对其机制进行阐明,对于其早期诊断及治疗具有重要意义。对于 RA 的治疗,未来需在新药物的研发及现有药物的作用机制研究的基础上,加强对其管理及治疗策略的研究,从而提高疗效,改善症状,降低致残率,减轻经济负担,继而迈进治疗的终极目标——停药缓解。

三、强直性脊柱炎

（一）强直性脊柱炎临床研究概论

强直性脊柱炎(ankylosing spondylitis,AS)是一种以中轴关节和肌腱韧带骨附着点的慢性炎症为主的全身性疾病,以炎性腰痛、肌腱端炎、外周关节炎和关节外表现为特点。流行病学研究表明,国际上其发病率在0.1%~1.4%,从区域来看,欧洲发病率最高,非洲发病率较低。一般多见于男性,男女之比大约为3.4∶1,其中欧洲为3.8∶1,亚洲为2.3∶1。我国AS的患病率约为0.3%,男女之比约为2.3∶1。

1. 中医临床研究概论　古代医籍中没有"强直性脊柱炎"病名的记载,一般将其归属于"痹证"范畴,但又不同于一般的痹证,属于其中的"历节""背偻"等范畴,近些年来,随着中医理论研究的深入,一般将其归于"尪痹"或"大偻"。

《素问·痹论》曰:"风寒湿三气杂至,合而为痹也。其风气胜者为行痹,寒气胜者为痛痹,湿气胜者为着痹也。"这是描述痹证的最早记载。因肾主骨,本病病位在骨、在脏属肾,故有"骨痹""肾痹"之称。《素问·逆调论》"……是人者,素肾气胜,以水为事,太阳气衰,肾脂枯不长,一水不能胜两火,肾者水也,而生于骨,肾不生则髓不能满,故寒甚至骨也……是人当挛节也。"《杂病源流犀烛》认为:"犯人一身之骨,最大者脊骨也……脊穷谓之骶……犹屋之正梁,且为一身之骨之主也。"《东医宝鉴》论"背偻"时说:"中湿背伛偻,足挛成废,腰脊间骨节突出,亦是中湿。老人伛偻乃精髓不足而督脉虚也。"《医学衷中参西录》曰:"凡人之腰痛,皆脊梁处作痛,此实督脉主之……肾虚者,其督脉必虚,是以腰疼。"

近现代医家也进行了许多发展,焦树德于1981年创立了"尪痹"之病名,把骨质受损、关节变形、筋挛肉倦、屈伸不能、活动受限、几成废人的痹病,称之为"尪痹",并将强直性脊柱炎归属于"尪痹"范畴。中华人民共和国中医药行业标准《中医病证诊断疗效标准》纳入"尪痹"病名,并明确指出"本病指类风湿关节炎"。阎小萍于1999年将强直性脊柱炎的中医病名更改为"大偻",其最早的古籍记载见于《素问·生气通天论》:"阳气者,精则养神,柔则养筋。开阖不得,寒气从之,乃生大偻。"阎小萍认为大偻的病因病机主要是肾督阳气不足,风寒湿热诸邪侵入肾督,阳失布化,阴失荣养,骨损筋挛,脊柱僵曲所致。

病因病机方面,一般认为它是由内外因影响造成,即肾督亏虚,风寒湿三邪乘虚而入所致。尽管许多医家对该病的病因病机有了更深的认识,但强直性脊柱炎的病因病机尚未形成统一规范的认识,仍有待于我们进一步探索。

2. 西医临床研究概论　强直性脊柱炎至今病因未明,也是目前国内外研究热点,一般认为其可能与遗传因素、自身免疫反应因素、感染因素、内分泌因素以及机械应力因素等有关。家族聚集性是AS的一个重要特征。

目前研究发现,HLA-B27与强直性脊柱炎的发生存在着密切的联系。但需要注意的是HLA-B27阳性也可能为健康患者,强直性脊柱炎患者也可能HLA-B27阴性,因此它只能作为一个参考诊断指标。

AS早期的临床表现不具有特征性,随着疾病的发展,逐步出现的下腰痛及僵硬是其典型表现。也有一部分患者以外周关节为首发部位,主要是髋、膝、踝等关节。随着病变持续进展,沿脊椎缓慢向上进展,出现腰椎前凸消失、胸廓活动度减少、驼背畸形等。而晚期侵犯关节,主要表现为髋、膝关节的屈曲挛缩畸形。其诊断目前多参照2009年国际脊柱关节炎协会(ASAS)推荐的中轴型脊柱关节炎(SpA)的分类标准。

AS可侵犯全身多系统,一般以虹膜炎、炎性肠病为多见,此外心血管、肺脏、骨骼及肾受累也有相当的发生率,且是造成AS病死率增加的主要原因。

AS的治疗早期以药物治疗为主,晚期脊柱或髋、膝等大关节发生强直或严重畸形时,以外科手术治疗为主。

(二) 强直性脊柱炎的临床研究与发展

强直性脊柱炎(AS)是一种累及骶髂关节、脊柱、四肢关节的慢性炎症性疾病,中医病名为"大偻"。其发病与遗传和环境因素有密切关系,但确切病理机制不明确;近年来,大量学者从遗传学、免疫学、感染因素、机械应力因素等多方面进行研究,并取得一定进展。虽然目前AS无法得到根治,但随着对细胞因子、细胞等机制的进一步的研究,可有助于对AS发病机制的认识,从而为AS的治疗提供理论依据。

1. 发病机制研究 强直性脊柱炎的病因至今未明,可能与遗传因素、自身免疫反应因素、感染因素和机械应力因素等有关。

(1) 遗传学研究

1) 主要组织相容性复合体(MHC)类基因:在风湿免疫类疾病中,强直性脊柱炎是其中遗传学特点最为突出的一种疾病。一项基于同卵与异卵双胞胎的AS研究显示,遗传因素对AS易感性起了关键作用,估计其90%以上的易感性由遗传因素决定。

MHC I类基因编码的人类白细胞抗原HLA-B27对遗传效应起了重要作用。HLA-B27是迄今所知与AS疾病相关性最强的HLA抗原,在大多数人群中,AS的患病率与HLA-B27抗原出现的频率成正比,约80%~95% AS患者的HLA-B27是阳性的,我国人群中约有5%携带HLA-B27。虽然发现MHC已超过40年,然而HLA-B27在强直性脊柱炎中的确切作用机制至今仍未十分清楚。一系列研究提出了几种可能的假说,包括致关节炎抗原假说、分子模拟假说、连锁不平衡假说、HLA-B27错误折叠和积累引起的内质网应激反应假说和HLA-B27结构改变相关的假说(如B27二聚体)等。其中致关节炎抗原假说的支持者较多,该假说认为自身组织中存在一种内源性蛋白质降解来源的抗原肽,该自身抗原与某些微生物间存在的分子模拟可能打破自身耐受而引起自身免疫。

2) 非MHC类基因:HLA-B27在强直性脊柱炎的发病机制中起了重要的作用,但最近有研究表明,单独MHC类基因并不足以解释AS的遗传效应,虽然90%以上白种人AS患者的HLA-B27是阳性的,但整体人群中也只有不到5%的HLA-B27携带者最终进展为AS。那么,其余的遗传易感性从何而来?全基因组关联分析及非同义单核苷酸多态性(SNPs)研究初步确定了两个与AS强相关的基因位点——内质网氨肽酶(ERAP-1)和白细胞介素-23受体(IL-23R),并发现了AS与基因沙漠中的2p15和21q22的关联。

(2) 免疫学研究:AS患者骨、关节及滑膜组织内有大量的炎性T淋巴细胞、单核-巨噬细胞浸润,直接导致T淋巴细胞应答,而T淋巴细胞亚群中Th-1及Th-2的比例发生了平衡偏移,由此造成了体内的炎性反应,但该种比例失调在AS发病过程中的具体作用有待进一步研究。近年来,全身免疫性疾病的研究热点主要集中于免疫调节细胞(Treg细胞)、Th-17淋巴细胞及其相关的细胞因子如IL-17、IL-23等。研究发现,Th-17淋巴细胞及其细胞因子如IL-17、IL-6和TNF-α等与自身免疫性疾病密切相关;但AS患者中的Th-17淋巴细胞的状态以及遗传变异对Th-17淋巴细胞的功能影响仍未明确。Treg细胞在维持自身免疫耐受、调控炎症反应、维持免疫稳态方面发挥了重要作用,这可能是其用于自身免疫性疾病的细胞生物治疗的理论依据之一。

（3）感染因素:在 AS 的动物模型研究中发现,B27 转基因小鼠在无菌环境下并不发生关节炎,只有将其置于正常菌群的环境中时才能致病,提示微生物感染等外界因素在强直性脊柱炎的发病中也起一定作用。目前,已经发现与 AS 发病可能相关的微生物主要有肺炎克雷伯菌、沙门菌、志贺菌、衣原体等。研究已证实,微生物感染是通过诱发 HLA-B27,激发了机体的免疫反应和炎症应答而启动 AS。另外,研究发现病毒感染也对 AS 的发病有一定作用,但仍需进一步验证。

（4）机械应力因素:AS 以显著的肌腱端炎为其特点之一。异常的免疫应答可以发生在机体的任何组织内,但 AS 的炎症反应主要涉及中轴骨和较大的承重关节,IL-23R 和 T 细胞的识别提供了一种解释。滑膜、肌腱和骨骼的起止点是一个独特的部位,它可以转化出巨大的机械应力。有研究认为,机械性感受器如整合素的触发,可通过细胞外蛋白激酶通路激发炎症介质如 TNF 的产生。还有研究提供了另外一种可能的解释:机械应力引发了前列腺素的释放,通过前列腺素 EP4 受体和细胞外调节蛋白激酶 ERK 来抑制硬骨素的表达,从而失去了对成骨细胞激活的抑制作用。

2. 诊断标准的更新　随着对强直性脊柱炎认识的不断加深以及诊断技术的不断进步,强直性脊柱炎的诊断标准也不断发生变化。

目前常用的是 1984 年修订的纽约分类标准和临床筛选标准。

（1）修订的纽约标准（1984 年）:纽约标准要求比较严格,不利于早期诊断。修订的纽约标准有利于诊断较为早期病例,内容包括:

1）临床标准:①腰痛、晨僵 3 个月以上,活动改善,休息无改善;②腰椎额状面和矢状面活动受限;③胸廓活动度低于相应年龄、性别的正常人。

2）放射学标准

骶髂关节 X 线表现分级:①0 级为正常;②Ⅰ级为可疑;③Ⅱ级为轻度异常,可见局限性侵蚀、硬化,但关节间隙正常;④Ⅲ级为明显异常,存在侵蚀、硬化、关节间隙增宽或狭窄、部分强直等 1 项或 1 项以上改变;⑤Ⅳ级为严重异常,表现为完全性关节强直。

放射学诊断标准:双侧Ⅱ～Ⅳ级骶髂关节炎或单侧Ⅲ～Ⅳ级骶髂关节炎。

3）诊断:①肯定 AS:符合放射学诊断标准并至少伴有临床标准之一;②可能 AS:符合 3 项临床标准,或符合放射学标准而不伴任何临床标准者。

（2）临床筛选标准:罗马标准和纽约标准在特异性、敏感性方面较低。1977 年提出的"强直性脊柱炎临床筛选标准",其优点在于抓住炎症性腰痛的临床特点,至今仍为人们所用,为早期诊断提供重要线索。

强直性脊柱炎临床筛选标准的内容:①40 岁以前发生腰腿痛或不适;②隐匿发病;③病程大于 3 个月;④伴晨僵;⑤症状活动后改善。

诊断:符合 5 项标准之 4 项以上者,临床可诊断强直性脊柱炎。

3. 治疗进展

（1）AS 患者治疗目标:①缓解症状和体征:消除或尽可能最大程度地减轻症状,如背痛、晨僵和疲劳;②恢复功能:最大程度地恢复患者身体功能,如脊柱活动度、社会活动能力和工作能力;③防止关节损伤:要防止累及髋、肩、中轴和外周关节的患者的新骨形成、骨质破坏、骨性强直和脊柱变形;④提高患者生活质量:包括社会经济学因素、工作、病退、退休等;⑤防止脊柱疾病的并发症:防止脊柱骨折、屈曲性挛缩,特别是颈椎。

(2) 治疗方案及原则:AS 尚无根治方法。但是患者如能及时诊断及合理治疗,可以达到控制症状并改善预后。应通过非药物、药物和手术等综合治疗,缓解疼痛和僵硬,控制或减轻炎症,保持良好的姿势,防止脊柱或关节变形,必要时矫正畸形关节,以达到改善和提高患者生活质量的目的。

1) 非药物治疗:①对患者及其家属进行疾病知识教育。②合理和坚持进行体育锻炼,其中游泳是很好的有效辅助治疗方法之一。③站立、坐位时应尽量保持挺胸、收腹和双眼平视前方的姿势。应睡硬板床,多取仰卧位,避免促进屈曲畸形的体位。枕头要矮,一旦出现上胸或颈椎受累应停用枕头。④物理治疗。⑤戒烟。

2) 药物治疗

A. 非甾体抗炎药(NSAIDs):可迅速改善患者腰背部疼痛和晨僵,减轻关节肿胀和疼痛及增加活动范围,是治疗伴有疼痛及僵硬患者的一线用药。其种类繁多,但对 AS 的疗效大致相当。

B. 生物制剂:肿瘤坏死因子(TNF)-α 抑制剂包括依那西普、英夫利昔单抗和阿达木单抗,其治疗 AS 已经通过多项随机双盲安慰剂对照试验评估,总有效率达 50% ~75%。

C. 柳氮磺吡啶:可改善 AS 的关节疼痛、肿胀和发僵,并可降低血清 IgA 水平及其他实验室活动性指标,特别适用于改善 AS 患者的外周关节炎。

D. 糖皮质激素:一般不主张口服或静脉全身应用皮质激素治疗 AS,因其不良反应大,且不能阻止 AS 的病程。顽固性肌腱端病和持续性滑膜炎可能对局部皮质激素治疗反应好。但目前尚无证据支持全身应用激素治疗中轴型强直性脊柱炎。

E. 其他药物:部分男性难治性 AS 患者应用沙利度胺后,临床症状、血沉(ESR)及 CRP 均明显改善。用量不足则疗效不佳,停药后症状易迅速复发。对上述治疗缺乏疗效的患者,AS 外周关节受累者可使用甲氨蝶呤和抗风湿类中药等治疗,但它们对中轴关节病变的疗效不确定,还需进一步研究。

3) 中医辨证论治:目前,多数医家认为强直性脊柱炎为先天不足,后天失养,导致肾虚督空,筋脉失濡,加之感受外邪,筋骨经络痹阻而发病。该病以肾虚为本,邪实为标,肝肾亏损,气血虚弱是其基本病机。中药治疗本病以补肾通痹为主,着眼于整体调治。参照"国家中医药管理局'十一五'重点专科协助组大偻(强直性脊柱炎)诊疗方案",大偻临床常见证候为:

肾虚督寒证:以补肾强督,祛寒除湿为法,拟补肾壮督祛寒汤。

肾虚湿热证:以补肾强督,清热利湿为法,拟补肾壮督清化汤。

4) 手术治疗:AS 手术治疗的目的是矫正畸形,改善功能,缓解疼痛。

A. 髋关节置换术:不论年龄大小,对于难治性髋关节疼痛、关节间隙狭窄、强直和畸形,人工全髋关节置换术是最佳选择。置换术后绝大多数患者的关节痛得到控制,部分患者的功能恢复正常或接近正常,置入关节的寿命 90% 达 10 年以上。

B. 膝关节置换术:AS 患者常常存在骨质疏松,因此术中应警惕安装假体时发生骨折。对于超过 60° 的严重屈曲畸形患者,术中应注意腘动静脉和腓总神经牵拉损伤。

C. 脊柱矫形手术:后期的畸形已有骨性融合,非手术治疗难以奏效。对严重驼背畸形者可施行脊柱截骨术。腰椎侧位片腹主动脉有钙化者禁忌手术。如双髋亦有强直者应先行髋关节置换术,才考虑施行截骨术。脊柱截骨术系在腰椎后部切去楔形骨块,手法折断前方韧带,使腰椎前凸增加,畸形改善。

D. 对于椎体骨折的 AS 患者,尤其是不稳定性骨折,应考虑手术治疗。

(三) 强直性脊柱炎的继承与创新

强直性脊柱炎(AS)的中医病名繁多,属于"肾痹""骨痹""龟背风"等范畴,目前,以"大偻"作为强直性脊柱炎的中医病名已被国家中医药管理局"十一五"重点专科诊疗方案及临床路径所采纳。中医病机为本虚标实,以肾虚为本,血瘀为标,夹杂湿热、寒湿、痰浊等;以补肾活血为基本治法,兼以清热除湿、祛寒除湿、祛痰散结。在疾病过程中,长期药物治疗易损伤脾胃,应注意顾护脾胃。不同学者从细胞、细胞因子、信号通路等方面进行研究,认为补肾活血中药能够从调节患者体内的免疫功能、抗炎止痛、抗骨化、抗骨质破坏等多个角度发挥作用,从而控制病情的发展,改善患者的预后,但确切中药作用机制还不明确。

虽然治法类同,但处方用药各不相同,体现了中医治疗差异性,虽然临床有效,但疗效评价标准存在差异性,作用机制研究相对不足。不同医家的经验用药均局限于所在医院,没有得到广泛的应用。从众多药物中筛选出特效药物,或从复方中提取有效成分进行研究,并从不同的层面开展机制研究,在基础研究上取得突破,使中药能更加有效地运用于临床,提高临床疗效,控制疾病进展,减轻患者的痛苦。

AS 是一种自身免疫性、慢性炎症性疾病,但病理机制不明确。由于非特异性临床表现和严格的诊断标准导致了疾病的延迟诊断和临床疗效不理想。对于 AS 的诊断,长期以来根据 1984 年改良纽约标准,但难点在于当出现骶髂关节炎时已经有明显的关节破坏,这比 AS 发病晚 5 年时间,甚至晚 7~9 年。随着磁共振成像(MRI)的发展,MRI 已用于 AS 的诊断,2009 年国际脊柱关节炎协会(ASAS)出版了中轴脊柱关节炎分类共识,成为新的诊断标准。传统 MRI 对发现骨髓与骶髂关节的异常具有高度敏感性,但没有特异性,弥散加强 MRI 成像(DWI)与全身 MR 成像(WH-MRI)两者可通过测量表面弥散系数(ADC)用于 AS 的早期诊断和疗效评价。

AS 的治疗在于早期诊断,早期治疗。治疗目标是:①缓解疼痛;②恢复日常生活和职业活动功能;③延缓因关节破坏造成的身体损害。

非甾体抗炎药(NSAIDs)是治疗 AS 的一线药物,它可以抑制前列腺素的生成,减少骨吸收;考虑到药物的胃肠道、心血管风险,COX-2 抑制剂是首选,比如塞来昔布。药物使用时间还存在争议,研究发现对于控制疾病的进展,持续服用的疗效优于疼痛时服用;但最近研究表明持续服用和按需服用,两者有效性和安全性没有显著差异,这还需要进一步研究。当 NSAIDs 治疗无效,Bath 强直性脊柱炎活动指数(BASDAI)大于 4 时,需考虑其他药物。对乙酰氨基酚和阿片类止痛药用于其他药物不能使用或者患者使用 NSAIDs 和肿瘤坏死因子抑制剂后疼痛不能缓解时。但改善病情的抗风湿药(DMARD)没有足够的证据表明治疗 AS 的有效性,DMARD 不足以改善 AS 的治疗和缓解症状。一般情况下不全身使用激素药物。

肿瘤坏死因子抑制剂(TNF-a 抑制剂)是治疗 AS 的二线药物,使用原则包括:①尽管不同的药物作用相似,但对于有胃肠道症状患者而言,单克隆抗体(如英夫利昔、阿达木单抗)较受体阻断剂(依那西普)疗效好;②当一种 TNF-a 抑制剂无效时,可选择其他 TNF-a 抑制剂;③评估对生物制剂的反应至少要等到使用药物 12 周后;④出现症状时间短和 CRP 阳性者,预示着 TNF-a 抑制剂具有可喜的疗效;⑤使用前需排除潜在的结核病灶。但药物治疗时间存在争议性,研究表明持续使用和间断使用 TNF-a 抑制剂,两者的疗效没有显著差异,因此建议按需使用。

随着诊断技术的提高和生物制剂的应用,AS 可以做到早期诊断和早期治疗,但对于晚期 AS,当四肢关节受累,关节畸形、强直时需要外科手术治疗。中医辨证论治多样化,如何将证型规范化,将有效方剂进行拆方研究,提取出有效药物或单体进行深入机制研究,开发新的中药具有显著的临床意义。由于 AS 的治疗不是一成不变的,生活方式的改变和饮食结构的改变对于提高生活质量具有重要意义;下一步研究将致力于对具有遗传易感性的患者开展早期干预措施,预防 AS 的发生,阻止其发展,控制 AS 急性发作;对 AS 采取综合治疗,提高疗效;开展 AS 机制研究,开发新的药物,在缓解患者疼痛、改善关节活动、矫正畸形的同时,减轻 AS 患者的经济负担。

第二节　骨炎症、结核类疾病临床研究与发展

一、化脓性关节炎

化脓性关节炎是化脓性细菌引起的关节腔内的化脓性炎症。中医称为关节流注,好发于儿童及青少年,男性多于女性,最常侵犯的关节是髋关节和膝关节,其次为肘关节、肩关节、踝关节。《外科医镜》指出:"流注病多生十一二岁,或七八岁;三两岁儿最多,大部先天不足,寒乘虚而入里。"

(一) 病因病机

中医学认为,关节流注的发病多因患疗疮痈毒或其他湿毒侵袭,流注关节;或因暑热,寒邪外来,客于营卫,阻于经络;或跌打损伤,瘀血停留,郁而化热,热毒流注关节而发病。

1. 暑湿流注　暑为阳邪,乃夏季火热之气所化,致病有明显的季节性,常见于夏秋之间。暑邪为病,常兼夹湿邪侵犯人体。暑湿之邪客于营卫之间,阻于经络之内,不得宣通外泄,郁久化热,凝注于关节而发病。

2. 余毒流注　疖疮或麻疹病后,正气未复,余毒留滞或走散,注于关节。或外感风寒,表邪未尽,客于经络,郁而化热,流注关节。

3. 瘀血流注　又称瘀血泛注。清代《医宗金鉴·正骨心法要旨》指出:"乃跌仆血滞所致","盖气流而注,血注而凝,或注于四肢关节……漫肿,或结块"。损伤后,恶血留内,郁而化热,流注关节致病。或因积劳过累,肢体经脉受损,郁久化热,恶血热毒,流注于关节而发病。

西医学认为,当化脓性细菌进入关节后,在机体抵抗力下降时发病,首先引起骨膜水肿、充血,产生渗出液。渗出液的多少和性质,决定于细菌毒性大小和病人抵抗力的强弱。在病理变化的不同时期,有不同性质的关节液,同时出现相应的临床症状。

(二) 诊断

1. 病史　发病前,可能有身体其他部位的感染病灶或关节的开放性损伤病史。

2. 全身症状　起病急,有全身不适,食欲减退,高热,寒战,出汗,体温可高达 40℃ 以上,

全身感染中毒症状明显。

3. 局部症状 关节处疼痛、红肿,皮温增高;患肢不能承受重力,关节稍一活动即有剧痛,常处于半屈曲状态。较表浅的关节,如膝关节、肘关节、踝关节等,局部红肿压痛,关节积液多伴有明显肿胀。位于较深部的关节,如髋关节,因周围有较厚的肌肉,早期局部常无明显的红、肿、热、痛,但由于关节腔有不同程度积液、肿胀,关节处于屈曲位,使关节囊较松弛,以减少疼痛。

4. 体征 检查可发现体温增高,脉搏快而有力,白细胞总数可达$20×10^9/L$以上,血沉增快,关节部位有红肿,均有压痛,各方面的被动活动均引起剧烈疼痛,浅表关节积液时可有波动感,膝关节积液时浮髌试验阳性。

5. 实验室检查 关节穿刺液可为浆液性、血性、混浊或脓性积液,随病变的不同阶段而异;关节液内含白细胞、脓细胞和革兰阳性球菌。

6. X线检查 在早期仅可见到关节周围软组织阴影膨胀,关节间隙增宽,稍后可见附近骨质疏松,后期关节软骨被破坏则关节间隙变窄或消失,关节面毛糙。当感染侵犯软骨下骨质时,可有骨质破坏和增生,晚期病变愈合后,关节有纤维性融合或骨性融合,间隙消失。病变周围呈硬化反应。

(三)治疗

本病应早期诊断、早期治疗,采用中西医结合,尽可能保全关节的功能活动。

1. 中医治疗 辨证运用消、托、补法治疗。早期未成脓者,以消法为主。因暑湿而致病者,宜清暑化湿解毒,方用五味消毒饮,加茯苓、薏苡仁、豆卷、牛蒡子、佩兰、栀子、陈皮、牛膝、车前子等。晚期脓已成者,宜托里透脓,方用透脓散加减;脓溃后,若气血两虚者,方用八珍汤,补益气血;如伤口久溃不愈者,方用十全大补汤。

外治法:初期未成脓者,可用玉露膏、金黄散或双柏散外敷局部,每天换药 1 次。脓溃后,用九一丹或红升丹,药线放入伤口引流。瘘道口无分泌物、肉芽新鲜的伤口,用生肌散、太乙膏,或生肌散加玉红膏贴敷伤口。

2. 西医治疗

(1) 早期用足量有效抗生素:一般采用静脉给药途径,并根据关节液细菌培养和药物敏感试验的结果调整抗生素的使用,对儿童和重症病人注意降温、补液,纠正水和电解质代谢紊乱,增强营养,给予维生素,必要时少量多次给予输血,提高全身抵抗力。

(2) 局部制动:可使患肢得到休息,防止炎症的扩散,防止因炎症而有损害的关节面因受压而变形,使肌肉痉挛得到缓解、减轻疼痛;可以防止或矫正畸形,如有关节脱位或半脱位者,可用持续皮牵引或骨牵引复位。后期 X 线片显示关节骨面已有破坏及增生,关节强直已不可避免时,应用石膏固定于功能位,使其在功能位强直。

(3) 关节切开引流:给上述治疗 3～4 日内无好转,体温不下降,中毒症状不减轻,穿刺证实关节内有脓性渗出液,应及时排脓引流。对于髋关节的化脓性关节炎,由于股骨头和股骨颈的大部在关节囊内,容易产生骨髓炎,破坏骨髓,影响肢体发育;髋臼病变也容易直接向髂骨蔓延,产生髂骨骨髓炎,因此,需要早期切开引流。只要诊断确定,并经穿刺证实关节内有脓性渗出液,应紧急切开。其他关节治疗或关节内注入抗生素不能控制症状时,也应切开引流。

(4) 康复治疗:在急性化脓性关节炎治疗过程中,除积极有效地控制感染外,必须注意关节功能的恢复。某些病人虽经积极治疗,但最终难免引起关节强直。因此,要注意尽量使关节置于功能位。如在治疗过程中未采取有效预防措施,即使炎症得到控制,但关节往往遗留下不同程度功能障碍、畸形,给其工作生活带来一定困难,因此还需进一步处理。

1)功能锻炼:急性炎症消退后,而关节没有明显破坏时,局部不肿不痛,只遗留下关节功能障碍者,应鼓励病人逐渐进行功能锻炼,同时做理疗、热敷、按摩,以免发生关节粘连和强直。

2)强直在功能位:关节有严重破坏,关节强直已不可避免时,应牵引或石膏固定在功能位,使其在功能位强直。如强直后不疼痛,能负重的关节能承受重力,不影响工作者,不需做特殊处理。

3)强直在非功能位:化脓性关节炎合并病理性脱位,严重畸形,出现症状,影响工作者,须行矫形手术。如髋关节,可以做股骨转子下截骨术,以纠正畸形,术后不需内固定,用单侧髋关节石膏固定,一般比较稳定,疗效满意,既纠正了畸形,又增加了肢体的长度,还可考虑人工关节置换术。施行这类手术必须等到炎症完全控制,窦道愈合后半年至 1 年左右方可进行,以免感染复发。

二、化脓性骨髓炎

化脓性骨髓炎是由化脓性细菌引起的骨组织的化脓性炎症。中医学早在隋代《诸病源候论》中已把本病分为附骨痈和附骨疽两类,实际上包括急性化脓性骨髓炎、慢性化脓性骨髓炎。历代中医文献中,根据发病部位不同,尚有不少名称,如多骨疽、朽骨疽、股胫疽、骨疽等。由于附骨痈、附骨疽病邪深沉,伏结于骨,附骨成脓而致骨脓肿,如不及时给予正确治疗,有的患者甚至出现残废。

感染途径:①血源性感染:致病菌由身体其他部位的感染灶,如上呼吸道感染、皮肤疖肿、毛囊炎、泌尿生殖系统感染或胆囊炎等部位的感染细菌经血液循环转移至骨组织内,称为血源性骨髓炎;②创伤后感染:如开放性骨折或骨折手术后出现的骨感染,也称创伤后骨髓炎;③邻近感染灶,由贯通伤、异物感染及压疮等邻近组织感染蔓延至骨组织,如糖尿病、动脉硬化引起的足骨骨髓炎。

按病情发展,化脓性骨髓炎分为急性和慢性两种类型,急性化脓性骨髓炎反复发作或病程超过 10 天开始进入慢性化脓性骨髓炎阶段。

急性化脓性骨髓炎

急性化脓性骨髓炎以儿童多见,大多数儿童骨髓炎为血源性的,男女患病比约为 4∶1。以胫骨近端、股骨远端为好发部位,胫骨远端、肱骨近端等其他骨骼也可发生。

(一)病因病机

1. 病因　最常见的致病菌是金黄色葡萄球菌,约占 75%;其次是 β 溶血性链球菌,约占 10%。在急性血源性骨髓炎发病前,身体其他部位常有明显或不明显的感染性病灶,当处理不当或机体抵抗力降低时,感染灶内致病菌经血液循环至骨内停留而引起骨组织的急性感染,而免疫功能缺陷会增加骨髓炎的发病。

2. 病理学

(1)原发灶脓肿形成:大多数病例,骨髓炎原发在干骺端。可能的原因为:①小儿干骺端的骨滋养动脉为终末端血管,血流缓慢,经血液循环散播的细菌易在此停留;②局部免疫功能缺陷,干骺端的单核吞噬细胞、多核白细胞比骨干相对减少,T 细胞和免疫细胞因子下降。

（2）脓肿扩散途径:细菌首先在干骺端的松质骨内停留繁殖,引起局部急性炎症反应,如充血、水肿、白细胞浸润等。局部骨内压升高,引起疼痛,而后白细胞坏死释放溶蛋白酶破坏骨基质形成脓肿,脓肿再向压力低的方向扩张、蔓延。

（3）骨坏死死骨形成:①脓肿及骨坏死:干骺端脓肿及炎性肉芽组织扩展,骨髓腔滋养动脉因炎性栓子栓塞,骨膜下脓肿可使骨膜血管栓塞,加之细菌毒素的作用可引起局部密质骨骨坏死,或大块密质骨或整段骨干的骨坏死。骨坏死在尚未与周围活组织脱离时,如炎症被控制,可以通过建立侧支循环,病变骨有可能复活。若与周围组织脱离,则形成死骨,并被肉芽组织、纤维组织包绕,若无脓肿形成,其可长期存留体内。②骨膜下新骨形成:骨膜在未被感染破坏时,炎症刺激骨膜下形成新骨,可包绕死骨及其上、下活骨段表面,称为包壳。包壳可以保持骨干的连续性,使其不会发生病理性骨折。如骨膜被感染破坏,无新骨壳形成,可发生感染性骨缺损及病理性骨折。死骨和包壳可使病灶经久不愈,是慢性化脓性骨髓炎的特征之一。

（二）诊断

1. 病史　应包括可能的潜在血源感染源的原发化脓性感染病灶,如上呼吸道感染、扁桃体炎等。

2. 全身中毒症状　起病急,伴有高热;小儿可出现惊厥,体温常在 39～40℃,伴寒战、精神不振、消化道症状等,感染中毒症状显著。病情严重者可发生中毒性休克。

3. 局部表现　感染早期,局部剧痛,皮温升高,患肢呈半屈曲制动状态,拒绝活动和负重。当骨脓肿形成至穿破密质骨到骨膜下时,常伴剧痛,随后骨内压缓降,疼痛也随之减轻。当脓肿穿至皮下时,局部红、肿、热、痛明显。

4. 体征　早期压痛不一定严重,脓肿进入骨膜下时,局部才有明显的肿胀和压痛;被动活动肢体时疼痛加剧,常引起患儿啼哭。

5. 实验室检查　①白细胞总数升高（$10×10^9$/L 及以上）,中性粒细胞比值增大;②血沉加快;③血中 C-反应蛋白水平在骨髓炎的诊断中比血沉更有价值、更敏感;④在病人高热或应用抗生素治疗之前,可行血培养检查,如果为阳性,则有助于诊断及指导合地选择抗生素治疗。

6. 局部分层穿刺　对早期诊断有重要价值。在肿胀及压痛最明显处,用粗针头先穿入软组织内抽吸,如无脓液再向深处穿刺入骨膜下;如果骨膜下穿刺抽吸也无脓液,则应通过薄层干骺端皮质穿刺进入骨质。即使仅抽出几滴血性穿刺液也必须送检。涂片检查有脓细胞或细菌则可明确诊断,并同时做细菌培养和药敏试验。

7. X 线检查　早期骨髓炎患儿 X 线平片正常,但对于鉴别诊断是有益的。发病 7～14天平片显示可有骨破坏,此前仅表现为软组织肿胀和脂肪消减,以后可见干骺端模糊阴影,骨纹理不清;2 周后逐渐出现松质骨虫蛀样散在的骨破坏,骨膜反应、新骨形成等;病变继续发展,可见骨膜增生,游离致密的死骨,围绕骨干形成的骨包壳,是转为慢性化脓性骨髓炎的表现。

8. CT　有助于评价骨膜下脓肿、软组织脓肿以及骨破坏的定性。

9. MRI 该检查对病灶敏感性高、特异性强,T2 像炎症病变,信号加强,有早期诊断价值。

(三) 治疗

1. 中医治疗 辨证运用消、托、补三法。急性期脓未形成,热毒炽盛者,以消法为主,治宜清热解毒,活血通络,佐以化湿,用五味消毒饮或黄连解毒汤合仙方活命饮加减。有外伤瘀血者,加桃仁、红花;神昏谵妄者,加水牛角、生地黄、紫雪丹、牛黄。脓成未破溃者,应以托法为主,宜托里透脓,用托里消毒饮。急性期脓已溃而体质不虚者,予小金片。体质虚弱者,应以补法为主,用八珍汤或十全大补汤。脓未成者,还可选用金黄散、双柏散,水调外敷,每天换药 1 次。

2. 西医治疗 发病初期只能凭经验选择有效足量抗生素进行治疗,同时应考虑患儿年龄等因素。治疗应积极,以防发生中毒性休克和感染蔓延。局部治疗也应及早进行,力争在急性期治愈。

(1) 全身支持疗法:提高机体免疫力,可少量多次输新鲜血。给予高蛋白、维生素饮食。高热时可应用物理降温,并注意保持体内水电解质的平衡,纠正酸中毒。

(2) 合理选用抗生素:获得细菌培养及药敏检测结果后,再调整对细菌敏感的抗生素。金黄色葡萄球菌或 G-杆菌引起的感染至少要治疗 3 周,直到体温正常,局部红、肿、热、痛等减轻。另外,在停止应用抗生素前,实验室检查必须显示血沉和 C-反应蛋白水平正常或明显下降。

(3) 局部处理:早期行骨开窗减压、引流,防止炎症扩散及死骨形成而转变成慢性化脓性骨髓炎。引流越早、越彻底越好。

(4) 肢体制动:患肢用石膏托或皮牵引制动,有利于炎症消散和减轻疼痛,防止病理性骨折和关节挛缩。

慢性化脓性骨髓炎

慢性化脓性骨髓炎中医名为附骨疽,多由急性化脓性骨髓炎治疗不及时或不彻底发展而来,少数由开放性骨折继发感染或邻近组织感染直接蔓延至骨组织而成。其特点是病程长,时发时愈,或形成经久不愈的窦道。

(一) 病因病机

多数慢性化脓性骨髓炎是由于急性化脓性骨髓炎治疗不当或不及时引起的,但若急性化脓性骨髓炎的致病菌毒力较低,或患者抵抗力强,或由皮肤创口感染的骨髓炎,也可能从一开始即为亚急性或慢性化脓性骨髓炎,而无明显急性期症状。

慢性化脓性骨髓炎骨内出现死骨,虽然脓液穿破皮肤后得以引流,急性炎症逐渐消退,但死骨若未能吸收或排出,周围包壳形成后,便产生一死腔。死腔内有细菌残留并有炎性肉芽组织和脓液,因而经常有分泌物从窦道排出。在死腔和附近瘢痕组织内缺乏或很少血液供应,以致机体的抵抗能力和药力难于到达病灶处而影响病灶的愈合,窦道虽有时能暂时愈合,但脓液得不到引流,当患者抵抗力降低时,急性炎症又可复发,待脓液重新突破窦道流出后,炎症又渐渐消退,如此反复发作,长期不愈合。

(二) 诊断

1. 病史 患者有反复局部红肿、疼痛、流脓甚或发热恶寒史。

2. 全身症状 患者全身症状不明显,常为形体消瘦、面色苍白、神疲乏力、食少纳差、舌淡苔白、脉细弱等脾肾不足、气血两虚的症状,或有低热,急性发作时才出现体温升高、恶寒、发冷等全身感染中毒症状。

3. 局部症状 伤口引流不畅时可出现肿痛,脓肿破溃后可形成窦道,瘘道口常有清稀炎性分泌物流出,伤口经久不愈,或虽愈合,但在数月甚至数年后原伤口处疼痛红肿,继而伤口溃破,亦出现周身发热,经休息或治疗,上述诸症消失,但多数仍留瘘道,经久不愈如此反复发作。

4. 实验室检查 血象多属正常范围。急性发作时,血象、血沉可增高。

5. X线检查 可见骨干增粗,轮廓不规则,密度不均匀,以增生改变为主,周围可见有包壳,其内有死骨或空腔。死骨密度较周围密度为高,有不规则的锯齿状边缘。松质骨病变时以破坏为主,很少形成死骨,X线片上主要为密度不均的破坏区及骨内空腔。

(三) 治疗

治疗慢性化脓性骨髓炎需彻底清除病灶和死骨,充填空腔,切除瘢痕,消除影响伤口愈合的因素。

1. 中医治疗 清除余毒,补益气血。急性化脓性骨髓炎转入慢性阶段,一般表现为余毒未尽,正气虚衰,脾肾亏损,不能托毒外出的证候,应扶正祛邪,排脓托毒,方用托里消毒散。若畏寒肢冷,食纳不佳,瘘道脓头清稀,经久不愈,属脾肾阳虚气血亏损的证候,予以神功内托散。瘘道经久不愈,可用八二丹或用化腐生肌膏,亦可外贴拔毒膏。根据脓液的多少,确定换药时间。如脓液较多,可用红升丹做药条,插入瘘道内,有腐蚀管壁和引流脓液的作用。若无死骨、肉芽新鲜,分泌物较少,则停用丹药,换用生肌膏(或散),以促进伤口的愈合。

2. 西医治疗 慢性化脓性骨髓炎的治疗原则是:清除死骨及骨死腔,切除窦道,根治感染源。手术指征:①有死骨形成;②有骨死腔及流脓窦道。手术禁忌证:①急性发作期;②有大块死骨但包壳形成不充分。

(1) 清除病灶:切口沿窦道壁周围正常软组织显露,切除窦道壁,开槽进入骨死腔,切勿剥离周围骨膜,以免与骨膜分离的密质骨再发生缺血坏死。摘除死骨,吸出脓液,刮净坏死和肉芽组织。如果有窦道存在,手术前用小导管插入窦道内,并注入亚甲蓝以帮助手术中定位和鉴别坏死和感染的组织。

(2) 消灭骨死腔:①碟形手术:方法是凿去骨死腔边缘一部分骨质,成为一口大底小的碟形,使周围软组织向碟形腔内塌陷,以消灭死腔。②肌瓣填塞:利用邻近肌瓣或带血管蒂的转位肌瓣填塞骨死腔,因肌肉血液循环丰富,与骨腔壁愈合后可改善骨的血运。③抗生素骨水泥珠链:采用敏感抗生素骨水泥(聚甲基丙烯酸甲酯)串珠放在骨死腔内,随着骨死腔底新鲜肉芽生长填塞死腔的进程,逐步抽出串珠。④闭合伤口:彻底冲洗伤口,争取一期闭合。伤口较大者,应用油纱敷料填塞,2~3日更换1次,待其下方新鲜肉芽组织生长填平伤口时,再用游离皮片覆盖创面,或者清创术后应用局部肌皮瓣,也可用带蒂皮瓣、肌皮瓣转移闭合伤口。⑤彻底引流:手术中伤口内置引流管两根,以便术后进行灌洗。⑥术后患肢制动:有病理骨折或清创后骨缺损较大者,可用 Ilizarov 外固定装置进行骨延长治疗,有助于获得治愈。

(3) 对于长期不愈合的窦道,未有明显死骨的可考虑手术彻底清除窦道的坏死肉芽组织及炎性瘢痕组织,伤口彻底引流。术后换药,伤口可能愈合。

(4)术后全身应用抗生素:慢性化脓性骨髓炎往往是多种细菌混合感染,应选择对多数致病菌有效的广谱抗生素。此外,腓骨、肋骨、髂骨部位的慢性化脓性骨髓炎,病变局限,可采用切除术。

三、硬化性骨髓炎

硬化性骨髓炎是骨组织的一种低毒性感染。由于骨组织感染后有强烈的成骨反应,引起骨质硬化,病程长,易复发,故又名慢性硬化性骨髓炎。本病多发生在长管状骨骨干皮质,多见于抵抗力较强的青壮年患者。

(一)病因病机

本病的原因尚不明确,可能由于骨组织受到低毒力细菌感染所致,损伤往往可诱发本病。其特点是骨组织受感染后,发生炎性反应,髓腔内出现广泛性纤维化,出现反应性骨内膜新骨形成,髓腔狭窄或闭塞,引起骨质硬化。它与一般的慢性化脓性骨髓炎不同,很少有明显的化脓、死腔或死骨形成,偶有少量脓液或肉芽组织。

(二)诊断

起病时因渗液少,故局部红、肿、热均不明显。以后肢体渐肿大,有持续性隐痛。久走或久站疲劳后疼痛加剧,夜间尤甚。有轻度压痛,少有发热等全身症状。血培养常为阴性,病情缓慢,可长期存在。

X 线片显示:骨干呈增生及硬化现象,骨皮质增厚,密度增高,髓腔变窄或消失,病变与正常骨无明显界限,长管状骨骨干呈梭形增宽,外缘光滑整齐,无骨膜被掀起现象,一般无死骨形成。在骨质硬化区无或有轻微的骨质破坏,偶见一小透亮区。病变周围软组织也无肿胀阴影。

(三)治疗

1. 中医药治疗　中医采用活血化瘀、清热解毒、行气止痛剂治疗。内服选用仙方活命饮,五味消毒饮加减,外用消瘀止痛膏,拔毒生肌散或阳和解凝膏贴敷肿硬部。

2. 手术治疗　通过手术凿除增厚的皮质骨,找到小透亮区,其中常有少量肉芽组织或脓液,将其刮除后,疼痛即渐缓解,骨质增生停止。如无小透亮区,可在病灶中心或两侧呈梭形增厚硬化的骨密质上凿窗口,一期缝合皮肤,使骨髓腔内有张力的渗出液得以引流至软组织内,疼痛因此而解除。

四、痛风性关节炎

痛风性关节炎是众多类型关节炎中的一种,主要是由于嘌呤代谢紊乱及尿酸排泄减少致使尿酸沉积在关节囊、滑膜囊、软骨、骨质而引起的关节周围软组织出现明显红肿热痛,局部不能忍受被单覆盖或周围震动,午夜足痛惊醒,痛如刀割或咬噬样的慢性关节炎。好发于40 岁以上男性。

(一)病因病机

1. 中医病因病机　本病病机为先天脾肾功能失调,脾虚或者脾胃湿热,湿浊排泄减少,痰湿外留经络关节。病位在肢体关节之经络,继而侵蚀筋骨,内损脏腑。本病本虚标实,以脾肾亏虚、脾运失调、脏腑蕴热为本,以湿浊、毒邪、痰瘀为标。

2. 西医病因病机

（1）发病原因：本病有原发性和继发性两类，原发性与家族遗传有关，继发者则常因其他疾病引起，如血液病、肾病、肿瘤等。体内尿酸积聚的原因为：①体内嘌呤物质和核酸物质分解的尿酸过多；②含嘌呤的食物，如动物的肝、肾、脑以及鱼子、豆腐等摄入过多；③肾排泄的功能降低，结果使体内尿酸积聚。

（2）发病机制：许多学者普遍认为与多形核白细胞有关。痛风时滑膜组织和关节软骨释放的尿酸钠晶体被关节液的白细胞吞噬。白细胞又破坏释放出蛋白酶和炎性因子进入滑液。这些蛋白酶和炎性因子使关节中的白细胞增多，吞噬了尿酸盐结晶的白细胞相继破裂，释放出酶和炎性成分，形成恶性循环进一步加重急性滑膜炎和关节软骨破坏。尿酸在组织中的浓度很低，特别是体液 pH 低时。当血尿酸浓度超过 80mg/L 时，即有尿酸盐沉积，常见部位为关节囊、软骨和骨端骨松质，亦可见于肾及皮下结缔组织。局部积聚过多，则形成痛风石。

（二）诊断

1. 病史　多急性起病，发生关节肿痛。

2. 症状　首次发作的痛风性关节炎多为单关节炎，以第 1 跖趾及趾间关节为多见，其次为踝、膝、肘、腕、手及足部其他关节。

3. 体征

（1）疼痛：疼痛常在夜间突发，可因疼痛而醒并且彻夜不能入睡。

（2）痛风石：慢性期尿酸钠在关节内沉着逐渐增多，发作逐渐频繁，间歇期缩短，受累关节增多，疼痛加剧，炎症不能完全消退，出现痛风石。痛风石以关节和肾较多见。

（3）全身表现：可伴有发热、寒战、疲倦、厌食、头痛等症状。

（4）辅助检查

1）血中尿酸盐浓度升高，正常值男性为 70mg/L，女性为 60mg/L，高者可达 180mg/L 以上。发作期血细胞沉降率快，非蛋白氮（NPN）升高；关节液镜检示有尿酸盐结晶。

2）X 线平片早期有关节肿胀，后期在关节近骨端处有虫蚀状或穿凿状缺损，晚期关节间隙狭窄，重者骨破坏广泛，软组织肿胀明显，在痛风石钙化者可见钙化影。

3）CT 及 MRI 检查：有助于本病的早期诊断，可酌情选用。

当前国内外多采用美国风湿病学会于 1977 年制订的诊断标准：

a. 急性关节炎发作 1 次以上，在 1 天内即达到发作高峰。

b. 急性关节炎局限于个别关节。整个关节呈暗红色。第 1 跖趾关节肿痛。

c. 有痛风石。

d. 高尿酸血症。

e. 非对称性关节肿痛。

f. 发作可自行停止。

凡具备上述条件 3 条以上，并可排除继发性痛风者即可确诊。

（三）治疗

1. 中医治疗　急性期用苍术健脾燥湿，祛风除湿；牛膝活血祛瘀，补肝肾、强筋骨，利尿通淋；薏苡仁、茯苓、草薢利水渗湿，健脾舒筋；秦艽祛风湿，通经络，止痛，清湿热；黄柏、白花蛇舌草、忍冬藤清热燥湿，泻火解毒，利湿通络。缓解期用党参、黄芪、白术益气健脾，燥湿利尿;补骨脂补肾阳,温脾阳;丹参、赤芍活血祛瘀,通络散结。急性发作期以祛邪治标为主,缓解期以扶正治本为主,标本分期辨治,能较快地控制症状、体征,降低血尿酸,减少复发,达到较好的疗效,同时应告诉患者注意饮食宜忌,不要狂饮暴食,以免诱发或加重病情。

2. 西医治疗

(1) 一般治疗:卧床休息,局部冷敷,多饮水以增加尿酸的排泄。

(2) 药物疗法:临床上多用秋水仙碱 1mg,每 2 小时 1 次,至症状控制或出现反应,表现为恶心、呕吐或腹泻为止,一般服药 12 小时后开始消肿,每天总量 4 ~ 8mg。以后 0.5mg,3次/天,1 ~ 2 天后疼痛可完全消失。肾功能不良者每天药量不超过 3mg,服药过程中,应查白细胞数量,减少时应减量或停药。对胃肠反应重者,可改用静脉注射,每次 1 ~ 3mg,加入20ml 生理盐水慢注,需要时隔 6 ~ 8 小时重复 1 次,注射时避免药液外漏。

(3) 手术疗法:如果痛风石有穿破危险或妨碍关节活动及穿鞋袜,应手术切除,对已破裂形成窦道者应刮除,并酌情植皮。有时,痛风性关节炎为了减轻关节疼痛和恢复关节功能,可选择关节成形术、人工关节置换术等。

3. 预防

(1) 不进食高嘌呤饮食,如动物的心、肝、肾和脑。要避免肥甘厚腻之味,体重超重者,应该限制热卡摄入的同时,还必须限制饮酒或禁酒。

(2) 适当锻炼身体,增强抗病能力,避免劳累保持心情舒畅,及时消除紧张情绪。

(3) 急性期患者应卧床休息,抬高患肢,局部固定冷敷 24 小时后可热敷,注意避寒保暖,大量饮水。

(4) 有痛风家族史的男性应经常检查血尿酸,如有可疑,即给予预防性治疗。

(5) 局部破溃者,可按一般外科处理。

五、骨关节结核

骨与关节结核是结核菌经血行引起的继发性慢性感染性疾病。约 95% 继发于肺结核,少数继发于消化道结核、淋巴结结核。发病与卫生条件、生活水平、身体抵抗力、病人免疫力、局部生理解剖、结核杆菌的数量和毒力有关。骨与关节结核好发于儿童及青少年,尤以10 岁以内者多。以脊柱最多见,其次是膝关节、髋关节、肘关节、肩关节、腕关节。好发部位与活动多或负重大的关节有关,肌肉附着多的部位极少发病。中医称骨与关节结核为骨痨,又称流痰。因发病不同又有不同的命名,如发生在脊背的称"龟背痰",在腰椎两旁的称"肾俞虚痰",在髋关节的称"环跳痰",在膝关节的称"鹤膝痰",在踝部的称"穿拐痰"。本病的特点是发病缓慢,化脓亦迟,溃后流脓清稀,窦道经久不愈。

髋关节结核

髋关节结核占全身骨与关节结核发病率的第 3 位。儿童多见,单侧性的居多。

(一) 病因病理

早期髋关节结核为单纯性滑膜结核或单纯性骨结核,其中以单纯性滑膜结核多见。单纯性骨结核的好发部位在股骨头的边缘部分或髋臼的髂骨部分。至后期会产生寒性脓肿与病理性脱位。寒性脓肿可以通过前内方髋关节囊的薄弱点突出于腹股沟的内侧方,也可以流向后方,成为臀部寒性脓肿。

（二）诊断

1. 全身症状　临床表现起病缓慢,有低热、乏力、倦怠、食欲不振、消瘦及贫血等全身症状。多为单发性,早期症状为疼痛。初起时疼痛不剧烈,休息后会好转。在小儿则表现为夜啼。儿童患者常诉膝部疼痛,如不加注意,会延误诊断。随着疼痛的加剧,出现跛行。至后期,会在腹股沟内侧与臀部出现寒性脓肿。破溃后成为慢性窦道。股骨头破坏明显时会形成病理性脱位。通常为后脱位。愈合后会遗留各种畸形,以髋关节屈曲内收、内旋畸形、髋关节强直与下肢不等长最为常见。

2. 体征

（1）4字试验:本试验包含髋关节屈曲、外展和外旋3种运动,髋关节结核者本试验应为阳性。方法如下:病人平卧于检查桌上,蜷其患肢,将外踝搁在健侧肢髌骨上方。检查者用手下压其患侧膝部,若患髋出现疼痛,而使膝部不能接触桌面即为阳性。应当指出,本试验受个体因素(年老或肥胖)的影响较大。故应进行两侧对比,做对比时外踝搁放的位置必须相同,不得有高低。

（2）髋关节过伸试验:可用来检查儿童早期髋关节结核。患儿俯卧位。检查者一手按住骨盆,另一手握住踝部将下肢提起,直到骨盆开始从桌面升起为止。同样做对侧髋关节过伸试验,两侧对比,可以发现患侧髋关节在后伸时有抗拒感觉,因而后伸的范围不如正常侧大。

（3）托马斯(Thomas)征:用来检查髋关节有无屈曲畸形。方法如下:病人平卧于硬桌上,检查者将其健侧髋、膝关节完全屈曲,使膝部贴住或尽可能贴近前胸,此时腰椎前凸完全消失而腰背平贴于床面,若患髋存在屈曲畸形则为阳性。

（4）影像学检查:X线摄片检查对诊断髋关节结核十分重要。必须两髋关节同时摄片以资比较。早期病变只有局限性骨质疏松,质量好的X线片可显示出肿胀的关节囊。进行性关节间隙变窄与边缘性骨破坏病灶为早期X线征象。随着破坏的加剧,出现空洞和死骨,严重者股骨头部几乎消失,后期有病理性后脱位。经治疗后骨轮廓边缘转为清晰时提示病变趋于静止。

CT与MRI检查可获得早期诊断,能清楚显示髋关节内积液多少,能揭示普通X线片不能显示的微小骨破坏病灶。MRI还能显示骨内的炎性浸润。

（三）治疗

全身治疗和局部治疗同样重要。抗结核药物治疗一般维持2年。有屈曲畸形者应做皮肤牵引。畸形矫正后髋人形石膏固定3个月。一般都能控制病情,不主张早期外科干预。单纯滑膜结核可以在关节腔内注射抗结核药物;如果髋关节内液体较多,为保全股骨头,做髋关节滑膜切除术。一般手术中的发现远重于X线表现即临床估计,有时要在滑膜切除时做局限性病灶清除,即对骨性病灶做彻底刮除。有寒性脓肿形成时宜做彻底的病灶清除术。术后髋人形石膏固定3周,以利病灶愈合。然后开始髋关节功能锻炼。有慢性窦道形成者亦需手术,手术前后还需加用抗生素以治疗混合感染。有混合感染者一般主张同时做髋关节融合手术。部分病例病变已静止,髋关节出现纤维性强直,但微小活动便会诱发疼痛,对该类病例适宜做髋关节融合术。对髋关节有明显屈曲、内收或外展畸形者,可做转子下矫形截骨术。

膝关节结核

膝关节结核占全身骨与关节结核的第2位,仅次于脊柱结核。儿童和青少年患者多见。

(一) 病因病理

病理起病时以滑膜结核多见。病变缓慢发展,炎性浸润和渗出,表现为膝关节肿胀和积液。随着病变的发展,结核性病变可以经过滑膜附着处侵袭至骨骼,产生边缘性骨腐蚀。骨质破坏沿着软骨下潜行生长,使大块关节软骨板剥落而形成全关节结核。至后期则有脓液积聚,成为寒性脓肿,穿破后会成为慢性窦道。关节韧带结构的毁坏会产生病理性半脱位或脱位。病变静止后产生膝关节纤维性强直,有时还伴有屈曲挛缩。

(二) 诊断

1. 全身症状 起病缓慢,有低热、乏力、疲倦、食欲不振、消瘦、贫血等全身症状。血沉增高。儿童有夜啼表现。

2. 局部表现 膝关节位置表浅,因此肿胀和积液十分明显,检查时发现膝眼饱满,髌上囊肿大,浮髌试验阳性。较晚期的膝关节结核,滑膜可以显著肿胀和增厚。早期膝关节穿刺可获得比较清亮的液体,随着病程进展,抽出液逐渐变混浊,有纤维素混杂在内,最终变为脓性。关节持续的积液和失用性肌萎缩,使膝部呈梭形肿胀。由于疼痛、膝关节半屈曲状,日久即发生屈曲挛缩。至后期寒性脓肿形成,溃破后成慢性窦道,经久不愈合;或因韧带的毁损而产生病理性脱位;病变静止或愈合后成为纤维性强直;骨生长受到抑制,造成两下肢不等长。

3. 影像学检查 早期处于滑膜结核阶段,X线片上仅见髌上囊肿胀与局限性骨质疏松。病程较长者可见到进行性关节间隙变窄和边缘性骨腐蚀。至后期,骨质破坏加重,关节间隙消失,严重时出现胫骨向后半脱位。无混合感染时骨质疏松十分严重,有窦道形成出现混合感染时则表现为骨硬化。

CT与MRI可以进一步显示病灶,特别是MRI具有早期诊断价值。而关节镜检查对早期诊断膝关节滑膜结核具有独特价值。

(三) 治疗

治疗全身治疗和局部治疗都不容忽视。膝关节是表浅关节,容易早期发现病变。因此,单纯性滑膜结核病例绝大部分是可以治愈的,还可以保留全部或大部分关节功能。

1. 关节腔内抗结核药物局部注射 先进行抽吸关节积液,再将抗结核药物直接注入关节腔内。成人可注入异烟肼每次200mg,儿童减半。每周注射1~2次,3个月为1个疗程。

2. 病灶清除术 全关节结核病例,如果破坏进展明显或有脓液积聚,需做病灶清除术。对于病灶清除术后是否要做膝关节融合术目前并无定论。一般认为,15岁以下的儿童,或在病灶清除术后尚有部分关节软骨面残留的成人病例可以不做融合术;15岁以上关节毁损严重并有畸形者,在病灶清除术后,同时行膝关节加压融合术;有窦道或有屈曲挛缩者均宜做融合术,加压钢针一般在4周后拔除,改用管型石膏至少2个月。

脊 柱 结 核

脊柱结核亦称脊柱骨痨,较为多见,占全身骨与关节结核的首位,其中以椎体结核占大多数,附件结核十分罕见。椎体以松质骨为主,它的滋养动脉为终末动脉,结核杆菌容易停留在椎体部位。在整个脊柱中腰椎活动度最大,腰椎结核发生率也最高,胸椎次之,颈椎更次之,至于骶尾椎结核则甚为罕见。本病以儿童患者多见,30 岁以上发病率明显下降。若儿童在胸椎发病,由于椎体破坏向前弯曲,后期易出现驼背,严重者可使脊柱形成锐角畸形,故又称龟腰背痰,或龟背驼,或鸡胸痰等。

（一）病因病机

脊柱结核是继发性病变,致病因子是结核杆菌,按病灶原发部位多分为中心型和边缘型两种,韧带下型多属于继发病变。中心型结核多见于儿童,病灶在椎体的中央,以骨质破坏为主,发展较快,常形成游离死骨,死骨吸收后,形成空洞。椎体被广泛破坏,塌陷后,可穿破上下椎间盘而侵蚀邻近椎体。边缘型结核多见于成人,病灶在椎体的边缘,骨质破坏易吸收,多形成局限性缺损,很少形成大块死骨,病灶可较久地局限于一个椎间盘,椎体的破坏塌陷不如中心性结核明显。韧带下型的结核主要累及椎旁韧带,早期很少侵犯椎体和椎间盘,但常有椎旁脓肿形成,晚期则椎间盘、椎体被广泛破坏,有人认为此型结核是椎旁脓肿的继发病变。

脊柱结核因骨质破坏、塌陷,椎体多变为前窄后宽楔形,形成驼背。结核病灶所形成的寒性脓肿,有的在其附近,有的向远处流窜,甚至可向体外或胸腹腔内脏器穿破,形成窦道或瘘管,造成混合感染。脊柱结核可产生最为严重的并发症,是脊髓硬膜外压迫性截瘫,多由于结核物质(脓液、肉芽、干酪样物质、死骨等)直接压迫所引起,截瘫发生率约10%。

中医认为,脊柱结核是全身变化,始为虚寒,渐转虚热,甚至阴虚火旺,后期阴阳俱虚,气血亏乏。整个病变过程虚实互见,寒热交错,以阴虚为主要特点。

（二）诊断

1. 全身症状　患者可有午后低热、消瘦盗汗、疲乏无力等全身中毒反应,儿童常有性情急躁、夜啼等。高热、剧痛少见。

2. 局部症状

（1）疼痛:多为轻微钝痛,休息减轻,劳累加重。

（2）姿势异常:病变部位不同而姿势各异,颈椎患者多喜欢用双手托住下颌部,胸、腰椎患者站立时会尽量将头部及躯干后仰,腰椎病者多呈拾物试验阳性。

（3）脊柱畸形:多为后突畸形。

（4）寒性脓肿:颈椎结核有咽后壁或食管后脓肿时,可发现咽后壁膨隆或波动;胸椎结核有时在腰三角部可扪及包块;腰椎结核可发现腰大肌或腹股沟部有饱满感的寒性脓肿并有压痛。

（5）瘫痪:早期表现为肢体无力,易于跌倒,小便费力,逐渐出现肢体感觉减退、麻木、僵硬。晚期表现为完全性弛缓性瘫痪,感觉、运动和反射消失。

3. 实验室检查　结核活动期血沉多增快,白细胞计数及分类正常或稍多,常有轻度贫血,混合感染时则白细胞明显增多,脓培养未经治疗时结核杆菌阳性率70% 左右。

4. 影像学表现

（1）X 线片

骨骼表现:以骨质破坏和椎间隙狭窄为主。中心型的骨破坏集中在椎体中央,在侧位片比较清楚。很快出现椎体压缩成楔状,前窄后宽。也可以侵犯至椎间盘,累及邻近椎体。边缘型的骨质破坏集中在椎体的上缘或下缘,很快侵犯至椎间盘,表现为椎体终板的破坏和进行性椎间隙狭窄,并累及邻近 2 个椎体。边缘型的骨质破坏不及中心型明显,故脊柱后凸不重。

寒性脓肿表现:在颈椎侧位片上表现为椎前软组织影增宽,气管前移;胸椎正位片上可见椎旁增宽软组织影,可为球状、梭状或筒状,一般并不对称。在腰椎正位片上,腰大肌脓肿表现为一侧腰大肌阴影模糊,或腰大肌阴影增宽,饱满或局限性隆起。慢性病例可见多量钙化阴影。

（2）CT 检查:可以清晰地显示病灶部位,有无空洞和死骨形成。即使是小型的椎旁脓肿,在 CT 检查时也可发现。CT 检查对腰大肌脓肿有独特的价值。

（3）MRI:具有早期诊断价值,在炎性浸润阶段即可显示异常信号,但主要用于观察脊髓有无受压和变性。

（三）治疗

1. 内治法

（1）中药:初期属肾亏血虚,寒凝湿滞,治宜温补元阳,散寒通滞,选方阳和汤加减。中期为寒湿化热,肉腐成脓,治宜扶正托毒外出,选方托里透脓汤加减。后期属阴虚火旺或气血两亏,选方增液汤和清骨散或十全大补汤等。

（2）休息、营养与支持疗法:病变活动期应卧床休息,加强饮食调养,给予维生素 B、维生素 C 和鱼肝油,严重贫血者可间断少量输血。

（3）应用抗结核西药:一般选用链霉素、异烟肼、对氨柳酸、卡那霉素等,以药物联用为佳,可避免耐药性的产生。运用时间要持续 1~2 年。

2. 外治法

（1）局部制动:可使疼痛缓解,防止畸形加重,避免病灶扩散,减少体力消耗,根据病变相应选用石膏围领,石膏围腰,皮质围腰或支架等保护。

（2）中药外治:初期用回阳玉龙膏、阳和解凝膏外贴,以促使脓肿消散。若脓肿破溃,则以生肌玉红膏、拔毒散、生肌膏等外贴。有窦道后,用黄降丹撒在坏死创面上或做成药捻塞入窦道口内,以使疮口慢慢愈合。

3. 手术治疗　其目的在于清除病灶,解除压迫及植骨融合,稳定脊椎。病灶清除术可清除脓肿、肉芽、死骨和坏死椎间盘,促进病变修复,解除和防止对脊髓的压迫。若同时行前路椎体间植骨融合术则有稳定脊柱的作用。对于脊柱结核愈合遗留脊柱不稳的患者则可行后路椎板融合术。

第三节　骨代谢类疾病临床研究与发展

一、骨质疏松症

骨质疏松症(osteoporosis)是人类最为常见的一种代谢性骨病,其发病率已经跃居世界各种常见病的第 7 位。

世界卫生组织(WHO)将骨质疏松症定义为:原发性骨质疏松症是以骨量减少、骨组织显微结构退化为特征的,致使骨的脆性增加以及易于发生骨折的一种全身性骨骼疾病。据美国国家骨质疏松症基金会统计,2001 年美国 50 岁以上的人口约有 8000 万,其中 4400 万(55%)患有骨质疏松症或骨密度降低,每年用于治疗的费用超过 138 亿美元。

据不完全统计,截至 2000 年 11 月,我国 60 岁以上的老年人已达 1.3 亿之多。预计在未来的 30~50 年中,我国 60 岁以上的老年人将达总人口的 20%~30%。而 60 岁以上的老年人骨质疏松症的发病率非常之高,女性约为 40%~50%,男性约为 20%。骨质疏松后由于骨量(bone mass)的减少、骨几何形状(bone geometry)的改变、骨质量(bone quality)的降低及老年人对创伤的易感性等导致骨折危险性增加。防治骨质疏松症及其带来的并发症是我们面临的严峻挑战。

骨质疏松症可分为 3 个大类,即原发性骨质疏松症、继发性骨质疏松症和特发性骨质疏松症。原发性骨质疏松症是随年龄的增长而发生的一种退行性改变,可分为两型:Ⅰ型为绝经后骨质疏松症,属高转换型骨质疏松症;Ⅱ型为老年性骨质疏松症,属低转换型骨质疏松症,一般发生在 65 岁以上的老年人,国外把 70 岁以上老年妇女骨质疏松症列为Ⅱ型骨质疏松症。继发性骨质疏松症是由某些疾病或药物因素所诱发的骨质疏松症。特发性骨质疏松症多见于 8~14 岁的青少年或成人,多伴有遗传家族史,女性多于男性。

（一）危险因素

骨质疏松症的危险因素包括以下内容:

1. 不可控制因素　人种(白种人和黄种人患骨质疏松症的危险高于黑人)、老龄、女性绝经、母系家族史。

2. 可控制因素　低体重,性激素低下,吸烟,过度饮酒、咖啡及碳酸饮料等,体力活动缺乏,饮食中钙和维生素 D 缺乏等。

（二）诊断

1. 骨密度测定方法　双能 X 线吸收法(DXA)是目前国际学术界公认的骨密度检查方法,其测定值被作为骨质疏松症的诊断金标准。其他骨密度检查方法如各种单光子(SPA)、单能 X 线(SXA)、定量计算机断层照相术(QCT)等,根据具体条件也可用于骨质疏松症的诊断参考。

2. 诊断标准　参照 WHO 推荐的诊断标准(1998,Geneva)。基于双能 X 线吸收法(DXA)测定:骨密度值低于同性别、同种族健康成人的骨峰值不足 1 个标准差属正常;降低 1~2.4 个标准差为骨量低下(骨量减少);降低程度等于和大于 2.5 个标准差为骨质疏松;骨密度降低程度符合骨质疏松诊断标准同时伴有一处或多处骨折时为严重骨质疏松。现在也通常用 T 值(T-Score)表示,即 T≥-1.0 为正常,-2.5<T<-1.0 为骨量减少,T≤-2.5 为骨质疏松。测定部位的骨密度对预测该部位的骨折风险价值最大,如髋部骨折危险用髋部骨密度预测最有意义。DXA 骨密度测定值受骨组织退变、损伤、软组织异位钙化和成分变化以及体位差异等影响,会产生一定偏差,也受仪器的精确度及操作的规范程度影响。因此,应用 DXA 测定骨密度要严格按照质量控制要求[参考国际临床骨密度学会(ISCD)的共识意见]。临床上常用的推荐测量部位是第 1~4 腰椎和股骨颈,诊断时要结合临床情况进行分析。

（三）治疗

1. 调整生活方式

（1）富含钙、低盐和适量蛋白质的均衡膳食。

（2）注意适当户外活动，有助于骨健康的锻炼和康复治疗。

（3）避免嗜烟、酗酒和慎用影响骨代谢的药物等。

（4）采取防止跌倒的各种措施，如注意是否有增加跌倒危险的疾病和药物、加强自身和环境的保护措施（包括各种关节保护器）等。

2. 骨骼健康基本补充剂

（1）钙剂：我国营养学会制定成人每日钙摄入推荐量 800mg（元素钙量），这是获得理想骨峰值、维护骨骼健康的适宜剂量。如果饮食中钙供给不足，可选用钙剂补充。绝经后妇女和老年人每日钙摄入推荐量为 1000mg。我国老年人平均每日从饮食中获取钙约 400mg，故平均每日应补充的元素钙量为 500～600mg。钙摄入可减缓骨的丢失，改善骨矿化。治疗骨质疏松症时，应与其他药物联合使用。钙剂选择要考虑其安全性和有效性。

（2）维生素 D：有利于钙在胃肠道的吸收。维生素 D 缺乏可导致继发性甲状旁腺功能亢进，增加骨的吸收，从而引起或加重骨质疏松。成年人推荐剂量为 200U/d，老年人因缺乏日照以及摄入和吸收障碍常有维生素 D 缺乏，故推荐剂量为 400～800U/d（10～20g/d）。有研究表明，补充维生素 D 能增加老年人肌肉力量和平衡能力，因此降低了跌倒的危险，进而降低骨折风险。维生素 D 用于治疗骨质疏松症时，应与其他药物联合使用。临床应用时应注意个体差异和安全性，定期监测血钙和尿钙，酌情调整剂量。

3. 药物治疗 适应证：已有骨质疏松症（T≤-2.5）或已发生过脆性骨折；或已有骨量减少（-2.5<T<-1.0）并伴有骨质疏松症危险因素者。

（1）抑制骨吸收药物

1）双膦酸盐类：有效抑制破骨细胞活性、降低骨转换。大样本的随机双盲对照临床试验研究证据表明阿仑膦酸盐（alendronate，福善美）可明显提高腰椎和髋部骨密度，显著降低椎体及髋部等部位骨折发生的危险。国内已有阿仑膦酸盐制剂。应用时，应根据各种制剂的特点，严格遵照正确的用药方法（如阿仑膦酸钠应在早晨空腹时以 200ml 清水送服，进药后 30 分钟内不能平卧和进食），极少数患者发生药物反流或发生食管溃疡。故有食管炎、活动性胃及十二指肠溃疡、反流性食管炎者慎用。目前临床上应用的阿仑膦酸钠有每片 10mg（每日 1 次）和每片 70mg（每周 1 次）两种，后者服用更方便，对消化道刺激更小，因而有更好的依从性。

2）降钙素类：能抑制破骨细胞的生物活性和减少破骨细胞的数量。可预防骨量丢失并增加骨量。目前，应用于临床的降钙素类制剂有两种——鲑鱼降钙素和鳗鱼降钙素类似物。随机双盲对照临床试验研究证据显示，每日 200U 合成鲑鱼降钙素鼻喷剂（密盖息），能降低骨质疏松患者的椎体骨折发生率。降钙素类药物的另一突出特点是能明显缓解骨痛，对骨质疏松性骨折或骨骼变形所致的慢性疼痛以及骨肿瘤等疾病引起的骨骼疼痛均有效，因而更适合有疼痛症状的骨质疏松症患者。降钙素类制剂应用疗程要视病情及患者的其他条件而定。一般情况下，应用剂量为鲑鱼降钙素每次 50U，皮下或肌内注射，根据病情每周 2～5 次，鲑鱼降钙素鼻喷剂 200U/d；鳗鱼降钙素每周 20U，肌内注射。应用降钙素，少数患者可有面部潮红、恶心等不良反应，偶有过敏现象。

3）选择性雌激素受体调节剂（SERMs）：有效抑制破骨细胞活性，降低骨转换。大样本的随机双盲对照临床试验研究证据表明，每日 1 片雷诺昔芬（raloxifene，60mg），能阻止骨丢失，增加骨密度，明显降低椎体骨折发生率，是预防和治疗绝经后骨质疏松症的有效药物。

该药只用于女性患者,其特点是选择性作用于雌激素的靶器官,对乳房和子宫内膜无不良作用,能降低雌激素受体阳性浸润性乳腺癌的发生率,不增加子宫内膜增生及子宫内膜癌的危险。对血脂有调节作用。少数患者服药期间会出现潮热和下肢痉挛症状。潮热症状严重的围绝经期妇女暂时不宜使用。国外研究显示该药轻度增加静脉栓塞的危险性,故有静脉栓塞病史及有血栓倾向者如长期卧床和久坐期间禁用。

4）雌激素类:此类药物只能用于女性患者。雌激素类药物能抑制骨转换阻止骨丢失。临床研究已充分证明,雌激素或雌孕激素补充疗法能降低骨质疏松性骨折的发生危险,是防治绝经后骨质疏松的有效措施。基于对激素补充治疗利与弊的全面评估,建议激素补充治疗遵循以下原则:①适应证:有绝经期症状(潮热、出汗等)或骨质疏松症或骨质疏松危险因素的妇女,尤其提倡绝经早期开始用,收益更大,风险更小。②禁忌证:雌激素依赖性肿瘤(乳腺癌、子宫内膜癌)、血栓性疾病、不明原因阴道出血及活动性肝病和结缔组织病为绝对禁忌证。子宫肌瘤、子宫内膜异位症、有乳腺癌家族史、胆囊疾病和垂体泌乳素瘤者慎用。③有子宫者应用雌激素时应配合适当剂量的孕激素制剂,以对抗雌激素对子宫内膜的刺激,已行子宫切除的妇女应只用雌激素,不加孕激素。④激素治疗的方案、剂量、制剂选择及治疗期限等应根据患者情况个体化。⑤应用最低有效剂量。⑥坚持定期随访和安全性监测(尤其是乳腺和子宫)。⑦是否继续用药应根据每位妇女的特点每年进行利弊评估。

(2) 促进骨形成药物——甲状旁腺激素(PTH):随机双盲对照试验证实,小剂量基因重组人甲状旁腺激素 1-34(rhPTH1-34)有促进骨形成的作用,能有效治疗绝经后严重骨质疏松,增加骨密度,降低椎体和非椎体骨折发生的危险,因此适用于严重骨质疏松症患者。一定要在专业医师指导下应用。治疗时间不宜超过 2 年。一般剂量是 20g/d,肌内注射,用药期间要监测血钙水平,防止高钙血症的发生。

(3) 其他药物:主要为活性维生素 D。适当剂量的活性维生素 D 能促进骨形成和矿化,并抑制骨吸收。有研究表明,活性维生素 D 对增加骨密度有益,能增加老年人肌肉力量和平衡能力,降低跌倒的危险,进而降低骨折风险。老年人更适宜选用活性维生素 D,它包括 1d 羟维生素 D(d-骨化醇)和 1,25 双羟维生素 D(骨化三醇)两种,前者在肝功能正常时才有效,后者不受肝、肾功能的影响。应在医师指导下使用,并定期监测血钙和尿钙水平。骨化三醇剂量为 0.25~0.5mg/d,α-骨化醇为 0.25~0.75g/d。在治疗骨质疏松症时,可与其他抗骨质疏松药物联合应用。

4. 中医辨证治疗　本病目前尚无统一的辨证分型及相应的药物。中医药治疗本病的特色在于整体调理。本病的基本病机在于肾虚精亏,滞阻经络,故"多虚多瘀"为其病因病机特点,因此中医药治疗骨质疏松症应以"补虚化瘀"为原则,具体包括补肾填精、健脾益气、化瘀通络等方法。

(1) 肾阳虚:腰髋冷痛,腰膝酸软,甚则弯腰驼背,形寒肢冷,小便频多,畏寒喜暖,遇寒加重,舌质淡,苔白腻,脉沉细弦。

治则:温补肾阳。

方药:右归饮加减(熟地黄、山药、山茱萸、枸杞子、炙甘草、杜仲、肉桂、制附子、狗脊、桑寄生等)

(2) 肝肾阴虚:腰背酸痛、腰膝酸软,疲乏少力,咽干舌燥,手足心热,盗汗、自汗,舌红,苔薄少或光,脉细数。

治则:补益肝肾,填精益髓。

方药:六味地黄丸加减(熟地黄、山茱萸、山药、泽泻、茯苓、丹皮、枸杞子等)

(3)气滞血瘀:腰背疼痛,凝滞强直,筋肉挛缩,肢体痿软麻木,口唇爪甲晦暗,肌肤甲错,舌黯红,苔白腻,脉沉弦。

治则:活血祛瘀。

方药:身痛逐瘀汤加减(秦艽,川芎、桃仁、红花、甘草、羌活、没药、当归、五灵脂、香附、牛膝、地龙、川断、桑寄生)

(4)气血亏虚:腰背酸痛,肢体沉重乏力,关节酸痛,心悸头晕,少气懒言,乏力自汗,面色萎黄,舌淡,脉细弱。

治则:健脾益气补血。

方药:十全大补汤加减(党参、肉桂、川芎、熟地黄、茯苓、白术、炙甘草、黄芪、当归、白芍、杜仲、川断、芍药)。

二、膝骨关节炎

骨关节炎(osteoarthritis,OA)指关节面软骨发生原发性或继发性退变及结构紊乱,伴随软骨下骨质增生、软骨剥脱,滑膜炎症,从而使关节逐渐破坏、畸形,最终发生关节功能障碍的一种退行性疾病。本病多在中年以后发生,好发于负重大、活动多的关节,尤以膝关节最为多见。其发病率随年龄的增加而增高,是老年人常见、多发和较难治的一种骨关节病。

(一)病因病机

1. 中医病因病机　骨关节炎属于中医"痹证"范畴。中医学认为本病与年老体衰,长期劳损,外感风寒湿邪有关。对其病机认识有以下四方面:①肝肾亏虚:肾主骨,肝主筋。中年以后,肝肾亏虚,肾虚不能主骨,肝虚无以养筋,筋骨失养,是本病发生的病理基础。②瘀血阻滞:《素问·宣明五气》:"五劳所伤……久立伤骨,久行伤筋。"长期劳损或外伤直接损伤筋骨,血瘀气滞不通,经脉痹阻,不通则痛,形成本病。此外,年老体衰,筋骨懈惰,气血运迟,亦可停而为瘀。③痰瘀互结:肥胖型病人容易发生OA,肥人多痰,痰阻则气滞血瘀,痰瘀互结。④风寒湿外邪侵袭:素体肾虚,筋骨失养,风寒湿乘虚而入,痹阻经络是本病发作和加重的诱因。综上所述,本病的病机特点概括为"本虚标实",以肝肾亏虚为本。

纵观古今,"瘀"在"痹"的形成过程中起到重要的作用,瘀的状态贯穿痹证始终。《素问·痹论》中有"心痹者脉不通""病久入深,营卫之行涩,经络时疏,故不通"之句,其他如"经脉流行不止,环周不休,寒气入经而稽迟,泣而不行……故卒然而痛"(《素问·举痛论》),"寒邪客于经络之中,则血泣,血泣则不通"(《灵枢·痈疽》)。"脉涩曰痹"(《素问·平人气象论》),"痹……在于脉则血凝而不流"(《灵枢·贼风》)等。以上文献中"行涩""泣而不行""血泣则不通""血凝"等文字已经提示有"瘀"的存在,且瘀的下一步就是"痹"。

2. 西医病因病理　OA的整个疾病过程不仅影响到关节软骨,还涉及关节边缘骨质及整个关节。但是其基本改变是以关节面软骨退变为中心,逐步累及整个关节,包括软骨下骨质、关节囊、韧带、滑膜以及关节周围肌肉组织等。随着年龄的增加,软骨下滋养血管数量下降,软骨生理、生化异常改变,软骨基质蛋白多糖生物合成和分解异常,软骨细胞不能合成正常的具有长链结构的透明质酸和聚氨基葡萄糖,由此产生的短链蛋白多糖聚合物从胶原网状结构中逸出,导致关节软骨局部软化、失去弹性、磨损及结构破坏。继发性反应包括超氧化物自由基、胶原酶和磷脂酶的激活,也导致软骨的损伤并引发关节相邻骨骼的 OA 反应。此外,软骨退变或者受到损伤后,首先是胶原纤维支架的分离、退变或者损伤软骨承受应力的下降,导致软骨下骨承受相对较多的应力而发生微骨折,修复后的骨组织失去正常的弹性,引发关节软骨的进一步损伤。伴随着软骨下骨质增生,容易发生软骨剥脱,从而使关节逐渐畸形、破坏,最终发生膝关节解剖学异常和功能障碍。

(二) 诊断

1. 诊断标准　目前膝 OA 的诊断标准多采用美国风湿病学会 1995 年制定的诊断标准:①近 1 个月大多数时间有膝痛;②有骨摩擦音或关节活动响声;③晨僵≤30 分钟;④年龄≥38 岁;⑤有膝关节骨性膨大。

最少存在:①+②+③+④,或①+②+⑤或①+④+⑤条者可诊断膝 OA。临床加放射学标准:①近 1 个月大多数时间有膝痛;②X 线关节边缘有骨赘形成;③OA 性滑液(透明、黏性、WBC<2000/ml);④晨僵≤30 分钟;⑤年龄≥40 岁;⑥有骨摩擦音。最少存在:①+②,或①+③+⑤+⑥或①+④+⑤+⑥条者可诊断膝关节 OA。

2. 实验室检查　血常规、血沉在正常范围,抗"O"试验及类风湿因子测定阴性。关节液检查,白细胞计数在 $10×10^9/L$ 以下。

3. 影像学检查　X 线检查:早期无变化,偶尔可观察到关节囊肿胀,关节周围局灶性骨质疏松。关节间隙狭窄,关节面不规则,关节内可发现游离体关节面内有大小不等的囊性改变,关节周围有骨赘形成。

MR 检查可明确关节软骨缺损的程度与滑膜炎症的严重性。

(三) 治疗

1. 中医治疗　膝 OA 属于中医痹证和痿证范畴。中医理论认为,该病是因肝肾亏损,筋骨失荣,夹杂风寒湿邪入侵而致气滞血瘀湿蕴,筋脉失和,关节痹阻而发。骨质增生则多是由于肝肾亏损,肾气不充而致骨骼失充所致,如有外邪入侵或损伤则致增生更显著。肝肾阴精内亏,肾气不足,骨髓精血化源不足,骨失所养,而致骨弱膝软无力,不能久行久站而发为痿证。

(1) 中药内服:中医的特点是辨证论治,就本病而言,刘向前等回顾后认为单证以肾虚髓亏、寒湿阻络、气滞血瘀、湿热阻痹四证较为多见。临床上,膝 OA 多呈现以肝肾气血亏虚为本,夹杂各种邪实兼证为多。治疗用药上可辨证选取补肾填髓、散寒通络、活血化瘀、清热除痹的方剂。

(2) 中药熏蒸:中药熏剂必须以辨证为指导,"外治之法,内治之理",根据不同类型和实际情况采用不同的方药和方法。万于军等用中药汽化熏蒸治疗膝 OA,效果满意。熏蒸疗法是借温度、机械和药物的作用对机体发挥治疗效能的。当利用药汤乘热在皮肤或患部熏蒸时,由于温热刺激,引起皮肤和患部的血管扩张,能促进局部和周身的血液循环及淋巴循环,使新陈代谢旺盛,改善局部组织营养和全身功能;并且能疏通经络,调和气血,促进经络的调节活动功能。

(3) 中药敷贴:董福慧用奇正消痛贴膏治骨关节炎,用药后各项观察指标均有明显好转。此贴膏具活血通络,祛瘀止痛,消炎发散作用。中药敷贴直达患病部位,局部药物浓度高,形成巨大药物离子堆聚集于患处,达到起效迅速、药力强劲、药效持久的作用。

(4) 中药离子导入:药物在局部的浓度高于全身给药后到达患处的药物浓度,药物更易发挥作用。张慧玲认为中药离子导入治疗膝 OA 具有较好的效果。将电离子导入与中药相结合,能够加强中药经皮肤的吸收渗入。从而增加了对局部疾病的治疗作用,因此疗效显著。

(5) 针灸推拿:李琍采用神灯照射、电针、针刺足三里、阳陵泉、血海、膝眼等穴,并在膝关节周围进行推拿按摩,治疗膝 OA 168 例,疗效显著。采用推拿手法除了可以改善膝部的血液循环,促进炎症的吸收外,还可松解粘连的软组织、解除痉挛、理顺筋肌,组织形态和解剖位置也可随之复原,这是解除疼痛和恢复功能的机制。针灸特别是电针能够促进糖皮质激素分泌,使糖皮质激素受体显著增加,具有明显的消肿止痛作用。

(6) 小针刀:郎伯旭等认为针刀的有效松解对膝骨关节炎的疗效是显著而迅速的。针刀疗法通过松解软组织的粘连、挛缩及增厚,再配合手法解除不平衡的拉应力、压应力,从而恢复膝关节内外力的平衡,达到改善症状的目的。

2. 西医药物治疗

(1) 全身用药:治疗膝 OA 的全身用药主要可分为控制症状药物和改善病情药物。前者主要有对乙酰氨基酚、特异性 COX-2 抑制剂以及传统 NSAIDs 等。乙酰氨基酚主要用于轻度的 OA 疼痛。特异性 COX-2 抑制剂以及传统 NSAIDs 可用于中重度的疼痛,且研究表明 COX-2 抑制剂比传统 NSAIDs 具有更好的临床疗效和更小的副作用,故 COX-2 抑制剂可作为此类疼痛的首选。另外,对于难以控制的疼痛,也可以考虑使用阿片类镇痛药(如吗啡)。

改善病情药物:主要有硫酸软骨素、硫酸氨基葡萄糖等。硫酸软骨素是关节软骨的重要组成部分,口服硫酸软骨素能够有效缓解慢性症状,提高关节功能。硫酸氨基葡萄糖是存在于机体内尤其是关节软骨中的氨基单糖,是人体关节软骨基质中合成蛋白聚糖所必需的重要成分,它选择性作用于骨关节,阻断骨关节炎的病理过程,刺激软骨细胞产生有正常多糖聚体结构的糖蛋白,亦可抑制损伤软骨的酶,如胶原酶和磷脂酶 A_2 的活性,并可抑制损伤细胞的超氧化物自由基的产生,防止皮质激素及某些非甾体抗炎药对软骨细胞的损害及减少损伤细胞的内毒素因子的释放,而起到直接抗炎作用,缓解骨关节炎的疼痛症状,改善关节功能,阻止骨关节炎病程的发展。王虹蕾用硫酸氨基葡萄糖治疗 OA 后认为疗效确切。

此外,葡糖胺聚糖,S-腺苷蛋氨酸、四环素族抗生素、骨重吸收剂双膦酸盐、维生素 C 等也认为能改善 OA 的症状,但目前临床上未得到广泛应用,文献也少见报道。

(2) 局部用药:治疗膝 OA 的局部用药主要是关节腔注射药,主要有透明质酸钠、激素以及生长抑素等。另据报道,外用辣椒素对膝 OA 引起的疼痛也有一定作用。

透明质酸钠:研究表明,关节内注射透明质酸钠对改善疼痛、僵直和功能有明显好处。透明质酸钠为关节滑液的主要成分,在关节腔内起润滑、覆盖屏障、缓冲应力的作用,当发生膝 OA 后,病理状态下的关节滑液中透明质酸分子量减小及浓度明显降低,由此导致了关节滑液的生理作用障碍。关节腔内给予外源性的透明质酸进行补充疗法,使其覆盖于关节软骨表面保护软骨,抑制炎症反应,利于软骨修复,或可刺激自身滑膜产生高分子量的透明质酸,改善润滑功能,部分透明质酸以某种形式进入软骨基质,与糖蛋白结合,有利于软骨损伤后的修复,从而阻止病情进一步发展,增加关节活动度。

3. 物理治疗 物理治疗包括磁疗、电疗等,这些方法既可改善局部的血液循环,促进滑膜炎症的吸收、消散,缓解肌肉的痉挛,降低骨内高压,提高氧化压,又可加快关节软骨的新陈代谢。尤其电刺激疗法作为一种非创伤性的理疗方法,能有效缓解多种急慢性疼痛。研究认为,一系列相似的机械电刺激作用于软骨,可刺激软骨细胞加速合成蛋白多糖,而蛋白多糖是组成软骨基质的主要成分,能够防止肌肉萎缩,促使蛋白更新正常化,增强肌力,防止伸肌收缩延迟,减少疼痛,改善功能。

4. 关节镜手术 这个手术的临床价值仍然不能肯定。Jackson R 回顾性研究 121 例骨关节炎患者行关节镜下清理术,随访 4～6 年发现,早期骨关节炎患者有明显改善,但晚期骨关节炎仅有暂时缓解,没有达到预期治疗效果。2002 年《新英格兰医学杂志》一项研究亦证实,2 年期随访关节清理术与对照组没有差异。作者的体会是,做游离体摘除和破裂半月板的修整以及关节冲洗对病人是有好处的,但软骨刨削、软骨下骨钻孔以及过多的滑膜切除没有益处,特别对髌股关节,过多的干扰只有害处。

5. 人工单髁置换术 膝关节人工单髁置换(UKA)作为治疗膝 OA 单间室病变的一种治疗方法,已沿用 30 余年。由于对其术后效果报道不一,早期高失败率的报道较多,使人们对这种技术一直存在争论,应用受到限制。随着外科技术的进步以及器械和假体设计的改进,近年来,UKA 的成功率逐步提高,目前 10 年随访结果,假体生存率达到 94%～97%。因为保留了前交叉韧带,对膝关节运动的影响减少,同时采用微创技术使术后恢复加快,并减少了手术时间和术后并发症,使 UKA 作为 OA 治疗中的重要手段日益受到重视。部分医师将其作为全膝置换(TKA)前的治疗,称之为"pre-TKA"。

6. 人工全膝置换术 OA 到了晚期,严重的疼痛和关节畸形使患者的生活质量严重下降,而此时保守治疗甚至有限的手术治疗都难以取得实质性的效果,全膝关节置换也许已是唯一能达到满意效果的治疗方法。冯纪川对 46 例(57 侧)晚期膝 OA 患者采用全膝关节置换术进行治疗后认为,此法是治疗晚期膝 OA 的最佳治疗手段。

7. 其他 近年来,随着生命科学技术的发展,对于无关节畸形的单纯软骨损伤正倾向于应用软骨移植技术来治疗,如骨膜移植、自体软骨细胞移植及组织工程技术等。这些技术目前尚未在临床中得到推广,其疗效还有待进一步的观察。

三、股骨头坏死

成人股骨头缺血性坏死是由于血液循环障碍,导致股骨头局部缺血性坏死,晚期可因股骨头塌陷发生严重的髋关节骨关节炎,是临床上常见的疾病。本病中医属骨痹、骨痿、骨蚀范畴。发病年龄以青壮年多见,男性多于女性。目前我国需治疗的成人股骨头缺血性坏死患者在 500 万～700 万,每年新发病例在 10 万～15 万。

(一) 病因病机

1. 中医病因病机 《正体类要》曰:"肢体损于外,则气血伤于内,气血由之不和,筋脉由之不通。"损伤是致病的主要原因。《素问·长刺节论》曰:"病在骨,骨重不可举,骨髓酸痛,寒气至,名曰骨痹。"《灵枢·刺节真邪》曰:"……虚邪之入于身也深,寒与热相搏,久留而内著,寒胜其热,则骨疼肉枯,热胜其寒……内伤骨,为骨蚀。"正气虚弱,外邪侵袭是本病发病的重要因素。先天不足,后天失养,外伤失治均可导致本病发生。

（1）肝肾亏损：肾虚不能主骨生髓，肝虚不能藏血养筋，肝肾亏损则骨枯筋萎，发为本病。

（2）气滞血瘀：跌仆闪挫致筋骨断裂，经脉瘀阻，血气隔绝，骨失所养。

（3）正虚邪侵：本虚复感外邪，使血脉闭阻或嗜食甘厚，酿湿化痰生热。湿热内蕴，消灼阴津，使骨髓失充，或饮酒过度，湿热内蕴阻于脉络，筋骨失养。

2. 西医病因病理　导致成人股骨头缺血性坏死的病因病理可分为病因病理已明确的、病因明确、病理尚不确定及病因病理均不明确3类。第1类见于创伤（股骨颈骨折，髋外伤性脱位，股骨头骨折等）、减压性股骨头坏死（包括减压病及高空飞行病）、血管栓塞性股骨头坏死（镰状细胞贫血病、戈谢病、栓塞性动脉炎等）。第2类见于使用皮质类固醇药物和接受放射治疗者、酒精中毒性和脂肪代谢紊乱（包括高脂血症、高黏血症、脂肪肝等）。第3类见于某些胶原性疾病并未使用皮质类固醇治疗者（包括类风湿关节炎、系统性红斑狼疮等）和某些代谢性疾病（包括高尿酸血症、痛风等）。

（二）诊断

1. 症状体征　本病发展缓慢，隐匿起病。初期多在劳累时感到髋关节酸痛，不影响活动，休息后好转。或有静息痛，急性发作时剧痛。渐至疼痛加剧，跛行，肌肉萎缩。疼痛位于髋关节周围的内外侧多见，早期病人的膝内侧疼痛为主诉。晚期多有严重的髋关节功能障碍。检查时可发现肢体轻度不等长，髋周围的肉紧张痉挛，髋关节活动受限。患髋"4"字试验阳性，髋关节屈曲挛缩试验阳性。早期髋外展内旋试验阳性，晚期髋关节各向活动均受限。臀中肌试验（Trendelenburg 征）阳性。

2. 诊断标准　参照 2006 年中华医学会骨科分会制定的股骨头坏死诊断标准进行诊断。诊断标准如下：

（1）主要标准

临床症状、体征和病史：以腹股沟和臀部、大腿部位为主髋关节痛，髋关节内旋活动受限，有髋部外伤史、皮质类固醇应用史、酗酒史。

X 线片改变：股骨头塌陷，不伴关节间隙变窄；股骨头内有分界的硬化带；软骨下骨有透 X 线带（新月征、软骨下骨折）。

核素扫描显示股骨头内热区中有冷区。

股骨头 MRI 的 T1 加权相呈带状低信号（带状类型）或 T2 加权相有双线征。

骨活检显示骨小梁的骨细胞空陷窝多于 50%，且累及邻近多根骨小梁，有骨髓坏死。

（2）次要标准：X 线片显示股骨头塌陷伴关节间隙变窄，股骨头内有囊性变或斑点状硬化，股骨头外上部变扁。

核素骨扫描显示冷区或热区。

MRI 显示等质或异质低信号强度而无 T1 相的带状类型。

符合 2 条或 2 条以上主要标准可确诊。符合 1 条主要标准，或次要标准阳性数≥4（至少包括一种 X 线片阳性改变），则为可能诊断。

3. 临床分期　Ficat 根据 X 线结合临床表现将股骨头坏死分为 5 期，用于指导治疗和判定预后。

0 期：X 线无异常改变。临床也无明显症状。但已有病理改变，称静默髋。本期为临床前期。

Ⅰ期:X线片正常或有散在稀疏。临床有髋痛、静息痛,髋关节内旋或外展轻度受限。本期为临床早期。应做 CT 或 MRI 检查,防止误诊。

Ⅱ期:Ⅱ期X线片显示广泛骨质疏松,散在骨质硬化和囊性变,头外形正常,无塌陷。临床疼痛加重,症状持续存在。Ⅱ期X线片显示局部普遍硬化,形成与股骨头上方外形一致的弧形硬化带,软骨面下有骨质稀疏区或囊变区,股骨头顶部出现 2mm 以内塌陷,正常股骨头圆弧状外形有改变,骨小梁有异常,本期为临床进展期。临床症状加重。

Ⅲ期:塌陷期X线片除可见到头内普遍硬化、头下囊性变以外,头顶区塌陷大于 2mm,因血管新生,坏死骨下方死骨开始吸收,典型的X线表现"新月征"出现。关节间隙多数正常。本期为临床晚期。

Ⅳ期:髋关节骨性炎期,X线片显示股骨头出现阶梯状或双峰状塌陷,关节软骨丢失,关节间隙变窄,髋周围骨质增生硬化,股骨头向外上方半月脱位。

4. 辅助检查 MRI、CT、同位素扫描都有助于股骨头坏死的早期诊断。

(1)ECT:在X线出现异常之前即可显示放射性核素分布异常。灵敏度高,但特异性较差。诊断时要排除其他髋关节疾病。

(2)CT检查:不能显示股骨头缺血性坏死的早期改变,但可以清楚观察股骨头内部的骨结构改变。

(3)MRI:有很高敏感性、特异性及准确率,是检查股骨头缺血性坏死最敏感的方法。用于对 0 期和Ⅰ期病人的诊断,亦可用于骨修复及预后的判定。

(4)同位素扫描:采用^{99m}Tc 磷酸盐骨扫描对股骨头缺血性坏死的早期诊断有价值,其敏感度高,但特异性差。典型的股骨头缺血性坏死早期改变为热区中有冷区。如仅出现热区,则应与髋关节疾患如炎症、骨折、肿瘤等作出鉴别。如采用胶体硫作示踪剂,则可反映出骨髓的改变,特异性高一些。同位素扫描可见发觉全身多处病变,作为病变的初检和筛选有其价值。

(5)实验室检查:因创伤引起的股骨头缺血性坏死血生化检查正常。因其他疾病引起者常有血生化检查异常。

(三)治疗

治疗原则是尽量去除致病因素,促使股骨头血运改善,保持股骨头正常外形,推迟髋关节骨关节炎的发生。

1. 中医治疗

(1)内治法

1)气滞血瘀:髋部胀痛或刺痛,痛处不移,动则甚。舌质紫黯,脉沉涩。

治则:活血化瘀,行气止痛。

方药:桃红四物汤。

2)肝肾亏损:髋部疼痛,不耐久步,形体羸瘦,自汗或盗汗,健忘失眠,五心烦热,舌红少苔,脉细数。

治则:补益肝肾。

方药:六味地黄汤。

3)正虚邪侵:面色㿠白,头昏耳鸣,畏寒肢冷,髋膝酸痛。

治则:补益气血。

方药:八珍汤加减。

（2）外治法

1）药浴法:选用骨碎补、透骨草、伸筋草等补肾填精、活血化瘀、祛风利湿、舒筋活络之药,煎汁入浴。

2）熏火通法:选用骨碎补、莪术、石菖蒲、苍耳子等益肾破血、开窍行气之药于患部熏火通。

3）牵引法:对 X 线表现为Ⅰ期、Ⅱ期病人应限制负重,用牵引缓解髋关节周围软组织挛缩,减轻关节压力,防止塌陷。

4）按摩法:可采用适宜的按摩手法,解除关节疼痛和肌肉痉挛。

2. 西医治疗

（1）非手术治疗

1）避免负重:包括部分负重及完全不负重,仅应用于塌陷前的股骨头坏死,即 Ficat Ⅰ期及Ⅱ期。但从文献报道来看,单纯采取避免负重的治疗方法效果并不理想,对于病变位于股骨头内侧的 A 型股骨头坏死可考虑应用这一方法。

2）药物治疗:一些研究发现,非创伤性股骨头坏死患者存在高凝、低纤溶倾向。针对此种发现,一些学者运用依诺肝素、低分子肝素、前列腺素 E 等具有扩张血管作用的药物,使股骨头坏死进展变慢,表明这些药物对早期股骨头坏死有一定的保护作用。还有一些学者采用抗骨质疏松药（福善美等）,可抑制早期骨坏死的破骨活性,从而减少股骨头塌陷的发生率。

3）高频电磁场治疗:自 20 世纪 80 年代初,许多学者开始研究脉冲电磁场疗法治疗股骨头坏死,但报道的结果差别很大。目前认为,高频电磁对关节积液、骨髓水肿伴有关节疼痛者,止痛效果好,但对股骨头保存率并未显示优势。

4）高能量体外震波治疗:高能量体外震波（shockwave）可作用于坏死骨与正常骨交界区的硬化骨,促进坏死区的血管和骨组织的修复。对高能量体外震波的临床价值还需要长期随访结果以及选择合适的动物模型通过组织学观察来评估。

5）其他治疗方法:如放血疗法等,目前大样本的资料较少,效果有待于进一步确定。

（2）手术疗法:手术方法分保留股骨头手术和关节重建手术两类。

1）钻孔髓芯减压术:最适用于Ⅰ期患者,对于Ⅱ期患者应从严掌握。通过股骨头部钻孔,减轻骨内压,以中止病理进程,改善股骨头内血液循环,恢复股骨头血运,促进骨的修复。

2）经粗隆间截骨术:适用于Ⅱ期、Ⅲ期年轻患者,病灶小而局限,通过手术使坏死区或塌陷区离开负重区,改善关节内侧功能,减轻骨内压,促进坏死骨吸收。

3）血管束骨内植入术:适用于Ⅱ期、Ⅲ期患者。先形成指向股骨头坏死区的骨髓道,刮除死骨及肉芽组织,空腔植骨后导入旋股外血管束,达到减压、促进血管再生和股骨头再骨化目的。

4）带血管蒂植骨术:适用于Ⅱ期和部分Ⅲ期患者,将带有血管蒂的骨块或骨膜组织移植于股骨头坏死区内,通过活骨移植改变股骨头血运,加速坏死组织修复,对防治股骨头球面塌陷有效。常用带旋髂深血管蒂植骨。

5）人工关节骨换术:适用于Ⅲ期、Ⅳ期年龄偏大病人。因为此类手术不再保留自体股骨头,对年轻病人应慎重。对 50 岁以上的病人因病程缩短,关节活动好适应证较强,选择人工股骨头置换术或全髋关节置换要依据病人具体情况决定。

第四节 骨肿瘤类疾病的临床研究与发展

一、骨肿瘤疾病临床研究概论

骨肿瘤是发生于骨骼系统肿瘤的总称,还包括发生于肌肉、韧带、滑膜、腱鞘等组织的肿瘤,现代多统称为骨与软组织肿瘤。虽然骨与软组织约占全身体重的 75%,骨与软组织肿瘤的发病率在成人所有肿瘤中却仅占 1%~2%,在儿童恶性肿瘤中占 15%。骨骼系统肿瘤不仅可以原发于骨骼,也可以转移而来,有些全身血液系统疾病在骨骼系统中的表现尤为突出,而成为诊断这些疾病的线索。因此,对于骨肿瘤的认识,既要有辨别局部病变性质和程度的能力,也要具备整体观和辨证思维的理念。

(一) 骨肿瘤的生物学行为和生长方式

骨与软组织肿瘤的发病因素尚不十分明了,可能与全身或局部长期接触化学物质、物理因素刺激,以及外伤、感染、烧伤等有关。但绝大多数骨肿瘤患者无确切病因可循。每种骨肿瘤有其自身特殊的生物学行为和自然病程,表明各自在发生、演变、生长方式及侵袭性、转移性等方面具有特殊性。这些特点与该肿瘤细胞的生长周期有关,而这种生物学行为受到遗传调控机制影响,只有当这种调控机制中抑制基因失去功能,才能使正常组织细胞发生过度生长而产生肿瘤。肿瘤生长过程的启动和发展,是在多因素、多途径作用下,由细胞基因表达失调控而发生的一个复杂的多步骤过程,对此的认识还十分有限。

当骨或软骨细胞超出正常生长过程而发生肿瘤时,其生物学行为决定了其生长方式,其局限性有限度生长,抑或无限制生长,也就是肿瘤的良性与恶性。肿瘤生长过程中在局部更容易向解剖屏障的薄弱部位突破蔓延,良性肿瘤在此过程中会受到由肿瘤周围软组织包膜的包绕,而不会侵袭邻近的正常组织,因此,良性骨肿瘤多局限在原发的组织间隙内,不会跨过间室屏障,如来源于髓腔的良性肿瘤,一般都会局限在髓腔内,来源于皮质的局限在皮质部位等。恶性骨肿瘤则会无限制过度生长,极易突破其所在的间室侵犯周围正常组织,甚至造成远隔转移。如发生于皮质骨的骨肉瘤,早期即可穿破骨皮质向周围软组织侵犯,亦可向髓腔内生长,甚至会跨过未闭合的骺板侵入骨骺进入关节。了解骨肿瘤的生长状况,如肿瘤位置、大小、生长速度,可以判断或预测其生物学行为,与肿瘤的病理学检查加以对照,有助于制订治疗方案并判断愈后。

原发性骨肿瘤有良性自愈型、良性活跃型、良性侵袭型和恶性 4 类。

1. 良性自愈型 表现为肿瘤可以自行停止生长或持续存在但无持续生长可能性,其典型代表为孤立性骨囊肿、内生软骨瘤等。这类肿瘤通常无需治疗,仅在一定时间内观察肿瘤是否生长变化即可,观察时间可持续数年。

2. 良性活跃型 表现为肿瘤缓慢持续生长,需用手术或其他方式才能停止生长。这类肿瘤可在有限范围内侵犯正常组织,如未经手术可降低骨生物力学性能,影响骨坚固性造成骨折。以侵袭性动脉瘤样骨囊肿、软骨黏液样纤维瘤、低侵袭性骨巨细胞瘤为主,通常会因骨组织减少而出现疼痛等症状。

3. 良性侵袭型　肿瘤生长很快,容易侵犯周围正常组织,如没有完整手术切除很容易复发,类似于恶性肿瘤需要病理诊断加以鉴别。以骨巨细胞瘤、成软骨细胞瘤、软骨黏液样纤维瘤、动脉瘤样骨囊肿较常见,这些肿瘤可以生成降解酶而直接降解吸收骨胶原,破坏骨组织。肿瘤生长快,临床症状较明显。

4. 恶性肿瘤　除病变局部肿瘤生长迅速、骨质破坏迅速而严重、极易侵犯周围正常组织外,远隔部位转移也是这类肿瘤的临床特点。肿瘤产生触须穿破原位间室侵入周围正常组织。因此,具有很强的侵袭性,肿瘤周围的炎症反应区要超出肿瘤本身很多。肿瘤还具有跳跃性播散和远隔转移的特性,代表性肿瘤为骨肉瘤、尤文肉瘤、软骨肉瘤。由于骨骼系统无淋巴系统,只有通过大静脉系统回流胸导管至中央静脉系统,故恶性骨肿瘤转移均是通过血液传播的方式进行。

（二）骨肿瘤的临床表现是诊断骨肿瘤的基础。

1. 病史　要通过仔细的病史采集了解疾病的发病情况及病情演变。骨肿瘤一般起病潜隐,发展缓慢。有时可因局部外伤或其他原因拍片无意中发现,症状出现的时间往往无法准确提供。缓慢出现的骨肿瘤往往说明其生物学特性为良性,而生长迅速的肿瘤预示着恶性的可能性较大,当一个存在较长时间的病变在短时间内迅速长大时,则要考虑发生了恶变。

2. 年龄　不同的年龄有一定的肿瘤发生规律,可成为决定性因素或与其他疾病鉴别的重要因素。例如骨巨细胞瘤很少发生于青春期前,软骨肉瘤很少在儿童发生,浆细胞瘤和脊索瘤只在成人才能见到,尤文肉瘤很少发生于5岁以前,而转移性神经母细胞瘤则往往发生在3岁以前的幼儿。

3. 疼痛　肿瘤破坏骨质,侵入周围组织,产生炎症反应,就会引起疼痛。疼痛程度与肿瘤的恶性程度相一致。恶性骨肿瘤疼痛重,且呈持续性,夜间静息痛尤其明显。负重时和休息时均有持续性疼痛,是肿瘤生长活跃的标志,负重时疼痛而休息时疼痛减轻,是病变影响到骨的完整性的标志。良性骨肿瘤多无疼痛,或仅有隐痛。当良性骨肿瘤突然出现疼痛,要考虑到有否发生病理性骨折,若在短时间内轻度疼痛明显加重,则提示有恶性变可能。有时疼痛可由轻微外伤引起,应注意与软组织扭伤等鉴别。长距离行走或训练,可出现腓骨、胫骨疲劳骨折,其影像学表现易与骨肿瘤相混淆。

4. 肿胀及肢体包块　肿胀是骨肿瘤很重要的一个诊断依据。肿胀往往在疼痛经过一段时间后才出现。在表浅部位的骨肿瘤肿胀出现较早。比如骨膜或骨皮质的肿瘤,它们的肿胀就会比较早的出现。转移性肿瘤可以完全没有肿胀。一个长期存在而没有症状的肿瘤,可突然长大,就要注意是否有恶变趋势。这在软骨性肿瘤中是较多见的。局部的肿胀有助于早期诊断。良性包块生长缓慢,常不被发现,偶尔被查出来,多数患者也说不出开始的时间。肿大的包块对周围组织的影响不大,对关节的活动也很少有影响。恶性肿瘤生长迅速,病史常较短,增大的肿瘤可有皮温增高和静脉曲张,位于长骨骨端、干骺端者可有关节肿胀和活动障碍。位于盆腔的肿瘤可引起机械梗阻,有便秘与排尿困难。位于长管状骨骨骺内的成软骨细胞瘤可以引起关节肿胀、积液、血沉和血象的改变,需与急、慢性化脓性骨髓炎鉴别。位于扁平骨的尤文肉瘤可有红肿热痛、发热、血象增高等表现,临床上很像急性血源性骨髓炎。

5. 肿瘤的位置　许多肿瘤有其好发的部位。骨端和干骺端是恶性骨肿瘤及良性侵袭性肿瘤的好发部位,如骨肉瘤、骨巨细胞瘤。骨干则常见骨囊肿、骨纤维异常增殖症,骶骨是脊索瘤的好发部位。椎体、颅骨、肋骨是多发性骨髓瘤、骨转移瘤的好发区域。

6. 全身症状　发热不是原发性骨肿瘤的特异性表现,但当肿瘤生长快速时,可伴有全身轻度发热及局部皮温升高,这与机体的全身及局部反应有关。当少年儿童出现肢体疼痛肿胀并伴有发热时,应注意尤文肉瘤与急性血源性骨髓炎的鉴别。贫血、低蛋白血症可见于多发性骨髓瘤患者,全身消瘦、神疲乏力等消耗性表现多出现在恶性骨肿瘤全身转移的后期。

7. 既往史　既往有恶性肿瘤又出现肢体或脊柱疼痛等症状时,首先考虑骨转移瘤。多发性外生骨软骨瘤、神经纤维瘤病、伴有性早熟的骨纤维异常增殖症(Albright 综合征),多有家族遗传倾向。很长时间的慢性化脓性骨髓炎如出现肿胀疼痛加重、包块增生时,提示恶变。

8. 病理性骨折　有些骨肿瘤在早期很少有典型症状和体征,等到出现症状时,临床上已较迟了。轻微外伤引起的病理性骨折往往成为最早的诊断依据。这也是骨肿瘤、骨转移瘤常见的并发症。病理性骨折和单纯外伤骨折一样具有肿胀、疼痛、畸形和异常活动等特点,并没有特征性的改变。在临床上对轻微外伤引起的骨折要引起重视,要想到骨肿瘤导致病理性骨折的可能。

(三) 骨肿瘤的诊断和鉴别诊断

1. 诊断原则　坚持临床、影像、病理相结合,是诊断骨肿瘤的基本原则。要以临床表现为基础,注重仔细询问病史,了解疾病发生演变过程,根据不同年龄好发肿瘤的种类、不同肿瘤的好发部位的规律,充分掌握主要症状和体征,尤其应注意肢体疼痛性质程度,肿块的大小、质地、性质、压痛情况。结合影像学检查、实验室检查、病理学检查,最终作出诊断。切忌只重视影像学检查,忽视临床病史、体格检查的弊端。对骨肿瘤的现代诊断还包括外科分期的划分,为制订好治疗方案奠定基础。

2. 影像学表现　影像学在骨肿瘤的诊断中必不可少,可提供肿瘤的特点,显示骨质侵蚀破坏以及对周围组织的侵犯程度。

(1) X 线检查:是影像学检查最常用的、最基本的检查方法。一份合格的 X 线片能较好地显示骨肿瘤的部位、大小、形态、骨质破坏或病变的性质,骨膜反应及肿瘤附近软组织结构改变。X 线片在骨肿瘤的早期诊断上有局限性,因为只有当骨质破坏达到 30% ~ 40% 时,才能在 X 线片上得到显示。同时,由于脊柱、骨盆、肋骨等部位,结构复杂,相互重叠,使得病变显示不如四肢清晰。良性骨肿瘤骨质边缘清晰光滑,或髓腔膨大骨皮质变薄。骨肿瘤侵入骨膜下能引起骨膜单纯、层(葱皮)状、针状和套袖状(Codman 三角)反应,细长针状和 Codman 三角多见于恶性或侵袭性病变。良性骨肿瘤无骨膜反应。

(2) CT:CT 平扫可清晰显示骨骼的断层影像。现在应用螺旋 CT 可以从任何角度观察骨关节的剖面,并能清晰观察骨肿瘤的三维立体形态、与重要血管神经等软组织的解剖关系。对骨肿瘤的部位、范围、骨破坏或成骨性均能很好显示,对常规 X 线片无法显示的较小病变,以及由于组织相互重叠而遮挡的病变更具优势。强化 CT 可以观察病变的血供情况。

（3）MRI：是评估脊柱、脊髓及软组织肿瘤的首选方法，对于四肢骨肿瘤的炎症反应区的界定很有帮助。其不足之处在于缺乏特异性和对钙化的相对不敏感。相同的 MR 信号改变可由多种因素所致。因此，对 MR 的结果分析要与 X 线片、CT 相互参照。

（4）同位素骨扫描（ECT）：同位素骨扫描早期反映骨的血液供应，晚期反映钙盐在骨生成区域代谢情况。任何成骨丰富的部位在骨扫描中显示为热区。肿瘤性成骨、反应性成骨、位于骨附近的软组织肿瘤、疲劳骨折、感染、类风湿关节炎等，均可反映热区的放射性浓聚。因此，骨扫描与 MR 一样缺乏特异性，而全身性骨扫描的优势在于能够早期发现远离原发肿瘤部位发生的转移病灶，尤其对可疑多发病变如转移癌、多发性骨髓瘤、骨淋巴瘤更具优势。

（5）PET-CT：正电子发射型计算机断层扫描（position emission computed tomograph，PET）的独特作用是以代谢显像和定量分析为基础，将正电子核素示踪剂注入体内，探测其在全身的分布情况，显示人体主要器官组织的生理代谢情况。而 PET-CT 则是将 PET 和 CT 有机结合在一起，将 PET 图像和 CT 图像融合，应用 CT 技术为这些核素分布情况进行精确定位。与其他影像学检查相比，PET-CT 的优势在于它通过一次扫描不仅既能够获得人体全身 CT 的解剖图像，同时又能够获得全身 PET 的功能代谢图像，可以实现对疾病的早期诊断、性质判断、精准定位及疗效评价和预后分析等。目前 PET-CT 在骨肿瘤的早期诊断、良恶性的鉴别、确定病变范围、分期分级、寻找转移性肿瘤原发灶，评价肿瘤术后、放化疗后效果、全身转移以及全身情况评估上有重要价值。

3. 病理学检查　病理学检查的标本有活体组织标本和手术标本。CT 引导下的套管针穿刺可多点穿刺，创伤小，获得的组织标本能够基本满足病理检查的要求，确诊率可达 80% ~ 90%。因此，切开活检术使用越来越少。活体组织标本的采集十分重要，必须强调要由经治医生亲自采集，必要时要与病理科医生、放射科医生协同实施。穿刺的路径、部位要包含在以后手术切除的范围内。

手术切除的组织标本的病理学检查，要注意标明标本的方向、边缘，要向病理科医生标出重点检查的部分和边缘。许多肿瘤都有其相当典型的大体病理，可以提供肿瘤侵袭性、骨破坏程度、对软组织的侵蚀，以及肿瘤的质地、色泽、硬度等信息，对病理学诊断也是十分重要的。

4. 骨肿瘤的外科分期　在对骨肿瘤作出临床诊断的基础上，治疗之前还要明确肿瘤的外科分级。

目前使用的骨肿瘤外科分期系统是 Enneking 提出的。它将肿瘤组织学分级及肿瘤大小、深度、局部淋巴结转移情况和远处转移情况相结合，更全面地反映肿瘤的全面情况，具有指导临床治疗及预后的价值。

骨骼肌肉肿瘤的外科分期系统包括：肿瘤病理分级，用 G（即 grade）表示；肿瘤解剖定位，用 T（即 site）表示；有无局部和远隔转移，用 M（即 metastasis）表示。

（1）肿瘤病理分级：反映肿瘤的生物学行为和侵袭性程度。它表示肿瘤有不断向囊外扩展的危险以及形成卫星灶和向远处转移的能力。分级主要决定于组织学形态，也包括影像学特点，临床表现和化验检查等。据此可分为 G0 为良性，G1 为低度恶性，G2 为高度恶性。

（2）解剖定位：是指病变是否限制在包囊内，或扩展出包囊进入反应区（由反应性水肿、炎症及散在的瘤细胞构成），但仍限制在一个解剖间室内，及限制在肿瘤扩展的自然屏障内，或跃出囊外进入反应区同时穿透自然屏障进入屏障外间室。自然屏障包括骨皮质、关节软骨、关节囊、腱鞘、主要筋膜间室、韧带的止点与附着点。肿瘤解剖定位是评估预后的重要因素。分为 T0 示囊内，T1 示囊外间室，T2 示囊外间室外。

（3）有无局部或远处转移：肉瘤多通过血性转移，常见为肺部转移，局部淋巴结转移少见。它表示病变失控预后不好，影响着治疗方案的制订和手术方法的选择。

良性肿瘤外科分期用阿拉伯数字 1、2、3 表示。1 期为静止期病变：临床上无症状，影像学、病理组织学为良性（G0），位于囊内（T0），也可在间室内或间室外，没有转移（M0）。2 期为活动性病变，病理组织学为良性（G0），位于囊内（T0），没有转移（M0）。3 期为侵袭性病变，病理组织学为（G0），超出囊外（T1），有时扩展到间室外（T2），一般无转移（M0），偶尔可发生转移（M1）。

恶性肿瘤外科分期用罗马数字 I、II、III 表示。每一期又分为 A（间室内）、B（间室外）两组，以区分位于自然屏障的内与外。I A 期病变是低恶毒性（G1）、间室内（T1）和无转移（M0）。I B 期病变仍是低恶毒性（G1）、间室外（T2）和无转移（M0）。II A 期病变指高度恶性（G2）、间室内（T1），II B 期病变指高度恶性（G2）、间室外（T2），但均无转移（M0）。III 期是指发生了局部或远处转移（M1），绝大多数高度恶性肿瘤（G2）、也有低度恶性肿瘤（G1）发生了转移，A 和 B 的含义还是区分间室内外（T1 或 T2）。恶性肿瘤约 30% 属 I 期，60% 属 II 期，10% 属 III 期。I 期病变间室内占 67%，间室外占 33%。II 期病变间室外占 90%，间室内占 10%（表 7-2～表 7-4）。

表 7-2 肌肉骨骼肿瘤外科分期表

良性	恶性		
1. 静止性	I. 低恶无转移	A 间室内	B 间室外
2. 活动性	I. 低恶无转移	A 间室内	B 间室外
3. 进行性侵袭性	III. 低恶或高恶有转移	A 间室内	B 间室外

表 7-3 肌肉骨骼良性肿瘤的分期

分级	部位	转移	临床经过	X 线分级	核素扫描	血管造影	CT
1 G_0	T_0	M_0	静止、自愈	I A	均匀吸收	无新生血管反应	清楚完整的边缘包膜，密度均匀
2 G_0	T_0	M_0	进行性生长限于骨与筋膜内	I B	病区吸收量增加	少量新生血管反应	边缘清楚，囊壁薄而扩张，密度均匀
3 G_0	$T_{1\sim2}$	$M_{0\sim1}$	进行性生长穿破骨与筋膜	I C	吸收量增加超过病区	中量新生血管	边缘不清，扩张至囊外间室外，密度不均

表 7-4　肌肉骨骼恶性肿瘤的分期

分级	部位	转移	临床经过	X线分级	核素扫描	血管造影	CT
I AG$_1$	T$_1$	M$_0$	有症状,生长慢	II	吸收量增加	轻度增生血管反应	边缘不规则,包膜破裂间室外
I BG$_1$	T$_2$	M$_0$	有症状,生长慢	II	吸收量增加	轻度增生血管反应	扩向间室外
II AG$_2$	T$_1$	M$_0$	有症状,生长快	II	吸收量增加,超过X线范围	新生血管显著增多,侵及神经血管束	假包膜破裂间室内
II BG$_2$	T$_2$	M$_0$	有症状,生长快	III	吸收量增加,超过X线范围	新生血管显著增多,侵及神经血管束	假包膜破裂间室外
III AG$_{1\sim2}$	T$_1$	M$_1$	全身症状,肺转移	III	吸收量增加	血管增生,淋巴结肿大	
III BG$_{1\sim2}$	T$_2$	M$_1$	全身症状,肺转移	III	吸收量增加,超过X线范围	血管增生,淋巴结肿大	

5. 骨肿瘤的鉴别诊断　首先要鉴别肿瘤为良性还是恶性,其次就要区分是原发性肿瘤还是继发性肿瘤。良性骨肿瘤起病缓慢,症状轻微,病灶区域骨质破坏较轻,往往存在与正常骨的硬化分界,骨膜反应不明显。恶性骨肿瘤起病较快,病情发展迅速,局部疼痛、肿胀、包块生长快,可在早期形成远隔转移。继发性骨肿瘤往往都是恶性,以骨转移瘤为最多见,由原发性骨的良性肿瘤恶变的较少。骨转移瘤有原发脏器的肿瘤史,以骨质破坏引起的疼痛、病理性骨折为主要表现,良性骨肿瘤恶变者,局部病程较长且症状在短时间内明显加重,局部包块迅速增大为特征。

6. 骨肿瘤的治疗　良性骨肿瘤主要造成骨质结构异常、强度下降、肿块、畸形等,治疗的目的为切除肿瘤,可能需植骨填充骨腔,应注意囊内切除(刮出)要彻底不留死角,以防复发。

恶性骨肿瘤破坏骨质,引起明显疼痛、肿胀、功能障碍,甚至可以早期发生转移。因此,恶性骨肿瘤治疗目的在于尽可能完整切除肿瘤,给予肢体重建,并同时化疗、放疗的综合治疗是取得最佳疗效的基本措施。如无法切除肿瘤,也要尽可能加强骨骼力学强度,防止病理性骨折发生,以减轻痛苦,提高生存质量,延长生命。治疗恶性骨肿瘤既要注意原发肿瘤的切除,也要注重全身化疗,以消灭微转移灶,应结合放疗、免疫治疗的综合运用,以及整体营养状况的提升,才能获得理想的疗效。

(1) 手术治疗:手术是治疗骨肿瘤的主要方法,肿瘤的彻底切除和肢体功能重建,是确保手术成功的关键。手术的方式要根据肿瘤的外科分级进行,并且要严格遵循其原则。

根据 Enneking 分期将手术切除范围分为 4 类:

囊内切除:在肿瘤假包膜内切除肿瘤实体,在实际操作中经常是刮除或分块切除。常用于各种良性肿瘤的治疗。

边缘切除：在反应区内完整切除肿瘤，切除的内容包括肿瘤实体和假包膜。用于良性无浸润的肿瘤、复发的 2 期和 3 期良性肿瘤。对于高度或低度恶性肿瘤患者，如果术前放疗、化疗等辅助治疗效果良好，也可以采取边缘切除。对未经有效辅助治疗的患者，行边缘切除术局部复发率很高。

广泛切除：在肿瘤范围外正常组织中进行切除，切除的范围包括肿瘤实体，假包膜和反应区。切除范围在间室内，但切除过程中不暴露肿瘤。用于恶性肿瘤及少数复发的 3 期良性肿瘤。对于良性侵袭性肿瘤（3 期），病变非常广泛，或间室外生长的肿瘤术后局部反复复发时，广泛性切除可能是唯一的方法。由于恶性肿瘤假包膜内可能存在卫星灶，囊内切除或边缘性切除常导致局部复发，广泛性切除是最常用的手术方式。

根治性切除：在肿瘤间室外进行切除，切除范围包括肿瘤实体、假包膜、反应区及包括正常组织在内的整个间室内容物。纵向剥离的平面超过受累骨骼的上下各一个关节，或超过一条肌肉的起止点。横向剥离超过包含病变的筋膜间室或包含骨内病变的骨骼和骨膜。根治性截肢经常需要离断肿瘤近端的关节，以保证完整的间室被切除。

（2）化学治疗：现代肿瘤学已把高度恶性骨肿瘤（如成骨肉瘤、尤文肉瘤、恶性纤维组织细胞瘤等）看作全身性肿瘤，化疗的目的不仅在于杀灭肿瘤内的瘤细胞，更偏重于对全身微小转移病灶的治疗。所以，化疗在治疗中具有重要意义。新辅助化疗方案，是术前化疗-手术-术后化疗的治疗模式，强调在通过病理学确定诊断后，尽快实施化疗。术前化疗不仅能够杀灭肿瘤细胞，缩小肿瘤组织，减少术中出血，更重要的是可以通过手术标本肿瘤坏死率的检查，判断化疗敏感性，提示肿瘤预后。当肿瘤坏死率>90%，表明肿瘤对化疗敏感，可明显提高手术成功率，提高 5 年生存率。如果肿瘤坏死率<90%，也就是有 10% 以上的肿瘤细胞生存，其结论正相反。

（3）放射治疗：主要适用于对放疗敏感的肿瘤，可以杀灭肿瘤，对无法切除的晚期肿瘤和转移瘤也有一定的治疗作用。肿瘤切除后的放疗，应在术后 2 周伤口愈合后进行，对肿瘤病灶的局部控制十分有效。对原发性或转移性脊柱肿瘤出现脊髓压迫时，应尽快采取放疗并同时应用大剂量皮质激素，以防放疗脊髓水肿的发生。放疗的最大并发症皮肤损害、软组织纤维化挛缩和对植骨愈合的影响，甚至会引起宿主骨坏死而骨折。

7. 中医药在骨肿瘤防治中的作用　中医骨肿瘤学的历史悠久渊源深厚，继承发扬中医学两千多年来同骨肿瘤做斗争的临床经验和理论知识，有利于我们提高对骨肿瘤的防治水平，不断促进中医学术理论的发展和提高。

早在公元前 16—前 11 世纪，殷墟商时代的殷墟甲骨文中就有关于"瘤"的病名记载。先秦时代的《周礼》将"医师"分为"食医""疾医""疡医""兽医"4 类，其中"疡医"所主治的"肿疡"，即是指有头未溃的痈肿，其范围似乎包括现今临床的肿瘤在内。对肿疡的治疗，当时就主张内治和外治相结合，其中内治"以五毒攻之，以五气养之，以五药疗之，以五味调之"，外治则以"祝药，劀杀之齐"。"祝"是用药外敷；"劀"是除去脓血；"杀"是用药蚀其恶肉。其中"祝""杀"是后世治疗各种肿瘤的常法。《说文》《尔雅》《正字通》等书，则谈到了有关类似肿瘤的区别问题，如谓：肿是痈，瘤是流，因血流聚所生肿瘤；并认识到瘜肉、赘疣与肿瘤有着密切的关系，而气血流聚所增生的组织则可能是肿瘤发生的原因。这些粗浅的认识为后世进一步认识、防治本病奠定了基础。

在战国至秦汉时期,中医防治骨肿瘤的体系初步形成。成书于战国时期、我国现存最早的医学理论专著《黄帝内经》对肿瘤做了较详细的阐述,为中医肿瘤学的形成奠定了基础。该书所记载的昔瘤、肠覃、石瘕、积聚、癥瘕、噎膈、反胃等病症与现今某些肿瘤的临床表现极为类似。在肿瘤的形成上,《灵枢·九针论》说:"四时八风之客于经络之中,为瘤病者也。"说明了"七情"不适,"六淫"太过或不及,人体气血瘀滞不通,均可导致肿瘤病的发生和发展。《黄帝内经》认为"邪之所凑,其气必虚",这种将人体本身的亏虚作为各种肿瘤发生发展的重要因素的论述,为后世研究肿瘤疾病的病理机制奠定了基础。同时,《黄帝内经》提倡用"整体观念"的思想来认识肿瘤,用"辨证论治"的方法来治疗,也是后世临床极有指导意义的治疗原则。《神农本草经》中有关抗肿瘤药物的记载,奠定了相关药物治疗学的基础,如用以治疗"饮食积聚"的柴胡,具有"破瘕"功效的夏枯草,"破坚积"的赤芍,功可"去血积癥瘕,破坚"的䗪虫,以及大黄、蚤休、人参、黄芪、白术、当归、桃仁、水蛭、虻虫、蜈蚣、斑蝥等,运用于临床,确有疗效。

秦汉以后,人们对肿瘤疾病的病因病机有了更为深入的认识,临床诊疗经验也得到了更多的积累。如巢元方在《诸病源候论》中记载:"瘤者,皮肉中忽肿起,初如梅李大,渐长大,不痛不痒,又不结强,言留结不散,谓之为瘤不治,乃致坯大,则不复消,不能杀人,亦慎不可辄破。"似对相当于现代临床良性肿瘤生长特性的描述。唐代孙思邈著《备急千金要方》,首先对"瘤"进行了分类,即瘿瘤、骨瘤、脂瘤、石瘤、肉瘤、脓瘤及血瘤等7种。宋代《圣济总录》谓:"瘤之为义,留滞而不去也。气血流行不失其常,则形体和平,无或余赘及郁结壅塞,则乘虚投隙,瘤所以生。"说明体内"气血"的留滞或某些不正常物质的滞留,就可能产生肿瘤疾病。陈无择著《三因极一病证方论》,将瘿瘤分为五瘿六瘤,其中六瘤为"骨瘤、脂瘤、气瘤、肉瘤、脓瘤、血瘤"。张锡纯创立活络效灵丹,针对"气血凝滞、疢癖癥瘕、心腹疼痛、腿疼臂疼",开癌肿对症止痛之先河。

新中国成立后,中医防治骨肿瘤的体系逐步完善,并且通过数十年的临床和实验研究证实,中药对肿瘤的防治方面,具有如下作用:①改善症状,提高疗效,延长生存期;②减轻放疗、化疗的毒副反应;③提高手术效果;④治疗癌前病变;⑤提高机体免疫力;⑥促进骨髓造血功能;⑦抑癌抗癌作用。目前,中医防治骨肿瘤的主要思路和方法是:①注重借鉴西医学及其他自然科学方法开展对骨肿瘤的研究;②注重西医辨病、中医辨证,辨病辨证相结合;③注重有效方药的研究等。相信经过大家不懈的努力,中医骨肿瘤学一定能够为人类健康长寿作出重大的贡献。

中医中药在骨肿瘤的防治作用主要在于提高病人的抗瘤能力、辅助杀灭残存的肿瘤细胞、防止复发、改善病人生存质量、减少放疗和化疗毒副作用等方面。中医中药的辨证论治主要包括:

(1) 寒湿痹阻:局部包块,表面光滑,少热无寒,不痛或轻微酸胀痛,渐见增大。舌质淡红,苔薄白,脉平或濡。

治法:散寒除痹,软坚消肿。

主方:羌活胜湿汤加减。

药物:羌活、藁本、赤芍、川芎、独活、白芷、乳香、没药、甘草。

方中羌活、藁本、独活、白芷散寒胜湿;赤芍、川芎、乳香、没药化瘀软坚消肿;甘草调和药性。诸药合用,共奏除痹通络、消肿散结之效。湿重加秦艽、灵仙;疼痛明显加延胡索、细辛;鼻塞不通,加薄荷、辛夷。本方主要适用于骨瘤、骨母细胞瘤等属寒湿痹阻者。

(2) 阴寒凝滞:患肢包块,皮色如常,不红少热,肢体酸痛,遇寒加重。得温稍减,舌质淡或淡胖,苔薄白,脉沉细弱。

治法:温阳散寒,通络行滞。

主方:阳和汤。

药物:熟地、白花蛇舌草、鹿角胶(烊化)、白芥子、生甘草、肉桂、姜炭、麻黄。

方中重用熟地温补营血;鹿角胶填精补髓,强壮筋骨,借血肉有形之品助熟地养血;以姜炭、肉桂温中通气,以消寒凝和痰滞;白芥子消阻络之痰湿;麻黄开腠达表,祛邪外出;生甘草化毒;白花蛇舌草攻邪杀毒,以消瘤结。全方具有温阳散寒、补血通滞之效。本方主要适用于骨软骨瘤、骨巨细胞瘤、骨肉瘤、软骨肉瘤属阴寒凝滞者。

(3) 瘀血阻络:肢体包块,质硬如石,轻刺痛或不痛,入夜尤甚,痛有定处,痛处拒按,皮色紫黯,面色晦滞,舌淡红,苔薄白或薄黄,脉细涩或脉弦。

治法:活血化瘀,消肿散结。

主方:桃红四物汤。

药物:当归、白芷、桃仁、赤芍、川芎、制草乌。

方中用当归、川芎、赤芍、桃仁活血化瘀,消肿定痛;白芷散寒行气;制草乌温经散寒,除痹止痛。诸药合用,共奏活血化瘀止痛之效。肿甚可加地龙、木通;刺痛甚者加水蛭;伴肢体麻痹疼痛者加伸筋草、木瓜;夜痛难眠者加夜交藤、细辛。本方主要适用于骨瘤、骨样骨瘤、骨软骨瘤、软骨瘤、骨巨细胞瘤等属瘀血阻络者。

(4) 热瘀互结:肢体包块,局部肿胀,跳痛、灼痛或刺痛,皮色发红或紫黯,扪之热,拒按,发热心烦,口渴欲饮,便干尿黄,舌红或紫黯,苔黄或黄腻,脉弦涩或滑数。

治法:清热解毒,化瘀散结。

主方:黄连解毒汤合舒筋汤。

药物:金银花、伸筋草、黄芩、无名异、黄连、牛膝、乳香。

方中黄连、黄芩、金银花清热解毒;牛膝引血下行且能活血定痛;伸筋草、无名异活血舒筋;乳香化瘀通络。全方有清热解毒、祛瘀散结、行气止痛的功效。发热甚者可加生地、丹皮凉血;肿胀明显者加大腹皮、木瓜、苇茎;痛甚加川芎、细辛;大便干结者,里实甚者加用大黄(后下)、桃仁、芒硝清泻热毒,活血通腑。本方适用骨样骨瘤、软骨瘤、骨巨细胞瘤、骨肉瘤、尤文肉瘤、软骨肉瘤等属热毒与瘀血俱甚者,热退当停或调整用药,体弱者不适用。

(5) 痰结血瘀:局部肿块,按之较硬、疼痛,皮色青紫,胸闷,纳差,舌质淡红或有瘀斑,苔薄白或白腻,脉弦或涩。

治法:理气活血,化痰散结。

药物:蚤休、半枝莲、海藻、昆布、黄药子、丹参、青皮、陈皮、生半夏(先煎)、贝母、连翘、当归、川芎、炮山甲(先煎)。

方中用海藻、昆布、黄药子消痰软坚散结;蚤休、半枝莲杀毒散肿;丹参、青皮、当归、川芎、炮山甲活血行气,通络化瘀;陈皮、半夏、贝母祛痰除痞;连翘清热解毒,消痈散结。全方有活血化瘀、消痰软坚之功效。伴胸痞不舒者加厚朴理气宽中;伴肿块闷痛甚者加伸筋草、路路通通络止痛;伴肢体水肿者加泽泻、木瓜利水消肿。本方主要适用于骨母细胞瘤、尤文肉瘤等属痰瘀阻络者。

（6）肝肾阴虚:患肢包块,隐痛不适,肿胀不甚,眩晕耳鸣,少寐多梦,腰膝酸软,五心烦热,舌红少津,苔少,脉细数。

治法:滋补肝肾,软坚散结。

主方:六味地黄丸。

药物:白花蛇舌草、牡蛎（先煎）、山慈菇、鳖甲（打碎,先煎）、夏枯草、海藻、熟地、山茱萸、山药、茯苓、丹皮、骨碎补。

方中熟地滋肾填精;山茱萸滋肾益肝;山药益肾健脾;茯苓、丹皮清肝醒脾;牡蛎、鳖甲滋阴生津;骨碎补益肝肾,强筋骨;白花蛇舌草、山慈菇杀毒散结;夏枯草去火存阴;海藻软坚消肿。全方有滋补肝肾、软坚消肿之效。可加用白花蛇舌草、山慈菇解毒祛邪;疼痛较甚者可加地龙、延胡索活血定痛;虚火较甚者可加知母、黄柏;伴肾阳不振者加肉桂、鹿角胶;伴血瘀水停者加牛膝、车前子;伴腰膝酸软者加杜仲。本方主要适用于骨巨细胞瘤、骨肉瘤、软骨肉瘤等属肝肾阴虚者。

（7）脾虚湿毒:局部包块,胀痛难忍,皮色不变,扪之不热,肿甚拒按,倦怠乏力,纳差食少,大便溏薄,下肢浮肿,舌淡胖,苔白滑,脉濡。

治法:健脾利湿,解毒通络。

主方:六君子汤。

药物:茯苓、白花蛇舌草、蚤休、党参、白术、法半夏、防己、陈皮、制乳香、制没药、甘草。

方中用党参、白术、茯苓、甘草健脾益气,补中州之虚;法半夏、陈皮消已成之痰湿;白花蛇舌草、蚤休杀毒消肿,以除邪气;制乳香、制没药化瘀定痛;防己祛风除湿,利水止痛。全方可达益气健脾、解毒消肿之效。痰浊盛者加用胆南星、白芥子;伴血瘀阻络者加落得打、地龙;头身困重者加羌活、川芎。本方主要适用于骨肉瘤、软骨肉瘤等属脾虚湿毒者。

（8）脾肾阳虚:病程日久,包块疼痛,大肉尽脱,四肢不温,畏寒神疲,腰膝冷痛,心悸气短,颜面浮肿或肢肿尿少,纳呆便溏,舌淡苔白,脉沉细无力。

治法:温肾健脾,利湿消肿。

主方:右归饮加人参养荣汤。

药物:黄芪、肉苁蓉、人参（另煎）、补骨脂、山药、五味子、白术、赤小豆、肉桂、炮附子。

方中黄芪、人参、山药益气健脾;肉苁蓉、补骨脂补肾填精;五味子酸甘化阴以益气血;白术健脾利湿;炮附子、肉桂温中补阳;赤小豆利水消肿,解毒散结。全方共奏温肾健脾、利湿消肿之效。心悸气短者加炙甘草、麦冬;衄血便血者加血余炭;食少难消者加茯苓、炒麦芽;面浮身肿者加泽泻、木瓜;腰膝酸软者加杜仲;畏寒甚者加仙茅。本方主要适用于骨肉瘤、尤文肉瘤等属脾肾阳虚者。

（9）气血两虚:久病体虚,肢体包块疼痛,面色苍白,神疲乏力,纳呆食少,头晕目眩,心慌气短,舌淡苔薄白,脉细弱无力。

治法:益气养血,软坚散结。

主方:八珍汤。

药物:黄芪、山慈菇、熟地、当归、白术、赤芍、制没药、川芎、甘草。

方中用黄芪、白术、熟地、当归、川芎、甘草补益气血,培本护正;赤芍、制没药活血软坚;山慈菇攻邪除毒,消肿散结。全方有补益气血、消肿散结的功效。气虚甚加党参;血虚甚加白芍、阿胶;肿块坚硬,日久不消者加半枝莲;肿块明显者加昆布、制乳香消痰化瘀软坚;肢体冰凉疼痛者加细辛;口淡不和者加山楂、厚朴。本方主要适用于骨肉瘤、尤文肉瘤、软骨肉瘤等属气血两虚者。

以上方药加水煎服,每日 1 剂,分 2 次服,21 天为 1 个疗程。根据病情可用 1 ～ 3 个疗程。

二、常见骨肿瘤的临床诊治及进展

(一)恶性骨肿瘤

1. 骨肉瘤　骨肉瘤是指骨间叶细胞产生的原发恶性骨肿瘤,其特征是增殖的肿瘤细胞直接形成骨或骨样组织,是最常见的原发性恶性骨肿瘤。发病率为 2 ～ 4/百万,占原发性骨肿瘤的 11.7%,好发于男性,男:女 = (1.5 ～ 2):1,75% 的病例在 10 ～ 30 岁发病,以股骨远端、胫骨近端为好发部位,其次为肱骨近端,这三个部位的发病率为 4:2:1,骨肉瘤转移最常见的是经血液循环转移到肺。

(1)临床表现:初期以膝关节周围间歇性中等程度疼痛为主,活动后加重,往往误认为体育活动损伤而贻误就诊。因在初期局部无明显包块,而很少进行 X 线检查。以后数周内疼痛逐渐转为持续性加剧,夜间静息痛更为明显。局部肿胀、包块,并有皮温升高,触痛明显,关节活动受限。可见局部浅表静脉迂曲充盈。就诊初期患者一般情况较好,以后可出现消瘦乏力、食欲不振、贫血,往往已经发生肺部转移。

(2)影像学检查

1)X 线平片:溶骨性骨肉瘤为边界不清的骨质破坏区,呈虫蚀样破坏,破坏可连成片显示为透光区,可见 Codman 三角骨膜反应,或新生瘤骨与骨干垂直的日光放射状表现。成骨性骨肉瘤表现为病变区域骨量增加,而呈骨密度浓白硬化,骨质杂乱。混合性骨肉瘤表现为骨的破坏吸收和成骨同时出现,在成骨区内有骨溶解形成的透光区。

2)CT:可以更加清晰显示肿瘤骨质破坏的范围、软组织受侵范围与周围血管的关系,对明确髓内和软组织肿块范围较 X 线敏感。肺部 CT 是诊断肺转移的最好方法。

3)MRI:清晰显示肿瘤的髓腔病变范围,与骨的跳跃病灶,软组织肿块范围,肿瘤与周围血管神经的关系,对肿瘤在骨内的炎症反应区的观察是其他方法无法做到的。对术前化疗疗效评估、病变范围及手术边界的判定,提供翔实可靠的依据。

4)骨扫描:可发现原发病灶、跳跃病灶、多发病变及全身骨骼转移病灶。

(3)实验室检查:对骨肉瘤有诊断价值的化验指标为碱性磷酸酶和乳酸脱氢酶升高。当肿瘤切除或化疗后,其化验指标应明显下降,如肿瘤复发或发生转移时,则又会明显升高。因此,这些指标可以用来判断病变的状态及对化疗敏感与否。

(4)病理学检查:瘤组织呈灰白色、灰红色和黄白色混杂,质脆松散、骨破坏明显的坏死部分较多的为溶骨性,质地较硬呈灰白色骨质结构的为成骨性,两者混合在同一瘤体里的不同部位出现溶骨坏死和成骨为混合性骨肉瘤。光镜下发现骨基质是确诊骨肉瘤的依据。根据肿瘤的基质类型将传统骨肉瘤分为 3 个亚型:①成骨性骨肉瘤(50%):骨样基质是其主要基质;②成软骨性骨肉瘤(25%):软骨基质占主要成分,表现为高度恶性的紧密结合的透明软骨;③成纤维性骨肉瘤(25%):大量高度恶性的梭形细胞,伴有少量骨基质。

病理学检查的重要性还在于可通过检查手术标本的肿瘤坏死率来判断化疗有效性,即肿瘤对化疗的敏感性,是判断肿瘤预后的重要方法,对提高5年生存率非常重要。

(5) 治疗和预后

1) 术前化疗:能够有效杀灭肿瘤细胞,缩小肿瘤体积,降低手术难度,减少远隔转移的可能性。骨肉瘤一经病理确诊,即应进行新辅助化疗。术前化疗结束后要进行临床和影像学检查,以评估患者全身情况和化疗效果。末次化疗反应过后即可进行手术。手术标本要进行坏死率检查,术后2周开始术后化疗。

2) 手术治疗:保肢抑或截肢手术,取决于肿瘤的外科分期、术前化疗的敏感性和预后估计。还要根据患者年龄、职业、心理状态、经济、家属意愿等综合情况加以考虑。能否完整切除肿瘤是保肢手术的关键,肢体重建以瘤体灭活再植和肿瘤假体置换为主。

3) 肺转移:是骨肉瘤最常见的转移部位,80%~90%的病人死于肺转移。即便术前影像学检查未发现肺部转移征象,但大部分患者就诊时就已存在亚临床的肺部微转移。

4) 预后:虽然新辅助化疗和手术技术理念的更新,使得骨肉瘤术后5年的生存率可达60%,但最终的生存率与肿瘤对术前化疗的敏感性直接相关,肿瘤坏死率>90%(对化疗有反应)的病人预后较好,长期生存率可达80%~90%,肿瘤坏死率<90%(对化疗无反应),且术后化疗也无明显疗效者预后不好,生存率非常低,小于15%。

2. 软骨肉瘤   是来源于软骨细胞的恶性肿瘤,占原发恶性骨肿瘤的14.2%,发病率仅次于骨肉瘤,90%为原发性软骨肉瘤,10%为继发于骨软骨瘤、内生软骨瘤恶变的继发性软骨肉瘤。主要发生于四肢长骨、骨盆和肩胛骨,发病年龄较骨肉瘤大,以30岁以上的成人居多,平均发病年龄为40~50岁,而且有随年龄增大发病率逐渐增高的趋势。男女发病率相当。

(1) 临床表现:多以四肢长骨骨端疼痛为首发症状,开始疼痛程度较轻,呈间歇性,以后渐重并呈持续性。局部出现缓慢生长逐渐增大的包块和肿胀,表面皮肤一般无改变。由于症状较轻,患者往往就诊较晚,从出现症状到就诊时间平均为1~2年。晚期肿瘤巨大时,可出现静脉曲张、皮温升高。发生于脊柱、骨盆的肿瘤可出现神经压迫刺激的放射痛等症状。

(2) 影像学检查

1) X线平片:表现为长骨干骺端偏心性生长,在骨干则多为中心性生长的骨质破坏密度减低区,呈膨胀性可见多个囊腔,有清晰硬化边界,囊腔内其中有斑点状、斑片状、团块状骨质钙化区是其特征性表现。骨干病灶处可见层状骨膜反应。骨盆及肩胛骨病灶骨质破坏较明显,多呈溶骨性膨胀性生长团块,边界不清,可见不规则钙化。

2) CT:可见溶骨性骨质破坏,边缘可穿破骨皮质进入软组织,内有不规则钙化。

3) MRI:呈T1、T2低信号,或高低混杂信号改变。

(3) 病理学检查:肿块膨大常侵入软组织,呈不规则分叶状。剖面呈软骨性状,质地较软有一定弹性,色泽较灰暗,有囊性间隔区和不规则钙化区,分布不均。镜下可依据软骨细胞分化程度分为低度恶性(Ⅰ级)、中度恶性(Ⅱ级)、高度恶性(Ⅲ级)。软骨肉瘤的组织学分级同它的病程和预后明显相关,对确定治疗计划有很高的指导意义。

(4)治疗及预后:广泛的外科边界切除是治疗成功的关键。对无法切除的可行放疗以缓解疼痛,化疗无效。预后取决于肿瘤的恶性程度和外科切除的边界。低度恶性的5年生存率为90%,中度恶性为80%,高度恶性为29%。外科边界切除越完整,手术效果越好,术后复发率越低。软骨肉瘤复发通常发生于术后5~10年,复发后肿瘤的恶性程度增大。肺转移见于中、重度恶性肿瘤。

3. 尤文肉瘤 是来源于骨髓以小圆细胞为主要结构的高度恶性骨肿瘤,1921年由Ewing首先报道而得名,又称为未分化网织细胞肉瘤,是青少年仅次于骨肉瘤的第二易发的骨原发性恶性肿瘤,占原发性骨恶性肿瘤的10%左右。5~25岁占75%~80%,5岁以前及30岁以上的病例很少。以长管状骨为好发部位,又以股骨最多,胫骨、腓骨次之,骨盆为另一高发区域。

(1)临床表现:局部疼痛由间歇性逐渐加重呈持续性,肢体肿胀也较明显,有些患儿可以出现发热、白细胞计数升高、血沉加快,局部红肿热痛,皮肤张力大,静脉曲张,易于血源性骨髓炎相混淆。20%~30%患者就诊时即已出现转移,或为多发病灶。全身症状明显或为多发病变者预后不良。

(2)影像学检查

1)X线检查:长骨骨干或干骺端出现溶骨性或虫蚀状骨质破坏,沿骨干长轴蔓延,边界不清,常见"葱皮样"骨膜反应。发生于骨盆、肩胛骨的肿瘤,可以出现更大的肿瘤包块,以溶骨性骨质破坏为主,无骨膜反应。

2)CT:可清晰显示骨质破坏以及软组织肿块的范围和程度,增强CT扫描可进一步显示软组织肿块的范围。

3)MRI:在肿瘤区和组织反应区,T1轻度增强,T2中度增强的信号改变,组织反应区远大于肿瘤区。增强扫描可显示肿瘤不均匀强化,出血、坏死区及瘤周水肿无强化。早期尚无骨质破坏和骨膜反应时,MRI扫描即能显示髓腔内的正常黄骨髓高信号被异常低信号取代,是评估肿瘤侵及软组织及骨髓的范围程度方面和肿瘤患者的随访观察最好的检查手段。

4)放射性核素扫描:显示摄取增多,在破坏区和反应区摄取更多。扫描显示的范围比一般的X线片显示的要广,能更好地显示肿瘤的隐匿性渗透和临床忽视的病灶。血管造影可显示具有典型的恶性富血管性肿瘤的特征,肿瘤供血动脉丰富,肿瘤内血管多。

(3)病理学检查:肿瘤组织呈灰白色结节状病灶,质地柔软松脆如鱼肉状,常见出血坏死区可形成囊腔,髓腔内肿瘤组织较多。腔内充满液化坏死组织。后期瘤组织侵蚀骨皮质,穿破骨皮质并侵入软组织形成巨大包块,包绕患骨,肿瘤周围可有不完整的假膜。镜下见瘤组织由大片大小形态较为一致的密集的小圆细胞所组成,细胞的大小约为淋巴细胞的2~3倍,胞浆色淡呈颗粒状,量少、核大、核仁不明显、核膜分明,可见核分裂。其间无骨小梁,肿瘤细胞内有丰富的糖原,PAS(Periodic Acid-Schiff)染色多为阳性,电镜下可见明显的糖原颗粒。免疫组化 Vimentin 阳性。

(4)治疗及预后:尤文肉瘤对放疗极为敏感,放疗后症状迅速减轻,肿瘤缩小,但极易复发。现多采用放疗、化疗、手术联合方式治疗。在外科边界切除有保证的前提下,手术切除肿瘤是首选方法。当肿瘤切除困难,无法达到边缘切除以及肢体功能重建困难时,可考虑行根治切除。化疗对局部、多发、转移等多种形式的病灶均有一定效果。由于尤文肉瘤恶性程度极高,病程短,转移快,单纯手术、放疗、化疗均不理想,绝大多数患者在 2 年内死于肺转移。

4. 骨巨细胞瘤　是一种常见的侵袭性强的良性原发性骨肿瘤,约占所有原发性骨肿瘤的 15% 。骨巨细胞瘤无论在组织学上还是在临床表现上,都呈现较大的良恶性跨度,WHO 将其定位为侵袭性潜在恶性骨肿瘤。男女发生率相当,通常发生于骨骺闭合后的青壮年,20~40 岁为高峰年龄区段,占 70% 。主要发生于四肢长骨骨端,约占 70% ~80% ,半数发生于膝关节周围。脊柱、骨盆也比较好发,骶骨较脊柱其他位置更为多见。

(1) 临床表现:缓慢发作且逐渐呈持续性加重的疼痛,一般尚能忍受。以后在肢体上出现包块和肿胀,压痛较明显,肿块较大时按之有乒乓球感。可有皮温升高,甚至关节功能障碍。脊柱骨巨细胞瘤除疼痛外,可出现神经压迫症状。

(2) 影像学表现

1) X 线检查:表现为四肢长骨骨端膨胀性偏心性生长的骨质破坏区,透光性增强,呈皂泡样改变,溶骨区边界较清晰,可完整也可出现断裂。脊柱骨巨细胞瘤表现为椎体塌陷并向四周膨胀,椎骨附件也可发生类似改变。

2) CT:可见偏心性膨胀性生长的肿瘤,瘤体内实性成分与液体成分混杂,CT 值接近于肌肉,可明显强化。对骨包壳厚薄和完整性的观察更为清晰。对脊柱肿瘤,尤其是对观察肿瘤与脊髓、硬膜囊的关系十分有用。通过矢状位、冠状位和三维立体成像,能够更加形象地显示肿瘤形态及与周围软组织的关系。

3) MRI:主要观察肿瘤范围,脊柱肿瘤对脊髓的影响。

4) 骨扫描:主要用于发现多发病灶,对于局部病灶无明显价值。

(3) 病理学检查:大体呈质软松脆的淡紫红色或黄褐色瘤体,其中有坏死的囊性改变,包壳骨可能很薄甚至不完整。镜下可见多核巨细胞是本病的病理学特征,细胞核可达几十个甚至上百个。然而在非骨化性纤维瘤、骨化性纤维瘤、软骨黏液样纤维瘤、动脉瘤样骨囊肿等疾病的病理切片上也可见多核巨细胞,要结合其他信息加以鉴别。单核基质细胞的分化和数量,决定了骨巨细胞瘤的分级。

Campanacci 分级系统:Ⅰ级(静止性):病情平稳,症状轻微,肿瘤包壳完整,有硬化缘,肿瘤血运不丰富,组织学Ⅰ级,约占 10% 。Ⅲ级(侵袭性):肿瘤发展迅速,易发生病理骨折,破坏区边缘不清,没有包壳或仅剩少部分,肿瘤突破皮质形成软组织肿块,血运丰富,增强明显,组织学 2~3 级,约占 10% ~20% 。Ⅱ级(活动性):介于前两者之间,组织学 2 级。此级最多。少部分骨巨细胞瘤的表现和生物学行为从一开始就是恶性肿瘤,占到 10% 左右。另外,骨巨细胞瘤的确存在着良性转移的情况,活跃性甚至低于静止性的肿瘤,组织学上完全没有恶性表现,也可出现肺转移,并且转移灶的组织学也是良性。这种肺转移完全不同于恶性肿瘤的肺转移,静止或发展缓慢而患者可长期存活。

(4) 治疗和预后:骨巨细胞瘤对放化疗均不敏感,手术治疗是最主要的方法。由于该肿瘤的生物学行为良恶性跨度很大,Enneking 分级的跨度也就很大,具体的手术方式要根据分级进行。Ⅰ~Ⅱ级肿瘤以囊内扩大刮除后用高速磨钻磨消 1~2mm 松质骨,再用 95% 乙醇溶液浸泡囊腔,或用石炭酸涂抹囊腔内壁,以期更彻底清除肿瘤残余部分。清除完毕后,在关节软骨部位植入自体或异体骨≤1cm 厚,其余空腔用骨水泥填充。这种扩大囊内刮除术优于瘤段切除术,其原因是后者无论采用人工关节置换、异体半关节骨移植、1/4 异体关节移植、瘤体灭活再植,都存在较大风险和功能恢复的困难。Ⅲ级肿瘤或复发病例,需行瘤段切除。

脊柱巨细胞瘤由于需要顾及脊髓安全,无法实施理论上的安全边界切除,瘤体囊内刮除、广泛刮除、及全脊椎切除的复发率分别为 46.15%、25.56% 和 18.87%。全脊椎切除的最大困难在于术中出血难于控制,术前 DSA 选择性血管栓塞是有效方法。瘤体切除后需要用人工椎体或骨水泥、钛笼支撑固定,重建脊柱力学性能。

骶骨巨细胞瘤骶弓以下可行瘤段切除,上位骶神经的切除将遗留永久性大小便失禁,难以被患者接受。只能将第 1、2 骶神经根从瘤体内分离出来,再进行肿瘤切除,不可避免地无法达到边界切除,故其复发率可达 50% ~60%。

5. 多发性骨髓瘤 是骨髓内浆细胞异常增生的恶性肿瘤,50 ~70 岁为高发年龄区段,占总发生率的 70% ~75%,男性较多,男女之比为 2:1。好发于松质骨较多的部位,如脊柱、骨盆、肋骨及颅骨。

(1) 临床表现:疼痛是最主要的临床症状,初期为间歇性疼痛,以后逐渐加重为持续性疼痛。由于脊柱椎骨被肿瘤侵蚀,不能承受应力,所以站位、坐位及体位改变时疼痛加重,而卧床休息可得到缓解。这种疼痛类似于老年人骨质疏松性压缩骨折,因此对老年人脊柱骨折需要与转移瘤、骨髓瘤相鉴别,十分重要。肋骨的疼痛往往很难具体描述疼痛的部位,可能因刺激肋间神经而出现放射性疼痛。贫血、消瘦等消耗性表现随着病程的延长而出现。

(2) 影像学表现

1) X 线检查:脊柱、骨盆和肢体近端骨骼的溶骨性破坏,颅骨骨盆的"穿凿"性破坏也很具有典型特征。破坏区域密度减低呈圆形、椭圆形,骨皮质变薄并有膨胀的趋势。

2) 螺旋 CT:CT 矢状位重建和 MRI 对发现脊柱多发病灶十分重要,表现为连续多节段椎骨,尤其是椎体的弥漫性均匀性骨质破坏、骨小梁稀疏或出现间隔正常椎骨的跳跃病灶。

3) 骨扫描:骨髓瘤不产生骨基质及病灶内无成骨反应,因此,相对于病灶周围,其同位素的摄取非常少,表现为"冷结节",具有很强的诊断意义。尤其对多发病灶的发现十分重要。

(3) 实验室检查:与其他恶性骨肿瘤比较,实验室检查在多发性骨髓瘤的诊断中具有极其重要的意义。单项免疫球蛋白的升高尤具特点,以 IgG 升高为主,可占 50%,其他为 IgA、IgD,而 IgE、IgM 最少。

(4) 病理学检查:肿瘤组织呈棕红色或灰白色,含水量很高,质地松脆,镜下可见大量肿瘤性浆细胞构成的结节,其间有正常骨髓组织或脂肪组织,这些结节可以融合成片。

(5) 骨髓穿刺:观察骨髓象有助于诊断。

(6) 鉴别诊断:多发性骨髓瘤和骨转移瘤都有广泛骨质破坏,前者具有更广泛的骨小梁稀疏、骨间隙增大的骨质疏松表现,扁平骨的穿凿样改变也是多发性骨髓瘤的特征之一。脊柱骨转移瘤在椎体和附件均可发生,而骨髓瘤则主要发生于椎体,极少发生于附件。有时多发性骨髓瘤在病灶处可见膨胀变薄的骨壳,骨转移瘤却很少见。

(7) 治疗:全身化疗是多发性骨髓瘤的主要治疗方法。病人的疗效及预后跟化疗的敏感性有直接关系。50%的病人将于2年内死亡,肾衰、贫血合并感染等或全身消耗是死亡的主要原因。具有外科手术可能的患者,给予边界外切除可减少全身肿瘤负荷及病理性骨折的固定等,也有应用价值。

(二) 良性骨肿瘤

1. 骨软骨瘤 又称外生骨疣,是一种发生于长骨干骺端的骨性隆起,其表面附着软骨帽,来源于软骨化骨骺板的外周部分,属于骨软骨发育畸形,是最常见的良性骨肿瘤,约占原发性骨肿瘤的20%。骨软骨瘤有单发与多发之分,单发与多发的比例约为(8~10):1,多发患者常有家族史,为常染色体显性遗传。多发生于5~15岁,男性多于女性,凡软骨化骨部位均可发生骨软骨瘤,以四肢长骨的干骺端、肩胛带骨多见,膝关节大于腕关节,腕关节大于踝部,肱骨近端和股骨近端也常见。

(1) 临床表现:往往在无意间发现四肢关节附近的骨性突起,无疼痛,当瘤体增大或瘤体出现骨折时才会出现疼痛或局部组织压迫刺激症状。在成人,短时间内出现疼痛和包块增大多为恶变的表现。多发家族性骨软骨瘤病综合征(骨软骨瘤病),表现为所有主要长骨的两端都有包块,此外,病人多身材矮小,常同时伴有膝关节外翻,桡骨头脱位、前臂成弓形等肢体畸形。骨软骨瘤随身体的生长而生长,当骨骺闭合后亦随之停止生长,软骨帽的厚度也在生长过程中逐渐变薄。当成人(30~50岁)肿瘤突然长大并出现疼痛,应考虑恶变为软骨肉瘤。多发性骨软骨瘤的恶变率为10%,是单发性的10倍。

(2) 影像学表现

1) X线检查:典型的X线表现为长骨干骺端的一侧表面出现骨性隆起,与主骨相连处可以为狭窄的根部,也可为较宽平的基底。瘤体的骨质结构正常,与主骨髓腔相通。瘤体的生长方向与其附着的肌腱韧带的牵拉方向一致,即远离关节面朝向骨干方向。当成人骨软骨瘤恶变时,因为是发生于瘤体远端软骨帽处,故瘤体骨质无改变,而软骨部分明显增大,虽然软骨成分不显影,但对周围软组织的挤压可有所表现,当软骨出现钙化时,则会显示出软骨部分的大体形态。

2) CT:可以通过三维重建观察瘤体的形态。主要用于骨盆、脊柱等解剖较复杂的部位。

(3) 病理学检查:骨性包块呈菌伞形(狭长的根部与球形的顶部)或平坦形(宽广的基底与隆起的瘤体),其表面覆盖透明软骨,厚度在3~10mm,若>25mm,则高度怀疑恶变。镜下瘤体是正常的松质骨、皮质骨,而软骨帽则为正常的柱状排列的软骨细胞。

(4) 治疗与预后:当骨软骨瘤造成局部疼痛和功能障碍,或肿块突起引起畸形影响外观、怀疑有恶变倾向时,应予手术切除。手术彻底切除软骨帽,避免软骨帽的残留是防止复发的关键。瘤体部分切除时要沿主骨外侧皮质的切线将瘤体切下即可,但当宽广基底的骨软骨瘤时,术前应注意测量切除的范围,避免将主骨骨质切除过多,影响主骨的强度。

2. 内生软骨瘤 是发生于骨内的由成熟软骨细胞构成的良性软骨肿瘤。发生率约占良性骨肿瘤的15%,多发生于手足短管状骨的髓腔,单发或多发(多发的内生软骨瘤称为Ollier病),多发生于10~30岁,男性稍多于女性,约50%发生于手部。

(1) 临床表现:以手部近节、中节指骨为好发部位,肿瘤生长缓慢,症状轻微,可表现为轻微疼痛或不适及轻微压痛。肿瘤增大时可见隆起的包块。可因轻微外力造成骨折而就诊。

（2）影像学表现：

1）X线检查：短骨骨干髓腔膨胀性生长的骨质破坏区,骨皮质变薄,其中可见斑点状钙化。发生于长管状骨的内生软骨瘤则为以髓腔为中心的低密度区,其中有不规则钙化,但病灶膨胀较轻,骨皮质变薄不明显。

2）CT：可清晰显示松质骨内的骨破坏,病灶内钙化,以及骨皮质是否完整。

（3）病理学检查：为灰白色半透明的软骨样组织,呈结节状或分叶状,其中夹杂黏液变性区,和钙化区域。镜下见软骨细胞及软骨基质生成,呈簇状分布。当软骨细胞呈片状排列且较幼稚时,需考虑恶变为软骨肉瘤的可能。

（4）治疗及预后：成人手足短骨的内生软骨瘤可行病灶刮除植骨术,而骨盆和肩胛骨的肿瘤生长更加活跃,侵袭性更强,转化为软骨肉瘤的机会较短。管状骨更高,故需更加积极的手术治疗。

3. 骨样骨瘤　是骨组织来源的成骨性良性肿瘤。约占良性骨肿瘤的10%,可见于各年龄节段,但以10~20岁最多见,20~30岁次之。男性多于女性,以股骨干和胫骨干最为多见,以长管状骨皮质内多发。

（1）临床表现：以患部局限性疼痛为主,夜间痛明显,但疼痛程度较重,与肿瘤体积极不相符,服用阿司匹林后疼痛可以明显缓解,是本病的主要特征。发病位置浅表的,可在皮下触及压痛及反应性骨质生长形成的骨性隆起。

（2）影像学表现

1）X线检查：典型的表现为位于长骨皮质内的圆形或椭圆形低密度区,其中可见骨密度的矿化影,此为"瘤巢",在其周围可见骨皮质一侧的梭形骨突起性骨生长带,瘤巢处较明显。当反应骨较多致密时,X线片看不到瘤巢的存在。

2）CT：对于发现和确定瘤巢的位置、大小和形态十分重要,尤其是矢状位、冠状位重建更是如此。

（3）病理学检查：瘤巢一般<1cm,为圆形、椭圆形的淡红色小球状骨样组织,其中可见钙化,瘤巢周边为增生的纤维性骨组织,再往外围即反应性骨组织。

（4）治疗：因疼痛较重,持续时间长,故多需手术治疗。瘤巢切除彻底与否,不仅关系到症状能否缓解,也关系到术后复发率的高低,所以,彻底切除瘤巢是手术成功的关键。但对松质骨内、瘤巢不明显者,则需将反应骨一并大块切除以防遗漏瘤巢。如切除大块骨组织后,应根据骨骼强度考虑是否需要植骨和固定。

（三）骨的类肿瘤疾患

1. 骨囊肿　又称单房性或孤立性骨囊肿,是好发于儿童及青少年长骨干骺端髓腔内、充满淡黄色液体的膨胀性病变。多发生于5~15岁,男：女=2：1,肱骨和股骨近端是本病的好发部位,约占总数的2/3。发病原因不清,可能与创伤后静脉损伤骨内压升高,继而造成反应性骨吸收有关。

（1）临床表现：通常是因其他原因拍片才发现骨囊肿,还有30%~45%的骨囊肿是因为病理性骨折而发现。发病年龄越小,囊肿越靠近骺板。随着年龄增长,骺板不断骨化,囊肿也越远离骺板而向骨干移行。而且年龄越小,囊肿的活跃程度越高,生长越快,骨皮质变薄越明显,约到 15 岁以后病变多趋于静止,10～12 岁为过渡期。病理性骨折因骨皮质变薄,骨强度减弱而较多见,骨折发生后经固定等保守治疗后有约 25% 的病例可以自愈。

(2) 影像学表现

1) X 线检查:表现为长骨干骺端边缘清晰的膨胀性透光区,骨皮质变薄。年龄越大的患儿骨皮质的包壳相对较厚,属于静止期,病变区域无骨膜反应。当发生病理性骨折时,由于骨皮质断裂碎片可落入囊肿内而呈"落叶征",提示病灶内是液体而非实质性组织。

2) CT:可清晰显示囊腔内的细节。

3) MRI:由于囊腔内充满液体,T1 像呈低信号,T2 像呈高信号,抑脂像仍为高信号。

(3) 病理学检查:囊肿内为稀薄的淡黄色或淡红色液体,囊壁有骨嵴形成。

(4) 治疗及预后:由于囊肿具有自限性趋势,因此对于无病理性骨折风险者可注意观察病变的发展。发生病理性骨折者可行闭合固定,有 25% 的患者可以自愈。皮质激素(甲泼尼龙)囊腔内注射,有 50% 的患者可以治愈。对于骨折风险大或反复骨折者可行手术刮除植骨,彻底刮除病灶,尤其囊壁薄膜要彻底刮除,并用 95% 乙醇溶液涂抹囊壁。但手术时机最好选择过渡期或静止期,因为此时植骨不易被吸收,在活跃期手术者,复发率高达 50%。

2. 纤维异常增殖症　是由于骨内的纤维组织增殖,骨组织无法造成成骨矿化,形成骨小梁,是以纤维基质的幼稚组织代替造成骨组织为特征。发病率占良性骨肿瘤的 7%,以青少年及年轻的成年人为高发人群。单发病例主要见于股骨、胫骨,颅骨、面部发生者以多发病例为多。伴有性早熟皮肤色素沉着的多发性纤维异常增殖症称为 McCune-Albright 综合征。可发生于各个年龄段,多骨病变以女性多见,约为男性的 3 倍。

(1) 临床表现:单发型约占 70%,多发型为 30%。

多为轻度的肢体疼痛,浅表部位者可见肿胀及压痛。许多病人是因先发生了病理骨折,后来拍片时才发现本病。如病程较长,长骨无法支撑体重而出现肢体弯曲畸形。累及颅面部骨骼,可致听力、视力下降,可出现面部"狮面"畸形。临床将纤维异常增殖症分为 3 个类型,即单发型、多发型和 McCune-Albright 综合征。肢体肿块、畸形和病理骨折为共同点。肢体畸形以下肢为主,表现为髋内翻、膝内外翻及胫骨或股骨弯曲畸形。单发型为最常见的类型,局限于一块骨,多见于股骨近段、胫骨。多发型者不仅发病部位多,而且肢体畸形和病理骨折更为严重。McCune-Albright 综合征以病变多发和皮肤牛奶咖啡斑以及内分泌功能亢进(以性早熟、生长激素过多)的"三联征"为特征,多见于女性。

(2) 影像学表现

1) X 线检查:由于骨髓腔内为不成熟的类骨质所填充,表现为模糊的髓腔内半透明区,称为"磨砂玻璃样",骨皮质膨胀变薄。与正常骨交界处可见骨硬化带,无骨膜反应。可见骨骼的病变区域弯曲变形,尤其在股骨近端可见镰刀状变形,形容为"牧羊杖"畸形。

2) CT:可显示髓腔内部组织结构呈均质的磨砂玻璃样变。

(3) 病理学检查:病变呈灰白色,质地较韧并有砂砾感。镜下为成纤维细胞和不规则的编织骨。

(4) 治疗及预后:手术是唯一治疗手段,病灶刮除及自体骨移植具有较高的复发率,最好使用皮质骨特别是异体皮质骨植骨。手术指征主要是为了防止病理骨折和矫正畸形。当无骨折风险时,可密切观察。

3. 滑膜软骨瘤病 是关节滑膜下结缔组织化生为软骨结节,然后钙化或骨化而成。关节内的结节增长为软骨细胞的增殖所致。本病好发于 30 ~ 40 岁,半数有外伤史,以肘关节、髋关节为最常见的发病部位。

(1) 临床表现:任何关节均可发生,以肘关节、髋关节为主,表现为关节肿胀、疼痛和关节活动受限。这些游离体易嵌夹在关节间隙内,出现绞锁、弹响等症状。

(2) 影像学表现

1) X 线检查:典型的滑膜软骨瘤病可累及整个关节,发生多个甚至数十个大小不等、光滑的钙化或骨化物,关节间隙狭窄。如软骨颗粒未发生钙化则无法在普通 X 线片显示。

2) CT:可以显示 X 线片上看不到的钙化游离软骨瘤。

3) MRI:可见关节滑膜充血水肿的 T2 高信号,软骨瘤颗粒则见 T1、T2 均为低信号。

(3) 关节镜检查:当关节症状较严重,而影像学检查无法作出明显诊断时,关节镜检查就十分有意义,而在直视下发现关节内滑膜组织上弥漫局灶性的多发软骨结节,呈灰白色、半透明状,可脱落游离在关节腔内。并可见关节滑膜肿胀及关节软骨破坏情况。既有诊断意义,也可通过关节镜清除关节软骨游离体。

(4) 治疗关节镜:清理关节内的软骨颗粒及滑膜切除。

4. 骨的嗜酸性肉芽肿 又称朗格汉斯细胞性组织细胞增多症,是一组肉芽肿性炎症病变,并非真正的肿瘤,其特征是起源于骨髓的朗格汉斯细胞增殖并含有成熟的嗜酸性细胞。好发年龄为 5 ~ 20 岁,儿童为高发年龄段,男女之比为 2∶1,发病率为 3 ~ 4/百万。

(1) 临床表现:表现为受累骨骼部位的疼痛、肿胀和压痛。四肢长骨可出现病理性骨折而症状较明显,发生于脊柱(通常为颈椎、胸椎)者可发生病椎压缩而引起颈、背部疼痛。化验检查可见血沉增快,外周血中的嗜酸性粒细胞升高。

(2) 影像学表现

1) X 线检查:四肢长骨的边界清晰的溶骨性密度减低区,轻度膨胀,骨皮质变薄,可有层状骨膜反应而与恶性骨肿瘤极为相似。但无 Codman 三角。发生在脊柱的嗜酸性肉芽肿表现为受累椎体早期溶骨吸收后期压缩变扁,甚至薄如硬币,故称"铜钱样椎",而相邻椎间隙正常。

2) CT:可见病变位于髓腔,可有轻度偏心性生长,呈膨胀性溶骨性骨破坏,骨皮质变薄,病灶区为均匀的软组织密度影,边界清晰,有轻度硬化边缘。

3) MRI:T1 低信号,T2 轻度高信号,对病变无法定性诊断。

(3) 病理性检查:组织活检是诊断本病的重要手段。病变骨质较松脆呈灰黄至深棕色,可见出血灶。镜下可见大量朗格汉斯细胞增生和嗜酸性粒细胞浸润。朗格汉斯细胞胞体巨大可达 20 ~ 100μm。

(4) 治疗及预后:本病有在数月至数年时间自行缓解甚至痊愈的倾向,故保守治疗已成为常用的治疗方法,包括休息、营养支持、局部制动等。即便发生病理性骨折,外固定的保守治疗也可获得良好效果,甚至加速病变区域的自我愈合过程。当骨质破坏尤其是脊柱病变累及脊髓出现症状时,应手术病灶清除植骨,或加用内固定。本病预后取决于发病年龄和脏器侵犯两个因素,发病年龄越小,尤其 2 岁以下患儿多伴有明显脏器侵犯,预后不良。

(四) 骨转移瘤

骨转移瘤是指原发于某器官的恶性肿瘤,原发肿瘤细胞脱落进入血液循环,到达骨骼并繁殖形成转移灶，并得到新生血供而发生的继发性肿瘤。以乳腺癌、甲状腺癌、肺癌、前列腺癌、肾癌的发生率最高。发生骨转移后出现严重疼痛、病理骨折、截瘫等，最终会因全身衰竭而死亡。据 WHO 统计，约有 25% 的癌症患者生前发生骨转移并出现症状，至少 50% 的癌症患者死后尸检发现有骨转移。由此可见，骨转移瘤的发生率远超过各种原发性恶性骨肿瘤。

骨转移瘤好发于中老年人，以 40～60 岁居多，原发灶通常在转移瘤被诊断后查出，原有恶性肿瘤病史者出现骨质破坏最易作出转移瘤的诊断。但有相当多的病人是以骨转移瘤的症状为首发，而原发肿瘤非常隐蔽，难以发现，甚至尸检也未能查出原发肿瘤。

骨转移途径多为血行转移，由于脊柱静脉系统无静脉瓣，既与上下腔静脉有直接联系，又自成系统，当胸腹腔压力增加时，椎静脉循环就会减慢、停滞或逆流，为通过的肿瘤细胞提供停留、沉积、繁殖的机会，因此脊柱是转移瘤的好发部位，尤以胸椎、腰椎更为多见。转移瘤好发的另一部位是四肢长骨的干骺端、骨盆和肋骨，因为此处红骨髓较多，而且血流缓慢。下肢多于上肢、膝肘以远骨骼少见。

以四肢、脊柱、骨盆等处逐渐加重的疼痛，为最常见的临床症状。由于转移瘤多为多发病灶，所以疼痛可能为多部位，且休息制动不能缓解，夜间疼痛更为明显。负重时和休息时均存在持续性疼痛，是肿瘤生长活跃的标志，负重时加重而休息时减轻的疼痛是病变影响到骨的完整性的标志。由于转移的肿瘤细胞直到形成自身的血管供应系统才能继续生长成为转移瘤，而生成专门供应肿瘤细胞的血管可能要花很长时间，这就能够解释原发肿瘤切除了数年仍能出现转移肿瘤的现象了。

病理骨折可能是病人急诊的主要因素，如果中老年人在轻微外力作用下出现骨折，应首先考虑为病理性骨折，其中重要的因素就是骨转移瘤，其次是骨质疏松。溶骨性骨质破坏是骨转移瘤的主要影像学表现，但在前列腺癌、膀胱癌及部分乳腺癌、肺癌患者可能出现成骨性破坏，虽然骨量较多，但其质量较差，生物力学性能不佳，也易发生病理骨折。

骨转移瘤的 X 线表现可分为 3 种类型：溶骨性、成骨性、混合性。溶骨性最多见，以骨吸收为主，呈现虫蚀样、穿凿样骨缺损，边界不清，无骨膜反应。成骨性则表现为团块状密度增高区域内同时出现斑点状侵蚀。混合性则兼有溶骨和成骨两种影像学表现。

ECT 对诊断瘤骨转移非常重要，可发现全身骨骼的多发性转移而不易漏诊。CT、MR 可更清楚显示病灶大小、范围及与周围组织器官的关系。病理活检是诊断骨转移瘤的极其重要的手段，对于确诊和确定肿瘤来源至关重要，而 CT 引导下的穿刺活检术是必需的。

骨转移瘤的治疗应在明确肿瘤来源和病理类型后行全身化疗。对骨转移病灶的处理原则，主要为及时预防病理骨折的发生，给予恰当的内固定，病灶清除后骨水泥填充，人工关节置换。脊柱骨转移瘤手术治疗出血多、风险大，对预期生命在半年以上者，才进行手术，否则以对症治疗为主。

（曾意荣　樊效鸿　徐展望）

<h1 align="center">参 考 文 献</h1>

1. Jane Oliver, Nevil Pierse, Michael G Baker. Improving rheumatic fever surveillance in New Zealand：results of a surveillance sector review[J]. BMC Public Health, 2014, 14：528-535.

2. JR Krishna Kumar, R Tandon. Rheumatic fever & rheumatic heart disease：The last 50 years [J]. Indian J Med

Res,2013,137(4):643-658.

3. 顾军花,石印玉. 石氏伤科"筋骨痹"理论对风湿病证治的启示[J]. 上海中医药杂志,2015(3):67-69.

4. 陈鹏凯,阎小萍. 循经辨证理论在中医风湿病诊治中的应用[J]. 中华中医药杂志,2014,29(12):3880-3882.

5. 王北,路素言,施阳,等. 王为兰教授治疗风湿病临证思路探讨[J]. 现代中医临床,2014,21(6):44-46.

6. 蒋恬,顾冬梅. 朱婉华应用虫类药治疗风湿病经验[J]. 中国中医基础医学杂志,2015(4):432-433.

7. 姜兆荣,于静,金明秀. 金明秀教授治疗风湿病的用药规律[J]. 风湿病与关节炎,2015(3):34-35,39.

8. Mark E. Engel,Raphaella Stander,Jonathan Vogel,et al. Genetic Susceptibility to Acute Rheumatic Fever:A Systematic Review and Meta-Analysis of Twin Studies[J]. PLoS ONE,2011,6(9):e25326.

9. Ebringer A,Rashid T. Rheumatoid arthritis is caused by a Proteus urinary tract infection[J]. APMIS,2014,122(5):363-368.

10. Filková M,Aradi B,Senolt L,et al. Association of circulating miR-223 and miR-16 with disease activity in patients with early rheumatoid arthritis[J]. Ann Rheum Dis,2014,73(10):1898-1904.

11. Sandberg ME,Bengtsson C,Källberg H,et al. Overweight decreases the chance of achieving good response and low disease activity in early rheumatoid arthritis[J]. Ann Rheum Dis,2014,73(11):2029-2033.

12. 陆柳丹,韦嵩. 从伏邪致痹理论探讨宣发膜原治疗类风湿关节炎的机制[J]. 中华中医药杂志,2015,30(2):365-368.

13. Alcntara AC,Leite CA,Leite AC,et al. A longterm prospective real-life experience with leflunomide in juvenile idiopathic arthritis[J]. J Rheumatol,2014,41(2):338-344.

14. Wollenhaupt J,Silverfield J,Lee EB,et al. Safety and dfficacy of tofacitinib,an oral janus kinase inhibitor,for the treatment of rheumatoid arthritis in open-label,longterm extension studies[J]. J Rheumatol,2014,41(5):837-852.

15. Hirata S,Tanaka Y. Combination therapy for early rheumatoid arthritis:a treatment holiday perspective[J]. Expet Rev Clin Pharmocol,2015,8(1):115-122.

16. Linda E. Dean,Gareth T. Jones,Alan G,et al. Global prevalence of ankylosing spondylitis[J]. Rheumatology,2014,53(4):650-657.

17. Guy Broc,Anibal Vargas. Ankylosing Spondylitis:Review of pathogenesis,clinical features,neurologic complications,and treatment[J]. Contemporary neurosurgery,2012,34(7):1-5.

18. Colbert RA,Tran TM,Layh-Schmitt G. HLA-B27 misfolding and ankylosing spondylitis[J]. Mol Immunol,2014,57(1):44-51.

19. Evans DM,Spencer CC,Pointon JJ,et al. Interaction between ERAP1 and HLA-B27 in ankylosing spondylitis implicates peptide handling in the mechanism for HLA-B27 in disease susceptibility[J]. Nat Genet,2011,43(8):761-767.

20. Taurog JD,Richardson JA,Croft JT,et al. The germfree state prevents development of gut and joint inflammatory disease in HLA-B27 transgenic rats[J]. J Exp Med,1994,180(6):2359-2364.

21. Sherlock JP,Joyce-Shaikh B,Turner SP,et al. IL-23 induces spondyloarthropathy by acting on ROR-gammat+ CD3+CD4-CD8-entheseal resident T cells[J]. Nat Med,2012,18(7):1069-1076.

22. Jacques P,Lambrecht S,Verheugen E,et al. Proof of concept:enthesitis and new bone formation in spondyloarthritis are driven by mechanical strain and stromal cells[J]. Ann Rheum Dis,2014,73(2):437-445.

23. Tu X,Rhee Y,Condon KW,et al. Sost downregulation and local Wnt signaling are required for the osteogenic response to mechanical loading[J]. Bone,2012,50(1):209-217.

24. Sibel Z,Aydin WP,Maksymowych AN,et al. Validation of the ASAS criteria and definition of a positive MRI of

the sacroiliac joint in an inception cohort of axial spondyloarthropathies followed up for 8 years[J]. Ann Rheum Dis,2012,71(1):56-60.

25. Khaled Dewan,Hanan El-saadany. Diagnostic value of diffusion weighted magnetic resonance image in early ankylosing spondylitis[J]. The Egyptian Journal of Radiology and Nuclear Medicine,2014,45(4):1147-1152.

26. Baraliakos X,Haibel H,Fritz C,et al. Long-term outcome of patients with active ankylosing spondylitis with etanercept-sustained efficacy and safety after seven years[J]. Arthritis Res Ther,2013,15(3):R67.

27. 向珍蛹,茅建春,徐先国,等.膝骨关节炎中医证型分布的流行病学研究[J].上海中医药杂志,2012,46(12):5-8.